湖南雪峰山
药用植物

下 册

主编　刘光华　廖晓敏

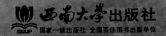
西南大学出版社
国家一级出版社 全国百佳图书出版单位

-

桃金娘科

521. 赤楠

【药材名称】 赤楠。

【学名及分类】 *Syzygium buxifolium* Hook. et Arn.,为桃金娘科蒲桃属植物。

【俗　　名】 牛金子、赤兰、山石榴、山乌珠、叫耳蒙。

【习性及生境】 生于海拔1 100 m以下的疏林、灌木丛中。

【识别特征】 常绿灌木或小乔木,高达5 m。幼枝有棱。叶椭圆形、倒卵形或宽倒卵形,长1.5~3.0 cm,宽1~2 cm,先端圆或钝,有时具钝尖头,基部纯,侧脉多而密,在上面不明显,下面稍突起,距边缘1.0~1.5 mm处汇合成边脉;叶柄长约2 mm。聚伞花序顶生,有花数朵。萼筒倒圆锥形,萼齿浅波状;花瓣4,白色,离生;雄蕊长约2.5 mm;花柱与雄蕊等长。果球形,成熟时紫黑色。花期6—8月。

【药用部位】 根、根皮、叶。

【采收加工】 夏、秋季采挖根部,洗净,切片,晒干。根皮:在挖取根部时,及时剥割,切碎,晒干。

【产地及分布】 国内分布于华中及安徽、浙江、福建、广东、广西、海南、贵州等地。湖南全省广布。

【性味归经】 味甘、微苦、辛,性平,归肾、脾、肝经。

【功用主治】 根、根皮:清热解毒、利尿平喘、散痰消肿;主治浮肿、哮喘、跌打损伤,外用于烧烫伤。叶:清热解毒;主治疔疮、漆疮、烧烫伤。

【用法用量】 内服:煎汤,15~30 g。外用:适量,捣敷;或研末撒。

选方

(1)治小儿哮喘:叫耳蒙根30 g。煨水服。

(2)治浮肿:叫耳蒙根皮30 g。煨水服。

(3)治淋浊:赤楠根15~30 g。水煎服。

(4)治腰痛:赤楠根9~15 g。水煎服。

(5)治筋骨痛:赤楠根15~30 g。煮猪脚兑酒服。

(6)治子宫下垂:赤楠根、金樱子根各120 g,或加枳壳30 g。水煎服。

(7)治疝气:赤楠根30 g,荔枝4枚。水煎冲黄酒、红糖服。

(8)治背花疮:赤楠根、葵花盘、猪婆藤(各等份)研末。先将蜂蜜涂患处,再撒上药末。

(9)解江蟹毒:赤楠根120~250 g。水煎服。

野牡丹科

522. 星毛金锦香

【药材名称】 朝天罐。

【学名及分类】 *Osbeckia stellata* Buch. –Ham. ex D. Don,为野牡丹科金锦香属植物。

【俗　　名】 紫金钟、痢症草、罐子草、倒罐子、天罐子、大金钟。

【习性及生境】 生于海拔250~800 m的草坡、路边、疏林下。

【识别特征】 灌木;茎四棱形或稀六棱形,被平贴的糙伏毛或上升的糙伏毛。叶对生或有时3枚轮生,叶片坚纸质,卵形至卵状披针形,顶端渐尖,基部钝或圆形,全缘,具缘毛,两面除被糙伏毛外,尚密被微柔毛及透明腺点,5基出脉;叶柄密被平贴糙伏毛。稀疏的聚伞花序组成圆锥花序,顶生;花萼外面除被多轮的刺毛状有柄星状毛外,尚密被微柔毛,裂片4,长三角形或卵状三角形;花瓣深红色至紫色,卵形;雄蕊花药具长喙,药隔基部微膨大,末端具刺毛2;子房顶端具1圈短刚毛,上半部被疏微柔毛。蒴果长卵形,为宿存萼所包,宿存萼长坛状,中部略上缢缩,被刺毛状有柄星状毛。花果期7—9月。

【药用部位】 枝叶、根。

【采收加工】 秋后采挖。洗净,切片晒干。

【产地及分布】 国内分布于长江流域以及江西、福建、台湾、广西、广东、贵州。湖南全省各地散见,产石门、桃源、城步、通道、江华。

【性味归经】 味甘,微苦,性凉,归肺、大肠经。

【功用主治】 枝叶:清热利湿、止血调经;主治湿热泄泻、淋痛、久咳、劳咳、咯血、月经不调、白带。根:止血、解毒;主治咯血、痢疾、咽喉痛。

【用法用量】 内服:煎汤,6~15 g;或泡酒。

治痢疾:根15 g。水煎,加糖服。

523. 金锦香

【药材名称】 金锦香。

【学名及分类】 *Osbeckia chinensis* L.,为野牡丹科金锦香属植物。

【俗　　　名】 七孔莲、蜂窝草、仰天钟、金香炉、罐罐草、金石榴。

【习性及生境】 生于海拔1 100 m以下的荒山草坡、路旁、田边或疏林下。

【识别特征】 直立草本或亚灌木,高20~60 cm;茎四棱形,具紧贴的糙伏毛。叶片坚纸质,线形或线状披针形,极稀卵状披针形,顶端急尖,基部钝或几圆形,全缘,两面被糙伏毛,3~5基出脉,于背面隆起,细脉不明显;叶柄短或几无,被糙伏毛。头状花序,顶生,苞片卵形,被毛或背面无毛,无花梗,萼管通常带红色,无毛或具1~5枚刺毛突起,裂片4,三角状披针形,与萼管等长,具缘毛,各裂片间外缘具1刺毛突起,果时随萼片脱落;花瓣淡紫红色或粉红色,倒卵形,具缘毛;雄蕊常偏向1侧,花药顶部具长喙,药隔基部微膨大呈盘状;子房近球形。蒴果紫红色,卵状球形,宿存萼坛状,外面无毛或具少数刺毛突起。花期7—9月,果期9—11月。

【药用部位】 全草或根。

【采收加工】 夏秋采收全草,洗净晒干。

【产地及分布】 国内分布于华中、华东及广西、贵州等地。湖南全省各地散见,产石门、慈利、保靖、永顺、凤凰、怀化、洪江、新宁、城步、宜章、南岳。

【性味归经】 味辛、淡,性平,归肺、脾、肝、大肠经。

【功用主治】 化痰利湿、祛瘀止血、解毒消肿;主治咳嗽、哮喘、小儿疳积、泄泻痢疾、风湿痹痛、咯血、衄血、吐血、便血、崩漏、痛经、经闭、产后瘀滞腹痛、牙痛、脱肛、跌打伤肿、毒蛇咬伤。

【用法用量】 外用适量,鲜全草捣烂敷患处。

524. 叶底红

【药材名称】 叶底红。
【学名及分类】 *Bredia fordii*（Hance）Diels，为野牡丹科野海棠属植物。
【俗　　　名】 调经草、叶下红、野海棠、红娘子、江南野海棠、大毛蛇、血还魂、还魂红、沙崩草、假紫苏、红背野海棠。
【习性及生境】 生于海拔1 200 m左右的山地林下、路边。
【识别特征】 小灌木至近草本。叶片坚纸质，心形至卵状心形，顶端短渐尖或钝急尖，基部圆形至心形，边缘具细重齿牙。伞形花序或聚伞花序，或由聚伞花序组成的圆锥花序，顶生，花萼钟状漏斗形，宿存，花瓣紫色或紫红色，卵形至广卵形，顶端渐尖；雄蕊等长，子房卵形。蒴果杯形。花期6—8月，果期8—10月。
【药用部位】 全株。
【采收加工】 7—9月采收，鲜用或晒干。
【产地及分布】 国内分布于浙江、江西、福建、广东、广西、贵州。湖南省内产桑植、芷江。
【性味归经】 味微苦、甘，性凉，归肝、心、膀胱经。
【功用主治】 养血调经；主治血虚萎黄、月经不调、闭经、痛经、带下。
【用法用量】 内服：煎汤，15~30 g。外用：捣敷；或煎汤洗。

（1）治贫血：野海棠30 g，朝天罐15 g，鸡或瘦猪肉120 g。水炖服。

（2）治病后虚损，月经不调：野海棠全草60 g，酒水各半，煎服。

（3）治闭经，白带：野海棠30 g，梵天花根、柳叶牛膝根各15 g，水煎服。或野海棠30 g，鸡蛋2个，同煮，饭前煎汤吃蛋。

525. 地菍

【药材名称】 地菍。
【学名及分类】 *Melastoma dodecandrum* Lour.，为野牡丹科野牡丹属植物。
【俗　　　名】 山地菍、地茄、铺地锦、地吉桃、地葡萄、地红花、金头石榴、地石榴、铺地菍、红地茄、落地菍、地菍藤、矮脚补翁、杜茄、土地榆、小号埔淡、铺地粘。
【习性及生境】 生于海拔1 300 m以下的山坡路边、林缘、灌木丛中，为酸性土壤常见植物。
【识别特征】 小灌木；茎匍匐上升，逐节生根，分枝多，披散，幼时被糙伏毛，以后无毛。叶片坚纸质，卵形或椭圆形，顶端急尖，基部广楔形，全缘或具密浅细锯齿，叶面通常仅边缘被糙伏毛，侧脉互相平行；叶柄被糙伏毛。聚伞花序，顶生，通常较叶小；花梗被糙伏毛，上部具苞片2；苞片卵形，具缘毛，背面被糙伏毛；花萼管被糙伏毛，毛基部膨大呈圆锥状，裂片披针形被疏糙伏毛，边缘具刺毛状缘毛，裂片间具1小裂片，较裂片小且短；花瓣淡紫红色至紫红色，菱状倒卵形，果坛状球状，平截，近顶端略缢缩，肉质，不开裂；宿存萼被疏糙伏毛。花期5—7月，果期7—9月。
【药用部位】 地上部分、根。
【采收加工】 5—6月采收，晒干或烘干。
【产地及分布】 国内分布于湖北、浙江、江西、福建、广东、广西、四川、贵州。湖南全省各地散见，产石门、永顺、洪江、会同、洞口、武冈、城步、新宁、道县、江永、宜章。

【性味归经】 味甘、涩,性凉。

【功用主治】 地上部分:清热解毒、活血止血;主治高热、肺痈、咽肿、牙痛、赤白痢疾、黄疸、水肿、痛经、崩漏、带下、产后腹痛、瘰疬、痈肿、疔疮、痔疮、毒蛇咬伤。果:补肾养血、止血安胎;主治肾虚精亏、腰膝酸软、血虚萎黄、气虚乏力、经多、崩漏、胎动不安、阴挺、脱肛。根:活血、止血、利湿、解毒;主治痛经、难产、产后腹痛、胞衣不下、崩漏、白带、咳嗽、吐血、痢疾、黄疸、淋痛、久疟、风湿痛、牙痛、瘰疬、疝气、跌打损伤、毒蛇咬伤。

【用法用量】 内服:煎汤,15~30 g,鲜品用量加倍;或鲜品捣汁。外用:捣敷,或煎汤洗。

选方

(1)治败血症:鲜地菍草30 g,何首乌30 g,白芷30 g,肉桂15 g。加水煎成500 ml,每服20 ml,日服3次。

(2)治肺脓疡:鲜地菍草30 g,青鸡蛋壳2个。开水炖服。

(3)治肝炎,肝肿大:干地菍全草60 g,兔子1只,分别水炖,两液混匀,即呈白色块状,用瓷匙装服。上为1剂。

(4)治肾盂肾炎:鲜地菍250 g,鲜海金沙茎叶(根尤佳)30 g,鲜马兰30 g,车前草6~9 g。水煎服,每日1剂。

(5)治胃出血,大便下血,血崩:地菍30 g,煎汤分4次服,隔4 h服1次。大便下血加雉鸡尾、粗糠柴各等份炖白酒服。

(6)治月经过多:铺地菍30 g,红铁树叶60 g。水煎服。

(7)治白带:鲜地菍全草60 g,鲜三白草30 g,鲜白木槿花90 g,鲜精肉120 g。同炖,分2次服汤吃肉。每日1剂。

(8)治痔疮:地菍250 g,明矾90 g,五倍子15 g,醋500 g,炖醋熏洗;另用白芷、地菍叶、五倍子同研细末,调麻油涂抹。

(9)治乳痈初起红肿疼痛:铺地菍、蒲公英、雾水葛、水芙蓉、红糖各适量,捣烂敷患处。

柳叶菜科

526. 毛脉柳叶菜

【药材名称】 毛脉柳叶菜。

【学名及分类】 *Epilobium amurense* Hausskn.,为柳叶菜科柳叶菜属植物。

【俗　　名】 柳叶菜、兴安柳叶菜。

【习性及生境】 生于海拔1 900~3 400 m的林缘、灌丛、草地、沟边沼泽地。

【识别特征】 多年生草本,秋季自茎基部生出短的肉质多叶的根出条,伸长后有时成莲座状芽,稀成匍匐枝条。茎不分枝或有少数分枝,上部被曲柔毛与腺毛,中下部有时甚至上部常有2条明显的毛棱线,其余无毛。叶对生,卵形,有时长圆状披针形,先端锐尖,有时近渐尖或钝,基部圆或宽楔形,边缘有锐齿,侧脉4~6对,脉上与边缘有曲柔毛,其余无毛;近无柄或茎下部的有很短的柄。花序常被曲柔毛与腺毛。花在芽时近直立,被曲柔毛与腺毛;花筒喉部有一环长柔毛;萼片披针状长圆形,疏被曲柔毛,在基部接合处腋间有一束毛;花瓣白、粉红或玫瑰紫色,倒卵形,先端凹缺;子房被曲柔毛与腺毛,蒴果疏被柔毛或无毛。种子长圆状倒卵圆形,具粗乳突,深褐色,顶端具不明显短喙;种缨污白色,易脱落。花期(5~)7—8月,果期(6~)8~10(~12)月。

【药用部位】 全草。

【采收加工】 7—8月割取全草,晒干或鲜用。

【产地及分布】 国内分布于东北、华北、华中、华东、西南及西藏等地。湖南省内主要分布于衡阳、武冈、平江。

【性味归经】 味苦、涩,性平。

【功用主治】 收敛止血、涩肠止泻;主治月经过多、带下赤白、久痢、久泻。

【用法用量】 内服:煎汤,6~15 g。

(1)治月经过多:柳叶菜15 g,地榆炭45 g。水煎,日服2次。

(2)治腹泻或久痢:柳叶菜15 g,白头翁60 g,椿皮30 g。水煎服。

527. 南方露珠草

【药材名称】 南方露珠草。

【学名及分类】 *Circaea mollis* Sieb. et Zucc.,为柳叶菜科露珠草属植物。

【俗　　名】 拐子菜、白牛夕、假蛇床子、红膝伸筋。

【习性及生境】 生于海拔1 700 m以下的山坡林下阴湿地。

【识别特征】 多年生草本。叶窄披针形至窄卵形,基部楔形,先端渐尖。顶生总状花序常基部分枝,侧生花序常不分枝,花梗与花序轴垂直。花瓣白色,宽倒卵形,先端下凹;雄蕊通常直伸,短于或稀等长于花柱;蜜腺突出花筒。果窄梨形至球形。花期7—9月,果期8—10月。

【药用部位】 全草或根。

【采收加工】 夏、秋季采收全草,鲜用或晒干。秋季挖根,除去地上部分,洗净泥土,鲜用或晒干。

【产地及分布】 国内分布于东北、西南及河北、浙江、福建、台湾、湖北、广东、广西、海南。湖南全省散见。

【性味归经】 味辛、苦,性平,归肝、胃经。

【功用主治】 祛风除湿、活血消肿、清热解毒;主治风湿痹痛、跌打瘀肿、乳痈、瘰疬、疮肿、无名肿毒、毒蛇咬伤。

【用法用量】 内服:煎汤,3~9 g;或绞汁。外用:适量,捣敷。

(1)治跌打损伤:鲜南方露珠草捣烂敷。并以600 g水煎服;或捣烂以淘米水泡服。

(2)治疮疡未溃、颈淋巴结核:假蛇床子根30 g。水煎服。

(3)治乳痈初起:假蛇麻子根30 g,紫茉莉根20 g,陈皮15 g,葛根30 g,紫花地丁10 g。水煎服。

(4)治无名肿毒:假蛇床子根20 g,毛牛舌头叶根30 g,野荷根30 g。水煎服。

528. 谷蓼

【药材名称】 谷蓼。

【学名及分类】 *Circaea erubescens* Franch. et Sav.,为柳叶菜科露珠草属植物。

【俗　　名】 水珠草。

【习性及生境】 生于1 000~1 900 m的山坡林下、砾石河谷。生于田边、沼旁、水沟边、湿地。

【识别特征】 多年生草本。叶披针形至宽卵形,基部宽楔形至近心形,先端短渐尖,具锯齿。顶生总状花序或基部分枝,花梗与花序轴垂直。萼片长圆状椭圆形或披针形,反曲;花瓣窄倒卵状菱形至倒卵形,粉红色,先端凹缺;雄蕊短于花柱,蜜腺伸出花筒。果倒卵圆形或宽卵圆形。花期6—9月,果期7—9月。产陕西、华中、华东、广东至西南东部,东亚北部也有分布。

【药用部位】　全草。

【采收加工】　夏、秋季采收全草。洗净,鲜用或晒干。

【产地及分布】　国内分布于华东、华南、西南及陕西、湖北等地。湖南省内产桑植、永顺、新宁、涟源、新化、宁乡。

【性味归经】　味辛、苦,性平,归肺、肝、胃、膀胱经。

【功用主治】　清热解毒、宣肺止咳、利湿消肿、行气散痰、利尿通淋、解毒;主治外感咳嗽、脘腹胀痛、瘀阻痛经、月经不调、闭经、水肿、淋证、疮肿、痈疽、癣痒、湿疣。

【用法用量】　内服:煎汤,6~15 g。外用:适量,捣敷;或捣汁外搽。

山茱萸科

529. 八角枫

【药材名称】　八角枫。

【学名及分类】　*Alangium chinense* (Lour.) Harms,为山茱萸科八角枫属植物。

【俗　　　名】　八两枫、七角枫、接骨木、白筋条、山茱萸。

【习性及生境】　生于海拔200~1 500 m的山地林缘、溪边、村边林。

【识别特征】　落叶乔木或灌木;小枝略呈"之"字形,幼枝紫绿色,无毛或有稀疏的疏柔毛,冬芽锥形,生于叶柄的基部内,鳞片细小。叶纸质,近圆形或椭圆形、卵形,顶端短锐尖或钝尖,基部两侧常不对称,一侧微向下扩张,另一侧向上倾斜,阔楔形、截形、稀近于心脏形,叶上面深绿色,无毛,下面淡绿色,除脉腋有丛状毛外,其余部分近无毛;叶柄紫绿色或淡黄色,幼时有微柔毛,后无毛。聚伞花序腋生,被稀疏微柔毛;小苞片线形或披针形,常早落;花冠圆筒形;花瓣线形,基部粘合,上部开花后反卷,外面有微柔毛,初为白色,后变黄色。核果卵圆形,幼时绿色,成熟后黑色,顶端有宿存的萼齿和花盘。花期5—7月和9—10月,果期7—11月。

【药用部位】　根、须根及根皮。

【采收加工】　叶:夏季采收。鲜用或晒干研粉。储藏在干燥容器内保存。花:5—7月采花。晒干。根:全年均可采,挖取根或须根。洗净,晒干。取原药材,除去杂质,洗净,润软,切段,干燥。储藏于密封干燥的容器内,置通风处阴凉干燥处保存。

【产地及分布】　国内分布于华中、华东、华南及陕西、甘肃、四川、贵州、西藏等地。湖南全省广布。

【性味归经】　叶:味苦、辛,性平,有小毒,归肝、肾经。花:味辛,性平,有小毒,归肝、胃经。根:味辛、苦,性微温,有小毒,归肝、肾、心经。

【功用主治】　祛风除湿、舒筋活络、散瘀止痛;主治风湿痹痛、四肢麻木、跌打损伤。

【用法用量】　叶外用:适量,鲜品捣敷;或煎汤洗;或研末撒。花内服:煎汤,3~10 g;或研末。根内服:煎汤,须根1~3个,根3~6 g;或浸酒。根外用:适量,捣敷或煎汤洗。

选方

(1)治大头风:八角枫15 g。水煎服。

(2)治风湿性麻木瘫痪:八角枫根120 g,白酒1.5 kg。浸泡7 d后,每日服2次,每次15~30 g。

(3)治鹤膝风:八角枫15 g,松节9 g,红、白牛膝各9 g,白酒500 g。浸泡7 d,每日服25~30 g。

(4)治跌打损伤:八角枫根3 g。为末,加酒15 g,开水冲服。

(5)治风湿:八角枫根3 g。泡酒饮用祛风湿,舒筋活络。

530. 小花八角枫

【药材名称】 小花八角枫。

【学名及分类】 *Alangium faberi* Oliv.，为山茱萸科八角枫属植物。

【俗　　名】 九牛造、伪八角枫、狭叶八角枫。

【习性及生境】 生于海拔300~1 000 m的山地林缘、溪边、荒坡。

【识别特征】 落叶灌木，高1~4 m，树皮平滑，灰褐色或深褐色，小枝纤细，近圆柱形，淡绿色或淡紫色，幼时有紧贴的粗伏毛，其后近无毛。冬芽圆锥状卵圆形，鳞片卵形，外面有黄色短柔毛。叶薄纸质至膜质，不裂或掌状三裂，不分裂者矩圆形或披针形，顶端渐尖或尾状渐尖，基部倾斜，近圆形或心脏形，上面绿色，幼时有稀疏的小硬毛，叶脉上较密，下面淡绿色，幼时有粗伏毛，老后均几无毛状，核果近卵圆形或卵状椭圆形，幼时绿色，成熟时淡紫色，顶端有宿存的萼齿。花期6月，果期9月。

【药用部位】 根、叶。

【采收加工】 7—9月采收，根切片晒干;叶鲜用。

【产地及分布】 国内分布于湖北、广东、广西、海南、四川、贵州。湖南全省各地散见，产石门、慈利、桑植、永顺、凤凰、溆浦、洞口、城步、绥宁、江华、祁阳。

【性味归经】 味微甘，性平。

【功用主治】 祛风除湿、活血止痛;主治风湿痹痛、胃脘痛、跌打损伤、风湿性腰腿臀痛，胃痛。

【用法用量】 内服:煎汤，6~15 g。外用:捣敷;或研末调敷。

(1)治风湿性腰腿臀痛，跌打损伤:伪八角枫根30 g，或配丹参15 g。水煎服。

(2)治妇女手臂痛:伪八角枫根30 g。炖猪脚吃。

531. 瓜木

【药材名称】 瓜木。

【学名及分类】 *Alangium platanifolium* (Sieb. et Zucc.) Harms，为山茱萸科八角枫属植物。

【俗　　名】 篠悬叶瓜木、五角枫。

【习性及生境】 生于海拔500~1 800 m的山地或疏林中。

【识别特征】 落叶灌木或小乔木，高5~7 m;树皮平滑，灰色或深灰色;小枝纤细，近圆柱形，常稍弯曲，当年生枝淡黄褐色或灰色，近无毛;冬芽圆锥状卵圆形，鳞片三角状卵形，覆瓦状排列，外面有灰色短柔毛。叶纸质，近圆形，稀阔卵形或倒卵形，顶端钝尖，基部近于心脏形或圆形，不分裂或稀分裂，分裂者裂片钝尖或锐尖至尾状锐尖，边缘呈波状或钝锯齿状，上面深绿色，下面淡绿色，两面沿叶脉或脉腋幼时有长柔毛或疏柔毛;花盘肥厚，近球形，无毛，微现裂痕;花柱粗壮，无毛，柱头扁平。核果长卵圆形或长椭圆形，顶端有宿存的花萼裂片，有短柔毛或无毛。花期3—7月，果期7—9月。

【药用部位】 根、须根及根皮。

【采收加工】 全年均可采，挖取根或须根。

【产地及分布】 国内分布于华东、西南及吉林、辽宁、甘肃、河北、山西、甘肃、河南、湖北等地。湖南全省各地散见，产石门、慈利、桑植、沅陵、永顺、溆浦、新宁、绥宁、资兴、长沙。

【性味归经】 味辛、苦，性微温，小毒，归肝、肾、心经。

【功用主治】 祛风除湿、舒筋活络、散瘀止痛;主治风湿痹痛、四肢麻木、跌打损伤。

【用法用量】　内服:煎汤,须根1~3 g,根3~6 g;或浸酒。外用:适量,捣敷或煎汤洗。

(1)风湿关节痛:五角枫侧根1两,白酒2斤。浸7天,每日早晚各饮酒5钱。

(2)精神分裂症:五角枫须状根粉,每服5~8分(切勿过量)。每日3次。

532. 灯台树

【药 材 名 称】　灯台树。

【学名及分类】　*Cornus controversa* Hemsl.,为山茱萸科山茱萸属植物。

【俗　　　　名】　大羊角叫、图能务。

【习性及生境】　生于海拔500~1 500 m的山地疏林中或散生。生于常绿阔叶林或针阔叶混交林中。

【识别特征】　落叶乔木,树皮光滑,当年生枝紫红绿色。叶互生,纸质,阔卵形至披针状椭圆形,先端突尖,基部圆形或急尖,全缘,中脉至叶柄紫红色。顶生伞房状聚伞花序,花小,白色,4数,花萼裂片三角形,长于花盘,花瓣长圆披针形,先端钝尖;雄蕊与花瓣同数互生,花丝白色。核果球形,成熟时紫红色至蓝黑色。花期5—6月;果期7—8月。可作行道树,果实供榨油。

【药 用 部 位】　树皮或根皮、叶。

【采 收 加 工】　皮或根皮定植10年以上收获。生长期越长,皮层越厚,产量越高,质量越好。5—6月,剥取树皮或根皮,晒干。叶四季均可采收,鲜用或晒干备用。

【产地及分布】　国内分布于华北、华中、华东、华南、西南及辽宁、甘肃、陕西。湖南全省广布。

【性味归经】　味微苦,性凉,归肝、胃经。

【功用主治】　清热平肝、消肿止痛;主治头痛、眩晕、咽喉肿痛、关节酸痛、跌打肿痛。

【用法用量】　内服:煎汤,6~15 g;或研末;或浸酒。外用:适量,捣敷。

533. 光皮梾木

【药 材 名 称】　光皮梾木。

【学名及分类】　*Cornus wilsoniana* Wangerin,为山茱萸科山茱萸属植物。

【俗　　　　名】　光皮树、斑皮抽水树。

【习性及生境】　生于海拔130~1 130 m的森林中。

【识别特征】　落叶乔木,高5~18 m,稀达40 m;树皮灰色至青灰色,块状剥落;幼枝灰绿色,略具4棱,被灰色平贴短柔毛,小枝圆柱形,深绿色,老时棕褐色,无毛,具黄褐色长圆形皮孔。冬芽长圆锥形,密被灰白色平贴短柔毛。叶对生,纸质,椭圆形或卵状椭圆形,先端渐尖或突尖,基部楔形或宽楔形,边缘波状,微反卷,上面深绿色,有散生平贴短柔毛,下面灰绿色,密被白色乳头状突起及平贴短柔毛,主脉在上面稍显明,下面凸出。核果球形,成熟时紫黑色至黑色,被平贴短柔毛或近于无毛;核骨质,球形,肋纹不显明。花期5月;果期10—11月。

【药 用 部 位】　心材。

【采 收 加 工】　秋冬季采收,或全年均可采。

【产地及分布】　国内分布于陕西、甘肃、浙江、江西、福建、河南、湖北、湖南、广东、广西、四川、贵州等地区。湖南全省散布。

【性味归经】　味甘、咸,性平。

【功 用 主 治】　活血止痛、养血安胎；治跌打骨折、瘀血肿痛、血虚萎黄、胎动不安。

【用 法 用 量】　3~10 g。

534. 小梾木

【药 材 名 称】　小梾木。

【学名及分类】　*Cornus quinquenervis* Franch.，为山茱萸科山茱萸属植物。

【俗　　　名】　假杨柳木、大穿鱼草。

【习性及生境】　生于海拔1 100 m以下的河岸边或溪边灌木丛中。

【识 别 特 征】　落叶灌木，高1~3 m，稀达4 m；树皮灰黑色，光滑；幼枝对生，绿色或带紫红色，被灰色短柔毛，老枝褐色，无毛。冬芽顶生及腋生，圆锥形至狭长形，被疏生短柔毛。叶对生，纸质，椭圆状披针形、披针形，稀长圆卵形，先端钝尖或渐尖，基部楔形，全缘，上面深绿色，散生平贴短柔毛，下面淡绿色，被较少灰白色的平贴短柔毛或近于无毛；叶柄黄绿色，被贴生灰色短柔毛，上面有浅沟，下面圆形。伞房状聚伞花序顶生，被灰白色贴生短柔毛；核近于球形，骨质，有6条不明显的肋纹。花期6—7月；果期10—11月。

【药 用 部 位】　根、枝叶。

【采 收 加 工】　全年均可采。洗净鲜用或切段晒干。

【产地及分布】　国内分布于西南及陕西、甘肃、湖北、江苏、福建、广东、广西。湖南省内产石门、龙山、桑植、永顺、凤凰。

【性味归经】　味苦、辛，性凉，归肺、胃、大肠、肝经。

【功 用 主 治】　清热解表、解毒疗疮；主治感冒头痛、风湿热痹、腹泻、跌打骨折、外伤出血、热毒疮肿、烧烫伤。

【用 法 用 量】　内服：煎汤，6~15 g；或浸酒。外用：适量，鲜品捣敷；或研末撒；或煎水洗。

535. 山茱萸

【药 材 名 称】　山茱萸。

【学名及分类】　*Cornus officinalis* Sieb. et Zucc.，为山茱萸科山茱萸属植物。

【俗　　　名】　蜀枣、魃实、鼠矢、鸡足、山黄肉、实枣儿、肉枣、枣皮、药枣、红枣皮。

【习性及生境】　生于海拔400~1 500 m的林缘或林中。

【识 别 特 征】　落叶乔木或灌木，高4~10 m；树皮灰褐色；小枝细圆柱形，无毛或稀被贴生短柔毛。冬芽顶生及腋生，卵形至披针形，被黄褐色短柔毛。叶对生，纸质，卵状披针形或卵状椭圆形，先端渐尖，基部宽楔形或近于圆形，全缘，上面绿色，无毛，下面浅绿色，稀被白色贴生短柔毛，脉腋密生淡褐色丛毛。伞形花序生于枝侧，有总苞片4，卵形，厚纸质至革质，带紫色，两侧略被短柔毛，开花后脱落；总花梗微被灰色短柔毛；花小，两性，先叶开放；花萼裂片4，阔三角形，与花盘等长或稍长，无毛；花瓣舌状披针形，黄色，向外反卷；核果长椭圆形，红色至紫红色；核骨质，狭椭圆形，有几条不整齐的肋纹。花期3—4月；果期9—10月。

【药 用 部 位】　果实。

【采 收 加 工】　育苗到结果需培育6~7年，15~20年为盛果期。9—11月上旬果实呈红色时成熟，分批采摘，切忌损伤花芽。加工可用水煮法：将红色新鲜果置沸水中煮10~15 min，及时捞出浸冷水，趁热挤出种子，将果肉晒干或烘干即成。亦可用火烘法、水蒸法、机械脱粒法，挤出果肉干燥。

【产地及分布】 国内分布于华北、华中及山西、陕西、甘肃、山东、江苏、安徽、浙江、四川。湖南省内产通道、洞口、双牌、炎陵、岳阳。

【性味归经】 味酸,性微温,归肝、肾经。

【功用主治】 补益肝肾、收敛固脱;主治头晕目眩、耳聋耳鸣、腰膝酸软、遗精滑精、小便频数、虚汗不止、妇女崩漏。

【用法用量】 内服:煎汤,5~10 g;或入丸。

(1)治五种腰痛,下焦风冷,腰脚无力:牛膝一两(去苗),山茱萸一两,桂心三分。上药捣罗为散,每于食前以温酒调下二钱。

(2)益元阳,补元气,固元精,壮元神:山茱萸(酒浸)取肉一斤,补骨脂(酒浸一日,焙干)半斤,当归四两,麝香一钱。上为细末,炼蜜丸,梧桐子大。每服八十一丸,临卧酒盐汤下。

(3)治寒温外感诸证,大病后不能自复,寒热往来,虚汗淋沥,或但热不寒,汗出而热解,须臾又热又汗,目睛上窜,势危欲脱,或喘逆,或怔忡,或气虚不足以息,诸证若见一端:萸肉(去净核)二两,生龙骨(捣细)一两,生牡蛎(捣细)一两,生杭芍六钱,野台参四钱,甘草(蜜炙)二钱。煎服。

(4)治素渴引水,一旦不饮不渴,小便日夜数十行,气乏,肉消脱,此消中肾气败也:苁蓉(洗切,酒渍,焙)、五味子(炒)、山茱萸、干山药等份。上为末,酒糊为丸,如梧桐子大。饮下三十粒,空心服。

(5)久聋:山茱萸、干姜(炮)、巴豆(去皮壳,炒,别研)各一两。先捣前二味为末,入巴豆,同研令匀,绞葱汁和丸,如枣核大,绵裹塞耳中,食顷干,即易新药塞之。凡如此五日,当小愈;十日闻人声,愈即止。

(6)虚劳,下焦风冷,腰脚疼痛无力:山茱萸一两,牛膝二两(去苗),桂心一两。为细散。每服二钱,食前以暖酒调下。

536. 香港四照花

【药材名称】 香港四照花。

【学名及分类】 *Cornus hongkongensis* Hemsl.,为山茱萸科山茱萸属植物。

【俗　　名】 山荔枝、糖黄子树。

【习性及生境】 生于海拔500~1 200 m的山谷溪边、林缘。

【识别特征】 常绿乔木或灌木,高达15(~20)m。幼枝被伏生褐色短柔毛,老枝无毛,皮孔显著。叶革质或厚革质,椭圆形或长椭圆形,稀倒卵状椭圆形,先端短渐尖,基部楔形或宽楔形,幼时两面被褐色短柔毛,下面具褐色残点,侧脉(3)4对,弧状上升。球形头状花序顶生;总苞片白色,宽椭圆形或倒卵状椭圆形,两面近无毛。花萼管状,被毛,先端4浅圆裂;花瓣淡黄色,倒卵状长圆形;雄蕊花药深褐色;花盘厚垫状,微裂;花柱圆柱状,微被毛,柱头小。球形果序径2.5~3.0 cm,被白色细毛,成熟时黄或红色;果序柄纤细,长3.5~10.0 cm,近无毛。花期5—6月,果期11—12月。

【药用部位】 叶、花。

【采收加工】 全年均可采叶;夏季采花。去除枝梗,鲜用或晒干研末。

【产地及分布】 国内分布于浙江、江西、福建、湖南、广东、广西、四川、贵州、云南等地。湖南省内分布于南岳、新邵、桑植、宜章、道县、宁远、江华、通道。

【性味归经】 味苦、涩,性凉,归肝经。

【功用主治】 收敛止血、主治外伤出血。

【用法用量】 内服:煎汤,10~15 g,大剂量30 g。外用:适量,捣敷;或研末撒。

537. 尖叶四照花

【药材名称】 尖叶四照花。

【学名及分类】 *Cornus elliptica*（Pojark.）Q. Y. Xiang & Boufford，为山茱萸科山茱萸属植物。

【俗　　名】 花皮树花、四照花。

【习性及生境】 生于海拔300~1 400 m的混交林中。

【识别特征】 常绿乔木或灌木，高4~12 m；树皮灰色或灰褐色，平滑；幼枝灰绿色，被白贴生短柔毛，老枝灰褐色，近于无毛。冬芽小，圆锥形，密被白色细毛。叶对生，革质，长圆椭圆形，稀卵状椭圆形或披针形，先端渐尖形，具尖尾，基部楔形或宽楔形，稀钝圆形，上面深绿色，嫩时被白色细伏毛，老后无毛，下面灰绿色，密被白色贴生短柔毛，中脉在上面明显，下面微凸起，侧脉通常3~4对，弓形内弯，有时脉腋有簇生白色细毛；叶柄细圆柱形，嫩时被细毛，渐老则近于无毛。果序球形，成熟时红色，被白色细伏毛；总果梗纤细，紫绿色，微被毛。花期6—7月；果期10—11月。

【药用部位】 花或叶。

【采收加工】 6—7月采摘开放之花朵，全年均可采。鲜用或晒干。

【产地及分布】 国内分布于西南及陕西、甘肃、湖北、浙江、安徽、江西、福建、广东、广西。湖南全省广布。主要分布于湘南、湘中和湘西等地。

【性味归经】 味涩、苦，性平，归肝、大肠经。

【功用主治】 清热解毒、收敛止血；主治痢疾、外伤出血、骨折。

【用法用量】 内服：煎汤，9~15 g。外用：适量，鲜品捣敷；或研末调敷。

538. 四照花

【药材名称】 四照花。

【学名及分类】 *Cornus kousa* subsp. *Chinensis*（Osborn）Q. Y. Xiang，为山茱萸科山茱萸属植物。

【俗　　名】 山荔枝、野荔枝。

【习性及生境】 生于海拔500~1 700 m的山地沟谷林、山坡林中。

【识别特征】 落叶小乔木；小枝纤细，幼时淡绿色，微被灰白色贴生短柔毛，老时暗褐色。叶对生，叶为纸质或厚纸质，背面粉绿色，卵形或卵状椭圆形，长5.5~12.0 cm，宽3.5~7.0 cm，先端渐尖，有尖尾，基部宽楔形或圆形，边缘全缘或有明显的细齿，上面绿色，疏生白色细伏毛，下面淡绿色，被白色贴生短柔毛，脉腋具黄色的绢状毛，中脉在上面明显，下面凸出，侧脉4~5对，在上面稍显明或微凹下，在下面微隆起；叶柄细圆柱形，长5~10 mm，被白色贴生短柔毛，上面有浅沟，下面圆形。头状花序球形，约由40~50朵花聚集而成；总苞片4，白色，卵形或卵状披针形，先端渐尖，两面近于无毛；总花梗纤细，被白色贴生短柔毛；花小，花萼管状，上部4裂，裂片钝圆形或钝尖形，花萼内侧有一圈褐色短柔毛。花盘垫状；子房下位，花柱圆柱形，密被白色粗毛。果序球形，成熟时红色，微被白色细毛；总果梗纤细，长5.5~6.5 cm，近于无毛。

【药用部位】 叶、花。

【采收加工】 夏、秋季(7—9月)采摘。鲜用或晒干。

【产地及分布】 国内分布于内蒙古、山西、陕西、甘肃、江苏、安徽、浙江、江西、福建、台湾、河南、湖北、湖南、四川、贵州、云南等地区。湖南全省各地散见，产石门、桑植、永顺、泸溪、武冈、新宁、城步、江永、南岳。

【性味归经】 味苦、涩，性凉，归肝、大肠经。

【功用主治】 清热解毒、收敛止血;主治痢疾、肝炎、水火烫伤、外伤出血。

【用法用量】 内服:煎汤,9~15 g。外用:适量,捣敷;研末撒或调敷。

选方

(1)治痢疾:野荔枝花9~15 g。水煎服。

(2)治烧伤:野荔枝叶适量。研细,调鸡蛋清外敷。

(3)治外伤出血:鲜野荔枝叶捣敷,或干叶及花研末外敷。

(4)治骨折:鲜野荔枝花、叶,杜仲,大接骨丹,捣烂外敷。

(5)治虫病:野荔枝叶适量。研细,每次6 g,蒸蛋服。

蓝果树科

539. 喜树

【药材名称】 喜树。

【学名及分类】 *Camptotheca acuminata* Decne.,为蓝果树科喜树属植物。

【俗　　名】 旱莲、旱莲木、水栗子、水冬瓜、秋青树。

【习性及生境】 生于海拔1 000 m以下的林缘、溪边。

【识别特征】 落叶乔木,高达20余米。树皮灰色或浅灰色,纵裂成浅沟状。小枝圆柱形,平展,当年生枝紫绿色,有灰色微柔毛,多年生枝淡褐色或浅灰色,无毛,有很稀疏的圆形或卵形皮孔;冬芽腋生,锥状,有4对卵形的鳞片,外面有短柔毛。叶互生,纸质,矩圆状卵形或矩圆状椭圆形,顶端短锐尖,基部近圆形或阔楔形,全缘,上面亮绿色,幼时脉上有短柔毛,其后无毛,下面淡绿色,疏生短柔毛,叶脉上更密,中脉在上面微下凹,在下面凸起,花盘显著,微裂;翅果矩圆形,顶端具宿存的花盘,两侧具窄翅,幼时绿色,干燥后黄褐色,着生成近球形的头状果序。花期5—7月,果期9月。

【药用部位】 果实、根及根皮。

【采收加工】 果实于10—11月成熟时采收,晒干。根及根皮全年可采,但以秋季采剥为好,除去外层粗皮,晒干或烘干。

【产地及分布】 国内分布于西南及湖北、江苏、浙江、江西、福建、台湾、广东、广西。湖南全省广布,野生或栽培。

【性味归经】 味苦,性辛、寒,有毒,归脾、胃、肝经。

【功用主治】 清热解毒、散结消症;主治食管癌、贲门癌、膀胱癌、肠癌、肝癌、白血病、牛皮癣、疮肿。

【用法用量】 内服:煎汤,根皮9~15 g,果实3~9 g;或研末吞;或制成针剂、片剂。

选方

(1)治胃癌,直肠癌,肝癌,膀胱癌:喜树根皮研末,每日3次,每次3 g;喜树果研末,每日1次,每次6 g。

(2)治白血病:喜树根30 g,仙鹤草、鹿衔草、岩株、银花、凤尾草各30 g。煎汁代茶饮。

鞘柄木科

540. 有齿鞘柄木

【药材名称】 大接骨丹。

【学名及分类】 *Torricellia angulata* var. *intermedia*（Harms）Hu，为鞘柄木科鞘柄木属植物。

【俗　　名】 水冬瓜木、清明花、接骨丹、接骨草树、水冬瓜、水五加。

【习性及生境】 生于海拔400~1 800 m的林下。

【识别特征】 落叶灌木或小乔木，高2.5~8.0 m。树皮灰色；老枝黄灰色，有长椭圆形皮孔及半环形的叶痕。叶互生；叶柄长约5 cm，基部扩大成鞘包于枝上；叶片膜质或纸质，阔卵形或近于圆形，长6~15 cm，宽5~15 cm，有裂片5~7，裂片的边缘有齿牙状锯齿，掌状脉5~7条，达于叶缘，在两面均凸起。总状圆锥花序顶生，下垂，雄花序长5~30 cm，密被短柔毛；雄花的花萼管倒圆锥形，裂片5；花瓣5，长圆披针形，先端钩状内弯；雄蕊5，与花瓣互生；花盘垫状，圆形，中间有3枚退化花柱；花梗纤细，近基部有2枚长披针形的小苞片；雌花序较长，长达35 cm；花萼管状钟形，裂片5，披针形，无花瓣及雄蕊；子房倒卵形，3室，与花萼管合生；花梗细圆柱形，有小苞片3。果实核果状，卵形，直径4 mm，药柱宿存。花期4月，果期6月。

【药用部位】 根、根皮、树皮及叶。

【采收加工】 全年均可采，鲜用或晒干。

【产地及分布】 国内分布于陕西、甘肃、湖北、湖南、广西、四川、贵州、云南等地。

【性味归经】 味辛、微苦，性平。

【功用主治】 活血舒筋、祛风利湿；主治跌打瘀肿、筋伤骨折、闭经、风湿痹痛、胃痛、腹痛泄泻、水肿。

【用法用量】 内服：煎汤，6~15 g。外用：适量，捣敷；研末调敷。

（1）治风湿疼痛，胃痛，肾炎水肿：干大接骨丹根皮9~15 g。煎服。

（2）治脱肛：鲜大接骨丹根皮30 g，棕叶30 g。捣烂，以糯米泔水浸泡外洗。

（3）治闭经，妇女干血痨：鲜大接骨丹根皮60 g。煮鸡吃。

青荚叶科

541. 青荚叶

【药材名称】 青荚叶。

【学名及分类】 *Helwingia japonica*（Thunb.）F. Dietr.，为青荚叶科青荚叶属植物。

【俗　　名】 叶上珠。

【习性及生境】 生于海拔600~1 400 m的林中或林缘较阴湿处。

【识别特征】落叶灌木,高达2 m。枝上叶痕显著。叶纸质,卵形或宽卵形,稀椭圆形,先端渐尖,基部宽楔形或近圆,边缘具刺状细锯齿。花小,淡绿色,3~5基数;花萼小。雄花4~12呈伞形或密伞形花序,生叶上面中脉1/2~1/3处,稀生幼枝上部;雄蕊3~5,花丝纤细,花药卵圆形。雌花1~3,生叶面上1/3~1/2处;子房卵圆形或球形,花柱短,长约1 mm,柱头3~5裂。浆果成熟时黑色,具3~5种子。花期4—5月,果期7—9月。

【药用部位】叶或果实、根。

【采收加工】夏秋采,晒干。

【产地及分布】国内分布于华中、华东、华南、西南及陕西等地。湖南全省各地散见,产慈利、石门、龙山、桑植、芷江、花垣、邵阳、新宁、双牌、炎陵、洪江。

【性味归经】味苦、辛,性平。

【功用主治】祛风除湿、活血解毒;主治感冒咳嗽、风湿痹痛、胃痛、痢疾、便血、月经不调、跌打瘀肿、骨折、痈疽疮毒、毒蛇咬伤。

【用法用量】内服:煎汤,2~5钱;或浸酒。外用:捣烂敷。

选方

(1)治久咳喘:叶上果根三至五钱,煎水服。

(2)治妇女不育:叶上果根和叶各三钱,煎水服。

(3)治痞块:叶上果根及叶各一两,九龙盘一两,桂枝五钱。泡酒,早晚各服一次。

(4)治劳伤疼痛:叶上果根、果上叶、大血藤、小血藤、柳叶过山龙各五钱,泡酒,早晚各服一次。

(5)治跌打损伤,骨折,月经不调,疟疾:叶上花根二至五钱,水煎服。

(6)治子宫脱出:叶上果根五钱,煎水,日服二次。

542. 西域青荚叶

【药材名称】西域青荚叶。

【学名及分类】*Helwingia himalaica* Hook. f. et Thoms. ex C. B. Clarke,为青荚叶科青荚叶属植物。

【俗　　　名】阴证药、大部参、叶上花、叶上果、叶上珠、大叶通草、转竺、小录果。

【习性及生境】生于海拔1 500~2 000 m的林中或林缘。

【识别特征】常绿灌木,高2~3 m;幼枝细瘦,黄褐色。叶厚纸质,长圆状披针形,长圆形,稀倒披针形,先端尾状渐尖,基部阔楔形,边缘具腺状细锯齿,侧脉5~9对,上面微凹陷,下面微突出;叶柄常2~3裂,稀不裂。雄花绿色带紫,常14枚呈密伞花序,4数,稀3数,花梗细瘦,长5~8 mm;雌花3~4数,柱头3~4裂,向外反卷。果实常1~3枚生于叶面中脉上,果实近于球形。花期4—5月;果期8—10月。

【药用部位】叶或果实、茎髓。

【采收加工】茎髓:秋季割下枝条,截断,趁鲜用木棍顶出茎髓,理直晒干。果实:夏季或初秋叶片未枯黄前,将果实连叶采摘,鲜用或晒干。根:夏、秋采收,鲜用或晒干备用。

【产地及分布】国内分布于湖北、广西、四川、贵州、云南、西藏。湖南省内产石门、桑植、龙山、永顺、芷江、新宁、通道。

【性味归经】味苦、辛,性平。

【功用主治】祛风除湿、活血解毒;主治感冒咳嗽、风湿痹痛、胃痛、痢疾、便血、月经不调、跌打瘀肿、骨折、痈疽疮毒、毒蛇咬伤。

【用法用量】　果实内服:煎汤,9~15 g。果实外用:适量,鲜品捣敷。茎髓内服:煎汤,3~9 g。

 选方

根:

内服:煎汤,2~5钱,或浸酒。外用:捣烂敷。

果实:

(1)治痢疾:叶上珠、马齿苋、肥猪苗、薤白。水煎服。

(2)治大便后出血:叶上珠、白及、柿饼、三月蔗根、黄花根。水煎服。

(3)治无名肿毒,蛇咬伤:叶上花、紫花地丁、马齿苋各一把,蜈蚣一条。共捣烂外敷,每日换药一次。

根:

(1)治久咳喘:叶上果根三至五钱,煎水服。

(2)治妇女不育:叶上果根和叶各三钱,煎水服。

(3)治痞块:叶上果根及叶各一两,九龙盘一两,桂枝五钱。泡酒,早晚各服一次。

(4)治劳伤疼痛:叶上果根、果上叶、大血藤、小血藤、柳叶过山龙各五钱,泡酒,早晚各服一次。

(5)治跌打损伤,骨折,月经不调,疟疾:叶上花根二至五钱,水煎服。

(6)治子宫脱出:叶上果根五钱,煎水,日服二次。

五加科

543. 常春藤

【药材名称】　常春藤。

【学名及分类】　*Hedera nepalensis* var. *Sinensis*（Tobl.）Rehd.,为五加科常春藤属植物。

【俗　　　名】　土鼓藤、龙鳞薜荔、尖叶薜荔、三角藤、三角风、三角尖、上树蜈蚣、风藤草、三角枫等。

【习性及生境】　附生于海拔1 500 m以下的山地树干上、阴石上。

【识别特征】　多年生常绿攀缘藤本。茎灰棕色或黑棕色,有气生根,幼枝被鳞片状柔毛。单叶互生;叶柄有鳞片;无托叶;叶二型;花枝上的叶椭圆状披针形,长椭圆状卵形或披针形,稀卵形或圆卵形,全缘;先端长尖或渐尖,基部楔形、宽圆形、心形;侧脉和网脉两面均明显。伞形花序单个顶生,或2~7个总状排列或伞房状排列成圆锥花序;花萼密生棕色鳞片;花瓣5,三角状卵形,淡黄白色或淡绿白色,外面有鳞片;雄蕊花药紫色;子房下位,5室,花柱全部合生成柱状;花盘隆起,黄色。果实圆球形,红色或黄色。花期9—11月,果期翌年3—5月。

【药用部位】　茎叶。

【采收加工】　9—11月采收,晒干。

【产地及分布】　国内分布于西南及陕西、甘肃、山东、江苏、浙江、江西、福建、河南、湖北、广东、广西。湖南全省山地广布。

【性味归经】　味辛、苦,性平,归肝、脾、肺经。

【功用主治】　祛风、利湿、和血、解毒;主治风湿痹痛、瘫痪、眼㖞斜、衄血、月经不调、跌打损伤、咽喉肿痛、疔疖痈肿、肝炎、蛇虫咬伤。

【用法用量】　内服:煎汤,6~15 g,研末;或浸酒,捣汁。外用:捣敷或煎汤洗。

（1）治关节风痛及腰部酸痛：中华常春藤茎及根9~12 g。黄酒、水各半煎服，连服数日。并用水煎洗患处。

（2）治妇女产后感风头痛：中华常春藤全草9 g，用黄酒炒，加红枣7个，水煎，饭后服。连服数日。

（3）治慢性肝炎：三角枫、败酱草各30 g，水煎服。

（4）治跌打损伤，外伤出血，骨折：常春藤研细粉外敷；或常春藤60 g，泡酒250 g，泡7~10 d后服，每服10~30 ml，日服3次。

（5）治鼻血不止：龙鳞薜荔研水饮之。

（6）治风火赤眼：中华常春藤30 g，水煎服。

（7）治一切痈疽：龙鳞薜荔一握，细研，以酒解汁，温服。利恶物为妙。

（8）治白皮肿毒（阴疽）及一切痈疽肿毒：中华常春藤全草9 g，水煎服，连服数日。同时用七叶一枝花根茎1个，加醋磨汁，敷患处。

（9）治肤痒：三角风全草500 g。熬水沐浴，每3日1次，经常洗用。

544. 刺楸

【药材名称】刺楸。

【学名及分类】 *Kalopanax septemlobus*（Thunb.）Koidz.，为五加科刺楸属植物。

【俗　　名】鸟不宿叶、刺楸叶、海桐等。

【习性及生境】生于海拔100~1 500 m的山丘湿地林中、村边林。

【识别特征】落叶大乔木，树皮暗灰棕色，小枝圆柱形，淡黄棕色或灰棕色，具鼓钉状皮刺。叶在长枝上互生，在短枝上簇生，叶柄细长，长8~50 cm，无毛；叶片近圆形或扁圆形，裂片三角卵形至长椭圆状卵形，长不及全叶片的1/2，苗壮枝上的叶片分裂较深，裂片长超过全叶片的1/2；先端渐尖，基部心形，边缘有细锯齿，上面深绿色，无毛，下面淡绿色，仅脉上具淡棕色软毛或除基部脉腋外无毛。伞形花序聚生为顶生圆锥花序；花萼无毛，边缘有5齿；花瓣5，三角状卵形，白色或淡黄绿色；雄蕊5，内曲，花丝较花瓣长1倍以上；子房下位，2室；花盘隆起，花柱2，合生成柱状，柱头离生。核果近球形，成熟时蓝黑色，宿存花柱长约2 mm。种子2，扁平。花期7—10月，果期9—12月。

【药用部位】树皮。

【采收加工】栽后15~20年，胸径达20 cm以上，才能采伐。全年均可采，剥取树皮，洗净，晒干。

【产地及分布】国内分布于东北、华北、华中、华东、华南、西南及陕西、甘肃、西藏。湖南全省广布。

【性味归经】味辛、苦，性凉。

【功用主治】祛风除湿、活血止痛、杀虫止痒；主治风湿痹痛、肢体麻木、风火牙痛、跌打损伤、骨折、痈疽疮肿、口疮、痔肿、疥癣。

【用法用量】内服：煎汤，9~15 g；或泡酒。外用：适量，煎水洗；或捣敷；或研磨调敷。

（1）治风湿腰腿筋骨痛：鲜刺楸茎皮9 g，桑寄生30 g，鸡血藤12 g。水煎服。

（2）治腰膝疼：刺楸皮30 g，五加皮15 g。白酒适量。浸10 h。饮酒每次1酒盅，日服3次。

（3）治气血凝滞，手臂疼痛：海桐皮、当归、赤芍、白术各9 g。桂枝6 g，水煎服。

（4）治虫牙痛：刺楸皮15 g，煎水漱口。

（5）治跌打损伤：刺楸皮30 g，酒泡服。

（6）治急性胃肠炎，痢疾：刺楸树皮15~30 g，水煎服。

(7)治大便秘:刺楸9g,土大黄6g,通草3g。水煎服。

(8)治慢性气管炎:刺楸皮15g,水煎服。

(9)治皮肤感染或溃疡:刺楸皮和叶50g,煎水洗患处。

(10)治疥疮:刺楸皮、蛇床子等量。研末,凡士林或猪油调膏外敷。

545. 棘茎楤木

【药材名称】 棘茎楤木。
【学名及分类】 *Aralia echinocaulis* Hand.-Mazz.,为五加科楤木属植物。
【俗　　　名】 红鸟不站、雷公刺、刺丛头、雀不站、鸟不站、红鲜皮等。
【习性及生境】 生于海拔100~1 800 m的山地林中、沟边、路边。生于山地林中。
【识别特征】 小乔木,高达7 m;小枝密生细长直刺。叶为二回羽状复叶;叶柄疏生短刺;托叶和叶柄基部合生,栗色;羽片有小叶5~9,基部有小叶1对;小叶片膜质至薄纸质,长圆状卵形至披针形,先端长渐尖,基部圆形至阔楔形,歪斜,两面均无毛,下面灰白色,边缘疏生细锯齿,果实球形,有5棱。花期6—8月,果期9—11月。
【药用部位】 根及根皮。
【采收加工】 全年或秋、冬季挖取根部,或剥取根皮。洗净,切片,鲜用或晒干。
【产地及分布】 国内分布于西南及湖北、安徽、浙江、江西、福建、广东、广西。湖南全省各地散见,产桑植、石门、张家界、永顺、武冈、城步、新宁、通道、江华炎陵、永兴。
【性味归经】 味微苦、辛,性平,归肝、胃经。
【功用主治】 祛风除湿、活血行气、解毒消肿;主治风湿痹痛、跌打肿痛、骨折、胃脘胀痛、疝气、崩漏、骨髓炎、痈疽、蛇咬伤。
【用法用量】 内服:煎汤,9~15 g;或泡酒。外用:适量,捣敷。

(1)治溃疡病:棘茎木根60~90 g,长梗南五味子藤、乌药、枳壳、甘草各9 g,水煎服。

(2)治风湿性关节炎:棘茎木根60 g。加猪前蹄1只,煮熟,冲黄酒,吃肉和汤。

(3)治痛气:棘茎木根15 g,虎刺21 g,枫香树根60 g。水煎加红糖服。

(4)治跌打损伤、风湿痛、神经痛:棘茎木根、红苗香根、细柱五加根各1 000 g,虎杖根1 500 g,甘草250 g,烧酒15 kg。先将药物用冷开水浸湿,再加入烧酒,浸30 d,取出过滤即成。每次成人服10 ml,每日3次。

(5)治外伤血肿:鲜棘茎木根皮加食盐少许捣烂,外敷伤处。

(6)治崩漏:棘茎木根、胡颓子根、大蓟根各60~120 g,加猪心煮服。有炎症发热者,酌加六月雪、荩菜和节节草各30 g。

546. 黄毛楤木

【药材名称】 黄毛楤木。
【学名及分类】 *Aralia chinensis* L.,为五加科楤木属植物。
【俗　　　名】 鹊不踏、虎阳刺、海桐皮、鸟不宿、通刺、黄龙苞、刺龙柏、刺树椿、飞天蜈蚣等。
【习性及生境】 生于海拔100~1 500 m的山地疏林中或灌木丛、荒坡、沟边。

【识别特征】 落叶灌木或小乔木,高2~5 m,稀达8 m;树皮灰色,疏生粗壮直刺;小枝通常淡灰棕色,有黄棕色绒毛,疏生细刺。叶为二回或三回羽状复叶;叶柄粗壮;托叶与叶柄基部合生,纸质,耳廓形,叶轴无刺或有细刺;小叶片纸质至薄革质,卵形、阔卵形或长卵形,先端渐尖或短渐尖,基部圆形,上面粗糙,疏生糙毛,下面有淡黄色或灰色短柔毛,脉上更密,边缘有锯齿,稀为细锯齿或不整齐粗重锯齿。花期7—9月,果期9—12月。

【药用部位】 茎皮或茎。

【采收加工】 秋季采收,晒干或鲜用。

【产地及分布】 国内分布广,北自甘肃南部、陕西南部、山西南部、河北中部,南至云南西北部、中部,广西西北部、东北部、广东北部和福建西南部、东部,西起云南西北部,东至海滨的广大区域,均有分布。湖南省内分布于桃源、桑植、新晃、凤凰、保靖、永顺。

【性味归经】 味辛、苦,性平,归肝、胃、肾经。

【功用主治】 祛风除湿、利水和中、活血解毒;主治风湿关节痛、腰腿酸痛、肾虚水肿、消渴、胃脘痛、跌打损伤、骨折、吐血、衄血、疟疾、漆疮、骨髓炎、深部脓疡。

【用法用量】 内服:煎汤,15~30 g;或泡酒。外用:捣敷或酒浸外涂。

选方

(1)治风湿关节痛:楤木皮(刮去表面粗皮)30 g。用猪瘦肉120 g煎汤,以汤煎药服。

(2)治急性胆道感染:楤木、白英各30 g。水煎服。

(3)治细血、吐血:楤木、鸡冠花各15 g,茅花30 g。水煎加冰糖服。

(4)治疟疾:楤木、常山、地骨皮各15 g,白老酒适量。先取鲜常山头用火烤出涎后,合入他药用。炖老酒服。

(5)治大漆皮炎:楤木茎切碎,取250~500 g,加水3 000~4 000 ml,煮沸30 min去渣,趁热倒入脸盆,先熏患处,待水温和后,再洗患处。每日1~2次。

547. 短梗大参

【药材名称】 短梗大参。

【学名及分类】 *Macropanax rosthornii*(Harms)C. Y. Wu ex G. Hoo,为五加科大参属植物。

【俗　　名】 接骨丹、五爪金、七叶莲、七叶风、七角风等。

【习性及生境】 生于海拔500~1 200 m的灌木丛中、林缘、路旁。

【识别特征】 常绿灌木或小乔木;枝暗棕色,小枝淡黄棕色,无毛。叶有小叶3~5,稀7;小叶片纸质,倒卵状披针形,先端短渐尖或长渐尖,基部楔形,上面深绿色,下面淡绿白色,两面均无毛,边缘疏生钝齿或锯齿,齿有小尖头,侧脉8~10对,两面明显,网脉不明显。圆锥花序顶生,主轴和分枝无毛;伞形花序,有花5~10朵;花梗无毛;花白色;花瓣5,三角状卵形;子房2室;花盘隆起,半球形;花柱合生成柱状,先端2浅裂。果实卵球形。花期7—9月,果期10—12月。

【药用部位】 根、叶。

【采收加工】 根:秋、冬季采挖,洗净泥土,切片,鲜用或晒干。叶:夏秋季采。多鲜用。

【产地及分布】 国内分布于陕西、甘肃、湖北、江西、福建、广东、广西、四川、贵州。湖南省内产慈利、桑植、永顺、张家界、沅陵、龙山、洞口、绥宁、城步、新宁、江华。

【性味归经】 味甘,性平。

【功用主治】 祛风除湿、化瘀通络、健脾;主治风湿痹痛、跌打伤肿、骨折、小儿疳积。

【用法用量】 内服:煎汤,9~15 g;或泡酒。外用:适量,捣敷;或煎汤洗。

治骨折:先正骨,再用七角风根适量,捣茸敷患处。另用七角风根9~15 g。蒸酒(15 g)服,每日两次。

548. 穗序鹅掌柴

【药材名称】 穗序鹅掌柴。

【学名及分类】 *Heptapleurum delavayi* Franch.,为五加科鹅掌柴属植物。

【俗　　名】 鸭掌木、鹅掌木、大叶伞、鸭脚木、鸭母树、红花鹅掌柴。

【习性及生境】 生于海拔300~1 000 m的沟旁、林缘、山坡疏林中。

【识别特征】 乔木或灌木,高3~8 m;小枝粗壮,幼时密生黄棕色星状绒毛,不久毛即脱净;髓白色,薄片状。叶有小叶4~7;叶柄长4~16 cm,最长可至70 cm,幼时密生星状绒毛,成长后除基部外无毛;小叶片纸质至薄革质,稀革质,形状变化很大,上面无毛,下面密生灰白色或黄棕色星状绒毛,老时变稀,边缘全缘或疏生不规则的牙齿,有时有不规则缺刻或羽状分裂,中脉下面隆起,侧脉8~12对,有时多至15对以上,上面平坦或微隆起,下面稍隆起,网脉上面稍下陷,稀平坦,下面为绒毛掩盖而不明显;小叶柄粗壮,不等长,中央的较长,两侧的较短,被毛和叶柄一样。花无梗,密集成穗状花序,再组成长40 cm以上的大圆锥花序;主轴和分枝幼时均密生星状绒毛,后毛渐脱稀;苞片及小苞片三角形,均密生星状绒毛;花白色;花瓣5,三角状卵形,无毛;雄蕊花丝长约3 mm;子房4~5室;花柱合生成柱状,长不及1 mm,柱头不明显;花盘隆起。果实球形,紫黑色,直径约4 mm,几无毛;宿存花柱长1.5~2.0 mm,柱头头状。花期10—11月,果期次年1月。

【药用部位】 根或茎叶。

【采收加工】 根:全年可采,洗净,切片,晒干。

【产地及分布】 国内分布于西南及湖北、江西、福建、广东、广西。湖南全省广布。

【性味归经】 味辛、微甘,性热。

【功用主治】 祛风除湿、活血止痛;主治风湿痹痛、胃痛、头痛、牙痛、脘腹疼痛、痛经、产后腹痛。

【用法用量】 内服:煎汤,1~3钱。

549. 鹅掌柴

【药材名称】 鹅掌柴。

【学名及分类】 *Heptapleurum heptaphyllum*(L.) Y. F. Deng,为五加科鹅掌柴属植物。

【俗　　名】 鸭脚板、鸭脚皮、鹅掌柴、五指通、伞托树、鸭脚木等。

【习性及生境】 生长于常绿阔叶林中或向阳山坡。

【识别特征】 乔木或灌木,高2~15 m,胸径可达30 cm以上;小枝粗壮,干时有皱纹,幼时密生星状短柔毛,不久毛渐脱稀。叶有小叶6~9,最多至11;叶柄疏生星状短柔毛或无毛;小叶片纸质至革质,椭圆形、长圆状椭圆形或倒卵状椭圆形,稀椭圆状披针形,幼时密生星状短柔毛,后毛渐脱落,除下面沿中脉和脉腋间外均无毛,或全部无毛,先端急尖或短渐尖,稀圆形,基部渐狭,楔形或钝形,边缘全缘,但在幼树时常有锯齿或羽状分裂,果实球形,黑色,有不明显的棱;宿存花柱很粗短;柱头头状。花期11—12月,果期12月。

【药用部位】 根皮、根和叶。

【采收加工】　根及根皮:全年可采,洗净,切片晒干备用。叶:夏、秋季采收,多为鲜用。

【产地及分布】　国内分布广东、广西、云南、贵州、福建、浙江、台湾等地。

【性味归经】　味苦,凉。

【功用主治】　发汗解表、祛风除湿、舒筋活络;主治感冒发热、咽喉肿痛、风湿关节痛、跌打损伤、骨折。

【用法用量】　根及根皮内服:煎汤,9~15 g;或浸酒。根及根皮外用:适量,煎水洗;或捣敷。叶内服:煎汤,6~
　　　　　　　15 g;或研末为丸。叶外用:适量,捣蛋汁涂;或酒炒敷。

叶:

(1)治跌打肿痛:鸭脚木叶三斤,扫把枝叶一斤。晒干研末,米汤调为丸。每丸一钱,酒化内服或外涂,每日服三次,每次服三丸。

(2)治烧伤:鲜鸭脚木叶适量,捣烂取汁,用棉签蘸涂患处;另取鸭脚木叶二两,水煎服。

根及根皮:

(1)接骨方:生鸭脚木皮六两,生犁片木叶四两,生官榕木叶四两,雄鸡一只。共捣烂,双酒炒热敷患处,二十四小时去药,再加酒炒热熨患处。

(2)治红白痢疾:鸭脚木皮去外皮,洗净,一蒸一晒,用四两,水煎服。

(3)治风湿骨痛:鸭脚木皮六两,浸酒一斤。每日服两次,每次五钱至一两。

550. 异叶梁王茶

【药材名称】　异叶梁王茶。

【学名及分类】　*Metapanax davidii* (Franch.) J. Wen & Frodin,为五加科梁王茶属植物。

【俗　　　名】　青光叶、三匹马叶、阔叶良旺茶、梁王茶。

【习性及生境】　生于海拔600~1 500 m的疏林或阳性灌木林中、林缘、路边、岩石上。

【识别特征】　常绿灌木或小乔木。高2~12 m。小枝绿色或老绿色,有特殊臭气。单叶互生;同一枝上有3小叶的掌状复叶;单叶长椭圆状卵形或长椭圆状披针形;掌状复叶具3片狭披针形小叶,上面深绿色,下面淡绿色。圆锥花序顶生;伞形花序直径约2 cm,有花10余朵;花无毛,边缘有5小齿;花瓣5,三角状卵形,白色或浅黄色;子房下位,2室,花盘稍隆起,花柱192枚,合生至中部,上部离生。核果扁平,黑色。种子有胚乳。花期6—8月,果期9—11月。

【药用部位】　茎皮、根皮、叶。

【采收加工】　秋、冬季剥取茎皮,或挖根剥取根皮。洗净,切片,鲜用或晒干。夏、秋季采叶。鲜用。

【产地及分布】　国内分布于陕西、湖北、四川、贵州、云南。湖南省内产石门、慈利、桑植、沅陵、永顺、古丈、花垣、凤凰、新宁。

【性味归经】　味苦、微辛,性凉,归肝经。

【功用主治】　祛风除湿、活血止痛;主治风湿痹痛、劳伤腰痛、跌打损伤、骨折、月经不调。

【用法用量】　内服:煎汤,6~15 g;或泡酒。外用:适量,捣敷;或煎汤洗。

(1)治风湿关节痛,肩关节周围炎,跌打损伤:梁王茶根皮9~15 g,煎服或泡酒服。外用鲜皮、叶捣敷。

(2)治月经不调:梁王茶根6 g,扁竹兰子0.3 g,蜜蜂花根6 g,胡椒0.3 g。炖鸡蛋吃。

(3)治瘰症:梁王茶茎皮6~9 g,生服或煎服。

551. 三七

【药材名称】三七。

【学名及分类】*Panax notoginseng*（Burkill）F. H. Chen ex C. H. Chow，为五加科人参属植物。

【俗　　名】三漆、金不换、血参、人参三七、佛手三七、参三七、田漆、田三七、田七、滇三七。

【习性及生境】野生于山坡丛林下，现多栽培于海拔800~1 000 m的山脚斜坡、土丘缓坡上或人工荫棚下。

【识别特征】多年生草本，高30~60 cm。主根粗壮，肉质，纺锤形、倒圆锥形或圆柱形。茎单一，直立，不分枝。掌状复叶，3~4片轮生茎顶；托叶线形，簇生；小叶通常5~17，膜质，长圆形至倒卵状长圆形，基部一对较小，先端长渐尖，基部近圆形，多不对称，叶缘有细密锯齿，齿端具小刺毛，两面沿脉疏生刺毛。花序单个顶生；有花80~100朵或更多，花梗被微柔毛；总花梗从茎端叶柄中央抽出，直立；花小，基部具鳞片状苞片；核果，浆果状，近肾形，熟时鲜红色。种子扁球形，白色。花期6—8月，果期8—10月。

【药用部位】根。

【采收加工】栽种3~7年后于夏末、秋初开花前或冬季种子成熟后采收。以夏、秋采者，充实饱满，品质较佳，称为"春七"；冬采者，形瘦皱缩，质量较差，称为"冬七"。挖取根部，去净泥土，剪下须根、支根及茎基，主根习称"三七头子"，晒至半干时，反复搓揉或放入转筒中滚动，然后晒干或烘干，称为"毛货"。再置容器内，加入蜡块，反复振荡，使表面光亮呈棕黑色，或将三七放麻袋中用干松毛、棕毛、粗糠或谷壳抛光，使外表皮光洁而色泽油润即为成品。按个头大小分为13个等级。剪下的芦头为"剪口"，粗支根为"筋条"，细小支根及须根为"绒根"。

【产地及分布】我国长江以南尤其是西南山区常见栽培。湖南省内一些林区有栽培。

【性味归经】归肝、胃、心、肺、大肠经。

【功用主治】止血散瘀、消肿定痛；主治各种出血证、跌扑瘀肿、胸痹绞痛、症瘕、血瘀经闭、痛经、产后瘀阻腹痛、疮痈肿毒。

【用法用量】内服：煎汤3~9 g；研末，1~3 g；或入丸、散。外用：磨汁涂、研末撒或调敷。

选方

（1）治吐血：鸡子一个，打开，和三七末一钱，藕汁一小杯，陈酒半小杯，隔汤炖熟食之。

（2）治咯血，兼治吐，理瘀血及二便下血：花蕊石三钱（煅存性），三七二钱，血余一钱（煅存性）。共研细末。分两次服，开水送服。

（3）治胃及十二指肠溃疡：三七粉12 g，白及9 g，乌贼骨3 g。共为细末，日服3次，每次3 g，开水送服。

（4）治男妇血淋：用三七一钱，灯草、姜汤送下。

（5）治大肠下血：三七研末，同淡白酒调一二钱服。加五分入四物汤亦可。

（6）治赤痢血痢：三七三钱。研末，米泔水调服。

（7）治妇人血崩：量年远近，研三七末一钱，用淡白酒或米汤调服。

（8）治产后血多：三七研末，米汤送服一钱。

（9）治妇人产后败血作疼：三七一钱或五分，研末，艾叶煎汤，或老酒送下；自嚼亦可。

（10）治冠心病心绞痛：三七粉1 000 g，冰片10 g。将三七粉用乙醇制粒，烘干；冰片用95%乙醇溶解，喷入颗粒内并混合均匀，压片，包糖衣。每片重0.32 g。口服，每次2片，每日3次。

（11）治刀斧箭镞、瓷锋伤、轻者皮肉破伤，出血不止：三七一味磨粉，米醋调敷，溃者干敷。

（12）治无名痛肿，疼痛不止：三七磨米醋调涂。已破者，研末干涂。

（13）治褥疮早期未破皮者：三七30 g，红花30 g，樟脑100 g。取三七粉碎成粗粉，与红花、樟脑置密闭容器中，加入50%乙醇，随时振摇，浸渍72 h以上，滤过至澄明，添加乙醇使成1 000 ml，搅匀，外用，搽患处，每日2~3次。

552. 树参

【药材名称】 树参。

【学名及分类】 *Dendropanax dentiger*（Harms）Merr.，为五加科树参属植物。

【俗　　名】 偏荷枫、白荷、鸭脚荷、枫荷桂、边荷枫、阴阳枫、木五加、三叉一支镖、梨荷枫、半荷枫、鸭脚木、白半枫荷、白皮半枫荷。

【习性及生境】 生于海拔500~1 800 m的常绿阔叶林、灌木丛中。

【识别特征】 乔木或灌木，高2~8 m。叶片厚纸质或革质，密生粗大半透明红棕色腺点（在较薄的叶片才可以见到），叶形变异很大，不分裂叶片通常为椭圆形，稀长圆状椭圆形、椭圆状披针形、披针形或线状披针形，有时更大，先端渐尖，基部钝形或楔形，分裂叶片倒三角形，掌状2~3深裂或浅裂，两面均无毛，边缘全缘，或近先端处有不明显细齿一至数个，或有明显疏离的牙齿，基脉三出，有时下面较不明显；叶柄无毛。伞形花序顶生，单生或2~5个聚生成复伞形花序；总花梗粗壮；苞片卵形，早落；小苞片三角形，宿存；花梗边缘近全缘或有5小齿；花瓣5，三角形或卵状三角形；子房5室；花柱基部合生，顶端离生。果实长圆状球形，稀近球形，有5棱，每棱又各有纵脊3条。花期8—10月，果期10—12月。

【药用部位】 根茎或树皮。

【采收加工】 秋、冬季采挖根部，采取茎枝或剥取树皮，洗净，切片，鲜用或晒用。

【产地及分布】 国内分布于西南及湖北、安徽、浙江、江西、福建、台湾、广东、广西。湖南全省山地广布。

【性味归经】 味甘、辛，性温。

【功用主治】 祛风除湿、活血消肿；主治风湿痹痛、偏瘫、头痛、月经不调、跌打损伤、疮肿。

【用法用量】 内服：煎汤，15~30 g，大剂量可至45 g；或浸酒。外用：适量，捣敷；或煎水洗。

553. 通脱木

【药材名称】 通脱木。

【学名及分类】 *Tetrapanax papyrifer*（Hook.）K. Koch，为五加科通脱木属植物。

【俗　　名】 寇脱、离南、倚商、通脱木、葱草、白通草、通花、花草、大通草、通大海、泡通、五加风、宽肠、大通塔、大木通、五角加皮、通花五加、大叶五加皮等。

【习性及生境】 生于海拔1 000 m的山地山谷、村边、溪边。

【识别特征】 常绿灌木或小乔木，高1.0~3.5 m；树皮深棕色，略有皱裂；新枝淡棕色或淡黄棕色，有明显的叶痕和大型皮孔，幼时密生黄色星状厚绒毛，后毛渐脱落。叶大，集生茎顶；叶片纸质或薄革质，上面深绿色，无毛，下面密生白色厚绒毛，边缘全缘或疏生粗齿，侧脉和网脉不明显；叶柄粗壮，无毛；托叶和叶柄基部合生，锥形，密生淡棕色或白色厚绒毛。花梗均密生白色星状绒毛；小苞片线形；花淡黄白色；萼边缘全缘或近全缘，密生白色星状绒毛；花瓣4，三角状卵形，外面密生星状厚绒毛；子房2室；花柱离生，先端反曲。果实球形，紫黑色。花期10—12月，果期次年1—2月。

【药用部位】 茎髓。

【采收加工】 夏季选择生长三年以上的植株，割取地上茎，切段，捅出髓心，理直，晒干。

【产地及分布】 国内分布于西南及陕西、湖北、江苏、安徽、浙江、江西、福建、台湾、广东、广西。湖南省内湘西、湘南等地常见。

【性味归经】 味甘、淡，性微寒，归肺、胃经。

【功用主治】 清热利水、通乳;主治淋证涩痛、小便不利、水肿、黄疸、湿温病、小便短赤、产后乳少、经闭、带下。
【用法用量】 内服:煎汤,2~5 g。

(1)治气热淋疾,小便数急痛,小腹虚满:通草煎汤,并葱食之。

(2)治热气淋涩,小便赤如红花汁者:通草三两,葵子一升,滑石四两,石韦二两。上切。以水六升。煎取二升。去滓,分温三服。如人行八九里,又进一服。忌食五腥、热面。炙煿等物。

(3)治水肿,小便不利,淋沥:通草,茯苓皮,滑石,泽泻,白术各9 g,水煎服。

554. 细柱五加

【药材名称】 五加。
【学名及分类】 *Eleutherococcus nodiflorus*（Dunn）S. Y. Hu,为五加科五加属植物。
【俗　　名】 五叶木、白刺尖、五叶路刺、白簕树、五加皮、南五加、真五加皮、五加、柔毛五加、短毛五加、糙毛五加、大叶五加。
【习性及生境】 生于林缘、路边或灌丛中。
【识别特征】 灌木,高2~3 m;枝灰棕色,软弱而下垂,蔓生状,无毛,节上通常疏生反曲扁刺。叶有小叶5,稀3~4,在长枝上互生,在短枝上簇生;叶柄无毛,常有细刺;小叶片膜质至纸质,倒卵形至倒披针形,先端尖至短渐尖,基部楔形,两面无毛或沿脉疏生刚毛,边缘有细钝齿,侧脉4~5对,两面均明显,下面脉腋间有淡棕色簇毛,网脉不明显;几无小叶柄。伞形花序单个稀2个腋生,或顶生在短枝上,有花多数;总花梗结实后延长,无毛;花梗细长,无毛;花黄绿色;萼边缘近全缘或有5小齿;花瓣5,长圆状卵形,先端尖;雄蕊5;子房2室;花柱2,细长,离生或基部合生。果实扁球形,黑色,反曲。
【药用部位】 叶、果实及根皮。
【采收加工】 根皮:夏、秋季采挖,剥取根皮,晒干。果实:秋季果产成熟时采收,晒干。叶:全年可采;晒干或鲜用。
【产地及分布】 国内主产湖北、河南;辽宁、安徽亦产。湖南省内分布于炎陵、南岳、衡山、祁东、洞口、新宁、平江、桑植、郴州、东安、道县、宁远、洪江、永顺、龙山。
【性味归经】 性温,味辛、苦。
【功用主治】 祛风湿、补肝肾、强筋骨。
【用法用量】 叶内服:煎汤,6~15 g;或研末;或泡酒。叶外用:适量,研末调敷;或鲜品捣敷。果实内服:煎汤,6~12 g;或入丸、散。

叶:
(1)治诸疮引痛:百药煎八钱,五加叶五钱,旧茶芽四钱。上为细末,每八分,白汤下,数服而安。
(2)治灶丹从两脚赤如火烧:五加叶、根(烧作灰)五两,取煅铁家槽中水,和涂之。
果:
治筋骨痿软(小儿数岁不会走路):南五加果2份,炒牛膝、木瓜各1份。共碾细末,每日早、中、晚各取3 g,红糖拌服,或米汤调服。

555. 白簕

【药 材 名 称】 白簕。

【学名及分类】 *Eleutherococcus trifoliatus* (L.) S. Y. Hu,为五加科五加属植物。

【俗　　　名】 五加皮、鹅掌楸、三叶五加、刺三甲。

【习性及生境】 生于海拔200~1 500 m的山坡路旁、林缘或灌木丛中。

【识别特征】 攀援状灌木,高1~7 m;枝软弱铺散,常依持它物上升,老枝灰白色,新枝黄棕色,疏生下向刺;刺基部扁平,先端钩曲。叶有小叶3,稀4~5;叶柄有刺或无刺,无毛;小叶片纸质,稀膜质,椭圆状卵形至椭圆状长圆形,稀倒卵形,先端尖至渐尖,基部楔形,两侧小叶片基部歪斜,两面无毛,或上面脉上疏生刚毛,边缘有细锯齿或钝齿,侧脉5~6对,明显或不甚明显,网脉不明显。花梗细长,无毛;花黄绿色;果实扁球形,黑色。花期8—11月,果期9—12月。

【药 用 部 位】 根或根皮。

【采 收 加 工】 夏、秋季采挖根部,洗净,剥取根皮,晒干。

【产地及分布】 国内分布于华东、华南、西南及湖北等地。湖南全省广布。

【性 味 归 经】 味苦、辛,性凉。

【功 用 主 治】 清热解毒、祛风利湿、活血舒筋;主治感冒发热、咽痛、头痛、咳嗽胸痛、胃脘疼痛、泄泻、痢疾、胁痛、黄疸、石淋、带下、风湿痹痛、腰腿酸痛、筋骨拘挛麻木、跌打骨折、痄腮、乳痈、疮疡肿毒、蛇虫咬伤。

【用 法 用 量】 30~90 g,水煎服。

(1)治风湿性关节炎:白簕花根60 g,切碎,酒水各半炖服。或取白簕花40 g,鹅掌金星、爵床各15 g,南天竹根、白石榴根各20 g,水煎服。

(2)治背疽:白簕花鲜叶适量捣烂,外敷患处。

(3)治腰痛:白簕花根60 g,盐肤木30 g,墨鱼干2只,酒水各半炖服。

(4)治坐骨神经痛:白簕花根90 g,鸭皂树40 g,大通筋30 g,猪蹄1个,水炖服。或白簕花根50 g,三叉虎30 g,猪脚节1个,炖服。

(5)治腹股沟脓肿、骨结核:白簕花根、鸭皂树各30 g,爵床、葫芦茶各15 g,鸭蛋1个,水炖服。

(6)治跌打损伤:白簕花40 g,水煎或浸酒服。外用白簕花全草,冷饭适量捣烂外敷患处。

556. 吴茱萸五加

【药 材 名 称】 吴茱萸五加。

【学名及分类】 *Gamblea ciliata* var. *evodiifolia* (Franchet)C. B. Shang et al,为五加科萸叶五加属植物。

【俗　　　名】 三叶枫、三加皮、三叉叶、补祸莲。

【习性及生境】 生于海拔700~2 000 m的森林中。

【识别特征】 灌木或乔木,高2~12 m;枝暗色,无刺,新枝红棕色,无毛,无刺。叶有3小叶,在长枝上互生,在短枝上簇生;叶柄密生淡棕色短柔毛,不久毛即脱落,仅叶柄先端和小叶柄相连处有锈色簇毛;小叶片纸质至革质,中央小叶片椭圆形至长圆状倒披针形,或卵形,先端短渐尖或长渐尖,基部楔形或狭楔形,两侧小叶片基部歪斜,较小,上面无毛,下面脉腋有簇毛,边缘全缘或有锯齿,齿有或长或短的刺尖;小叶无柄或有短柄。总花梗无毛;花梗花后延长,无毛;萼无毛,边缘全缘。果实球形或略长,黑色,有4~2浅棱。花期5—7月,果期8—10月。

【药用部位】　根皮。

【采收加工】　夏、秋季挖根。除去须根和泥沙,用木槌敲根,使木心与皮部分离,抽去木心,晒干。

【产地及分布】　国内分布广,西自四川和云南西部,东至安徽黄山、浙江天目山和天台山、江西遂川,北起陕西太白山,南至广西中部象州的广大地区,均有分布。湖南全省各地散见,产石门、慈利、桃源、桑植、永顺、沅陵、城步、新宁、绥宁、道县、炎陵、宜章。

【性味归经】　味辛、微苦,性温,归肺、肝、肾经。

【功用主治】　祛风利湿、活血舒筋、理气化痰;主治风湿痹痛、腰膝酸痛、水肿、跌打损伤、劳伤咳嗽、哮喘、吐血。

【用法用量】　内服:煎汤,6~9 g;或浸酒。

557. 红马蹄草

【药材名称】　红马蹄草。

【学名及分类】　*Hydrocotyle nepalensis* Hook.,为五加科天胡荽属植物。

【俗　　名】　铜钱草、大积雪草、水参、大四眼草、崽锅草、栏杆铜钱草。

【习性及生境】　生于海拔300~1 500 m的山坡、路旁、阴湿地、水沟或溪边草丛中。

【识别特征】　多年生草本,高5~45 cm。茎匍匐,有斜上分枝,节上生根。叶片膜质至硬膜质,圆形或肾形,边缘通常5~7浅裂,裂片有钝锯齿,基部心形,掌状脉7~9,疏生短硬毛;叶柄上部密被柔毛,下部无毛或有毛;托叶膜质,顶端钝圆或有浅裂。伞形花序数个簇生于茎端叶腋,花序梗短于叶柄,有柔毛;小伞形花序有花20~60,常密集成球形的头状花序;花柄基部有膜质、卵形或倒卵形的小总苞片;无萼齿;花瓣卵形,白色或乳白色,有时有紫红色斑点;花柱幼时内卷,花后向外反曲,基部隆起。果基部心形,两侧扁压,光滑或有紫色斑点,成熟后常呈黄褐色或紫黑色,中棱和背棱显著。花果期5—11月。

【药用部位】　全草。

【采收加工】　6—10月(夏、秋季)采收,鲜用或晒干。

【产地及分布】　国内分布于西南及甘肃、陕西、湖北、安徽、浙江、江西、广东、广西。湖南全省山地广布。

【性味归经】　味苦,性寒,归肺、肝、大肠经。

【功用主治】　清热利湿、化瘀止血、解毒;主治感冒、咳嗽、痰中带血、痢疾、泄泻、痛经、月经不调、跌打伤肿、外伤出血、痈疮肿毒。

【用法用量】　内服:煎汤,6~15 g;或泡酒。外用:捣敷;或煎汤洗。

(1)治尿路感染:红马蹄草、木通、车前草各15 g。水煎服。

(2)治月经不调,痛经:红马蹄草30 g,益母草30 g,对月草15 g。水煎服。

(3)治跌打肿痛:红马蹄草、牛尾七、地胡椒各15 g。水煎服。

(4)治骨折:红马蹄草、酸酸草、赶山鞭各适量。捣烂外包。

558. 破铜钱

【药材名称】　破铜钱。

【学名及分类】　*Hydrocotyle sibthorpioides* var. *batrachium*（Hance）Hand.–Mazz. ex R. H. Shan,为五加科天胡荽属植物。

【俗　　名】小叶铜钱草、铜钱草、鹅不食草。

【习性及生境】生于潮湿的路旁、草地、河沟边、湖滩、溪谷及山地。

【识别特征】多年生草本,有气味。茎细长而匍匐,平铺地上成片,节上生根。叶片膜质至草质,圆形或肾圆形,叶片较小,3~5深裂几达基部,侧面裂片间有一侧或两侧仅裂达基部1/3处,裂片均呈楔形。伞形花序与叶对生,单生于节上;花序梗纤细;小总苞片卵形至卵状披针形,膜质,有黄色透明腺点,背部有1条不明显的脉;小伞形花序有花5~18,花无柄或有极短的柄,花瓣卵形,长约1.2 mm,绿白色,有腺点;花丝与花瓣同长或稍超出,花药卵形;果实略呈心形,两侧扁压,中棱在果熟时极为隆起,幼时表面草黄色,成熟时有紫色斑点。花果期4—9月。

【药用部位】全草。

【采收加工】夏、秋季节采收全草,洗净或晒干。

【产地及分布】产于安徽、浙江、江西、湖南、湖北、台湾、福建、广东、广西、四川等地区。湖南省内分布于沅陵、洪江。

【性味归经】味辛、微苦,性凉。

【功用主治】清热利湿、解毒消肿;主治黄疸、痢疾、水肿、淋证、目翳、喉肿、痈肿疮毒、带状疱疹、跌打损伤。

【用法用量】内服:煎汤,9~15 g,鲜品30~60 g。外用:适量,捣烂敷;或捣取汁涂。

选方

(1)治肝炎、胆囊炎:鲜破铜钱60 g。水煎,调冰糖服。

(2)治石淋:鲜破铜钱60 g,海金沙茎叶30 g。水煎服,每日1剂。

(3)治百日咳:①鲜破铜钱15~30 g。捣烂绞汁,调蜂蜜或冰糖炖服,温服。②破铜钱、车前草各9 g。煎水,加蜂蜜15 g调和,早、中、晚分服。

(4)治猴蛾:破铜钱9~15 g,水煎服;或用鲜草洗净,加食盐少许,捣烂取汁,滴于喉痛处。

(5)治小儿口疮:鲜破铜钱15~21 g。加第二遍淘米水2茶匙,同捣烂,绞出汁液口服。

(6)治目翳,明目:鲜破铜钱揉塞鼻中,左翳塞右,右翳塞左。

(7)治天行赤眼:鲜破铜钱30 g,野菊花30 g,龙胆草10 g。水煎服。

(8)治带状疱疹:鲜破铜钱捣烂,加酒泡2~3 h。用净棉花蘸酒搽患处。

(9)治小儿夏季热:鲜破铜钱适量。捣汁小半碗,每服3~5匙,每日5~6次。

(10)治小儿疳积夜盲:破铜钱15 g,猪肝60~120 g。同蒸熟,去渣,取肝及汤口服。

(11)治荨麻疹:破铜钱30~60 g,捣汁,以开水冲服。

(12)治毒蛇咬伤:破铜钱、连钱草各60 g。捣烂,绞汁内服,并用药渣敷伤口处。

(13)治蛇头疔:鲜破铜钱加冷饭、红糖或雄黄少许,捣烂敷患处。

(14)治痈肿疮毒:破铜钱、千里光、蒲公英各适量。

(15)治跌打淤肿:破铜钱捣烂,酒炒热,敷擦伤处。

559. 天胡荽

【药材名称】天胡荽。

【学名及分类】*Hydrocotyle sibthorpioides* Lam.,为五加科天胡荽属植物。

【俗　　名】石胡荽、鹅不食草、细叶钱凿口、小叶铜钱草、龙灯碗、圆地炮、满天星。

【习性及生境】通常生长在湿润的草地、河沟边、林下;海拔475~3 000 m。

【识别特征】多年生草本,有气味。茎细长而匍匐,平铺地上成片,节上生根。叶片膜质至草质,圆形或肾圆形,基部心形,两耳有时相接,不分裂或5~7裂,裂片阔倒卵形,边缘有钝齿,表面光滑,背面脉上疏被粗伏毛,有时两面光滑或密被柔毛;叶柄无毛或顶端有毛;托叶略呈半圆形,薄膜质,全缘或稍有浅裂。伞形花序与叶对生,单生于节上。果实略呈心形,两侧扁压,中棱在果熟时极为隆起,幼时表面草黄色,成熟时有紫色斑点。花果期4—9月。

【药用部位】 全草。

【采收加工】 7—10月采收全草,洗净,鲜用或晒干。

【产地及分布】 国内产于陕西、江苏、安徽、浙江、江西、福建、湖南、湖北、广东、广西、台湾、四川、贵州、云南等地区。湖南省内分布于长沙、攸县、邵阳、隆回、新宁、平江、张家界、慈利、桑植、双牌、沅陵、保靖、古丈、永顺。

【性味归经】 味辛、微苦,性凉。

【功用主治】 清热利湿、解毒消肿;主治黄疸、痢疾、水肿、淋证、目翳、喉肿、痈肿疮毒、带状疱疹、跌打损伤。

【用法用量】 内服:煎汤,9~15 g,鲜品30~60 g;或捣汁。外用:揉搓塞鼻;捣烂敷;或捣汁涂。

(1)治石淋:鲜天胡荽60 g,海金沙茎叶30 g。水煎服,每日1剂。

(2)治百日咳:天胡荽、车前草各9 g。煎水,加蜂蜜15 g调和,早、中、晚分服。

(3)治喉蛾:天胡荽9~15 g,水煎服;或用鲜草洗净,加食盐少许,捣烂取汁,滴于喉痛处。

(4)治小儿口疮:鲜天胡荽15~21 g。加第二遍淘米水2茶匙,同捣烂,绞出汁液口服。

(5)治目翳:鲜天胡荽揉塞鼻中,左翳塞右,右翳塞左。

(6)治带状疱疹:鲜天胡荽要捣烂,加酒泡2~3 h。用净棉花蘸酒搽患处。

560. 中华天胡荽

【药材名称】 中华天胡荽。

【学名及分类】 *Hydrocotyle hookeri* subsp. *chinensis*(Dunn ex R. H. Shan & S. L. Liou)M. F. Waston & M. L. Sheh,为五加科天胡荽属植物。

【俗　　名】 大铜钱菜。

【习性及生境】 生长在河沟边及阴湿的路旁草地;海拔1 060~2 900 m。

【识别特征】 多年生匍匐草本,直立部分高8~37 cm,除托叶、苞片、花柄无毛外,余均被疏或密而反曲的柔毛,毛白色或紫色,有时在叶背具紫色疣基的毛,茎节着土后易生须根。叶片薄,圆肾形,表面深绿色,背面淡绿色,掌状5~7浅裂;裂片阔卵形或近三角形,边缘有不规则的锐锯齿或钝齿,基部心形;托叶膜质,卵圆形或阔卵形。伞形花序单生于节上,腋生或与叶对生,花序梗通常长过叶柄;小伞形花序有花25~50;小总苞片膜质,卵状披针形,顶端尖,边缘有时略呈撕裂状。花在蕾期草绿色,开放后白色;花瓣膜质,顶端短尖,有淡黄色至紫褐色的腺点。果实近圆形,基部心形或截形,两侧扁压,侧面二棱明显隆起,表面平滑或皱折,黄色或紫红色。果果期5—11月。

【药用部位】 全草。

【采收加工】 夏、秋季采收。洗净,鲜用或晒干。

【产地及分布】 国内产湖南、四川、云南。湖南省内产永顺、新晃、芷江。

【性味归经】 味辛、微苦,性平。归胃、肝、胆、膀胱经。

【功用主治】 理气止痛、利湿解毒;主治脘腹痛、肝炎、黄疸、小便不利,湿疹。

【用法用量】 内服:煎汤,3~9 g。外用:适量,捣敷。

选方

（1）治腹痛：大铜钱菜9 g，煨水服。

（2）治小便不利：大铜钱菜、车前各9 g，煨水服。

（3）治湿疹：大铜钱菜适量。捣茸搽患处。

伞形科

561. 紫花前胡

【药材名称】 紫花前胡。

【学名及分类】 *Angelica decursiva*（Miq.）Franch. et Sav.，为伞形科当归属植物。

【俗　　名】 土当归、鸭脚七、野辣菜、山芫荽、桑根子苗、鸭脚前胡、鸭脚板。

【习性及生境】 生于海拔500~1 500 m的山坡林缘、溪沟边。

【识别特征】 多年生草本。根圆锥状，有少数分枝，径1~2 cm，外表棕黄色至棕褐色，有强烈气味。茎高1~2 m，直立，单一，中空，光滑，常为紫色，无毛，有纵沟纹。根生叶和茎生叶有长柄，基部膨大成圆形的紫色叶鞘，抱茎，外面无毛；叶片三角形至卵圆形，坚纸质，一回三全裂或一至二回羽状分裂；花深紫色，萼齿明显，线状锥形或三角状锥形，花瓣倒卵形或椭圆状披针形，顶端通常不内折成凹头状，花药暗紫色。果实长圆形至卵状圆形，无毛，背棱线形隆起，尖锐，侧棱有较厚的狭翅，与果体近等宽，棱槽内有油管1~3，合生面油管4~6，胚乳腹面稍凹入。花期8—9月，果期9—11月。

【药用部位】 根。

【采收加工】 秋、冬二季地上部分枯萎时采挖，除去须根，晒干。

【产地及分布】 国内分布于华中、华东、华南及辽宁、河南、湖北、陕西、四川等地。湖南全省广布，产桑植、永顺、江华、炎陵。

【性味归经】 味苦、辛，性寒，归肺经。

【功用主治】 散风、清热、降气、化痰；主治风热、咳嗽痰多、痰黄稠黏、咳痰黄稠。

【用法用量】 内服：煎汤，3~9 g；或入丸、散。

562. 藁本

【药材名称】 藁本。

【学名及分类】 *Conioselinum anthriscoides*（H. Boissieu）Pimenov & Kljuykov，为伞形科山芎属植物。

【俗　　名】 西芎、野西芎、辛香、土川芎、土辰菜、香草根、广川。

【习性及生境】 生于海拔800~1 500 m的山地林下、沟边草丛中，野生或栽培。生于向阳坡草丛中、水边。

【识别特征】 多年生草本，高达1 m。根茎发达，具膨大的结节。茎直立，圆柱形，中空，具条纹，基生叶具长柄；叶片轮廓宽三角形，二回三出式羽状全裂；第一回羽片轮廓长圆状卵形，下部羽片具柄，基部略扩大，小羽片卵形，边缘齿状浅裂，具小尖头，顶生小羽片先端渐尖至尾状；茎中部叶较大，上部叶简化。复伞形花序顶生或侧生；总苞片6~10，线形；伞辐14~30，四棱形，粗糙；小总苞片10，线形;花白色,花柄粗糙;萼齿不明显;花瓣倒卵形,先端微凹,具内折小尖头;花柱基隆起,花柱长,向下反曲。花期8—9月,果期10月。

【药用部位】 根茎。

【采收加工】 秋季茎叶枯萎或次春出苗时采挖,除去泥沙,晒干或烘干。

【产地及分布】 国内产湖北、四川、陕西、河南、湖南、江西、浙江等地。湖南省内分布于资兴、江华、安化、凤凰、桑植、麻阳、通道、炎陵、绥宁、平江、石门、慈利、蓝山等地。

【性味归经】 味辛,性温,归膀胱、肝经。

【功用主治】 祛风胜湿、散寒止痛;主治风寒头痛、巅顶疼痛、风湿痹痛、疥癣、寒湿泄泻、腹痛、症瘕。

【用法用量】 内服:煎汤,3~10 g;或入丸、散。外用:适量,煎水洗;或研末调涂。

选方

(1)治头痛:藁本9 g,宝饭花6 g,吴茱萸子3 g,仙鹤草9 g。水煎服。

(2)治头顶痛:藁本、防风、白芷各9 g,甘草4.5 g。水煎饭后服。

(3)治伤湿头痛:藁本4.5 g,石菖蒲3 g,蔻仁2.4 g。水煎服。

(4)治心腹气痛:①藁本根6 g。用酒磨,水煎服。②藁本15 g,韭菜15 g。水煎服,渣揉患处。

(5)治腹痛:藁本15 g,南木香15 g,一点血15 g,丝瓜子15 g,山桂根15 g。水煎服。

(6)治疮疖:藁本、救兵粮叶、犁头草、锁阳花各适量,捣烂敷患处。

(7)治头屑:藁本、白芷各15 g。为末。煎水洗头。

(8)治小儿疥癣:藁本15 g。煎水洗患处。

(9)治跌打损伤:藁本90~120 g。捣烂,调酒服。

(10)治产后停瘀:藁本根9 g。水煎服。

563. 野胡萝卜

【药材名称】 野胡萝卜。

【学名及分类】 *Daucus carota* L.,为伞形科胡萝卜属植物。

【俗　　　名】 红萝卜、甘荀、赛人参。

【习性及生境】 生于山坡路旁、旷野田间。

【识别特征】 二年生草本,高15~120 cm。茎单生,全体有白色粗硬毛。基生叶薄膜质,长圆形,二至三回羽状全裂,末回裂片线形或披针形,顶端尖锐,有小尖头,光滑或有糙硬毛;茎生叶近无柄,有叶鞘,末回裂片小或细长。复伞形花序,有糙硬毛;总苞有多数苞片,呈叶状,羽状分裂,少有不裂的,裂片线形;伞辐多数,结果时外缘的伞辐向内弯曲;小总苞片5~7,线形,不分裂或2~3裂,边缘膜质,具纤毛;花通常白色,有时带淡红色;花柄不等长。果实圆卵形,棱上有白色刺毛。花期5—7月。

【药用部位】 果实。

【采收加工】 春季未开花前采挖,去其茎叶洗净,晒干或鲜用。

【产地及分布】 国内产四川、贵州、湖北、江西、安徽、江苏、浙江等地。湖南省内分布于长沙、邵东、岳阳、石门、桑植、洪江、吉首、泸溪、花垣、保靖、永顺。

【性味归经】 味苦、辛,性平,小毒,归脾、胃、大肠经。

【功用主治】 杀虫、消积、止痒;主治蛔虫病、蛲虫病、绦虫病、钩虫病、虫积腹痛、小儿疳积、阴痒。

【用法用量】 内服:煎汤,15~30 g。外用:适量,捣汁涂。

（1）治腹泻：野胡萝卜根30 g,煨水服。

（2）治妇女痨病：野胡萝卜根125 g,炖鸡服。

564. 胡萝卜

【药材名称】　胡萝卜。

【学名及分类】　*Daucus carota* var. *sativa* Hoffm.,为伞形科胡萝卜属植物。

【俗　　　名】　黄萝卜、丁香萝卜、红萝卜。

【习性及生境】　栽培植物。

【识别特征】　二年生草本。高达120 cm。根肉质,长圆锥形,粗肥,呈橙红色或黄色。茎单生,全株被白色粗硬毛。基生叶叶柄长3~12 cm;叶片长圆形,二至三回羽状全裂,末回裂片线形或披针形;茎生叶近无柄,有叶鞘,末回裂片小或细长。复伞形花序;花序梗长10~55 cm,有糙硬毛;总苞片多数,呈叶状,羽状分裂,裂片线形;伞辐多数,结果期外缘的伞辐向内弯曲;小总苞片5~7,不分裂或2~3裂;花通常白色,有时带淡红色;花柄不等长。果实圆卵形,棱上有白色刺毛。花期5—7月。

【药用部位】　根。

【采收加工】　10—12月采挖根部。

【产地及分布】　我国南北各省区普遍栽培。湖南全省广布。

【性味归经】　味甘、辛,性平,归脾、肝、肺经。

【功用主治】　健脾和中、滋肝明目、化痰止咳、清热解毒;主治脾虚食少、体虚乏力、脘腹痛、泻痢、视物昏花、雀目、咳喘、百日咳、咽喉肿痛、麻疹、水痘、疖肿、烫火伤、痔漏。

【用法用量】　内服:煎汤,30~120 g;或生吃;或捣汁;或煮食。外用:煮熟捣敷;或切片烧热敷。

（1）治痢疾：胡萝卜30~60 g,冬瓜糖15 g。水煎服。

（2）治夜盲症：羊肝500 g,切片,入沸水煮2~3 min,捞出;胡萝卜1~2个,捣汁拌肝片,加调味品,随意食用。

（3）治小儿百日咳：红萝卜125 g,红枣12枚(连核)。以水3碗煎成1碗,随意分服。

（4）治小儿发热：红萝卜60 g。水煎,连服数次。

（5）治麻疹：红萝卜125 g,芫荽90 g,荸荠60 g。加多量水,久熬成2碗,1 d内分服。

（6）治水痘：红萝卜125 g,风栗90 g,芫荽90 g。煎服。

（7）治臁疮：胡萝卜适量,用水煮熟,趁热捣烂,敷患处。

（8）治痔疮,脱肛：胡萝卜切片,用慢火烧热,趁热敷患处。凉了再换,每回轮换6~7次。

565. 异叶茴芹

【药材名称】　异叶茴芹。

【学名及分类】　*Pimpinella diversifolia* DC.,为伞形科茴芹属植物。

【俗　　　名】　鹅脚板、苦爹菜、八月白、铁铲头、大叶半边莲、三脚蛤蟆、犁头草、香草、金锁匙、白花仔、六月寒、蛇咬革、羊膻草。

【习性及生境】　生于海拔160~3 300 m的山坡草丛中、沟边或林下。

【识别特征】　多年生草本,高0.3~2.0 m。通常为须根,稀为圆锥状根。茎直立,有条纹,被柔毛,中上部分枝。

叶异形,基生叶有长柄;叶片三出分裂,裂片卵圆形,两侧的裂片基部偏斜,顶端裂片基部心形或楔形,稀不分裂或羽状分裂,纸质;茎中、下部叶片三出分裂或羽状分裂;茎上部叶较小,有短柄或无柄,具叶鞘,叶片羽状分裂或3裂,裂片披针形,全部裂片边缘有锯齿。通常无总苞片,幼果卵形,有毛,成熟的果实卵球形,基部心形,近于无毛,果棱线形;每棱槽内油管2~3,合生面油管4~6;胚乳腹面平直。花果期5—10月。

【药用部位】 全草。

【采收加工】 夏、秋采收。

【产地及分布】 国内产西藏、云南、贵州、四川、陕西、甘肃、河南、安徽、江苏、浙江、江西、湖南、湖北、福建、广西、广东、台湾。湖南全省散布。

【性味归经】 味辛、微苦,性温。

【功用主治】 散风宣肺、理气止痛、消积健脾、活血通经、除湿解毒;主治感冒、咳嗽、百日咳、肺痨、肺痈、头痛、牙痛、胸胁痛、胃气痛、腹胀痛、缩阴冷痛、风湿关节痛、劳伤、骨劳、消化不良、食积、疳积、痧症、泻痢、黄疸、疟疾、月经不调、痛经、经闭、乳肿、目翳、咽肿、痄腮、瘰疬、疮肿、跌打损伤、湿疹、皮肤瘙痒、蛇虫伤。

【用法用量】 内服:煎汤,3~5钱。外用:捣敷或煎水洗。

治皮肤瘙痒:鹅脚板、夏枯草各半斤。水煎外洗。

566. 茴香

【药材名称】 茴香。

【学名及分类】 *Foeniculum vulgare* Mill.,为伞形科茴香属植物。

【俗　　名】 小茴香、怀香、西小茴、茴香菜、川谷香、北茴香、松梢菜。

【习性及生境】 栽培植物。

【识别特征】 多年生草本,高0.4~2.0 m。茎直立,光滑,灰绿色或苍白色,多分枝。较下部的茎生叶柄长5~15 cm,中部或上部的叶柄部分或全部成鞘状,叶鞘边缘膜质;叶片轮廓为阔三角形,4~5回羽状全裂,末回裂片线形。复伞形花序顶生与侧生;伞辐6~29,不等长;小伞形花序有花14~39;花柄纤细,不等长;无萼齿;花瓣黄色,倒卵形或近倒卵圆形,先端有内折的小舌片,中脉1条;花丝略长于花瓣,花药卵圆形,淡黄色;花柱基圆锥形,花柱极短,向外叉开或贴伏在花柱基上。果实长圆形,主棱5条,尖锐;每棱槽内有油管1,合生面油管2;胚乳腹面近平直或微凹。花期5—6月,果期7—9月。

【药用部位】 嫩叶、果实。

【采收加工】 8—10月果实呈黄绿色,并有淡黑色纵线时,选晴天割取地上部分,脱粒,扬净;亦可采摘成熟果实,晒干。

【产地及分布】 我国各省区都有栽培。湖南全省散布。

【性味归经】 味辛、甘、微苦,性温。

【功用主治】 温肾暖肝、行气止痛、和胃;主治寒疝腹痛、睾丸偏坠、脘腹冷痛、食少吐泻、胁痛、肾虚腰痛、痛经。

【用法用量】 内服:煎汤,3~6 g;或入丸、散。外用:适量,研末调敷;或炒热温熨。

（1）治小肠气疼闷,不省人事:小茴香(盐炒)、枳壳(麸炒)各一两,没药半两。诸药为末。每服一钱,热酒调下。

（2）治寒疝疼痛:川楝子树四钱,木香三钱,茴香二钱,吴茱萸一钱,长流水煎服。

（3）治睾丸偏坠:茴香(盐水炒)五钱,橘核(去壳、研压、去油)、山楂肉(炒)各一两。研为末,每服三四钱,空腹时温酒调下。

（4）治外肾肿胀:茴香(炒)、全蝎(炒)、穿山甲(炙)、木香各等份为末,每服两钱,酒调下。

（5）治胃痛,腹痛:小茴香子、良姜、乌药根各6g,炒香附9g,水煎服。

（6）治寒气停滞心腹,腹痛泄泻:茴香一两(微炒)、甘草两条(炙,锉)、高良姜二两(去芦,河水浸三日,逐日换水,切作片子,以麻油四两炒微黑色,晾干)、盐三两(炒),诸药合后再炒令热,急用碗盛,以碗盖,勿令透气,候冷碾为末。每眼二钱,白汤点眼。

（7）治胁下疼痛:小茴香一两(炒),枳壳五钱(麸炒)。上为末,每服三钱,盐汤下调。

（8）治肾虚腰痛,转侧不能,嗜卧疲弱者:小茴香(炒,研末)。破开猪腰子,作薄片,不令断,层层掺药末,水纸裹,煨热。细嚼,酒咽。

（9）治腰痛:川芎一两五钱(盐炒),茴香三两(炒),苍术二两(葱白炒)。酒煮糊丸,盐酒任下。

（10）治下消小便如膏油:茴香(炒),苦楝(炒)各等份。上为细末,每服三钱,温酒一盏,食前调服。

（11）治一切水气,四肢肿满:茴香子(炒)、乌药(生用)、高良姜(汤浸、焙干)、青橘皮(去瓤)各一两。上药捣筛。每服二钱匕,酒半盏,煎数沸,去滓,稍热服。

（12）治结阴下血腹痛:茴香子(炒)三两,草乌头(蛤粉同炒裂,去皮、脐,锉)一两。上研令匀。每服三钱,水一盏,入盐少许,煎至八分,去滓,露至五更,冷服。

（13）治小便夜多及引不止:茴香不以多少,淘净,入少盐,炒为末,用纯糯米餐一手大,临卧炙软熟,蘸茴香末啖之,以温酒送下。

（14）治尿遗:小茴香6g,桑螵蛸15g。装入猪尿泡内,焙干研末。每次3g,日服2次。

（15）治小便不通:茴香子(炒)、马蔺花(炒)、葶苈(纸上炒)各等份。上为散。每服二钱,温酒下调,食前服,以通为度。

（16）治虚气冲上,耳鸣而聋:茴香(炒)、木香、荜澄茄(去蒂)。共为末。外以青盐为末,入糯米粉为内,煮糊为丸。每服三四十粒,盐汤下。

（17）治牙疳:用茴香、橘皮烧灰存性,为末敷,干则油调。

（18）治蛇咬久溃:小茴香捣末敷之。

567. 积雪草

【药材名称】积雪草。

【学名及分类】 *Centella asiatica* (L.) Urb.,为伞形科积雪草属植物。

【俗　　名】 连钱草、地钱草、马蹄草、老公根、葵蓬菜、崩口碗、落得打、地棠草、大马蹄草、土细辛、崩大碗、雷公根、刚果龙、缺碗草、芋子草、马脚迹、芽黄草、草如意、蚶壳草、含壳草、乞食碗、老豺碗、大水钱、破铜钱草。

【习性及生境】 生于海拔300~1 200 m的阴湿草地、田边、沟边。

【识别特征】 多年生草本,茎匍匐,细长,节上生根。叶片膜质至草质,圆形、肾形或马蹄形,边缘有钝锯齿,基部阔心形,两面无毛或在背面脉上疏生柔毛;掌状脉5~7,两面隆起,脉上部分叉;叶柄无毛或上部有柔毛,基部叶鞘透明,膜质。伞形花序梗2~4个,聚生于叶腋,有或无毛;苞片通常2,很少

3,卵形,膜质;每一伞形花序有花3~4,聚集呈头状;花瓣卵形,紫红色或乳白色,膜质;花丝短于花瓣,与花柱等长。果实两侧扁压,圆球形,基部心形至平截形,每侧有纵棱数条,棱间有明显的小横脉,网状,表面有毛或平滑。花果期4—10月。

【药用部位】 全草。

【采收加工】 7—11月采收,晒干。

【产地及分布】 国内分布于西南及陕西、湖北、江苏、安徽、浙江、江西、福建、台湾、广东、广西。湖南全省广布。

【性味归经】 味苦、辛,性寒,归肺、脾、肾、膀胱经。

【功用主治】 清热利湿、活血止血、解毒消肿;主治发热、咳嗽、咳喘、咽喉肿痛、肠炎、痢疾、湿热黄疸、水肿、淋证、尿血、衄血、痛经、崩漏、丹毒、瘰疬、疔疮肿毒、带状疱疹、跌打肿痛、外伤出血、蛇虫咬伤。

【用法用量】 内服:煎汤,9~15 g,鲜品倍量;或捣汁。外用:捣敷或绞汁涂。

选方

(1)治感冒头痛:雷公根30 g,生姜9 g。捣烂,敷额上。

(2)治外感发热,烦渴谵语:雷公根60 g,白颈蚯蚓4条。共捣烂,用水煲2 h取汁服。

(3)治哮喘:干积雪草全草30 g,黄疸草、薜荔藤各15 g。水煎服。

(4)治虚劳发热不退(午后怕冷,夜间发热,天明自汗身凉):马蹄草、羊蹄根、山薄荷(各适量),酒及童便为引。

(5)治痢疾:鲜积雪草全草60 g,或加凤尾草、紫花地丁鲜全草各30 g。水煎,调适量冰糖和蜜服。

(6)治黄疸型传染型肝炎:鲜积雪草全草15~30 g;或加茵陈15 g,栀子6 g,白糖15 g。水煎服。

(7)治急性胆囊炎:马蹄草叶30~60 g,马尾黄连15 g,龙胆草15 g。水煎服。

(8)治小儿湿热水肿,尿闭:鲜积雪草全草捣绞汁15~30 g,炖温服。若为尿闭少腹胀,另用鲜积雪草、车前草、田螺各适量,捣烂加热敷脐部。

(9)治膀胱湿热,小便短赤涩:雷公根60 g,白糖60 g。同捣烂,米水(用冷开水擦米)冲服。

(10)治胆结石、膀胱结石:马蹄草、鸡内金、竹节草各9 g。水煎服。

(11)治鹅口疮:鲜积雪草、鲜天胡萝各30 g,黄栀子果1个。水煎,用布蘸洗口腔。

(12)治喉蛾,咽喉红肿:鲜积雪草30 g。捣烂取汁,人乳少许,调和含咽。

(13)治一切疔疮,阳性肿毒初起:积雪草、半边莲、犁头草各等份,捣烂外敷患处。

(14)治痔核未溃者:马蹄草125 g。锅中烹熟,捣烂摊在荷叶上,以12粒白胡椒打面放中间,趁热时坐浴,到冷为止,5日1次。

(15)治冻伤:雷公根汁125 g,桐油60 g。同煎,涂患处,溃烂处不涂。

(16)治跌打肿痛:鲜积雪草捣烂绞汁30 g,调酒,炖温服,渣敷患处。

568. 华中前胡

【药材名称】 华中前胡。

【学名及分类】 *Peucedanum medicum* Dunn,为伞形科前胡属植物。

【俗 名】 土川芎、嘎松等。

【习性及生境】 生长于海拔700~2 000 m的山坡草丛中和湿润的岩石上。

【识别特征】 多年生草本,高0.5~2.0 m,根颈长,圆柱形,有明显环状叶痕,表皮灰棕色略带紫色;根圆柱形,下部常有3~5分叉,表皮粗糙,有不规则纵沟纹。茎圆柱形,多细条纹,光滑无毛。叶具长柄,基部有宽阔叶鞘;叶片轮廓广三角状卵形,二至三回三出式分裂或二回羽状分裂,第一回羽片3~4

对,下面一对具长柄,羽片3全裂,两侧的裂片斜卵形,中间裂片卵状菱形,3浅裂或深裂,较两侧裂片为长,略带革质,上表面绿色有光泽,下表面粉绿色,边缘具粗大锯齿,齿端有小尖头,网状脉明显,尤以背面较突起,主脉上有短毛。花期7—9月,果期10—11月。

【药用部位】 根。

【采收加工】 秋、冬季地上部分枯萎时或未开花前采挖。去除茎叶、须根,洗净,晒干或烘干。

【产地及分布】 国内产四川、贵州、湖北、湖南、江西、广西、广东等地。湖南省内分布于绥宁、石门、洞口等地。

【性味归经】 味辛、苦,性平,归肺、肝经。

【功用主治】 宣肺化痰、下气止咳、理气除湿、定惊;主治风寒外感、咳嗽多痰、胸闷、风寒湿痹、小儿惊风。

【用法用量】 内服:煎汤,3~9 g;或研末;或浸酒。

(1)治咳嗽涕唾稠黏,心胸不利,时有烦热:前胡一两(去芦头),麦门冬一两半(去心),贝母一两(煨微黄),桑根白皮一两(锉),杏仁半两(汤浸,去皮尖,麸炒微黄),甘草一分(炙微赤,锉)。上药捣筛为散。每服四钱,以水一中盏,入生姜半分,煎至六分,去滓,不计时候,温服。

(2)治肺热咳嗽,痰壅,气喘不安:前胡(去芦头)一两半,贝母(去心)、白前各一两,麦门冬(去心,焙)一两半,枳壳(去瓤,麸炒)一两,芍药(赤者)、麻黄(去根节)各一两半,大黄(蒸)一两。上八味,细切,如麻豆。每服三钱匕,以水一盏,煎取七分,去滓,食后温服,日二。

569. 窃衣

【药材名称】 窃衣。

【学名及分类】 *Torilis scabra* (Thunb.) DC.,为伞形科窃衣属植物。

【俗　　名】 华南鹤虱、合色、鹤虱、鹤虱草、鬼虱、虱婆草、野远妥、野胡萝卜、拉剖。

【习性及生境】 生长在山坡、林下、路旁、河边及空旷草地上;海拔250~2 400 m。

【识别特征】 一年或多年生草本,高20~120 cm。主根细长,圆锥形,棕黄色,支根多数。茎有纵条纹及刺毛。叶柄长2~7 cm,下部有窄膜质的叶鞘;叶片长卵形,1~2回羽状分裂,两面疏生紧贴的粗毛,第一回羽片卵状披针形,长2~6 cm,宽1.0~2.5 cm,先端渐窄,边缘羽状深裂至全缘,有0.5~2.0 cm长的短柄,末回裂片披针形以至长圆形,边缘有条裂状的粗齿至缺刻或分裂。复伞形花序顶生或腋生,总苞片通常无,很少有1钻形或线形的苞片;伞辐2~4,长1~5 cm,粗壮,有纵棱及向上紧贴的粗毛。果实长圆形,长4~7 mm,宽2~3 mm。花果期4—11月。

【药用部位】 全草,果实。

【采收加工】 夏末秋初(8—9月)采收。晒干或鲜用。

【产地及分布】 国内产安徽、江苏、浙江、江西、福建、湖北、湖南、广东、广西、四川、贵州、陕西、甘肃等地区。湖南全省散布。

【性味归经】 味苦、辛,性平,归脾、大肠经。

【功用主治】 杀虫止泻、收湿止痒;主治虫积腹痛、泻痢、疮疡溃烂、阴痒带下、风湿疹。

【用法用量】 内服:煎汤,6~9 g。外用:适量,捣汁涂;或煎水洗。

(1)治腹痛:窃衣30 g。水煎,去渣,调冬蜜30 g服。

(2)治痈疮溃烂久不收口,阴道滴虫:窃衣果实适量。水煎冲洗或坐浴。

570. 水芹

【药材名称】 水芹。

【学名及分类】 *Oenanthe javanica*（Bl.）DC.，为伞形科水芹属植物。

【俗　　名】 水芹菜、野芹菜、楚葵、水英、芹菜。

【习性及生境】 多生于浅水低洼地方或池沼、水沟旁。

【识别特征】 多年生草本，高15~80 cm，茎直立或基部匍匐。基生叶有柄，柄长达10 cm，基部有叶鞘；叶片轮廓三角形，1~2回羽状分裂，末回裂片卵形至菱状披针形，边缘有牙齿或圆齿状锯齿；茎上部叶无柄，裂片和基生叶的裂片相似，较小。复伞形花序顶生；无总苞；伞辐6~16，不等长，直立和展开；小总苞片2~8，线形；小伞形花序有花20余朵；萼齿线状披针形，长与花柱基相等；花瓣白色，倒卵形，有一长而内折的小舌片；花柱基圆锥形，花柱直立或两侧分开。果实近于四角状椭圆形或筒状长圆形，侧棱较背棱和中棱隆起，木栓质，分生果横剖面近于五边状的半圆形；每棱槽内油管1，合生面油管2。花期6—7月，果期8—9月。

【药用部位】 茎叶可作蔬菜食用；全草民间也作药用。

【采收加工】 9—10月采割地上部分，晒干或鲜用。

【产地及分布】 产我国各地，农舍附近常见栽培。湖南全省广布。

【性味归经】 味甘、辛，性凉，归肺、胃经。

【功用主治】 清热解毒、利尿、止血；主治感冒、暴热烦渴、吐泻、浮肿、小便不利、淋痛、尿血、便血、吐血、衄血、崩漏、经多、目赤、咽痛、喉肿、口疮、牙疳、乳痛、痈疽、瘰疬、痄腮、带状疱疹、痔疮、跌打伤肿。

【用法用量】 内服：煎汤，50~100 g；或捣汁。外用：捣敷。

选方

（1）治小便不利：水芹12 g。水煎服。

（2）治白带：水芹15 g，景天8 g。水煎服。

（3）治痄腮：水芹捣烂，加茶油敷患处。

（4）治感冒发热，咳嗽，神经痛，高血压病：鲜水芹菜15~30 g。煎服或捣汁服。

（5）治小儿霍乱吐痢：水芹叶细切，煮熟汁饮。

（6）治尿血：捣水芹汁，服六七合，日一服。

（7）治血崩：水芹全草12 g，景天6 g。水煎服。

（8）治带状疱疹：鲜水芹全草捣汁，和鸡蛋白拌匀搽患处。

（9）治痔疮：鲜水芹30 g，猪肠250 g。水炖服。

571. 窄叶水芹

【药材名称】 细叶水芹。

【学名及分类】 *Oenanthe thomsonii* subsp. *stenophylla*（H. Boissieu）F. T. Pu，为伞形科水芹属植物。

【俗　　名】 水芹菜、水芹、野茴香。

【习性及生境】 生于山谷杂木林下溪旁水边草丛中；海拔1 500~2 000 m。

【识别特征】 多年生草本，高50~80 cm，全体无毛。有短根茎，支根须状或细长纺锤形。茎直立或匍匐，下部节上生根，上部叉式分枝，开展。叶有柄，长2~8 cm，基部有较短叶鞘；叶片轮廓为三角形，多回羽状分裂，末回裂片线形；花序梗长2~23 cm，与叶对生；无总苞；小总苞片线形，少数，较花柄为短；小伞形花序有花13~30;萼齿细小卵形;花瓣白色,倒卵形,顶端凹陷,有内折的小舌片;花柱基短圆锥形,花柱长1.5~2.0 mm。果实长圆形或近圆球形。花期6—8月,果期8—10月。

【药用部位】 全草。
【采收加工】 夏季采收,洗净,晒干。
【产地及分布】 国内分布于湖北、四川、重庆、贵州、云南、西藏、台湾。湖南省内散布。
【性味归经】 味苦,性寒,归肺、胃、膀胱三经。
【功用主治】 清热解毒;主治发热。
【用法用量】 内服:煎汤,6~9 g。

572. 鸭儿芹

【药材名称】 鸭儿芹。
【学名及分类】 *Cryptotaenia japonica* Hassk.,为伞形科鸭儿芹属植物。
【俗　　名】 三叶、起莫、三石、当田、小叶鸭脚板、野芹菜、鸭芹、鸭肢板、公独活、山芹菜、黑奶酱。
【习性及生境】 生于海拔400~1 400 m的山地、山沟及林下较阴湿处。
【识别特征】 多年生草本,高20~100 cm。主根短,侧根多数,细长。茎直立,光滑,有分枝。表面有时略带淡紫色。基生叶或上部叶有柄,叶柄叶鞘边缘膜质;叶片轮廓三角形至广卵形,通常为3小叶;中间小叶片呈菱状倒卵形或心形,顶端短尖,基部楔形;两侧小叶片斜倒卵形至长卵形,近无柄,所有的小叶片边缘有不规则的尖锐重锯齿,表面绿色,背面淡绿色,两面叶脉隆起,最上部的茎生叶近无柄,小叶片呈卵状披针形至窄披针形,边缘有锯齿。复伞形花序呈圆锥状,花期4—5月,果期6—10月。
【药用部位】 茎叶。
【采收加工】 夏、秋季采收,割取茎叶。鲜用或晒干。
【产地及分布】 国内产河北、安徽、江苏、浙江、福建、江西、广东、广西、湖北、湖南、山西、陕西、甘肃、四川、贵州、云南。湖南省内分布于慈利、凤凰、石门、桂东、会同、宁远、双牌、炎陵、平江、蓝山、洞口、桑植等地。
【性味归经】 味辛、苦,性平,归心、肺经。
【功用主治】 祛风止咳、利湿解毒、化瘀止痛;主治感冒咳嗽、肺痈、淋痛、疝气、月经不调、风火牙痛、目赤翳障、痈疽疮肿、皮肤瘙痒、跌打肿痛、蛇虫咬伤。
【用法用量】 内服:煎汤,15~30 g。外用:捣敷;或研末撒;或煎汤洗。

选方

(1)治流行性脑脊髓膜炎:鸭儿芹15 g,瓜子金9 g,金银花藤60 g。水煎服。

(2)治百日咳:鸭儿芹、地胡椒、卷柏各9 g,百部12 g。水煎,每日3次分服。

(3)治风寒感冒咳嗽:鸭儿芹10 g,紫苏6 g,铁筷子6 g,陈皮6 g。水煎服。

(4)治小儿肺炎:鸭儿芹15 g,马兰12 g,叶下红、野油菜各9 g。水煎服。

(5)治肺脓肿:鸭儿芹30 g,鱼腥草60 g,桔梗、山苦瓜各6 g,瓜蒌根15 g。水煎,每日3次分服。

(6)治尿道感染:鸭儿芹全草15 g,车前草15 g。水煎服。

(7)治一切痈疽疔毒、恶疮、已溃未溃均可服用:鸭儿芹、马兰、金银花各15 g,鸭跖草30 g,台湾莴苣、丝瓜根各9 g。水煎服。

(8)治肿毒皮色不变、温肿无头:鸭儿芹、东风菜各15 g,柴胡30 g。水煎,每日3次分服。并用鸭儿芹、东风菜各等份,研末,好烧酒调敷。

(9)治黄水疮:鸭儿芹、香黄藤叶、金银花叶、丹参、闹羊花叶各等份。共研细末,用鲜连钱草、鲜三白草捣烂绞汁,调涂于患处。

(10)治带状疱疹:鸭儿芹、匍匐堇、桉叶各30 g,酸浆草60 g。共为细末,醋调敷。

(11)治皮肤瘙痒:鸭儿芹适量,地肤子酌量。煎水洗。

(12)治跌打损伤、无名肿毒:鸭儿芹鲜全草适量。捣烂外敷。

(13)治牙痛:鲜鸭儿芹全草适量。洗净嚼碎,咬牙痛处。

573. 芫荽

【药材名称】 芫荽。

【学名及分类】 *Coriandrum sativum* L.,为伞形科芫荽属植物。

【俗　　名】 胡荽、香菜、香荽。

【习性及生境】 栽培植物。

【识别特征】 一年生或二年生,有强烈气味的草本,高20~100 cm。根纺锤形,细长,有多数纤细的支根。茎圆柱形,直立,多分枝,有条纹,通常光滑。根生叶有柄。伞形花序顶生或与叶对生;小总苞片2~5,线形,全缘;花白色或带淡紫色;萼齿通常大小不等,小的卵状三角形,大的长卵形;花瓣倒卵形,顶端有内凹的小舌片;花柱幼时直立,果熟时向外反曲。果实圆球形,背面主棱及相邻的次棱明显。胚乳腹面内凹。油管不明显,或有1个位于次棱的下方。花果期4—11月。

【药用部位】 茎叶、果。

【采收加工】 全年均采收,洗净,晒干。

【产地及分布】 东北、河北、山东、安徽、江苏、浙江、江西、湖南、广东、广西、陕西、四川、贵州、云南、西藏等地区均有栽培。湖南全省广布。

【性味归经】 味辛,性温,入肺、脾经。

【功用主治】 发表透疹、消食开胃、止痛解毒;主治风寒感冒、麻疹、痘疹透发不畅、食积、脘腹胀痛、呕恶、头痛、牙痛、脱肛、丹毒、疮肿初起、蛇伤。

【用法用量】 内服:煎汤,9~15 g,鲜品15~30 g;或捣汁。外用:适量,煎汤洗;或捣敷;或绞汁服。

选方

(1)治风寒感冒,头痛鼻塞:苏叶6 g,生姜6 g,芫荽9 g,水煎服。

(2)治热毒气盛,生疮疮如豌豆:胡荽一握(细切),生地黄三两(细切)。上药相和,捣绞取汁,空心顿服。

(3)治孩子赤丹不止:胡荽汁敷之。

(4)治咯血:胡荽、海藻等量洗净泥沙,加适量油盐煮2~3 h,每日吃三次,每次一碗。

(5)致消化不良,腹胀:鲜芫荽全草30 g,水煎服。

(6)治虚寒胃痛:鲜芫荽15~24 g,酒水煎服。

(7)治胃寒胀痛:芫荽15 g,胡椒15 g,艾叶6 g,水煎服。

(8)治妊娠恶阻:鲜芫荽1把,加苏叶、藿香各6 g,陈皮,砂仁各6克,煎沸后倾入大壶内,将壶口对准患者口鼻,令其吸气。

(9)治小肠积热,小便不通:葵根一大握,胡荽二两、滑石一两(为末)。上三味,将二位细锉,以水二升,入滑石末,温分三服,亦治血淋。

(10)治浮肿:胡荽适量,放鲫鱼腹中,用香油煎食。

(11)治肛门脱出:胡荽切一升,炒,以烟熏肛。

(12)治肛门瘙痒:胡荽研末,加熟蛋黄,共捣烂,调麻油塞入肛门,连用三次。

(13)治中蛊毒:胡荽根捣汁半盏,不计时候服之,其蛊立下,和酒服之更妙。

(14)治众蛇毒:合口椒,胡荽苗等份,捣敷之。

桤叶树科

574. 城口桤叶树

【药材名称】 城口桤叶树。

【学名及分类】 *Clethra fargesii* Franch.，为桤叶树科桤叶树属植物。

【俗　　名】 华中山柳。

【习性及生境】 生于海拔700~2 100 m的山地疏林及灌丛中。

【识别特征】 落叶灌木或小乔木，高2~7 m；小枝圆柱形，黄褐色，嫩时密被星状绒毛及混杂于其中成簇微硬毛，有时杂有单毛，老时无毛。叶硬纸质，披针状椭圆形或卵状披针形或披针形，先端尾状渐尖或渐尖，基部钝或近于圆形，稀为宽楔形，两侧稍不对称，嫩叶两面疏被星状柔毛，其后上面无毛，下面沿脉疏被长柔毛及星状毛或变为无毛，侧脉腋内有白色髯毛，边缘具锐尖锯齿，齿尖稍向内弯，中脉及侧脉在上面微下凹，下面凸起，蒴果近球形，下弯，疏被短柔毛，向顶部有长毛；种子黄褐色，不规则卵圆形，有时具棱，种皮上有网状浅凹槽。花期7—8月；果期9—10月。

【药用部位】 根。

【采收加工】 夏、秋季采挖，洗净，切片鲜用。

【产地及分布】 国内产江西(铜鼓、修水)、湖北西南及西部、湖南、四川东部及东南部和贵州(印江)。湖南省内产双牌、洪江、古丈。

【性味归经】 味苦，性寒。

【功用主治】 清热解毒；主治热毒痈疮。

【用法用量】 外用：适量，鲜品捣汁涂洗。

杜鹃花科

575. 水晶兰

【药材名称】 水晶兰。

【学名及分类】 *Monotropa uniflora* L.，为杜鹃花科水晶兰属植物。

【俗　　名】 梦兰花、水兰草、银锁匙、地麻。

【习性及生境】 生于海拔800~3 850 m山地林下。

【识别特征】 多年生，草本，腐生；茎直立，单一，不分枝，高10~30 cm，全株无叶绿素，白色，肉质，干后变黑褐色。根细而分枝密，交结成鸟巢状。叶鳞片状，直立，互生，长圆形或狭长圆形或宽披针形，先端钝头，无毛或上部叶稍有毛，边缘近全缘。花单一，顶生，先下垂，后直立，花冠筒状钟形；苞片鳞片状，与叶同形；萼片鳞片状，早落；花瓣5~6，离生，楔形或倒卵状长圆形，有不整齐的齿，内侧常有密长粗毛，早落；雄蕊10~12，花丝有粗毛，花药黄色；花盘10齿裂；子房中轴胎座，5室；花柱柱头膨大成漏斗状。蒴果椭圆状球形，直立，向上。花期8—9月；果期(9~)10—11月。

【药用部位】　全草。

【采收加工】　夏、秋采收,晒干备用。

【产地及分布】　国内产山西、陕西、甘肃、青海、浙江、安徽、台湾、湖北、江西、云南、四川、贵州、西藏等地。湖南省内分布于石门、桑植、宜章、永顺。

【性味归经】　味微咸,性平,归肺经。

【功用主治】　补肺止咳;主治肺虚咳嗽。

【用法用量】　内服:煎汤,9~15 g;或炖肉食。

(1)治虚弱:梦兰花30 g。炖肉吃。

(2)治虚咳:梦兰花30 g。煎水服。

576. 毛滇白珠

【药材名称】　透骨香。

【学名及分类】　*Gaultheria leucocarpa* var. *crenulata*(Kurz)T. Z. Hsu,为杜鹃花科白珠树属植物。

【俗　　名】　透骨草、满山香、搜山虎、煤炭子、煤炭果、万里香、九里香、芳香草、满天香、透骨消、小透骨草、九木香、鸡骨香。

【习性及生境】　生于海拔300~1 600 m的山地林下阴湿处。

【识别特征】　常绿灌木,高1~3 m,稀达5 m。树皮灰黑色,枝条细长,左右曲折,具纵纹,带红色或红绿色,无毛。单叶互生;叶柄短,粗壮,长约5 mm;叶片革质,卵状长圆形,稀卵形、长卵形,有香气,长7~9(~12)cm,宽2.5~3.5(~5.0)cm,先端尾状渐尖,基部钝圆或心形,边缘具齿,表面绿色,有光泽,背面较淡,密被褐色斑点,中脉在背面隆起,表面凹陷,侧脉4~5对,弧形上升,连同网脉在两面明显。总状花序胞生,序轴纤细,被柔毛,有花10~15朵,疏生;苞片卵形,凸尖,被白色缘毛;小苞片2,对生或近对生,着生于花梗上部近萼处,披针状三角形;花萼裂片5,卵状三角形,钝头;花冠白绿色,钟形,口部分裂,裂片长宽各2 mm;雄蕊10枚,花丝短而粗,花药2室,每室先端具2芒;子房球形,被毛,短于花冠。浆果状蒴果,球形,黑色,5裂。种子多数,细小,淡黄色。花期5—6月,果期7—11月。

【药用部位】　全株或根。

【采收加工】　全年均可采根切片,全株切碎,晒干。

【产地及分布】　国内分布于华南、西南及江西等地。湖南全省各地散见,产溆浦、洪江、洞口、芷江、城步、双牌、炎陵、资兴、宜章。

【性味归经】　味辛,性温。

【功用主治】　祛风除湿、散寒止痛、活血通络、化痰止咳;主治风湿痹痛、胃寒疼痛、跌打损伤、咳嗽痰多。

【用法用量】　内服:煎汤,9~15 g,鲜品30 g;或浸酒。外用:适量,煎水洗;或浸酒擦;或捣敷。

(1)治风湿关节疼痛:透骨香一两。煎水服。

(2)治湿疹:透骨香全株煎水洗患处。

(3)治水臌:透骨香五钱,车前草三钱。煎水服。

577. 灯笼树

【药材名称】 灯笼树。
【学名及分类】 *Enkianthus chinensis* Franch.，为杜鹃花科吊钟花属植物。
【俗　　名】 钩钟、钩钟花、息利素落、荔枝木、女儿红、贞榕、灯笼花。
【习性及生境】 生于海拔900~3 600 m的山坡疏林中。
【识别特征】 落叶灌木或小乔木，高3~6 m，稀达10 m；幼枝灰绿色，无毛，老枝深灰色；芽圆柱状，芽鳞宽披针形，微红色，先端有小突尖，边缘具缘毛。叶常聚生枝顶，纸质，长圆形至长圆状椭圆形，先端钝尖，具短凸尖头，基部宽楔形或楔形，边缘具钝锯齿，两面无毛，中脉在表面下凹，连同侧脉在表面不明显，在背面明显，网脉在背面明显；叶柄粗壮，具槽，无毛。种子微有光泽，具皱纹，有翅，每室有种子多数，种子着生于中轴之上部。花期5月，果期6—10月。
【药用部位】 花。
【采收加工】 5月开花时摘取，晒干。
【产地及分布】 国内产安徽、浙江、江西、福建、湖北、湖南、广西、四川、贵州、云南。湖南省内分布于炎陵、邵阳、邵阳、洞口、绥宁、新宁、城步、石门、张家界、慈利、桑植、宜章、桂东、道县、江永、沅陵、通道、洪江、永顺。
【性味归经】 味辛、酸，性微寒。
【功用主治】 活血散瘀、凉血祛风；主治月经不调、产后乳肿、皮肤瘙痒、痤疮。
【用法用量】 适量泡茶。

578. 吊钟花

【药材名称】 吊钟花。
【学名及分类】 *Enkianthus quinqueflorus* Lour.，为杜鹃花科吊钟花属植物。
【俗　　名】 铃儿花、白鸡烂树、山连召、吊钟。
【习性及生境】 生于海拔800~1 800 m的山顶矮林中。
【识别特征】 灌木或小乔木；树皮灰黄色；多分枝，枝圆柱状，无毛。冬芽长椭圆状卵形，芽鳞边缘具白色绒毛。叶常密集于枝顶，互生，革质，两面无毛，长圆形或倒卵状长圆形，先端渐尖且具钝头或小突尖，基部渐狭而成短柄，边缘反卷，全缘或稀向顶部疏生细齿，中脉在两面清晰，蒴果椭圆形，淡黄色，具5棱；果梗直立，粗壮，绿色，无毛。花期3—5月，果期5—7月。
【药用部位】 全株。
【采收加工】 根及树皮四季均可采收，切片，晒干。夏、秋季采集叶，鲜用或晒干。
【产地及分布】 国内分布于江西、福建、湖北、湖南、广东、广西、四川、贵州、云南。湖南省内产桑植、保靖、通道、城步、炎陵、宜章。
【性味归经】 味微涩，性平。归肝、肾经。
【功用主治】 祛风除湿、散瘀止痛；主治风湿疼痛、风湿性关节炎、腰痛、产后腹痛、跌打肿痛等。
【用法用量】 内服：煎汤，30~60 g。外用：适量鲜叶，捣敷。

579. 齿缘吊钟花

【药材名称】 齿缘吊钟花。

【学名及分类】 *Enkianthus serrulatus* (E. H. Wils.) C. K. Schneid.，为杜鹃花科吊钟花属植物。

【俗 名】 九节筋、山枝仁、莫铁硝、野支子、黄叶吊钟花。

【习性及生境】 生于海拔800~1 800 m的山坡，生于山地林中。

【识别特征】 落叶灌木或小乔木。小枝光滑，无毛；芽鳞12~15枚，宿存。叶密集枝顶，厚纸质，长圆形或长卵形，先端短渐尖或渐尖，基部宽楔形或钝圆，边缘具细锯齿，不反卷，表面无毛，或中脉有微柔毛，背面中脉下部被白色柔毛，中脉、侧脉及网脉在两面明显，在背面隆起；叶柄较纤细，无毛。伞形花序顶生。每花序上有花2~6朵，花下垂；花梗结果时直立，变粗壮；花萼绿色，萼片5，三角形；花冠钟形，白绿色，口部5浅裂，裂片反卷；蒴果椭圆形，干后黄褐色，无毛，具棱，顶端有宿存花柱，5裂，每室有种子数粒；种子瘦小，具2膜质翅。花期4月，果期5—7月。

【药用部位】 根。

【采收加工】 秋季采挖，洗净，切片，晒干或鲜用。

【产地及分布】 国内产浙江、江西、福建、湖北、湖南、广东、广西、四川、贵州、云南。湖南全省山地散见，产慈利、桑植、永顺、张家界、溆浦、邵阳、新宁、炎陵、资兴、宜章。

【性味归经】 味苦、辛，性平，归肝经。

【功用主治】 祛风除湿、活血；主治风湿痛。

【用法用量】 内服：煎汤，30~60 g。

580. 马银花

【药材名称】 马银花。

【学名及分类】 *Rhododendron ovatum* (Lindl.) Planch. ex Maxim.，为杜鹃花科杜鹃花属植物。

【俗 名】 柳叶杜鹃、羊角树。

【习性及生境】 生于海拔1 000 m以下的灌丛中。生于疏林中或密林的边缘。全省均有分布。

【识别特征】 常绿灌木，高2~4(~6)m；小枝灰褐色，疏被具柄腺体和短柔毛。叶革质，卵形或椭圆状卵形，先端急尖或钝，具短尖头，基部圆形，稀宽楔形，上面深绿色，有光泽，中脉和细脉凸出，沿中脉被短柔毛，下面仅中脉凸出，侧脉和细脉不明显，无毛；叶柄具狭翅，被短柔毛。花梗长密被灰褐色短柔毛和短柄腺毛；子房卵球形，密被短腺毛。蒴果阔卵球形，密被灰褐色短柔毛和疏腺体，且为增大而宿存的花萼所包围。花期4—5月，果期7—10月。

【药用部位】 根。

【采收加工】 9—10月挖根，切片晒干。

【产地及分布】 产江苏、安徽、浙江、江西、福建、台湾、湖北、湖南、广东、广西、四川和贵州。湖南省内分布于洞口、新宁、武冈、平江、石门、慈利、郴州、永兴、资兴、零陵、东安、道县、江华、怀化、会同、新晃、通道、洪江、永顺。

【性味归经】 味苦，性平，有毒，归心、肝经。

【功用主治】 清湿热、解疮毒；主治湿热带下、痈肿、疔疮。

【用法用量】 内服：煎汤，1.5 g~3.0 g。外用：煎水洗。

（1）治湿热带下：马银花根3g，水、酒、猪肉各适量。煎后同白糖冲服。

（2）治疔疮：马银花根、樟树各适量。水煎外洗。

581. 鹿角杜鹃

【药材名称】 鹿角杜鹃。

【学名及分类】 *Rhododendron latoucheae* Franch.，为杜鹃花科杜鹃花属植物。

【俗　　名】 老虎花。

【习性及生境】 生于海拔1 000~2 000 m的杂木林内。

【识别特征】 常绿灌木或小乔木；小枝开展，灰色或淡白色，无毛。叶集生枝顶，近于轮生，革质，卵状椭圆形或长圆状披针形，先端短渐尖，基部楔形或近于圆形，边缘反卷，上面深绿色，具光泽，下面淡灰白色，中脉和侧脉显著凹陷，下面凸出，两面无毛；叶柄无毛。花芽长圆状锥形，顶端锐尖，鳞片倒卵形，外面无毛，边缘具微柔毛或细腺点。花单生枝顶叶腋；花梗无毛；花萼不明显；花冠白色或带粉红色，5深裂，裂片开展，长圆形，顶端微凹，被微柔毛，花冠管向基部渐狭；蒴果圆柱形，具纵肋，先端截形，花柱宿存。花期3—4月，稀5—6月，果期7—10月。

【药用部位】 根、叶、花。

【采收加工】 夏、秋季挖根，洗净，切片，晒干。

【产地及分布】 国内产浙江、江西、福建、湖北、湖南、广东、广西、四川和贵州。湖南全省广布。

【性味归经】 味甘、酸，性温，归肺、肝经。

【功用主治】 疏风行气、止咳祛痰、活血化瘀；主治皮肤抓破溃烂、跌打损伤、咳嗽。

【用法用量】 内服：煎汤，6~10 g。

（1）治跌打损伤：鹿角杜鹃30 g，三七叶10 g。捣碎外敷。

（2）治风寒咳嗽：鹿角杜鹃15 g，桔梗10 g，荆芥6 g。水煎服。

582. 溪畔杜鹃

【药材名称】 溪畔杜鹃。

【学名及分类】 *Rhododendron rivulare* Kingdon-Ward，为杜鹃花科杜鹃花属植物。

【俗　　名】 贵州杜鹃。

【习性及生境】 生于海拔750~1 200 m的山谷密林中。

【识别特征】 常绿灌木，高1~3 m；幼枝纤细，圆柱形，淡紫褐色，密被锈褐色短腺头毛，疏生扁平糙伏毛和刚毛状长毛；老枝灰褐色，近于无毛。叶纸质，卵状披针形或长圆状卵形，先端渐尖，具短尖头，基部近于圆形，边缘全缘，密被腺头睫毛，上面深绿色，初时疏生长柔毛，后仅中脉上有残存毛，下面淡黄褐色，被短刚毛，尤以中脉上更明显，叶脉在上面凹陷；叶柄密被锈褐色短腺头毛及扁平糙伏毛。花芽圆锥状卵形，鳞片阔卵形，先端钝，具短尾状尖头，内面无毛，外面中部以上被黄棕色硬毛。花冠漏斗形，紫红色，花冠管狭圆筒形，向基部渐窄，外面无毛，内面被微柔毛，上部扩大，裂片5，长圆状卵形；蒴果长卵球形，密被刚毛状长毛。花期4—6月，果期7—11月。

【药用部位】 花蕾。

【采收加工】 春夏采花蕾,鲜用或阴干。

【产地及分布】 国内产湖北、湖南、广东、广西、四川及贵州。湖南省内分布于衡阳、邵阳、新邵、洞口、绥宁、城步、宜章、江华、通道、洪江。

【性味归经】 味苦,性平。有毒。

【功用主治】 清湿热、解疮毒;主治湿热带下、痈肿、疔疮。

【用法用量】 内服:煎汤,1.5~3.0 g。外用:适量,煎水洗。

583. 长蕊杜鹃

【药材名称】 长蕊杜鹃。

【学名及分类】 *Rhododendron stamineum* Franch.,为杜鹃花科杜鹃花属植物。

【俗　　名】 六骨筋。

【习性及生境】 通常生于海拔500~1 600 m的灌丛或疏林内。

【识别特征】 常绿灌木或小乔木,高约3~7 m;幼枝纤细,无毛。叶常轮生枝顶,革质,椭圆形或长圆状披针形,先端渐尖或斜渐尖,基部楔形,边缘微反卷,上面深绿色,具光泽,下面苍白绿色,两面无毛,稀干时具白粉,中脉在上面凹陷,下面凸出,侧脉不明显;叶柄无毛。花芽圆锥状,鳞片卵形,覆瓦状排列,仅边缘和先端被柔毛。花常3~5朵簇生枝顶叶腋;花梗无毛;花萼小,微5裂,裂片三角形;花冠白色,有时蔷薇色,漏斗形,5深裂,裂片倒卵形或长圆状倒卵形,上方裂片内侧具黄色斑点,花冠管筒状,向基部渐狭。蒴果圆柱形,微拱弯,具7条纵肋,先端渐尖,无毛。花期4—5月,果期7—10月。

【药用部位】 全株。

【采收加工】 全年随用随采,鲜用。

【产地及分布】 国内产安徽、浙江、江西、湖北、湖南、广东、广西、陕西、四川、贵州和云南。湖南省内分布于炎陵、新宁、武冈、石门、慈利、桑植、资兴、道县、江华、沅陵、新晃、芷江、洪江、永顺。

【功用主治】 主治狂犬咬伤。

【用法用量】 外用:适量,捣碎敷患处。

584. 杜鹃

【药材名称】 杜鹃。

【学名及分类】 *Rhododendron simsii* Planch.,为杜鹃花科杜鹃花属植物。

【俗　　名】 映山红、三月花、红花杜鹃、清明花。

【习性及生境】 分布于海拔500~2 700 m森林、林缘、开阔的高地灌丛。

【识别特征】 灌木,2(~5)m高;分枝很多很细,密被亮棕褐色扁平糙伏毛。夏天和冬天叶不同。叶片卵形,椭圆状卵形或倒卵形到倒披针形;基部楔形或宽楔形边缘稍外卷,细齿;先端短渐尖花序2~3(~6)花。花萼深裂;裂片三角形长卵形,边缘具缘毛;花冠宽漏斗状,玫瑰色,鲜红色或暗红色,具暗红色斑点在上部裂片;雄蕊10,约等长于花冠,下面的花丝短柔毛;子房卵球形,密被发亮的棕色糙伏毛;花柱外露,无毛。蒴果卵球形,密被糙伏毛,花萼宿存。花期4—5月,果期6—8月。

【药用部位】 根、叶、花。

【采收加工】 4—5月花盛开时采收。烘干。
【产地及分布】 国内分布于安徽、福建、广东、广西、贵州、湖北、湖南、江苏、江西、四川、台湾、云南、浙江。湖南全省广布有栽培。
【性味归经】 味甘、酸,性平,归肺、肝、胃经。
【功用主治】 根:祛风湿、活血祛瘀、止血。叶、花:清热解毒、化痰止咳、止痒,主治风湿性关节炎、跌打损伤、闭经、支气管炎、荨麻疹,外用治外伤出血、痈肿。
【用法用量】 内服:煎汤,9~15 g。外用:适量,捣敷。

(1)治痛经、闭经、风湿关节痛、跌打损伤:杜鹃花12~15 g,虎刺12 g,红牛膝10 g,水煎兑酒服。
(2)治白带:杜鹃花15 g,三白草根10 g。炖猪肉食。

585. 美丽马醉木

【药材名称】 美丽马醉木。
【学名及分类】 *Pieris formosa*(Wall.)D. Don,为杜鹃花科马醉木属植物。
【俗　　名】 兴山马醉木。
【习性及生境】 生于海拔900~2 300 m的灌丛中。
【识别特征】 常绿灌木或小乔木,高2~4 m;小枝圆柱形,无毛,枝上有叶痕;冬芽较小,卵圆形,鳞片外面无毛。叶革质,披针形至长圆形,稀倒披针形,先端渐尖或锐尖,边缘具细锯齿,基部楔形至钝圆形,表面深绿色,背面淡绿色,中脉显著,幼时在表面微被柔毛,老时脱落,侧脉在表面下陷,在背面不明显;叶柄腹面有沟纹,背面圆形。总状花序簇生于枝顶的叶腋,或有时为顶生圆锥花序;花梗被柔毛;萼片宽披针形;花冠白色,坛状,外面有柔毛,上部浅5裂,裂片先端钝圆;雄蕊10,花丝线形,有白色柔毛,花药黄色;子房扁球形,无毛,花柱柱头小,头状。蒴果卵圆形;种子黄褐色,纺锤形,外种皮的细胞伸长。花期5—6月,果期7—9月。
【药用部位】 叶。
【采收加工】 春、夏、秋季均可采收,鲜用或晒干。
【产地及分布】 国内产浙江、江西、湖北、湖南、广东、广西、四川、贵州、云南等地区。湖南省内分布于炎陵、邵阳、新邵、隆回、洞口、绥宁、新宁、城步、武冈、石门、慈利、宜章、道县、宁远、江华、沅陵、靖州、通道、洪江、花垣、古丈、永顺。
【性味归经】 味苦,性凉,有大毒。
【功用主治】 杀虫;主治疥疮。
【用法用量】 外用:适量,煎水洗敷。

586. 越橘

【药材名称】 越橘。
【学名及分类】 *Vaccinium vitis-idaea* L.,为杜鹃花科越橘属植物。
【俗　　名】 熊果叶、红豆、牙疙疸。
【习性及生境】 生于海拔900~3 200 m的落叶松林下、白桦林下、高山草原。

【识别特征】 常绿矮小灌木。地下部分有细长匍匐的根茎,地上部分植株高10~30 cm,茎纤细,直立或下部平卧,枝及幼枝被灰白色短柔毛。单叶互生;叶柄短,被微毛;叶片革质,椭圆形或倒卵形,长0.7~2.0 cm,宽0.4~0.8 cm,先端圆,有凸尖或微凹缺,基部宽楔形,边缘反卷,有浅波状小钝齿,表面无毛或沿中脉被微毛,背面具腺点状伏生短毛。短总状花序,生于去年生枝顶,长1.0~1.5 cm,稍下垂,有2~8朵花;序轴纤细,有微毛;苞片红色,宽卵形;小苞片2,卵形;萼筒短钟状无毛,萼片4,宽三角形;花冠白色或淡红色,钟状,4裂,裂片三角状卵形,直立;雄蕊8,花丝很短,有微毛,药室背部无距,药管与药室近等长;花柱丝状,稍超出花冠。浆果近球形,熟时紫红色。花期6—7月,果期8—9月。

【药用部位】 叶、果。

【采收加工】 叶:6月间开花时采叶,晒干。

【产地及分布】 国内分布于新疆、黑龙江、吉林、内蒙古等地。湖南省内散布。

【性味归经】 叶:味苦、涩,性温,有小毒。果:味酸、甘,性平。

【功用主治】 叶:利尿、解毒;用于尿道炎、膀胱炎。果:止痢;用于肠炎、痢疾。

【用法用量】 叶内服:煎汤;3~9 g。果内服:煎汤,3~9 g。

(1)治尿道炎,膀胱炎:熊果叶二钱,水煎服。

(2)治肠炎,痢疾:越橘果二钱,水煎服。

587. 江南越橘

【药材名称】 米饭花果。

【学名及分类】 *Vaccinium mandarinorum* Diels,为杜鹃花科越橘属植物。

【俗 名】 西南越橘。

【习性及生境】 生于海拔100~1 600 m栎木林、次生林、林缘、灌丛中。

【识别特征】 灌木或小乔木,常绿,1~4(~7)m高。小枝圆柱状,无毛或被短柔毛,有时密被微柔毛;芽鳞不明显。叶片卵形或长圆状披针形,革质到薄革质,两面通常无毛,有时被微柔毛的在中脉上,次脉5~9对,细脉背面突起,正面不明显,基部楔形到圆形,边缘具牙齿。苞片早落或宿存,披针形,卵形。托杯无毛;萼裂片多少下弯。花冠白色或带粉红色,管状或瓶形,无毛。花丝多少短柔毛;花药具短距;细管约1.5倍囊长或更长。浆果假10室,深紫色,无毛。花期4—6月,果期6—10月。

【药用部位】 果实。

【采收加工】 8—11月采收,晒干。

【产地及分布】 国内分布于安徽、福建、广东、广西、贵州、湖北、湖南、江苏、江西、云南、浙江。湖南省内分布于南岳、衡南、衡山、新宁、武冈、石门、桑植、宜章、东安、沅陵、洪江。

【性味归经】 味甘,性平。

【功用主治】 消肿;用于全身浮肿。

【用法用量】 内服:煎汤,20~25 g。

588. 南烛

【药 材 名 称】 南烛。

【学名及分类】 *Vaccinium bracteatum* Thunb.,为杜鹃花科越橘属植物。

【俗　　　名】 染菽、乌饭树、米饭树、乌饭叶、康菊紫、饭筒树、乌饭子、零丁子、大禾子、称杆树、米碎子木、苞越橘、米饭花等。

【习性及生境】 生于丘陵地带或海拔400~1 400 m的山地,常见于山坡林内或灌丛中。

【识 别 特 征】 常绿灌木或小乔木,高2~6(~9)m;分枝多,幼枝被短柔毛或无毛,老枝紫褐色,无毛。叶片薄革质,椭圆形、菱状椭圆形、披针状椭圆形至披针形,顶端锐尖、渐尖,稀长渐尖,基部楔形、宽楔形,稀钝圆,边缘有细锯齿,表面平坦有光泽,两面无毛,侧脉斜伸至边缘以内网结,与中脉、网脉在表面和背面均稍微突起;叶柄通常无毛或被微毛。总状花序顶生和腋生,序轴密被短柔毛稀无毛;苞片叶状、披针形,两面沿脉被微毛或两面近无毛,边缘有锯齿,宿存或脱落;花梗短,密被短毛或近无毛;花冠白色,筒状。花期6—7月,果期8—10月。

【药 用 部 位】 叶或枝叶、果实、根。

【采 收 加 工】 枝叶:8—9月间采收,拣净杂质,晒干。果实:8—10月间果实成熟后采摘,晒干。根:全年均可采;鲜用或节片晒干。

【产地及分布】 国内产华东、华中、华南至西南等地。湖南全省广布。

【性 味 归 经】 味酸、涩,性平,归心、脾、肾经。

【功 用 主 治】 益肠胃、养肝肾;主脾胃气虚、久泻、少食、肝肾不足、腰膝乏力、须发早白。

【用 法 用 量】 果实和枝叶内服:煎汤,6~9 g;熬膏;或入丸、散。根内服:煎汤,9~15 g;或研末。根外用:适量,捣敷;或煎水洗。

枝叶:

(1)治一切风疾,久服明目:南烛树(春、夏取枝叶,秋、冬取根及皮,拣择细锉)五斤。以水五斗。慢火煎取二斗,去滓,别于净锅中,慢火煎如稀饧,即以瓷瓶盛。每服,以温酒调下一茶匙,日三服。

(2)助阳补阴,发白变黑:春间采南烛嫩叶,约二十斤。用蒸笼在饭锅蒸之,蒸熟晒干为末(阴干者无用),大约一斤南烛叶末,加入桑叶一斤,熟地黄二斤,山茱萸一斤,白果一斤,花椒三两,白术二斤;为末,蜜丸。白滚水送下一两,每日早晨服之。

果实:

添精益髓,舒筋明目:南烛子(生者)两斤,白果(去壳)四两,山药末一斤,茯苓四两,芡实半斤,同捣为饼,火焙干为末;入枸杞子一斤,熟地黄一斤,山茱萸一斤,桑叶末二斤(嫩桑为妙),巨胜子半斤。共为末,蜜为丸。每日早晨老酒送下五钱。

根:

(1)治牙齿痛:乌饭树根,捣烂炖蛋吃。

(2)治手足跌伤红肿:乌饭树根,捣烂煎水洗。

(3)治小儿误吞咽铜铁物在喉内不下:南烛根烧灰细研,以热水调服一钱,瘥。

589. 珍珠花

【药 材 名 称】 碎米花。

【学名及分类】 *Lyonia ovalifolia* (Wall.) Drude,为杜鹃花科珍珠花属植物。

【俗　　　名】 南烛、米饭花。

【习性及生境】 生于海拔700~2 800 m的林中。

【识别特征】 常绿或落叶灌木或小乔木,高8~16 m;枝淡灰褐色,无毛;冬芽长卵圆形,淡红色,无毛。叶革质,卵形或椭圆形,先端渐尖,基部钝圆或心形,表面深绿色,无毛,背面淡绿色,近于无毛,中脉在表面下陷,在背面凸起,侧脉羽状,在表面明显,脉上多少被毛;叶柄无毛。总状花序着生叶腋;花序轴上微被柔毛;花梗近于无毛;花萼深5裂,裂片长椭圆形,外面近于无毛;花冠圆筒状,外面疏被柔毛,上部浅5裂,裂片向外反折,先端钝圆;子房近球形,无毛,花柱柱头头状,略伸出花冠外。蒴果球形,缝线增厚;种子短线形,无翅。花期5—6月,果期7—9月。

【药用部位】 枝叶、果实。

【采收加工】 茎叶全年可采。果秋季采收,晒干。

【产地及分布】 国内产台湾、福建、湖南、广东、广西、四川、贵州、云南、西藏等地区。湖南省内分布于洞口、新宁、城步、武冈、平江、张家界、桑植、宜章、永兴、资兴、零陵、道县、宁远、沅陵、会同、芷江、通道、洪江、永顺。

【性味归经】 味辛,性温,有毒。

【功用主治】 活血止痛、祛风解毒;主治跌打损伤、骨折、癣疮。

【用法用量】 外用:适量,捣烂敷患处。

报春花科

590. 杜茎山

【药材名称】 杜茎山。

【学名及分类】 *Maesa japonica*(Thunb.)Moritzi,为报春花科杜茎山属植物。

【俗　　名】 金砂根、白茅茶、白花茶、野胡椒、山桂花、水光钟、地胡椒、黑渣兆、润皮清、踏天桥、多木带、铁树皮、登带纱、黄冒被、高茶、水麻叶。

【习性及生境】 海拔300~2 000 m的山坡或石灰山杂木林下阳处,或路旁灌木丛中。

【识别特征】 灌木,直立,有时外倾或攀缘;小枝无毛,具细条纹,疏生皮孔。叶片革质,有时较薄,椭圆形至披针状椭圆形,或倒卵形至长圆状倒卵形,或披针形,顶端渐尖、急尖或钝,有时尾状渐尖,基部楔形、钝或圆形,几全缘或中部以上具疏锯齿,或除基部外均具疏细齿,两面无毛。总状花序或圆锥花序;苞片卵形;花梗无毛或被极疏的微柔毛;小苞片广卵形或肾形,无毛,具疏细缘毛或腺点;萼片卵形至近半圆形,顶端钝或圆形,具明显的脉状腺条纹,无毛,具细缘毛;花冠白色,长钟形,具明显的脉状腺条纹,卵形或肾形,顶端钝或圆形,边缘略具细齿。果球形,肉质,具脉状腺条纹。花期1—3月,果期10月或5月。

【药用部位】 根或茎叶。

【采收加工】 春、秋季采收,切段晒干或鲜用。

【产地及分布】 国内分布于华中、华东、西南及广东、广西、海南等地。湖南全省山地散见,产桑植、石门、沅陵、永顺、张家界、芷江、新晃、洪江、会同、洞口、新宁、资兴。

【性味归经】 味苦、性寒,归肝、肾经。

【功用主治】 祛风邪、解疫毒、消肿胀;主治热性传染病、寒热发歇不定、身疼、烦躁、口渴、水肿、跌打肿痛、外伤出血。

【用法用量】 内服:煎汤,15~30 g。外用:煎水洗或捣敷。

治水肿:杜茎山根30 g,泡桐根24 g,通草9 g。水煎,取煎液加豆腐一块同煮服。

591. 密齿酸藤子

【药材名称】 了哥利。
【学名及分类】 *Embelia vestita* Roxb.,为报春花科酸藤子属植物。
【俗　　名】 白木浆果、老鸦果、山胡椒、红杨梅、蚂蝗藤。
【习性及生境】 海拔200~1 700 m的石灰岩山坡林下。
【识别特征】 攀缘灌木、藤本或小乔木。小枝无毛或幼枝被微毛,具皮孔。叶卵形、卵状长圆形或椭圆状披针形,具细齿,稀重锯齿,两面无毛,上面中脉凹下,侧脉多数,明显,具腺点,近边缘为多。总状花序,腋生。花梗被疏乳头状突起;花5数;萼片卵形,具缘毛,两面无毛;瓣白或粉红色,窄长圆状或椭圆形,舌状或近匙形;雄蕊在雄花中伸出花瓣,花药背部无腺点;雌蕊在雌花中与花瓣近等长,花柱下弯,柱头微裂。果球形或略扁,红或蓝黑色,具腺点。花期10—11月,果期10月至翌年2月。
【药用部位】 根及茎。
【采收加工】 全年均可采,洗净,切段,晒干。
【产地及分布】 国内分布于湖北、浙江、江西、福建、台湾、广东、广西、四川、贵州、云南。湖南省内产沅陵、怀化、洪江、洞口、武冈、道县、江华、江永、宜章、南岳、靖州。
【性味归经】 味辛,性微温。
【功用主治】 活血通经;主治月经不调、经闭、风湿痹痛。
【用法用量】 内服:煎汤,9~15 g。

592. 铁仔

【药材名称】 铁仔。
【学名及分类】 *Myrsine africana* L.,为报春花科铁仔属植物。
【俗　　名】 簸赭子、野茶、明立花、矮零子、豆瓣柴、碎米果、铁帚把、牙痛草、小铁子、炒米柴。
【习性及生境】 海拔1 000~3 600 m的石山坡、荒坡疏林中或林缘向阳干燥的地方。
【识别特征】 灌木,高0.5~1.0 m;小枝圆柱形,叶柄下延处多少具棱角,幼嫩时被锈色微柔毛。叶片革质或坚纸质,通常为椭圆状倒卵形,有时成近圆形、倒卵形、长圆形或披针形,顶端广钝或近圆形,具短刺尖,基部楔形,边缘常从中部以上具锯齿,齿端常具短刺尖,两面无毛,背面常具小腺点;叶柄短或几无,下延至小枝上。花簇生或近伞形花序,腋生,基部具1圈苞片;花梗无毛或被腺状微柔毛;花萼基部微微连合或近分离,萼片广卵形至椭圆状卵形,两面无毛,具缘毛及腺点;果球形,红色变紫黑色,光亮。花期2—3月,有时5—6月,果期10—11月,有时2或6月。
【药用部位】 枝、叶。
【采收加工】 夏秋采叶,鲜用或晒干;根或全株,四季可采,洗净切片晒干。
【产地及分布】 国内产甘肃、陕西、湖北、湖南、四川、贵州、云南、西藏、广西、台湾。湖南省内产慈利、桑植、沅陵、辰溪、凤凰、永顺。

【性味归经】 味苦、涩,微甘,性平。

【功用主治】 祛风止痛、清热利湿、收敛止血;主治风湿痹痛、牙痛、泄泻、痢疾、血崩、便血、肺结核咯血。

【用法用量】 叶外用适量,煎水洗患处。

(1)治痢疾:铁仔、仙鹤草根各30 g,煎水服。

(2)治风湿:铁仔15 g,大风藤、追风散各9 g。红禾麻6 g,泡酒500 ml。每日服2次,每次15~30 ml。

(3)治红淋:铁仔9~15 g。煎水服。

593. 百两金

【药材名称】 百两金。

【学名及分类】 *Ardisia crispa* (Thunb.) A. DC.,为报春花科紫金牛属植物。

【俗　　　名】 山豆根、地杨梅、开喉箭、珍珠伞、矮茶、白八爪、高脚凉伞、八爪金龙。

【习性及生境】 海拔100~2 400 m的山谷、山坡,疏密林下或竹林下。

【识别特征】 灌木,高60~100 cm,具匍匐生根的根茎,直立茎除侧生特殊花枝外,无分枝,花枝多,幼嫩时具细微柔毛或疏鳞片。叶片膜质或近坚纸质,椭圆状披针形或狭长圆状披针形,顶端长渐尖,稀急尖,基部楔形,全缘或略波状,具明显的边缘腺点,两面无毛,背面多少具细鳞片,无腺点或具极疏的腺点。亚伞形花序,着生于侧生特殊花枝顶端,花枝通常无叶;花梗被微柔毛;花萼仅基部连合,萼片长圆状卵形或披针形,顶端急尖或狭圆形,多少具腺点,无毛;花瓣白色或粉红色,卵形,顶端急尖,外面无毛,里面多少被细微柔毛,具腺点;雄蕊较花瓣略短,花药狭长圆状披针形,背部无腺点或有。果球形,鲜红色,具腺点。花期5—6月,果期10—12月,有时植株上部开花,下部果熟。

【药用部位】 根、叶、种子。

【采收加工】 10—12月采挖,鲜用或晒干。

【产地及分布】 国内产长江流域以南各省区(海南岛未发现)。湖南全省散布。

【性味归经】 味苦、性辛、凉。

【功用主治】 清热利咽、祛痰利湿、活血解毒;主治咽喉肿痛、咳嗽咳痰不畅、湿热黄疸、小便淋痛、风湿痹痛、跌打损伤、疔疮、无名肿毒、蛇咬伤。

【用法用量】 内服:煎汤,9~15 g;或煎水含咽。外用:鲜品捣敷。

(1)治喉蛾(扁桃体炎):鲜百两金30 g,水煎服;或鲜百两金根30 g,水煎加醋少许,漱喉或频频咽下;或干百两金根或叶,放新瓦上焙干为末,吹喉,每日数次。

(2)治喉头溃烂:百两金根9 g。水煎,用猪肝汤兑服。

(3)治肺病咳嗽,痰出不畅:百两金根15 g。炖猪肺服。

(4)治肾炎水肿:鲜百两金根30 g,童子鸡1只(去头、足、翼、内脏),水炖,食鸡服汤。

(5)治筋骨酸痛,腰痛:百两金15 g,鲜菝葜根、鲜虎杖各30 g。煎水,服时兑酒少许。

(6)治齿痛:百两金根15 g。水煎,频频含咽。

(7)治睾丸肿大坠痛:百两金根30~60 g,荔枝核14枚。酒水煎服。

(8)治秃疮,疥癣:干百两金根皮为末,调茶油抹患处;或加水浓煎,洗患处。

(9)治烫伤:百两金根研末,油调敷。

594. 紫金牛

【药材名称】 紫金牛。

【学名及分类】 *Ardisia japonica* (Thunb.) Blume，为报春花科紫金牛属植物。

【俗　　名】 矮地菜、矮茶风、矮脚樟、平地木、地青杠、四叶茶、五托香、火炭酸、老勿大、千年不大、千年矮、不出林。

【习性及生境】 混交林或竹子树林，山腰，阴湿处；生于海拔1 100 m以下的低山林下或竹林下。

【识别特征】 小灌木。幼时的茎20~30(~40)cm，稍被微柔毛，后脱落。叶对生或近轮生；叶柄6~10 mm，稍被微柔毛；叶片倒卵状椭圆形到椭圆形，或椭圆状披针形，纸质的到近革质，基部楔形，边缘有细锯齿；侧脉5~8对，有显著网状的细脉。花序腋生或近顶生，近伞形，3~5花，被微柔毛；花序梗纤细；花瓣粉红色或白色。萼片卵形。雄蕊短于花瓣；子房无毛。果红色后变得微黑，球状。花期4—6月，果期11月至次年1月。

【药用部位】 全株。

【采收加工】 全年可采，洗净，晒干。

【产地及分布】 国内产安徽、福建、广西、贵州、湖北、湖南、江苏、江西、陕西、四川、台湾、云南、浙江。湖南全省散布。

【性味归经】 味辛、微苦，性平，归肺、肝经。

【功用主治】 化痰止咳、利湿、活血；主治新久咳嗽、痰中带血、黄疸、水肿、淋证、白带、经闭、痛经、风湿痹痛、跌打损伤、睾丸肿痛。

【用法用量】 内服：煎汤，3~4钱，大剂1~2两；或捣汁。外用：捣敷。

（1）治肺痈：紫金牛一两，鱼腥草一两。水煎，二次分服。

（2）治血痢：紫金牛茎叶，煎服。

（3）治肿毒：紫金牛茎叶，煎服。

（4）治跌打胸部伤痛：紫金牛全草一两，酒、水各半煎，二次分服。

595. 朱砂根

【药材名称】 朱砂根。

【学名及分类】 *Ardisia crenata* Sims，为报春花科紫金牛属植物。

【俗　　名】 凉伞遮金珠、平地木、石青子、珍珠伞、凤凰翔、大罗伞、郎伞树、龙山子、山豆根、八爪金龙、豹子眼睛果、万龙、万雨金。

【习性及生境】 海拔90~2 400 m的疏密林下阴湿的灌木丛中。

【识别特征】 灌木，高1~2 m，稀达3 m；茎粗壮，无毛，除侧生特殊花枝外，无分枝。叶片革质或坚纸质，椭圆形、椭圆状披针形至倒披针形，顶端急尖或渐尖，基部楔形边缘具皱波状或波状齿，具明显的边缘腺点，两面无毛，有时背面具极小的鳞片，侧脉12~18对，构成不规则的边缘脉。花萼仅基部连合，萼片长圆状卵形，顶端圆形或钝，全缘，两面无毛，具腺点；花瓣白色，稀略带粉红色，盛开时反卷，卵形，顶端急尖，具腺点，外面无毛，里面有时近基部具乳头状突起；果球形，鲜红色，具腺点。花期5—6月，果期10—12月，有时2—4月。

【药用部位】 根。

【采收加工】 9—11月采挖,切碎,晒干或鲜用。

【产地及分布】 产我国西藏东南部至台湾,湖北至海南岛等地区。湖南全省广布。

【性味归经】 味苦、辛,性凉。

【功用主治】 清热解毒、活血止痛;主治咽喉肿痛、风湿热痹、黄疸、痢疾、跌打损伤、流火、乳腺炎、睾丸炎。

【用法用量】 内服:煎汤,15~30 g。外用:捣敷。

选方

(1)治咽喉肿痛:朱砂根全草6 g,射干3 g,甘草3 g。水煎服。

(2)治肺病及劳伤吐血:朱砂根9~15 g,同猪肺炖服,先吃汤,后去药吃肺,连吃3肺为1个疗程。

(3)治妇女白带,痛经:朱砂根9~15 g,水煎或加白糖、黄酒冲服。

(4)治毒蛇咬伤:朱砂根鲜者60 g,水煎服;另用盐肤木叶或树皮,乌桕叶适量,煎汤清洗伤口,用朱砂根皮捣烂,敷创口周围。

(5)治睾丸炎:朱砂根30~60 g,荔枝核14枚。酒水煎服。

596. 点地梅

【药材名称】 点地梅。

【学名及分类】 *Androsace umbellata* (Lour.) Merr.,为报春花科点地梅属植物。

【俗　　名】 喉咙草、佛顶珠、白花草、清明花、天星草、铜钱草、白花草、五朵云、汉先桃草、五星草。

【习性及生境】 生于海拔1 000 m以下的向阳处、疏林下及林缘、草地。

【识别特征】 一年生或二年生草本。主根不明显,具多数须根。叶全部基生,叶片近圆形或卵圆形,先端钝圆,基部浅心形至近圆形,边缘具三角状钝牙齿,两面均被贴伏的短柔毛;叶柄被开展的柔毛。花葶通常数枚自叶丛中抽出,被白色短柔毛。伞形花序4~15花;苞片卵形至披针形;花梗纤细,被柔毛并杂生短柄腺体;花萼杯状,密被短柔毛,分裂近达基部,裂片菱状卵圆形,具3~6纵脉,果期增大,呈星状展开;花冠白色,短于花萼,喉部黄色,裂片倒卵状长圆形。蒴果近球形,果皮白色,近膜质。花期2—4月;果期5—6月。

【药用部位】 全草或果实。

【采收加工】 清明前后采收全草,晒干。

【产地及分布】 产于东北、华北和秦岭以南各省区。湖南省内分布于新宁、石门、张家界、慈利、桑植、洪江、吉道、泸溪、保靖、古丈、永顺。

【性味归经】 味苦、辛,性微寒,归肺、胃、肝经。

【功用主治】 清热解毒、消肿止痛;主治咽喉肿痛、口疮、牙痛、头痛、赤眼、风湿痹痛、哮喘、淋浊、疔疮肿毒、烫火伤、蛇咬伤、跌打损伤。

【用法用量】 内服:煎汤,9~15 g;或研末;或泡酒;或开水泡代茶。外用:适量,鲜品捣敷;或煎水洗、含漱。

选方

(1)治咽喉肿痛、白口疮:五星草为极细末,吹在患处。

(2)治扁桃体炎、咽喉炎、口腔炎:五星草、连翘各15 g,枯梗、生甘草各6 g。水煎服或开水冲泡代茶饮。

(3)治牙痛:点地梅15 g。水、醋煎含漱。

(4)治目赤生翳:点地梅全草12~15 g。水煎服,并用鲜草捣烂外敷;或用鲜草捣烂绞汁滴患眼。

(5)治眼结膜炎:五星草15 g,菊花9 g。水煎服并熏洗。

(6)治跌打损伤或久坐腰酸腰痛:五星草30 g,仙桃草15 g,地鳖虫9 g。泡酒250 ml每日2次,每次限量不超过30 ml。

（7）治哮喘：鲜五星草30~60 g（干品15~30 g）。水煎服。

（8）治小儿肺炎：点地梅全草、江南星厥、前胡各3 g，龙芽草4.5 g，水煎服。

597. 广西过路黄

【药材名称】　广西过路黄。

【学名及分类】　*Lysimachia alfredii* Hance，为报春花科珍珠菜属植物。

【俗　　　名】　红叶过路黄、犬叶过路黄、过路黄。

【习性及生境】　生于海拔220~1 200 m的山谷溪边、沟旁湿地、林下或灌木丛中。

【识别特征】　茎簇生，直立或有时基部倾卧生根，单一或近基部有分枝，被褐色多细胞柔毛。叶对生，茎下部的较小，常成圆形，上部茎叶较大，茎端的2对间距很短，密聚成轮生状，叶片卵形至卵状披针形，边缘具缘毛，两面均被糙伏毛，极密或有时稀疏，密布黑色腺条和腺点，侧脉纤细；叶柄密被柔毛。总状花序顶生，缩短成近头状；苞片阔椭圆形或阔倒卵形，先端圆钝，基部渐狭，密被糙伏毛；花梗密被柔毛；花萼分裂近达基部，裂片狭披针形，边缘膜质，背面被毛，有黑色腺条；花冠黄色。蒴果近球形，褐色。花期4—5月；果期6—8月。

【药用部位】　全草。

【采收加工】　全年均可采。洗净，鲜用或晒干。

【产地及分布】　国内产于贵州、广西、广东、湖南和江西南部、福建西南部。湖南省内产洪江、新宁、江华、宜章。

【性味归经】　味苦、辛，性凉，归肝、胆、大肠、膀胱经。

【功用主治】　清热利湿、排石通淋；主治黄疸型肝炎、痢疾、热淋、石淋、白带。

【用法用量】　内服：煎汤，30~60 g。

（1）治急性黄疸型肝炎：广西过路黄全草、积雪草各30~60 g。水煎服。

（2）治尿路感染、尿路结石：广西过路黄全草、连钱草各30~60 g。水煎服。

（3）治白带：鲜广西过路黄60 g，猪肚1个，酒少许。炖服。

598. 泽珍珠菜

【药材名称】　泽珍珠菜。

【学名及分类】　*Lysimachia candida* Lindl.，为报春花科珍珠菜属植物。

【俗　　　名】　星宿菜。

【习性及生境】　生于田边、溪边和山坡路旁潮湿处，垂直分布上限可达海拔2 100 m。

【识别特征】　一年生或二年生草本，全体无毛。茎单生或数条簇生，直立，单一或有分枝。基生叶匙形或倒披针形，具有狭翅的柄，开花时存在或早凋；茎叶互生，叶片倒卵形、倒披针形或线形，边缘全缘或微皱呈波状，两面均有黑色或带红色的小腺点，无柄或近于无柄。总状花序顶生，初时因花密集而呈阔圆锥形，其后渐伸长；苞片线形；花萼分裂近达基部，裂片披针形，边缘膜质，背面沿中肋两侧有黑色短腺条；花冠白色，裂片长圆形或倒卵状长圆形，先端圆钝；雄蕊稍短于花冠，花丝贴生至花冠的中下部；花药近线形；花粉粒具3孔沟，长球形，表面具网状纹饰；子房无毛。蒴果球形。花期3—6月；果期4—7月。

【药用部位】　全草。

【采收加工】　夏季采，洗净，鲜用或晒干。

【产地及分布】 产于陕西(南部)、河南、山东以及长江以南各省区。湖南全省散布。

【性味归经】 味苦,性凉,有毒。

【功用主治】 清热解毒、活血止痛、利湿消肿;主治咽喉肿痛、痈肿疮毒、乳痈、毒蛇咬伤、跌打骨折、风湿痹痛、脚气水肿、稻田性皮炎。

599. 露珠珍珠菜

【药材名称】 露珠珍珠菜。

【学名及分类】 *Lysimachia circaeoides* Hemsl.,为报春花科珍珠菜属植物。

【俗　　名】 大散血、苋菜三七、沙红三七、退血草。

【习性及生境】 生于山谷湿润处,海拔600~1 200 m。

【识别特征】 多年生草本,全体无毛。茎直立,粗壮,高45~70 cm,四棱形,上邻分枝。叶对生,在茎上部有时互生,近茎基部的1~2对较小,椭圆形或倒卵形,上部茎叶长圆状披针形至披针形,先端锐尖,基部楔形,下延,上面深绿色,下面较淡,有极细密的红色小腺点,近边缘有稀疏暗紫色或黑色粗腺点和腺条,侧脉纤细,网脉不明显;叶柄具狭翅。花冠白色,阔钟状,裂片菱状卵形;雄蕊内藏,花丝贴生于花冠裂片的基部;花药卵形,药隔顶端有红色粗腺体;表面近于平滑;子房无毛,花柱稍粗。蒴果球形。花期5—6月;果期7—8月。

【药用部位】 带根全草。

【采收加工】 花期拔取带根全草。洗净,晒干或鲜用。

【产地及分布】 产于四川、贵州、湖北、湖南、江西。湖南省内分布于洞口、石门、桑植、沅陵、麻阳、新晃、芷江、凤凰、永顺。

【性味归经】 味苦、涩,性凉,归肺、肝经。

【功用主治】 清热解毒、散瘀止血;主治咽喉肿痛、咯血、痈肿疮疖、跌打损伤、骨折、外伤出血、烫火伤、蛇咬伤、目翳。

【用法用量】 内服:煎汤,3~9 g;或捣汁。外用:适量,鲜品捣敷。

(1)治肺结核咯血:露珠珍珠菜全草30 g。水煎服。

(2)治跌打损伤:露珠珍珠菜鲜草适量。捣烂,取汁兑酒服,渣外敷。

(3)治外伤出血:露珠珍珠菜鲜草适量。捣烂敷。

(4)治目生星翳:露珠珍珠菜鲜草配白花蛇舌草、艾蒿尖、满天星等量。捣烂,人乳调敷眼皮上。

600. 落地梅

【药材名称】 落地梅。

【学名及分类】 *Lysimachia paridiformis* Franch.,为报春花科珍珠菜属植物。

【俗　　名】 重楼排草、四块瓦、四叶黄、四儿风。

【习性及生境】 生于山谷林下湿润处,垂直分布上限可达海拔1 400 m。

【识别特征】 根茎粗短或成块状;根簇生,纤维状,密被黄褐色绒毛。茎通常2至数条簇生,直立,无毛,不分枝,节部稍膨大。叶4~6片在茎端轮生,极少出现第二轮叶,下部叶退化呈鳞片状,叶片倒卵形以至椭圆形,先端短渐尖,基部楔形,无柄或近于无柄,干时坚纸质,无毛,两面散生黑色腺条,有时腺条颜色不显现,仅见条状隆起;花冠黄色,裂片狭长圆形,先端钝或圆形;花药椭圆形;花粉粒具3孔沟,近球形,表面具网状纹饰;子房无毛。蒴果近球形。花期5—6月;果期7—9月。

【药用部位】 全草。

【采收加工】 全年均可采收,晒干。

【产地及分布】 国内产于四川、贵州、湖北、湖南。全省各地散见,产桑植、张家界、石门、慈利、龙山、永顺、凤凰、沅陵、芷江、洪江、洞口、邵东。

【性味归经】 味辛、苦,性温。

【功用主治】 祛风除湿、活血止痛、止咳、解毒;主治风湿痹痛、脘腹疼痛、咳嗽、跌打损伤、疖肿疔疮、毒蛇咬伤。

【用法用量】 内服:煎汤,15~30 g。外用:适量,煎水洗;或捣敷。

601. 临时救

【药材名称】 临时救、胡氏排草。

【学名及分类】 *Lysimachia congestiflora* Hemsl.,为报春花科珍珠菜属植物。

【俗　　名】 黄花草、九莲灯、匍地龙。

【习性及生境】 生于水沟边、田埂上和山坡林缘、草地等湿润处,垂直分布上限可达海拔2 100 m。

【识别特征】 茎下部匍匐,节上生根,上部及分枝上升,长6~50 cm,圆柱形,密被多细胞卷曲柔毛;分枝纤细,有时仅顶端具叶。叶对生,茎端的2对间距短,近密聚,叶片卵形、阔卵形以至近圆形,近等大,先端锐尖或钝,基部近圆形或截形,稀略呈心形,上面绿色,下面较淡,有时沿中肋和侧脉染紫红色,两面多少被具节糙伏毛,稀近于无毛,近边缘有暗红色或有时变为黑色的腺点,侧脉2~4对,在下面稍隆起,网脉纤细,不明显;叶柄比叶片短2~3倍,具草质狭边缘。蒴果球形。花期5—6月;果期7—10月。

【药用部位】 全草。

【采收加工】 全年均可采,秋季为最佳,洗净晒干或鲜用。

【产地及分布】 国内分布于陕西、甘肃南部及长江以南各地区。湖南全省各地散见,产石门、桑植、张家界、沅陵、永顺、龙山、怀化、新晃、洞口、武冈、新宁。

【性味归经】 味辛、微苦,性微温。

【功用主治】 祛风散寒、化痰止咳、解毒利湿、消积排石;主治风寒头痛、咳嗽痰多、咽喉肿痛、黄疸、胆道结石、尿路结石、小儿疳积、痈疽疔疮、毒蛇咬伤。

【用法用量】 内服:煎汤,1~3钱;或捣汁。外用:捣敷。

 选方

(1)治痈肿溃疡:胡氏排草、钩藤。煎水洗。

(2)治疔疮:胡氏排草叶捣烂敷。

(3)治骨疽:胡氏排草和淘米水捣汁服;并加铁马鞭捣烂外敷。

602. 点腺过路黄

【药材名称】 点腺过路黄。

【学名及分类】 *Lysimachia hemsleyana* Maxim. ex Oliv.,为报春花科珍珠菜属植物。

【俗　　名】 女儿红、路天过路黄、路天金钱草、毛过路黄、过路黄。

【习性及生境】	生于山谷林缘、溪旁和路边草丛中,垂直分布上限可达1 000 m。
【识别特征】	茎簇生,平铺地面,先端伸长成鞭状,长可达90 cm,圆柱形,密被多细胞柔毛。叶对生,卵形或阔卵形,先端锐尖,基部近圆形、截形以至浅心形,上面绿色,密被小糙伏毛,下面淡绿色,毛被较疏或近于无毛,两面均有褐色或黑色粒状腺点,极少为透明腺点,侧脉3~4对,在下面稍明显,网脉隐蔽。花单生于茎中部叶腋,极少生于短枝上叶腋;花萼分裂近达基部,裂片狭披针形,背面中肋明显,被稀疏小柔毛,散生褐色腺点;花冠黄色,裂片椭圆形或椭圆状披针形,先端锐尖或稍钝,散生暗红色或褐色腺点;花药长圆形;子房卵珠形。蒴果近球形。花期4—6月;果期5—7月。
【药用部位】	全草。
【采收加工】	夏季采收。鲜用或晒干。
【产地及分布】	国内产于陕西南部、四川东部、河南南部、湖北、湖南、江西、安徽、江苏、浙江、福建。湖南省内分布于新宁、平江、张家界、慈利、怀化、保靖、永顺。
【性味归经】	味微苦,性凉,归肝、肾、膀胱经。
【功用主治】	清热利湿、通经;主治肝炎、肾盂肾炎、膀胱炎、闭经。
【用法用量】	内服:煎汤,30~60 g。

(1)治各种丹毒、肿痛灼热甚者:鲜过路黄叶、鲜白英叶、鲜笔筒草、鲜野葡萄叶各100 g。将上药洗净捣烂,加麻油少许调匀,布包擦患处,每日擦数次;或外敷患处,每日换药1次。

(2)治鼻炎:过路黄、满天星各30 g。上药烘干,共研极细末,瓶装备用,用时取适量吹入患鼻内。每日3次,连用5日。

(3)治一至二度灼烫伤,无论新久未化脓者:鲜过路黄60~100 g,糯米10~15 g。将过路黄用冷开水洗净,与糯米共入石白内捣烂,取汁外擦患处,每日3~4次。

(4)治经闭干瘦:点腺过路黄全草30~60 g,土黄15 g,丹参18 g。水煎服。

603. 小山萝过路黄

【药材名称】	小山萝过路黄。
【学名及分类】	*Lysimachia melampyroides* var. *brunelloides* (Pax et K. Hoffm.) F. H. Chen et C .M. Hu,为报春花科珍珠菜属植物。
【俗 名】	金钱草、四川金钱草、路边黄、地黄花、金花菜、仙人对座草、软筋藤、千里马、遍地黄、双钱、铜钱草、猫叶苋、糯米草、不料草、盘有草。
【习性及生境】	生于海拔400~900 m的山坡草地和沟边。
【识别特征】	茎高5~20 cm,圆柱形,密被褐色小糙伏毛,通常有分枝。叶对生,披针形至线状披针形,通常长1.5~2.5 cm,宽3~6 mm。叶柄长密被褐色小糙伏毛。花常单生于茎中部以上叶腋,有时在茎端和枝端稍密聚成总状花序状;花梗密被小糙伏毛;花萼分裂近达基部,裂片披针形,先端渐尖成钻形,背面被小糙伏毛,有透明腺点,中肋明显;花冠黄色,长5~6 mm,基部合生,裂片倒卵状椭圆形,先端圆钝;花丝下部合生成浅环;花药长圆形;花粉粒具3孔沟,近长球形,表面具网状纹饰;花柱下部和子房顶端均被铁锈色柔毛。蒴果近球形,褐色。花期5—6月;果期7—11月。
【药用部位】	全草。
【采收加工】	夏季采收,晒干或鲜用。
【产地及分布】	国内产于四川北部、甘肃东南部和陕西西南部。湖南省内分布于怀化(会同、芷江、洪江)等地。
【性味归经】	性甘、微苦,性凉。

【功用主治】 清热解毒、利尿排石;主治胆囊炎、黄疸型肝炎、泌尿系统结石、肝胆结石、毒蛇咬伤,外用治化脓性炎症、烧烫伤。

【用法用量】 内服:煎汤或捣汁,10~60 g。外用:适量,捣敷。

604. 过路黄

【药材名称】 过路黄。

【学名及分类】 *Lysimachia christinae* Hance,为报春花科珍珠菜属植物。

【俗　　名】 金钱草、四川金钱草、路边黄、地黄花、金花菜、仙人对座草、软筋藤、千里马、遍地黄、双钱、铜钱草、猫叶苋、糯米草、不料草、盘有草。

【习性及生境】 生于海拔1 500 m以下的土坡路边、沟边及林缘较阴湿处。

【识别特征】 多年生蔓生草本。茎柔弱而扭曲,平卧延伸,表面棕色,有纵纹,全株无毛或被疏毛,幼嫩部分密被褐色无柄腺体。叶对生多皱缩,叶片卵圆形、近圆形以至肾圆形,透光可见密布的透明腺条,干时腺条变黑色,有腺毛。花单生于叶腋;花梗幼嫩时稍有毛,多少具褐色无柄腺体;花萼5深裂,分裂近达基部,裂片披针形,被柔毛或仅边缘具缘毛;花冠黄色,辐状形,裂片狭卵形以至近披针形,有黑色长腺条;雄蕊5,花丝下半部合生成筒,花药卵圆形;子房卵球形。蒴果球形,有稀疏黑色腺条,瓣裂。花期5—7月,果期7—10月。

【药用部位】 全草。

【采收加工】 夏、秋季采集。除去杂质泥土,鲜用或晒干。

【产地及分布】 国内分布于华中、华南、西南及山西、陕西、甘肃、江苏、安徽、浙江、福建。湖南全省各地散见,产桑植、沅陵、永顺、洪江、洞口、通道、宜章。

【性味归经】 味甘、微苦,性凉,归肝、胆、肾、膀胱经。

【功用主治】 利水通淋、清热解毒、消瘀散肿;主治肝胆及泌尿系统结石、热淋、肾炎水肿、湿热黄疸、疮毒痈肿、毒蛇咬伤、跌打损伤。

【用法用量】 内服:煎汤,15~60 g,鲜品加倍;或捣汁饮。外用:适量,鲜品捣敷。

选方

(1)治疟疾:鲜过路黄适量。搓成2小丸,于发作前1~2 h,塞入鼻腔内。

(2)治急性黄疸型肝炎:过路黄90 g,板蓝根15 g,茵陈45 g。水煎加糖适量,每日分次服,连服10~15剂。

(3)治胆囊炎:金钱草45 g,虎杖根15 g。水煎服。如有疼痛加郁金15 g。

(4)治胆石症:过路黄60 g,鸡内金18 g。共研细粉,分3次开水冲服。

(5)治痢疾:鲜过路黄60 g,枳壳9 g,鲜马齿苋30 g。水煎服。

(6)治腹水肿胀:过路黄鲜草适量。捣烂敷脐部。

(7)治肾盂肾炎:金钱草60 g,海金沙30 g,青鱼胆草15 g。每日1剂,水煎分3次服。

(8)治石淋:①金钱草、车前草各9~15 g。煎水服。②过路黄60 g,海金沙、郁金各9 g,滑石、炒鸡内金各15 g,甘草6 g。水煎服。

(9)治尿路结石:金钱草1 000 g,木通300 g,海金沙500 g,滑石粉300 g,车前草300 g,地龙300 g。地龙研细粉,过筛,备用;金钱草、海金沙、车前草、木通、滑石粉加水煎煮2次,滤过,滤液合并,浓缩至约260 ml,加地龙粉混匀,烘干,研碎过18目筛,加硬脂酸镁,混匀,压制成1 000片。口服,每次6~8片,每日3次。

(10)治肿毒:过路黄、苦参各适量。捣烂外敷。

(11)治疔疮:过路黄捣汁。兑淘米水或火酒服。

(12)治水火烫伤:过路黄花、叶捣汁,加石灰和桐油搅匀,外搽伤处。

(13)治疝气:过路黄15 g,青木香6 g。捣汁冲酒服。

(14)治痔疮(内痔嵌顿、血栓外痔、炎性外痔、肛窦炎、肛乳头炎):过路黄鲜者100 g(干品减半)。水煎服,每日1剂。一般服药1~3剂后肿消痛止。

(15)治乳腺炎:鲜过路黄适量,红糟、红糖各少许。同捣烂外敷患处。

(16)治跌打损伤:鲜过路黄冷开水洗净,捣汁1小杯(约50 ml),分2次服。

605. 矮桃

【药 材 名 称】 珍珠菜。

【学名及分类】 *Lysimachia clethroides* Duby,为报春花科珍珠菜属植物。

【俗　　　名】 珍珠草、野鸡公花、阉鸡尾、阉鸡草、尾脊草、酸罐罐、四毛草、伸筋散、山柳珍珠叶、山柳珍珠菜、地榆山高粱、蓼子草、痨伤药、劳伤药、劳伤草、狼尾珍珠菜、狼尾草、狼尾巴花、狼尾巴、九节莲、九节连、活血莲、红头蝇、红丝毛、红梗草、红根散血草、红根草、过路红、狗尾巴酸浆、狗尾巴草、狗尾巴菜、狗尾巴、调经草、大红消、大红袍、赤脚草、扯根菜、白花叶、白花药、矮婆子、珍珠菜。

【习性及生境】 生于山坡林缘和草丛中。

【识 别 特 征】 多年生草本,全株多少被黄褐色卷曲柔毛。根茎横走,淡红色。茎直立,圆柱形,基部带红色,不分枝。叶互生,长椭圆形或阔披针形,先端渐尖,基部渐狭,两面散生黑色粒状腺点。苞片线状钻形;花萼分裂近达基部,裂片卵状椭圆形,先端圆钝,周边膜质,有腺状缘毛;花冠白色;雄蕊内藏,花丝基部连合并贴生于花冠基部,被腺毛;花粉粒具孔沟,长球形,表面近于平滑;子房卵珠形。蒴果近球形。花期5—7月;果期7—10月。

【药 用 部 位】 全草。

【采 收 加 工】 夏秋采收,洗净,切细,鲜用或晒干。

【产地及分布】 产于我国东北、华中、西南、华南、华东各省区以及河北、陕西等地。湖南全省广布。

【性 味 归 经】 味辛、微涩,性平。

【功 用 主 治】 清热利湿、活血散瘀、解毒消痈;主治水肿、热淋、黄疸、痢疾、风湿热痹、带下、经闭、跌打、骨折、外伤出血、乳痈、疔疮、蛇咬伤。

【用 法 用 量】 内服:煎汤,15~30 g;或泡酒;或鲜品捣汁。外用:适量,煎水洗;或鲜品捣敷。

选方

(1)治月经不调:蓼子草、小血藤、大血藤、当归、牛膝、红花、紫草各二钱。泡酒一斤。每服药酒五钱至一两。

(2)治妇女白带:狗尾巴草。煎汤服。

(3)治脚肿:蓼子草茎叶。熬水外洗。

(4)治小儿疳积:珍珠菜根六钱,鸡蛋一个。水煮,服汤食蛋。

(5)治再生障碍性贫血:珍珠菜一至二两,虎刺一至二两。煎水,去渣滤液,入猪肉一至二两同煮服,每日一剂。如腹胀显著者加芫花全草,皮肤肿者加葫芦瓢、泥鳅、小麦馒头干、大蒜子适量。服药后稍有头昏,但不需停药。

(6)治痢疾:珍珠菜半斤。水煎服,每日一剂。

(7)治跌打损伤:珍珠菜根、马兰根各五钱。酒水各半煎服。

(8)治咽喉肿痛:鲜珍珠菜根、鲜青木香根各三钱。切碎捣烂,加开水适量,擂汁服。

(9)治乳痈:珍珠菜根五钱,葱白七根。酒水各半煎服。

(10)治急性淋巴管炎:鲜红丝毛捣烂外敷。

(11)治蛇咬伤:狼尾草一棵。打烂混酒调和涂伤口处。

柿科

606. 柿

【药材名称】柿。

【学名及分类】 *Diospyros kaki* Thunb.，为柿科柿属植物。

【俗　　名】 朱果、锁头迦、柿钱、柿丁、柿蒂。

【习性及生境】 栽培植物。

【识别特征】 落叶大乔木；树皮深灰色至灰黑色，或者黄灰褐色至褐色，沟纹较密，裂成长方块状；树冠球形或长圆球形。枝开展，带绿色至褐色，无毛，散生纵裂的长圆形或狭长圆形皮孔；嫩枝初时有棱，有棕色柔毛或绒毛或无毛。冬芽小，卵形，先端钝。叶纸质，卵状椭圆形至倒卵形或近圆形，新叶疏生柔毛，老叶上面有光泽，深绿色，无毛，下面绿色，有柔毛或无毛，中脉在上面凹下，有微柔毛，在下面凸起，侧脉每边5~7条，小脉纤细，在上面平坦或微凹下，连结成小网状；叶柄无毛，上面有浅槽。花雌雄异株，但间或有雄株中有少数雌花，雌株中有少数雄花的，果柄粗壮。花期5—6月，果期9—10月。

【药用部位】 宿存花萼、果实、白色粉霜、果皮、叶、树皮、根或根皮。

【采收加工】 霜降至立冬间采摘。经脱涩红熟后，食用。

【产地及分布】 原产我国长江流域，现在在辽宁西部、长城一线经甘肃南部，折入四川、云南，在此线以南，东至台湾省，各省多有栽培。湖南省内广布。

【性味归经】 味甘、涩，性凉，归心、肺、大肠经。

【功用主治】 宿存花萼：降逆下气；主治呃逆、噫气、反胃。果实：清热、润肺、生津、解毒；主治咳嗽、吐血、热渴、口疮、热痢、便血。果实经加工后的柿饼：润肺、止血、健脾、涩肠；主治咯血、吐血、便血、尿血、脾虚消化不良、泄泻、痢疾、喉干音哑、颜面黑斑。粉霜：润肺止咳、生津利咽、止血；主治肺热燥咳、咽干喉痛、口舌生疮、吐血、咯血、消渴。未成熟果实，经加工制成的胶状液：平肝；主治高血压。果皮：清热解毒；主治疔疮、无名肿毒。叶：止咳定喘、生津止渴、活血止血；主治咳喘、消渴及各种内出血、臁疮。花：降逆和胃、解毒收敛；主治呕吐、吞酸、痘疮。树皮：清热解毒、止血；主治下血、烫火伤。根或根皮：清热解毒、凉血止血；主治血崩、血痢、痔疮、蜘蛛背。

【用法用量】 内服：适量，作食品；或煎汤；或烧炭研末；或在未成熟时，捣汁冲服。

（1）治地方性甲状腺肿：柿未成熟时，捣取汁，冲服。

（2）治桐油中毒：柿子或柿饼2~3个内服。

607. 君迁子

【药材名称】君迁子。

【学名及分类】 *Diospyros lotus* L.，为柿科柿属植物。

【俗　　名】 黑枣、软枣。

【习性及生境】 生于海拔1 400 m以下的山坡、山谷或林缘，各地多有栽培。

【识别特征】落叶乔木。树皮灰黑色或灰褐色,幼枝灰绿色,有短柔毛。单叶互生;叶片椭圆形至长圆形,基上面深绿色,初时密生柔毛,下面近白色,至少在脉上有毛。花单性,雄异株,簇生于叶腋;花淡黄色至淡红色;雄花1~3朵腋生,近无梗;花萼钟形,4裂,裂片卵形,内面有绢毛;花冠壶形,4裂,边缘有睫毛;雄蕊16,每2枚连生成对;子房退化;雌花单生,几无梗;花萼4,裂至中部,裂片先端急尖;花冠壶形;花柱4。浆果近球形至椭圆形,初熟时淡黄色,后则变为蓝黑色,被白蜡质。花期5—6月,果期10—11月。

【药用部位】果实。

【采收加工】10—11月果实成熟时采收,晒干或鲜用。

【产地及分布】国内分布于西南及辽宁、陕西、甘肃、河北、山西、山东、河南、湖北、江苏、安徽、浙江、江西。湖南全省各地散见,产石门、龙山、慈利、永顺、沅陵、芷江、炎陵、宜章、通道、长沙。

【性味归经】味甘、涩,性凉,归胃经。

【功用主治】清热、止渴;主治烦热、消渴。

【用法用量】内服:煎汤,15~30 g。

608. 罗浮柿

【药材名称】罗浮柿。

【学名及分类】*Diospyros morrisiana* Hance,为柿科柿属植物。

【俗　　名】山椑树、牛古柿、乌蛇木、山红柿、山柿、野柿花。

【习性及生境】垂直分布可达海拔1 100~1 450 m;生于山坡、山谷疏林或密林中,或灌丛中,或近溪畔、水边。

【识别特征】乔木或小乔木;树皮呈片状剥落,表面黑色,除芽、花序和嫩梢外,各部分无毛。枝灰褐色,散生长圆形或线状长圆形的纵裂皮孔;嫩枝疏被短柔毛。冬芽圆锥状,有短柔毛。叶薄革质,长椭圆形或下部的为卵形,先端短渐尖或钝,基部楔形,叶缘微背卷,上面有光泽,深绿色,下面绿色,干时上面常呈灰褐色,下面常变为棕褐色,中脉上面平坦,下面凸起,侧脉纤细;叶柄嫩时疏被短柔毛,先端有很狭的翅。雄花序短小,腋生,下弯,聚伞花序式,有锈色绒毛;雄花带白色,花萼钟状,有绒毛,4裂,裂片三角形,花冠在芽时为卵状圆锥形。花期5—6月,果期11月。

【药用部位】茎皮、叶、果。

【采收加工】夏、秋季采收。鲜用或晒干。

【产地及分布】国内产广东、广西、福建、台湾、浙江、江西、湖南南部、贵州东南部、云南东南部、四川盆地等地。湖南省内产南岳、祁东、邵东、新宁、慈利、宜章、双牌、江华。

【性味归经】味苦、涩,性凉,归脾、大肠经。

【功用主治】叶、茎皮:解毒消炎、收敛止泻;主治食物中毒、腹泻、痢疾、水火烫伤。果实:清热解毒;主治水火烫伤。根:健脾利湿;主治纳呆、腹泻。

【用法用量】内服:煎汤,9~15 g,鲜叶可用至30 g。外用:适量,研末,调敷。

安息香科

609. 野茉莉

【药材名称】 候风藤。

【学名及分类】 *Styrax japonicus* Sieb. et Zucc.，为安息香科安息香属植物。

【俗　　名】 齐墩果、野花培、茉莉苞、黑茶花、君迁子、耳完桃。

【习性及生境】 生于海拔300~1 700 m的山地灌木丛中、松林下、沟边。

【识别特征】 灌木或小乔木，少数高达10 m，树皮暗褐色或灰褐色，平滑；叶互生，纸质或近革质，椭圆形或长圆状椭圆形至卵状椭圆形，上面除叶脉疏被星状毛外，下面除主脉和侧脉汇合处有白色长髯毛外无毛。总状花序顶生，有花5~8朵；花序梗无毛；花白色，花梗纤细，无毛；小苞片线形或线状披针形；花萼漏斗状，膜质，无毛，萼齿短而不规则；花丝扁平，果实卵形，种子褐色，有深皱纹。花期4—7月，果期9—11月。

【药用部位】 叶、果实。

【采收加工】 叶：春、夏季采收。果实：夏、秋季果熟期采摘，鲜用或晒干。

【产地及分布】 国内分布于华中、华东、华南、西南及甘肃、陕西。湖南全省山丘广布。

【性味归经】 味辛、苦，性温，小毒。

【功用主治】 祛风除湿、舒筋通络；主治风湿痹痛、瘫痪。

【用法用量】 内服：煎汤，3~10 g。

610. 栓叶安息香

【药材名称】 红皮。

【学名及分类】 *Styrax suberifolius* Hook. et Arn.，为安息香科安息香属植物。

【俗　　名】 赤皮、狐狸公、稠树、铁甲子、赤仔尾、叶下白、赤血仔、红皮、红皮树。

【习性及生境】 生于海拔300~1 200 m的山坡、丘陵地常绿阔叶林中。

【识别特征】 落叶乔木，高4~20 m，树皮红褐色或灰褐色，粗糙，嫩枝稍扁，具槽纹，圆柱形，紫褐色或灰褐色。叶互生，革质，椭圆形、长椭圆形或椭圆状披针形，顶端渐尖。总状花序或圆锥花序；花白色；小苞片钻形或舌形；花萼杯状；花冠裂片披针形或长圆形；雄蕊8~10枚，较花冠稍短，花药长圆形；花柱约与花冠近等长，无毛。果实卵状球形；种子褐色，无毛，宿存。花期3—5月，果期9—11月。

【药用部位】 根、叶。

【采收加工】 7—10月采收叶和根，根切片晒干。

【产地及分布】 国内分布于华中、华东、华南、西南。湖南全省山地散见，产石门、永顺、沅陵、保靖、凤凰、芷江、洪江、通道、邵阳、城步、江华、炎陵。

【性味归经】 味辛，性微温。

【功用主治】 祛风湿、理气止痛；主治风湿痹痛、脘腹胀痛。

【用法用量】 内服：煎汤，3~10 g；或研末。外用：适量，煎水熏洗。

选方

（1）治风湿关节痛：叶煨水，熏洗患处。

（2）治胃气痛：根3g，研末，开水吞服。

611. 赤杨叶

【药材名称】 赤杨叶。

【学名及分类】 *Alniphyllum fortunei* (Hemsl.) Makino，为安息香科赤杨叶属植物。

【俗　　名】 白苍木、白花盏、水冬瓜、福氏赤杨叶、拟赤杨、依果白、豆渣树、鹿食、冬瓜木、高山望、红皮岭麻。

【习性及生境】 生于海拔300~1500m的山地阳坡疏林溪边，次生林中常见。

【识别特征】 落叶乔木，高15~20m，树干通直，树皮灰褐色，叶嫩时膜质，干后纸质，叶片顶端急尖至渐尖，基部宽楔形或楔形，边缘具疏离硬质锯齿。总状花序或圆锥花序，顶生或腋生，花白色或粉红色，小苞片钻形，花萼杯状，萼齿卵状披针形，较萼筒长；花冠裂片长椭圆形，花丝膜质，扁平，花药长卵形；花柱较雄蕊长，果实长圆形或长椭圆形，种子多数，4—7月开花，8—10月结果。

【药用部位】 根、心材、叶。

【采收加工】 夏、秋季采收，洗净，晒干。

【产地及分布】 国内分布于华中、华东、华南西南等地。湖南全省广布。

【性味归经】 味辛，性微温，归肝、肾经。

【功用主治】 祛风除湿、利水消肿；主治风湿痹痛、水肿、小便不利。

【用法用量】 内服：煎汤，3~10g。外用：适量，煎水洗。

山矾科

612. 白檀

【药材名称】 白檀。

【学名及分类】 *Symplocos tanakana* Nakai，为山矾科山矾属植物。

【俗　　名】 土常山、乌子树、碎米子树、十里香、华山矾。

【习性及生境】 生于海拔1500m以下的山坡、路边疏林或密林中。

【识别特征】 落叶灌木或小乔木；嫩枝有灰白色柔毛。叶膜质或薄纸质，阔倒卵形、椭圆状倒卵形或卵形，先端急尖或渐尖，基部阔楔形或近圆形，边缘有细尖锯齿；中脉在叶面凹下，侧脉在叶面平坦或微凸起。圆锥花序，苞片早落，通常条形，有褐色腺点；花萼萼筒褐色，无毛或有疏柔毛，裂片半圆形或卵形，稍长于萼筒，淡黄色；花冠白色，5深裂几达基部；雄蕊40~60枚，子房2室，花盘具5凸起的腺点。核果熟时蓝色，卵状球形。

【药用部位】 根、叶、花、种子。

【采收加工】 9—12月挖根，4—6月采叶，5—7月花果期采收花或种子，晒干。

【产地及分布】 全国（除高寒荒漠区）分布。湖南全省广布。

【性味归经】 味苦，性微寒，归肺、胃经。

【功用主治】 清热解毒、调气散结、祛风止痒;主治乳腺炎、淋巴结炎、肠痈、疮疖、疝气、荨麻疹、皮肤瘙痒。

【用法用量】 内服:煎汤,9~24 g,单用根可至30~45 g。外用:煎水洗;或研磨调敷。

(1)治乳腺炎,淋巴腺炎:白檀9~24 g。水煎服,红糖为引。

(2)治肠痈,胃癌:白檀9 g,茜草6 g,鳖甲6 g。水煎服。

(3)治疮疖:白檀15 g,干檀香6 g。水煎服。

(4)治疝气:白檀种子3 g,荔枝核5个。水煎服。

(5)治荨麻疹:白檀根、长叶冻绿根各30 g,雀榕叶15 g。水煎服。

(6)治烧伤:白檀嫩尖叶捣粉,用芝麻油调匀外搽。

613. 老鼠屎

【药材名称】 小药木。

【学名及分类】 *Symplocos stellaris* Brand,为山矾科山矾属植物。

【俗　　名】 老鼠矢。

【习性及生境】 生于海拔400~1 400 m的山地路旁、疏林中。

【识别特征】 常绿乔木,小枝粗,髓心中空,具横隔。叶厚革质,叶面有光泽,叶背粉褐色,披针状椭圆形或狭长圆状椭圆形,先端急尖或短渐尖;中脉在叶面凹下,在叶背明显凸起;叶柄有纵沟。团伞花序;苞片圆形;裂片半圆形;花冠白色,5深裂几达基部,雄蕊18~25枚,花丝基部合生成5束;花盘圆柱形;子房3室;核果狭卵状圆柱形;核具6~8条纵棱。花期4—5月,果期6月。

【药用部位】 叶或根。

【采收加工】 叶:春、夏季采摘。根:秋冬季采挖,洗净。均鲜用或晒干。

【产地及分布】 国内分布于华中、华东、华南、西南等地。湖南全省广布。

【性味归经】 味辛、苦,性微温,归肝、心经。

【功用主治】 活血、止血;主治跌打损伤、内出血。

【用法用量】 内服:煎汤,9~15 g。外用:适量,捣敷。

木樨科

614. 苦枥木

【药材名称】 秦皮。

【学名及分类】 *Fraxinus insularis* Hemsl.,为木樨科梣属植物。

【俗　　名】 大叶白蜡树、齿缘苦枥木。

【习性及生境】 生于海拔500~1 500 m山地沟谷阔叶林中。

【识别特征】 落叶大乔木,高20~30 m,胸径30~85 cm;树皮灰色,平滑。芽狭三角状圆锥形,芽鳞紧闭。羽状复叶;叶轴平坦;小叶嫩时纸质,长圆形或椭圆状披针形,顶生小叶与侧生小叶近等大,先端急尖,基部楔形至钝圆,两侧不等大,叶缘具浅锯齿;小叶柄纤细。圆锥花序;花序梗扁平而短;花梗丝状;花萼钟状;花冠白色,裂片匙形;雄蕊伸出花冠外;柱头2裂。翅果红色至褐色,长匙形,坚果扁平;花萼宿存。花期4—5月,果期7—9月。

【药用部位】 干燥枝皮或干皮。

【采收加工】 拣去杂质,洗净,润透后切块或切段,晒干。

【产地及分布】 国内分布于湖北、浙江、福建、台湾、广东、广西、四川。湖南全省各地散见,产石门、桑植、慈利、沅陵、永顺、芷江、通道、邵阳、城步、宜章、岳阳、南岳区。

【性味归经】 味苦、涩,性寒,归肝、胆、大肠经。

【功用主治】 清热燥湿、收涩止痢、止带、明目;主治湿热泻痢、赤白带下、目赤肿痛、目生翳膜。

【用法用量】 内服:煎汤,6~12 g。外用适量,煎洗患处。

615. 木樨

【药材名称】 桂花。

【学名及分类】 *Osmanthus fragrans* (Thunb.) Lour.,为木樨科木樨属植物。

【俗　　名】 丹桂、刺桂、桂花、四季桂、银桂、桂、彩桂。

【习性及生境】 生于海拔1 000 m以下的村宅旁、阔叶林中,多为栽培。

【识别特征】 常绿乔木或灌木,高3~5 m;树皮灰褐色。小枝黄褐色。叶片革质,椭圆形、长椭圆形或椭圆状披针形,先端渐尖,基部渐狭呈楔形或宽楔形,全缘,两面无毛,腺点在两面连成小水泡状突起,侧脉6~8对。聚伞花序簇生于叶腋;苞片宽卵形,质厚,具小尖头;花萼裂片稍不整齐;花冠黄白色、淡黄色、黄色或橘红色;雄蕊着生于花冠管中部,花丝极短,花药药隔在花药先端稍延伸呈不明显的小尖头。果歪斜,椭圆形,呈紫黑色。花期9—10月上旬,果期翌年3月。

【药用部位】 花、花经蒸馏而得的液体、果实、枝叶、根或根皮。

【采收加工】 9—10月开花时采收。拣去杂质,阴干,密闭储藏。

【产地及分布】 原产我国西南部至华中、华南部,秦岭以南各地多有栽培。湖南全省广布。

【性味归经】 花:味辛,性温,归肺、脾、肾经。花经蒸馏而得的液体:味微辛、微苦,性温。果实:味甘、辛,性温,归肝、胃经。枝叶:味辛微甘,性温。根或根皮:味辛、甘,性温。

【功用主治】 花:温肺化饮、散寒止痛;主治痰饮咳喘、脘腹冷痛、肠风血痢、经闭痛经、寒疝腹痛、牙痛、口臭。花经蒸馏而得的液体:疏肝理气、醒脾辟秽、明目、润喉;主治肝气郁结、胸胁不舒、龈肿、牙痛、咽干、口燥、口臭。果实:温中行气止痛;主治胃寒疼痛、肝胃气痛。枝叶:发表散寒、祛风止痒;主治风寒感冒、皮肤瘙痒、漆疮。根或根皮:祛风除湿、散寒止痛;主治风湿痹痛、肢体麻木、胃脘冷痛、肾虚牙痛。

【用法用量】 内服:煎汤,3~9 g;或泡茶。外用:煎汤含漱或蒸热外熨。

(1)生津,辟臭,化痰,治风虫牙痛:木樨花、百药煎、孩儿茶。作膏饼噙。

(2)治口臭:桂花6 g,蒸馏水500 ml。浸泡一昼夜,漱口用。

(3)治胃寒腹痛:桂花、高良姜各4.5 g,小茴香3 g。煎服。

616. 女贞

【药材名称】女贞子。

【学名及分类】*Ligustrum lucidum* W. T. Ait.,为木樨科女贞属植物。

【俗　　　名】白蜡子、鱼蜡子、蜡莲子、鼠梓木子、小蜡柳子、细蜡树子、蜡树子、水蜡树子、冬青子。

【习性及生境】生于海拔1 500 m以下村宅边的阔叶林中,野生或栽培。

【识别特征】灌木或乔木,高可达25 m;树皮灰褐色。枝黄褐色、灰色或紫红色,圆柱形。叶片常绿,革质,卵形、长卵形或椭圆形,先端锐尖至渐尖或钝,基部圆形或近圆形,叶缘平坦,上面光亮,中脉在上面凹入;叶柄长上面具沟。圆锥花序顶生;花序轴紫色或黄棕色;花序基部苞片常与叶同型,小苞片披针形或线形;花无梗或近无梗;花裂片反折;花药长圆形,花柱柱头棒状。果肾形或近肾形,深蓝黑色,被白粉。花期5—7月,果期7月至翌年5月。

【药用部位】果实、叶、树皮、根。

【采收加工】在每年12月果实变黑而有白粉时打下,除去梗、叶及杂质,晒干或热水中烫过后晒干。

【产地及分布】国内分布于陕西、甘肃、山东及长江以南各省区。湖南全省广布。

【用法用量】内服:煎汤,6~15 g;或入丸剂。外用:敷膏点眼。清虚热宜生用,补肝肾宜熟用。

(1)补腰膝,壮筋骨,强阴肾,乌髭发:冬青子(即女贞实,冬至日采,不拘多少,阴干,蜜酒拌蒸,过一夜,粗袋擦去皮,晒干为末。瓦瓶收藏。或先熬干,旱莲膏旋配用),旱莲草(夏至日采,不拘多少)捣汁熬膏,和前药为丸。临卧酒服。一方加桑椹为丸,或桑椹熬膏和入。

(2)治须发早白:女贞实一斗(如法去皮),每斗用马料黑豆一斗,拣净,淘洗晒干,同蒸透,九蒸九晒。先将女贞实为末,加生姜汁三两,好川椒(去闭口者及蒂,为末)三两,同黑豆末和匀,蜜丸如梧子大。先食服四五钱,白汤或酒吞。

(3)治脂溢性脱发:女贞子10 g,何首乌10 g,菟丝子10 g,当归10 g。水煎服,每日1剂,连服2个月。

(4)治阴虚骨蒸潮热:女贞子、地骨皮各9 g,青蒿、夏枯草各6 g。煎服。

(5)治神经衰弱:女贞子、鳢肠、桑椹子各15~30 g。水煎服。或女贞子1 000 g,浸米酒1 000 g,每日酌量服。

(6)治白细胞减少症:炙女贞子、龙葵各45 g。煎服。

(7)治风热赤眼:冬青子不拘多少,捣汁重汤熬膏,净瓶收固,每用点眼。

(8)治视神经炎:女贞子、草决明、青葙子各50 g。水煎服。

(9)治口腔炎:女贞子9 g,金银花12 g。煎服。

(10)治月经不调,腰酸带下:女贞子、当归、白芍各6 g,续断9 g。煎服。

(11)治慢性苯中毒:女贞子、旱莲草、桃金娘根各等量。共研细粉,炼蜜为丸。每丸6~9 g,每服1~2丸,每日3次,10日为1个疗程。

617. 小蜡

【药材名称】小蜡。

【学名及分类】*Ligustrum sinense* Lour.,为木樨科女贞属植物。

【俗　　　名】香叶木、水蜡树、水白蜡、小鱼蜡树、青叶子树、毛冬青、榆蜡子、冬青、毛杭柳、黑拉莲。

【习性及生境】生于海拔200~1 800 m的疏林密林中。

【识别特征】落叶灌木或小乔木,高2~4(~7)m。小枝圆柱形。叶片纸质或薄革质,卵形、椭圆状卵形、长圆形、长圆状椭圆形至披针形,先端锐尖、短渐尖至渐尖,基部宽楔形至近圆形,上面深绿色,侧脉

4~8对;叶柄被短柔毛。圆锥花序顶生或腋生,塔形;裂片长圆状椭圆形或卵状椭圆形;花丝与裂片近等长或长于裂片,花药长圆形。果近球形。花期3—6月,果期9—12月。

【药用部位】 树皮及枝叶。

【采收加工】 夏、秋季采树皮及枝叶,鲜用或晒干。

【产地及分布】 国内分布于湖北、江苏、安徽、浙江、江西、福建、台湾、广东、广西、四川、贵州、云南。湖南全省广布。

【性味归经】 味苦,性凉,归膀胱、肺、肝、胃经。

【功用主治】 清热利湿、解毒消肿;主治感冒发热、肺热咳嗽、咽喉肿痛、口舌生疮、湿热黄疸、痢疾、痈肿疮毒、湿疹、皮炎、跌打损伤、烫伤。

【用法用量】 内服:煎汤,10~15 g;鲜者加倍。外用:适量煎水含漱或熬膏涂;捣烂或绞汁涂敷。

选方

(1)治痢疾,肝炎:小蜡树鲜叶30~60 g(干叶9~15 g)。水煎服。对急性细菌性痢疾,用干叶90 g(或鲜叶150 g)水煎服,分2次内服,每日1剂。

(2)治口腔炎,咽喉痛:水白蜡12 g,水煎服;并用水白蜡适量,煎水含漱。

(3)治皮肤感染:鲜小蜡树叶500 g,青黛4.5 g,冰片3 g,凡士林30 g。将小蜡树叶加水煎煮,浓缩成浸膏(不要过分黏稠),加1%防腐剂和凡士林、青黛后,继续加热成膏,然后再加冰片,搅拌即得。外敷患处,每日1次。

(4)治跌打肿痛,疮疡:小蜡树鲜嫩叶捣烂外敷,每日换药1~2次。

(5)治烫伤:小白蜡鲜叶适量,用凉开水洗净捣烂,加少量凉开水,纱布包裹挤压取汁。用棉球蘸汁搽患处,每日3~4次。

(6)治黄水疮:小白蜡适量。研末,撒布患处,或用清油调敷。

618. 小叶女贞

【药材名称】 水白蜡。

【学名及分类】 *Ligustrum quihoui* Carr.,为木樨科女贞属植物。

【俗　　名】 小叶水蜡。

【习性及生境】 生于灌木丛中石岩上或路边向阳处。

【识别特征】 落叶灌木,高1~3 m。小枝淡棕色,圆柱形,密被微柔毛。叶片薄革质,披针形、长圆状椭圆形、椭圆形,先端锐尖、钝或微凹,基部狭楔形至楔形,叶缘反卷,常具腺点,中脉在上面凹入,下面凸起,侧脉2~6对,近叶缘处网结不明显。圆锥花序顶生,分枝处常有1对叶状苞片;小苞片卵形;花萼萼齿宽卵形或钝三角形;裂片卵形或椭圆形,先端钝;花丝与花冠裂片近等长或稍长。果倒卵形,呈紫黑色。花期5—7月,果期8—11月。

【药用部位】 叶、果实、根皮、树皮。

【采收加工】 夏、秋季采收。鲜用或晒干。

【产地及分布】 国内分布于秦岭以南各省区。湖南省内分布于长沙、衡山、绥宁、新宁、桃源、石门、双牌、沅陵。

【性味归经】 味苦,性凉。

【功用主治】 清热祛暑、解毒消肿;主治伤暑发热、风火牙痛、咽喉肿痛、口舌生疮、痈肿疮毒、水火烫伤。

【用法用量】 内服:煎汤,9~15 g;或代茶饮。外用:适量,捣敷或绞汁涂;煎水洗或研末撒。

选方

(1)治烫伤:水白蜡适量,或加迎春花叶各等量。共研细粉,香油调敷患处。

(2)治外伤:水白蜡、倒板叶、松叶各等量。煎水洗患处。

619. 茉莉花

【药材名称】 茉莉花、茉莉根、茉莉露。

【学名及分类】 *Jasminum sambac* (L.) Aiton,为木樨科素馨属植物。

【俗　　名】 白茉莉、小南强、奈花、鬘华、茉莉花。

【习性及生境】 栽培植物。

【识别特征】 直立或攀缘灌木,高达3 m。小枝圆柱形或稍压扁状,有时中空,疏被柔毛。叶对生,单叶,叶片纸质,圆形、椭圆形、卵状椭圆形或倒卵形,两端圆或钝,基部有时微心形,在上面稍凹入或凹起,下面凸起,细脉在两面常明显,微凸起;裂片长圆形至近圆形,先端圆或钝。果球形,呈紫黑色。花期5—8月,果期7—9月。

【药用部位】 花、花之蒸馏液、叶、根。

【采收加工】 茉莉花:6—7月花初开时采收,立即晒干或烘干。茉莉根:9—12月挖根,切片,鲜用或晒干。

【产地及分布】 国内分布于广东、广西、贵州、云南,其他各地栽培。湖南全省散布。

【性味归经】 花:味辛、微甘,性温,归脾、胃、肝经。花之蒸馏液:味淡,性温,归脾经。叶:味辛、微苦,性温。根:味苦,性热,有毒归肝经。

【功用主治】 花:理气止痛、辟秽开郁;主治湿浊中阻、胸膈不舒、泻痢腹痛、头晕头痛、目赤、疮毒。花之蒸馏液:醒脾辟秽、理气、美容泽肤;主治胸膈陈腐之气,并可润泽肌肤。叶:疏风解表、消肿止痛;主治外感发热、泻痢腹胀、脚气肿痛、毒虫螫伤。根:麻醉、止痛;主治跌打损伤及龋齿疼痛,亦治头痛、失眠。

【用法用量】 茉莉花内服:煎汤,3~10 g;或代茶饮。茉莉花外用:煎水洗目或菜油浸滴耳。茉莉根内服:研末,1.0~1.5 g;或磨汁。茉莉根外用:捣敷;或塞龋洞。茉莉花露内服:饮茶。茉莉花露外用:涂搽;或兑水烧汤沐浴。

选方

茉莉花:

(1)治湿浊中阻,脘腹闷胀,泄泻腹痛:茉莉花6 g(后下),青茶10 g,石菖蒲6 g。水煎温服。

(2)治头晕头痛:茉莉花15 g,鲢鱼头1个。水炖服。

(3)治目赤肿痛,迎风流泪:茉莉花、菊花各6 g,金银花9 g。水煎服。

(4)治耳心痛:茉莉花用菜油浸泡,滴入耳内。

(5)治妇人难产:用茉莉花7朵,泡汤,连花吞下。

茉莉花根:

(1)续筋接骨止痛:茉莉根捣茸,酒炒包患处。

(2)治骨折、脱臼、跌打损伤引起的剧烈疼痛:茉莉根1 g,川芎3 g。研细末,酒冲服。

(3)治头顶痛:茉莉根、蚤休根,捣烂敷痛处;并先以磁针轻扎头部。

(4)治龋齿:茉莉根研末,熟鸡蛋黄,调匀,塞入龋齿。

(5)治失眠:茉莉根0.9~1.5 g。磨水服。

620. 华素馨

【药材名称】 华清香藤。

【学名及分类】 *Jasminum sinense* Hemsl.,为木樨科素馨属植物。

【习性及生境】	生于海拔200~800 m的山坡灌木丛或山坡林中。
【识别特征】	缠绕藤本,高1~8 m。小枝淡褐色、褐色或紫色,圆柱形,密被锈色长柔毛。叶对生,三出复叶;小叶片纸质、卵形、宽卵形,先端钝、锐尖至渐尖,基部圆形或圆楔形,叶缘反卷;顶生小叶片较大。聚伞花序常呈圆锥状排列;花梗缺或具短梗;花芳香;花萼裂片线形或尖三角形;花冠白色或淡黄色,高脚碟状,花冠管细长,裂片5枚,长圆形或披针形;花柱异长。果长圆形或近球形,呈黑色。花期6—10月,果期9月至翌年5月。
【药用部位】	全株。
【采收加工】	全年或夏、秋季采收,除去泥土等杂质,切片或段,鲜用或晒干。
【产地及分布】	国内分布于甘肃、湖北、浙江、江西、福建、广东、广西、四川、贵州、云南。湖南全省各地散见,产慈利、桑植、泸溪、凤凰、芷江、通道、城步、东安、江华、永兴、资兴、临武。
【性味归经】	味苦,性寒。
【功用主治】	清热解毒;主治疮疡肿毒、金属及竹木刺伤。
【用法用量】	内服:煎汤,15~30 g,鲜品加倍。外用:适量,捣敷。

621. 迎春花

【药材名称】	迎春花。
【学名及分类】	*Jasminum nudiflorum* Lindl.,为木樨科素馨属植物。
【俗　　　名】	金腰带、清明花、金梅花。
【习性及生境】	生于山坡灌丛中,海拔800~2 000 m,园林中有栽培。
【识别特征】	落叶灌木,直立或匍匐,高0.3~5.0 m,枝条下垂。枝稍扭曲,光滑无毛,小枝四棱形。叶对生,三出复叶;叶轴具狭翼;叶片和小叶片卵形、长卵形或椭圆形,狭椭圆形,先端锐尖或钝,具短尖头,基部楔形,叶缘反卷;顶生小叶片较大,无柄或基部延伸成短柄;单叶为卵形或椭圆形。花单生于去年生小枝的叶腋;苞片小叶状;花萼绿色,裂片5~6枚,窄披针形,先端锐尖;花冠黄色,长圆形或椭圆形,先端锐尖或圆钝。花期6月。
【药用部位】	花、叶、根。
【采收加工】	迎春花的花:3—4月开花时采收,鲜用或晾干。迎春花叶:7—10月采收,鲜用或晒干。迎春花根:9—10月采挖,切片或切段,晒干。
【产地及分布】	国内产于甘肃、陕西、四川、云南西北部,西藏东南部等地。湖南全省广布。
【性味归经】	花:味苦微辛,性平。叶:味苦,性寒。根:味苦,性平。
【功用主治】	花:清热解毒、活血消肿;主治发热头痛、咽喉肿痛、小便热痛、恶疮肿毒、跌打损伤。叶:清热、利湿、解毒;主治感冒发热、小便淋痛、外阴瘙痒、肿毒恶疮、跌打损伤、刀伤出血。根:清热息风、活血调经;主治肺热咳嗽、小儿惊风、月经不调。
【用法用量】	迎春花(花部分)内服:煎汤,10~15 g;或研末。迎春花(花部分)外用:捣敷,或麻油调和外搽。迎春花叶内服:煎汤,10~20 g。迎春花叶外用:煎水洗;或捣敷。迎春花根内服:煎汤,15~30 g。迎春花根外用:研末或调敷。

迎春花(花部分):

(1)治咽喉肿痛:迎春花15 g,点地梅、甘草各3 g。水煎服。

(2)治小便热痛:金腰带花、车前草各15 g。煎水服。

(3)治疮毒恶疮:迎春花为末,调酒服,出汗即愈。

迎春花叶:

(1)治风热感冒:迎春花茎叶、水荆芥、车前草各10 g。水煎服。

(2)治小便淋沥涩痛:迎春花茎叶、银花藤、马鞭草、车前草各10 g。水煎服。

(3)治阴道滴虫病:①迎春花叶尖捣茸消毒后,用纱布包药,晚上塞入阴道,次晨取出。②迎春花叶、苦参各适量,水煎冲洗阴道。

(4)治痈疮肿毒:迎春花叶30 g。水煎服;或用嫩尖和叶捣烂外敷患处。

迎春花根:

(1)治热淋,小儿热咳:迎春花根3~6 g。水煎服。

(2)治小儿惊风:迎春花根6 g,香油数滴为引,水煎服。

(3)治月经不调:迎春花根30 g,红泽兰根15 g。炖猪肉服。

(4)治烧伤:迎春花根适量,烧灰,调麻油涂患处;伤面流黄水者,以细粉掺患处。

玄参科

622. 醉鱼草

【药材名称】醉鱼草。

【学名及分类】 *Buddleja lindleyana* Fort.,为玄参科醉鱼草属植物。

【俗　　名】闭鱼花、痒见消、鱼尾草、樠木、五霸蔷、阳包树、雉尾花、鱼鳞子、药杆子、防痛树、鲤鱼花草、药鱼子、铁帚尾、红鱼皂、楼梅草、鱼泡草、毒鱼草、钱线尾。

【习性及生境】生于海拔200~1 000 m的山坡、林缘或河边土坎上。

【识别特征】落叶灌木,高1~3 m。茎皮褐色;小枝具四棱,棱上略有窄翅;幼枝、叶片下面、叶柄、花序、苞片及小苞片均密被星状短绒毛和腺毛。叶对生,萌芽枝条上的叶为互生或近轮生,叶片膜质,卵形、椭圆形至长圆状披针形,基部常有宿存花萼;种子淡褐色,小,无翅。花期4—10月,果期8月至翌年4月。全株有小毒。

【药用部位】茎叶、花、根。

【采收加工】夏、秋季采收。切碎,晒干或鲜用。

【产地及分布】国内分布于西南及陕西、河南、湖北、江苏、安徽、浙江、江西、福建、广东、广西等。湖南全省广布。

【性味归经】茎叶:味辛、苦,性温,有毒。花:味辛、苦,性温,小毒。根:味辛、苦,性温,小毒。

【功用主治】茎叶:祛风解毒驱虫、化骨鲠;主治疟腮、痈肿、瘰疬、蛔虫病、钩虫病、诸鱼骨鲠。花:祛痰、截疟、解毒;主治痰饮喘促、疟疾、疳积、烫伤。根:活血化瘀、消积解毒;主治经闭、血崩、小儿疳积、疟腮、哮喘、肺脓疡。

【用法用量】内服:煎汤,10~15 g,鲜品15~30 g;或捣成汁。外用:捣敷。

选方

(1)治疟腮:醉鱼草15 g,枫球7枚,荠菜9 g。煮鸡蛋食。

(2)治瘰疬:醉鱼草全草30 g。水煎服。

(3)治阴疽:鲜醉鱼草叶适量。酒或醋捣烂,敷患处。

(4)治钩虫病:醉鱼草,首剂15 g,后逐日增至150 g。水煎,于晚饭后及次晨饭前分服。疗程5~7 d。

(5)治诸鱼骨鲠:每用醉鱼草少许捣汁,冷水浸,灌漱时复咽下些子,自然骨化为水。

(6)治风寒牙痛:醉鱼草鲜叶和食盐少许,捣烂取汁漱口。

623. 密蒙花

【药材名称】密蒙花。

【学名及分类】*Buddleja officinalis* Maxim.,为玄参科醉鱼草属植物。

【俗　　名】蒙花、小锦花、黄饭花、疙瘩皮树花、鸡骨头花、羊耳朵、蒙花树、米汤花、染饭花、黄花树。

【习性及生境】生于海拔300~1 000 m的山坡、丘陵、河边、村边的灌木丛中或林缘。

【识别特征】落叶灌木,高1~4 m。小枝略呈四棱形,灰褐色。叶对生,叶片纸质,顶端渐尖、急尖或钝,通常全缘;托叶在两叶柄基部之间缢缩成一横线。聚伞圆锥花序;花梗极短;小苞片披针形;花萼钟状,花萼裂片三角形或宽三角形;花冠紫堇色,喉部橘黄色,花冠管圆筒形,内面黄色,花冠裂片卵形;花丝极短,花药长圆形,黄色,基部耳状;雌蕊子房卵珠状,花柱柱头棍棒状。蒴果椭圆状;种子多颗,狭椭圆形。花期3—4月,果期5—8月。

【药用部位】花蕾及花序。

【采收加工】2—3月间采摘簇生的未开放花蕾,晒干。

【产地及分布】国内分布于华南、西南及陕西、甘肃、山西、河南、湖北、安徽、江西、福建等。湖南省内产石门、桑植、张家界、芷江。

【性味归经】味甘,性微寒,归肝经。

【功用主治】祛风清热、润肝明目、退翳;主治目赤肿痛、羞明多眵多泪、翳障遮目、眼目昏暗、视物不清。

【用法用量】内服;煎汤,6~15 g;或入丸、散。

(1)治风气攻注,两眼昏暗,眵泪羞明,睑生风粟,隐涩难开,或痒或痛,渐生翳膜,视物不明,及久患头疼,牵引两眼,渐觉细小,昏涩隐痛,并暴赤肿痛,并皆疗之:密蒙花(净)、石决明(用盐同东流水煮一伏时,滤出,研粉)、木贼、杜蒺藜(炒,去尖)、羌活(去芦)、菊花(去土)各等份。上为细末,每服一钱,腊茶清调下,食后,日二服。

(2)治目畏日羞明:用密蒙花三钱,生地黄、黄芩各二钱。水煎服。

(3)治眼翳障:密蒙花、黄柏根(洗,锉)各一两。上二味,捣罗为末,炼蜜和丸,如梧桐子大。每服十丸至十五丸,食后,临卧热水下,或煎饧汤下。

(4)治小儿疳积,攻眼不明,目将瞎者:密蒙花一两,使君子肉三钱,白芜荑五钱,胡黄连二钱,芦荟一钱。共为末,饴糖丸,如鸡豆大,每早晚各服一丸,白汤化下。

(5)治一切目疾,因积视久视,专睛著视,有劳目睛,以致昏胀,肿痛不明者:用密蒙花五钱,甘菊花二钱,麦门冬(去心)八钱,当归身一钱五分,玉竹四钱。水煎服。

(6)治夜盲:密蒙花15 g,青葙子15 g,草决明12 g。各为细末,放猪肝内煮熟后焙干,加车前子、乌贼骨、夜明砂各9 g,共为细末,早晚各服9 g,开水送服,连服3剂。

(7)治头晕:密蒙花蒸小鸡,去渣服汤与肉。

624. 玄参

【药材名称】玄参。

【学名及分类】 *Scrophularia ningpoensis* Hemsl.,为玄参科玄参属植物。

【俗　　　名】黑参、八秽麻、水萝卜、浙玄参、元参。

【习性及生境】生于海拔900~1 700 m的山坡林下。

【识别特征】多年生草本。高大草本,可达1 m余。枝根数条,纺锤形或胡萝卜状膨大,粗可达3 cm以上。茎四棱形,有浅槽,无翅或有极狭的翅,常分枝。叶在茎下部多对生而具柄,上部的有时互生而柄极短。花序为疏散的大圆锥花序,由顶生和腋生的聚伞圆锥花序合成;花褐紫色,裂片圆形,边缘稍膜质。蒴果卵圆形。花期6—10月,果期9—11月。

【药用部位】根。

【采收加工】栽种当年10—11月当茎叶枯萎时收获。挖起全株,摘下块根晒或炕到半干时,堆积盖草压实,经反复堆晒待块根内部变黑,再晒(炕)至全干。

【产地及分布】国内分布于河南、湖北、山西、陕西、甘肃、江苏、安徽、浙江、江西、福建、广东、四川、贵州。湖南全省各地散见或栽培,产桑植、芷江、龙山、溆浦、慈利、平江、武冈、新宁、江华。

【性味归经】味甘、苦、咸,性微寒,归肺、胃、肾经。

【功用主治】清热凉血、滋阴降火、解毒散结;主治温热病、热入营血、身热、烦渴、舌绛、发斑、骨蒸痨嗽、虚烦不寐、津伤便秘、目涩昏花、咽喉肿痛、瘰疬痰核、痈疽疮毒。

【用法用量】内服:煎汤,9~15 g;或入丸、散。外用:捣敷或研末调敷。

选方

(1)治伤寒发汗吐下后,毒气不散,表虚里实,热发于外,故身斑如锦纹,甚则烦躁谵语,兼治喉闭肿痛:玄参、升麻、甘草(炙)各半两。上锉如麻豆大,每服炒五钱匕,以水一盏半,煎至七分,去滓服。

(2)治三焦积热:玄参、黄连、大黄各一两。为末,炼蜜丸梧子大。每服三四十丸,白汤下。小儿丸粟米大。

(3)治阳明温病,无上焦证,数日不大便,当下之,若其人阴素虚,不可行承气者:玄参一两,麦冬(连心)八钱,生地黄八钱。水八杯,煮取三杯,口干则与饮令尽。不便,再作服。

(4)治急喉痹风,不拘大人、小儿:玄参、鼠粘子(半生半炒)各一两。为末,新汲水服一盏。

(5)治口舌生疮,久不愈:玄参、天门冬(去心,焙)、麦门冬(去心,焙)各一两。捣罗为末,炼蜜和丸,如弹子大。每以绵裹一丸,含化咽津。

(6)治气虚血壅,小便赤浊,似血非血,似溺非溺,溺管疼痛:玄参、车前子各一两。水煎服。

(7)治因阴阳偏,火有余而水不足,遇事或多言则心烦,常感胸中扰攘,纷纭而嘈杂:玄参、麦冬各二两。水煎服。

(8)治夜卧口渴喉干:用黑元参二片含口中,即生津液。

(9)治瘰疬初起:元参(蒸)、牡蛎(醋煅,研)、贝母(去心,蒸)各四两。共为末,炼蜜为丸。每服三钱,开水下,日二服。

(10)解诸热,消疮毒:玄参、生地黄各一两,大黄(煨)五钱。上为末,炼蜜丸,灯心、淡竹叶汤下,或入砂糖少许亦可。

(11)治赤脉贯瞳:玄参为末,以米泔煮猪肝,日日蘸食之。

(12)治针眼暴赤成疮,疼痛羞明,熠眼:玄参一两,黄芩一两,黄连(去须)一两。上件药捣细罗为散,以猪胆汁和令稠,剪帛子可眼大小,匀摊药,贴睑上,干即易之。

(13)治鼻中生疮:用玄参,水渍软,塞鼻中,或为末涂之。

(14)治肉瘤:黑玄参七钱,赤茯苓一两,车前子八钱,甘草三钱。煎服。如小儿不肯服,将为末,早米粉糊为丸,如梧实大,每用甘草汤或米汤或茶下一钱。外用芫花一钱,滚水泡浓汁,将极细棉线浸透取出,将线系于肉瘤根上,不时用新笔蘸芫花水涂线上,令其常湿,庶药气透也。二三日,其肉子焦枯,脱下无血,仅存一白点耳,久之无迹。

龙胆科

625. 小繁缕叶龙胆

【药 材 名 称】 龙胆。

【学名及分类】 *Gentiana rubicunda* var. *samolifolia* (Franch.) C. Marquand,为龙胆科龙胆属植物。

【俗　　　名】 水繁缕叶龙胆。

【习性及生境】 生于山坡草地、山谷沟边、潮湿草地、山坡路旁、灌丛中、林下及林缘;海拔900~3 000 m。

【识别特征】 一年生草本,高3~13 cm。茎直立,紫红色,从基部起分枝。叶狭窄,两面光滑;基生叶大,在花期枯萎,卵圆形或宽卵形;茎生叶小,疏离。花多数,单生于小枝顶端;花梗紫红色,花萼倒锥状筒形,花冠内面蓝色,外面黄绿色。蒴果外露,稀内藏,矩圆状匙形或倒卵形;种子褐色,有光泽,矩圆形或椭圆形,表面具细网纹。花果期4—6月。

【药 用 部 位】 根及根茎。

【采 收 加 工】 春、秋两季均可采挖根及根茎,以秋季采者质量较好。除去泥土杂质,晒干,或切段后干燥备用。

【产地及分布】 国内产四川、贵州、湖北、湖南。湖南省内产新宁、武冈、桑植。

【性 味 归 经】 味苦,性寒,归肝经、胆经。

【功 用 主 治】 清肝火、除湿热、健胃。治疗目赤头晕、耳聋耳肿、胁痛口苦、咽喉肿痛、惊痫抽搐、湿热疮毒、湿疹、阴肿、阴痒、小便淋痛、食欲不振。

【用 法 用 量】 内服:9~12 g,水煎服。

选方

(1)治急性黄疸型传染性肝炎:龙胆、茵陈各12 g,郁金、黄柏各5 g。水煎服。

(2)治卒然尿血:龙胆一把,水煎服。

(3)治小儿夜间通身多汗:龙胆不拘多少,或加防风,为末,醋糊丸绿豆大。每服五七丸,米饮下。

(4)治高血压:龙胆9 g,夏枯草15 g。水煎服。

626. 双蝴蝶

【药 材 名 称】 肺形草。

【学名及分类】 *Tripterospermum chinense* (Migo) H. Smith,为龙胆科双蝴蝶属植物。

【俗　　　名】 穿藤金兰花、玉蝴蝶、花蝴蝶、铁板青、四脚喜、山蝴蝶、金交杯、胡地连、乌乌盖月、甜甘草、喇叭藤、天青地红、甜痧药、缠竹青、白鹿含、鸡肠风。

【习性及生境】 生于海拔500~1 900 m的山坡林下、林缘、灌木丛或草丛中。

【识别特征】 多年生缠绕草本。具短根茎,根黄褐色或深褐色,细圆柱形。茎绿色或紫红色,上部螺旋扭转。基生叶通常2对,着生于茎基部,先端急尖,基部圆形,全缘;茎生叶通常卵状披针形,先端渐尖或呈尾状,基部心形,叶柄扁平。2~4朵呈聚伞花序;花梗短;花萼钟形;花冠钟形;雄蕊着生于冠筒下部,花丝线形,花药卵形;子房长椭圆形,两端渐狭,花柱、柱头线形。蒴果内藏或先端外露;种子淡褐色,具盘状双翅。花果期10—12月。

【药用部位】 幼嫩全草。

【采收加工】 夏、秋季采收,晒干或鲜用。

【产地及分布】 国内分布于湖北、江苏、安徽、浙江、江西、福建、广西。湖南省内产桑植、石门、芷江、新宁。

【性味归经】 味辛、甘、苦,性寒,归肺、肾经。

【功用主治】 清肺止咳、凉血止血、利尿解毒;主治肺热咳嗽、肺痨咯血、肺痈、肾炎、乳痈、疮痈疔肿、创伤出血、毒蛇咬伤。

【用法用量】 内服:煎汤,9~15 g,鲜品30~60 g。外用:适量,鲜品捣敷;或研末撒。

选方

(1)治慢性气管炎:肺形草、一枝黄花各15 g,牡荆子、白英各9 g,甘草6 g,枇杷叶3张。水煎服。

(2)治肺结核咯血:肺形草、白茅根各30 g,桑白皮、地骨皮各9 g。水煎服。

(3)治肺脓疡:肺形草12 g,薤白、海金沙藤各6 g。水煎服,每日1剂,连服半月。

(4)治创伤出血:鲜肺形草适量,捣烂外敷;或晒干研粉敷患处,加压包扎。

627. 獐牙菜

【药材名称】 獐牙菜。

【学名及分类】 *Swertia bimaculata* (Sieb. et Zucc.) Hook. f. et Thoms. ex C. B. Clark,为龙胆科獐牙菜属植物。

【俗　　名】 大苦草、黑节苦草、黑药黄、走胆草、紫花青叶胆、蓑衣草、双点獐牙菜。

【习性及生境】 生于海拔500~1 800 m的河滩山坡草地、林缘。

【识别特征】 一年生草本,高达1.4(~2.0)m。茎直伸,中部以上分枝。基生叶花期枯萎;茎生叶椭圆形或卵状披针形,先端长渐尖,基部楔形,无柄或具短柄。圆锥状复聚伞花序疏散,花5数;花萼绿色,先端渐尖或尖,基部窄缩,边缘白色膜质,常外卷;花冠黄色,上部具紫色小斑点,裂片椭圆形或长圆形,先端渐尖或尖,基部窄缩;花柱短。蒴果窄卵圆形。花果期6—11月。

【药用部位】 全草。

【采收加工】 夏、秋季采收,切碎,晾干。

【产地及分布】 国内分布于华中、华东、华南、西南及河北山西、陕西、甘肃。湖南全省各地散见,产桑植、石门、永顺、凤凰、芷江、洪江、洞口、武冈、新宁、宜章。

【性味归经】 味苦、辛,性寒。

【功用主治】 清热解毒、利湿、疏肝利胆;主治急性型肝炎、胆囊炎、感冒发热、咽喉肿痛、牙龈肿痛、尿路感染、肠胃炎、痢疾、火眼、小儿口疮。

【用法用量】 内服:煎汤,10~15 g;或研末冲服。外用:捣敷。

选方

(1)治感冒:獐牙菜30 g。水煎服。

(2)治牙龈肿痛:獐牙菜9 g。煎水含漱。

(3)治消化不良,肾炎:獐牙菜研末。日服2次,每次1.5 g,温开水送服。

(4)治黄疸:獐牙菜9 g。水煎服。

(5)治腹痛:獐牙菜全草15 g。水煎服。

(6)治马鞍鼻:獐牙菜15 g,海金沙10 g。用醋煎汁,文火煎,边煎边熏鼻子。

夹竹桃科

628. 夹竹桃

【药材名称】 夹竹桃。

【学名及分类】 *Nerium oleander* L.,为夹竹桃科夹竹桃属植物。

【俗　　名】 红花夹竹桃、三季红、柳叶桃树、洋桃、叫出冬、柳叶树、洋桃梅、枸那。

【习性及生境】 生于土质疏松且比较潮湿的山谷、河堤、湖边和路旁等处,栽培或逸生。

【识别特征】 常绿直立大灌木,高达6 m,枝条灰绿色,嫩枝条具棱,被微毛,老时毛脱落。叶3~4枚轮生,叶面深绿,叶背浅绿色,中脉在叶面陷入,叶柄扁平,聚伞花序顶生,花冠深红色或粉红色,花冠为单瓣呈5裂时,其花冠为漏斗状,种子长圆形。花期几乎全年,夏秋为最盛;果期一般在冬春季,栽培很少结果。

【药用部位】 叶、枝皮。

【采收加工】 秋季采集叶片及枝皮,晒干或烘干。

【产地及分布】 全国各地广泛栽培,尤以南方为多。湖南全省广布。

【性味归经】 味苦,性寒,有毒,归心、肝经。

【功用主治】 强心利尿、祛痰、止咳定喘、镇痛、祛瘀消肿、通经活血;主治心脏病如心力衰竭以及喘咳、癫痫、跌打瘀肿、血瘀经闭、症瘕痞块。

【用法用量】 内服:煎汤,0.3~0.9 g;研末,0.05~0.10 g。外用:捣敷或制成酊外涂。

（1）治心力衰竭:夹竹桃叶粉末0.1 g,加等量小苏打,装入胶囊。成人量:每日0.25~0.30 g,分3次口服。症状改善后改为维持量,每日0.1 g。

（2）治哮喘:夹竹桃叶7片,黏米1小杯。同捣烂,加片糖煮粥食之,但不宜多服。

（3）治癫痫:白花夹竹桃小叶3片,铁落60 g。水煎,日服3次,2 d服完。

（4）治化脓性感染:三季红鲜叶适量,捣成糊状,外敷患处,覆以纱布,再用橡皮胶贴牢,每日更换1~3次。伴有全身发热及有败血症预兆者,同时用其他方法联合治疗。

（5）治斑秃:夹竹桃老叶(11—12月雨后采),阴干,研末,过筛,装有色瓶内,用乙醇浸泡1~2星期,配成10%酊剂外搽。

（6）治秃疮,顽癣:夹竹桃花晒干研细末,加等量枯矾末和匀,以茶油调搽患处。

629. 络石

【药材名称】 络石藤。

【学名及分类】 *Trachelospermum jasminoides* (Lindl.) Lem.,为夹竹桃科络石属植物。

【俗　　名】 石龙藤、耐冬、白花藤、络石藤、万字茉莉、软筋藤、扒墙虎、石盘藤、过桥风、墙络藤、藤络、骑墙虎、石邦藤、石鲮、悬石、云花、云英、云丹、云珠等。

【习性及生境】 生于海拔200~1 500 m的山野、溪边、路旁、林缘或杂木林中,常缠绕于树上或攀缘于墙壁、岩石上。

【识别特征】常绿木质藤本,长达10 m,具乳汁;茎赤褐色,圆柱形,有皮孔。叶革质,椭圆形至卵状椭圆形,顶端锐尖至渐尖或钝,基部渐狭至钝;叶柄短;叶柄内和叶腋外腺体,钻形。二歧聚伞花序腋生或顶生;花白色;苞片及小苞片狭披针形;花萼5深裂;花蕾顶端钝,花冠筒圆筒形,中部膨大;雄蕊着生在花冠筒中部,花药箭头状;花盘环状5裂与子房等长。蓇葖双生。种子多颗,褐色,线形,顶端具白色绢质种毛。花期3—7月,果期7—12月。

【药用部位】叶、藤茎。

【采收加工】9—10月落叶时采收,晒干。

【产地及分布】国内分布于华中、华东、华南、西南及河北、陕西等地。湖南全省广布。

【性味归经】味苦、辛,性微寒,归心、肝、肾经。

【功用主治】通络止痛、凉血清热、解毒消肿;主治风湿痹痛、腰膝酸痛、筋脉拘挛、咽喉肿痛、疔疮肿毒、跌打损伤、外伤出血。

【用法用量】内服:煎汤,6~15 g,单味可至30 g;浸酒,30~60 g;或入丸、散剂。外用:研末调敷或捣汁涂。

(1)治筋骨挛拳,遍身疼痛,腰膝无力,行动艰难,不拘风寒湿毒,或精亡肵丧,筋骨衰败者,服此即瘥:络石八两(日干,再炒燥),枸杞子、当归各四两。浸酒,日逐饮。

(2)治关节炎:络石藤、五加根皮各30 g,牛膝根15 g。水煎服,白酒引。

(3)治喉痹咽塞,喘息不通,须臾欲绝:络石草二两。切,以水一大升半,煮取一大盏,去滓。细细吃。

(4)治肺结核:络石藤30 g,地菍30 g,猪肺120 g。同炖。服汤食肺,每日1剂。

(5)治白癜疬疡及风恶疮癣:用络石、木连藤取汁,敷疮上。

(6)治尿血,血淋:络石一两(酒洗),牛膝五钱,山栀仁(韭汁炒焦)二钱。共一剂,煎服立愈。

(7)治妇人频年小产不育:络石八两,当归身、白术各四两,俱醋拌炒。共为末,炼蜜丸梧子大。每早、晚各服三钱,白汤下,可全育。

(8)治小便白浊,缘心肾不济,或由酒色,遂至已甚,谓之上淫,盖有虚热而肾不足,故土邪干水:络石、人参、茯苓各二两,龙骨(煅)一两。共为细末。每服二钱,空心米饮下,日二服。

(9)治腹泻:络石藤60 g,红枣10个。水煎服。

630. 长春花

【药材名称】长春花。

【学名及分类】*Catharanthus roseus* (L.) G. Don,为夹竹桃科长春花属植物。

【俗　　名】雁来红、日日草、日日新、三万花。

【习性及生境】栽培植物。

【识别特征】半灌木,略有分枝,高达60 cm,有水液;茎近方形,有条纹,灰绿色。叶膜质,倒卵状长圆形,先端浑圆,有短尖头;叶脉在叶面扁平,在叶背略隆起。聚伞花序腋生或顶生;花萼5深裂,萼片披针形或钻状渐尖;花冠红色,高脚碟状,花冠筒圆筒状,喉部紧缩;花冠裂片宽倒卵形;雄蕊着生于花冠筒的上半部,但花药隐藏于花喉之内。蓇葖双生,直立;外果皮厚纸质,有条纹;种子黑色,两端截形,具有颗粒状小瘤。花期、果期几乎全年。

【药用部位】全草。

【采收加工】当年9月下旬至10月上旬采收,选晴天收割地上部分。先切除植株茎部木质化硬茎,再切成长6 cm的小段。

【产地及分布】 全国各省区有栽培。湖南全省广布。

【性味归经】 味苦,性寒,有毒。

【功用主治】 解毒抗癌、清热平肝;主治多种癌肿、高血压、痈肿疮毒、烫伤。

【用法用量】 内服:煎汤,5~10 g;或将提取物注射剂静脉注射。外用:捣敷;或研末调敷。

选方

(1)治急性淋巴细胞白血病:长春花15 g。水煎服。

(2)治高血压病:长春花全草6~9 g。煎服。

631. 柳叶白前

【药材名称】 白前。

【学名及分类】 *Vincetoxicum stauntonii* (Decne.) C. Y. Wu et D. Z. Li,为夹竹桃科白前属植物。

【俗　　名】 江杨柳、水豆粘、西河柳、草白前、水杨柳、酒叶草、鹅管白前、鹅白前。

【习性及生境】 生于海拔200~800 m的山地疏林、灌草丛中。

【识别特征】 直立半灌木,高约1 m,无毛,须根纤细、节上丛生。叶对生,纸质,叶片狭披针形,两端渐尖;中脉在叶背显著,伞形聚伞花序腋生;小苞片众多;花萼深裂,花冠紫红色,辐状,膏葖单生,长披针形,5—8月开花,9—10月结果。

【药用部位】 全株。

【采收加工】 秋季选晴天挖取全株,取根茎,晒干或烘干。

【产地及分布】 国内分布于甘肃、湖北、江苏、安徽、浙江、江西、福建、广东、广西、贵州、云南等。湖南全省各地散见,产桑植、新晃、芷江、永顺、洪江、会同、临武、南岳。

【性味归经】 味辛、甘,性微温,归肺经。

【功用主治】 祛痰止咳、泻肺降气、健胃调中;主治肺气壅实之咳嗽痰多、气逆喘促、胃脘疼痛、小儿疳积、跌打损伤。

【用法用量】 内服:煎汤,3~10 g;或入丸、散。

选方

(1)治久患喉呷咳嗽,喉中作声,不得眠:取白前捣为末,温酒调二钱匕服。

(2)治久咳兼唾血:白前三两,桑白皮、桔梗各二两,甘草(炙)一两。上四味,切,以水二大升,煮取半大升,空腹顿服。若重者,十数剂。忌猪肉、海藻、菘菜。

(3)治胃痛:白前根、威灵仙根各15 g,肖梵天花根24 g。水煎服。

(4)治小儿疳积:白前根、重阳木根、兖州卷柏各9 g。水煎服。

(5)治疟母(脾肿大):白前15 g。水煎服。

(6)治跌打损伤:白前根15 g,鸡蛋1枚或蛏干30 g,胁痛加香附子9 g,青皮3 g。水煎服。

632. 竹灵消

【药材名称】 老君须。

【学名及分类】 *Vincetoxicum inamoenum* Maxim.,为夹竹桃科白前属植物。

【俗　　名】 白龙须、老君须、雪里蟠桃、婆婆针线包、川白薇、牛角风、九造台、犀角等。

【习性及生境】 生于山地疏林、灌木丛中或山顶、山坡草地上。

【识别特征】 直立草本,基部分枝甚多;根须状;茎干后中空,被单列柔毛。叶薄膜质,广卵形,顶端急尖,基部近心形;侧脉约5对。伞形聚伞花序,近顶部互生;花黄色,花萼裂片披针形,急尖;花冠辐状,裂片卵状长圆形,钝头;副花冠较厚,裂片三角形,短急尖;花药在顶端具1圆形的膜片;花粉块每室1个,下垂,花粉块柄短,近平行,着粉腺近椭圆形;柱头扁平。蓇葖双生,稀单生,狭披针形,向端部长渐尖。花期5—7月,果期7—10月。

【药用部位】 根或地上部分。

【采收加工】 7—10月采挖,晒干。

【产地及分布】 国内分布于辽宁、河北、山西、陕西、甘肃、山东、河南、湖北、安徽、浙江、四川、贵州、西藏。湖南全省各地散见。

【性味归经】 味苦、微辛,性平,归肺经。

【功用主治】 清热凉血、利胆、解毒;主治阴虚发热、虚劳久嗽、咯血、胁肋胀痛、呕恶、泻痢、产后虚烦、瘰疬、无名肿毒、蛇虫、疯狗咬伤。

【用法用量】 内服:煎汤,3~9 g。外用:鲜品捣敷。

(1)治胃痛:犀角、细辛研粉。日服3次,每次0.3 g,温开水送服,连服2~3 d。

(2)治胆病引起的呕吐、腹泻、腹痛:竹灵消(地上部分)粗粉1~3 g。水煎服,每日3次。

633. 牛皮消

【药材名称】 白首乌。

【学名及分类】 *Cynanchum auriculatum* Royle ex Wight,为夹竹桃科鹅绒藤属植物。

【俗　　名】 飞来鹤、耳叶牛皮消、隔山消、牛皮冻、何首乌、瓢瓢藤、老牛瓢、七股莲、牛皮消等。

【习性及生境】 生于海拔300~1 500 m的山坡岩石缝中、灌木丛中或路旁、墙边、河流及水沟边潮湿地。

【识别特征】 蔓性半灌木;宿根肥厚,呈块状;茎圆形。叶对生,膜质,宽卵形至卵状长圆形,顶端短渐尖,基部心形。聚伞花序伞房状,着花30朵;花萼裂片卵状长圆形;花冠白色,辐状,裂片反折;副花冠浅杯状,裂片椭圆形,肉质,钝头,在每裂片内面的中部有1个三角形的舌状鳞片;花粉块每室1个,下垂;柱头圆锥状,顶端2裂。蓇葖双生,披针形,种子卵状椭圆形;种毛白色绢质。花期6—9月,果期7—11月。

【药用部位】 块根。

【采收加工】 春初或秋季采挖块根,晒干,或趁鲜切片晒干。鲜品随采随用。

【产地及分布】 国内分布于华中、华东、华南及河北、陕西、甘肃、四川、贵州、云南等地。湖南全省广布。

【性味归经】 味甘、微苦,性平,归肝、肾、脾、胃经。

【功用主治】 补肝肾、强筋骨、益精血、健脾消食、解毒疗疮;主治腰膝酸痛、阳痿遗精、头晕耳鸣、心悸失眠、食欲不振、小儿疳积、产后乳汁稀少、疮痈肿痛、毒蛇咬伤。

【用法用量】 内服:煎汤,6~15 g,鲜品加倍;研末,每次1~3 g;或浸酒。外用:适量,鲜品捣敷。

(1)治神经衰弱,阳痿,遗精:白首乌15 g,酸枣仁9 g,太子参9 g,枸杞子12 g。水煎服。

(2)治小儿脾胃虚弱,消化不良,食积,腹泻:隔山消、糯米草、鸡屎藤各等份,研末备用。每次9 g,加米粉18 g,蒸熟食。

(3)治胃痛,痢疾腹痛:白首乌、蒲公英各9 g。水煎服。

(4)治乳汁不足:牛皮消根(去皮)30 g,母鸡1只(去内脏)。将药放入鸡腹内,炖熟,去药渣,汤肉同服。不放盐。

(5)治脚气水肿:白首乌、车前子各6 g。水煎去渣,每日分2次服。

(6)治毒蛇咬伤:耳叶牛皮消30 g,青木香根30 g,杜衡30 g,研末。每服3~9 g,每日3次。另用耳叶牛皮消根、竹叶椒根、射干根(均鲜)各适量,捣烂外敷。

634. 萝藦

【药材名称】 萝藦。

【学名及分类】 *Cynanchum rostellatum* (Turcz.) Liede & Khanum,为夹竹桃科鹅绒藤属植物。

【俗　　名】 芄兰、斫合子、白环藤、羊婆奶、羊角、天浆壳、蔓藤草、奶合藤、土古藤、浆罐头、奶浆藤、斑风藤、老鸹瓢、哈喇瓢、鹤光飘、洋飘飘、天将果、千层须、飞来鹤、乳浆藤、鹤瓢棵、野蕨菜、赖瓜瓢、老人瓢。

【习性及生境】 生于海拔100~800 m的林边荒地、河边路旁灌木丛中。

【识别特征】 多年生草质藤本,长达8 m,具乳汁;茎圆柱状,下部木质化,上部较柔韧,表面淡绿色,有纵条纹,幼时密被短柔毛,老时被毛渐脱落。叶膜质,卵状心形,长5~12 cm,宽4~7 cm。总状式聚伞花序腋生或腋外生,具长总花梗;总花梗长6~12 cm,被短柔毛。蓇葖叉生,纺锤形,平滑无毛;种子扁平,卵圆形,长5 mm,宽3 mm。花期7—8月,果期9—12月。

【药用部位】 全草或根、果实、果壳。

【采收加工】 7—8月采收全草,鲜用或晒干。7—10月挖根,晒干。

【产地及分布】 国内分布于东北、华北、华东及陕西、甘肃、河南、湖北、四川、贵州。湖南省内产湘西、湘西北及洞庭湖区。

【性味归经】 全草或根:味甘、辛,性平。果实:味甘、微辛,性温。果壳:味甘、辛,性平。

【功用主治】 全草或根:补精益气、通乳解毒;主治虚损劳伤、阳痿、遗精、白带、乳汁不足、丹毒、瘰疬、疔疮、蛇虫咬伤。果实:补肾益精、生肌止血;主治虚劳、阳痿、遗精、金疮出血。果壳:清肺化痰、散瘀止血;主治咳嗽痰多、气喘、百日咳、惊痫、麻疹不透、跌打损伤、外伤出血。

【用法用量】 内服:煎汤,15~60 g。外用:鲜品,捣敷。

选方

(1)治吐血虚损:萝藦、地骨皮、柏子仁、五味子各三两。上为细末,空心米饮下。

(2)治阳痿:萝藦根、淫羊藿根、仙茅根各9 g,水煎服,每日1剂。

(3)下乳:奶浆藤9~15 g,水煎服;炖肉服可用至30~60 g。

(4)治小儿疳积:萝藦茎叶适量,研末,每服3~6 g,白糖调服。

(5)治丹火毒遍身赤肿不可忍:萝藦草,捣烂取汁敷之,或捣敷上。

(6)治瘰疬:萝藦根30 g,水煎服,每日1剂。

(7)治白癜风:萝藦草,煮以拭之。

(8)治疣瘊,刺瘊,扁平疣:于患处周围用针挑破见血,点萝藦茎藤白汁,待自干,一次即愈。

(9)治五步蛇咬伤:萝藦根9 g,兔耳风根6 g,龙胆草根6 g,水煎服,白糖为引。

茜草科

635. 羊角藤

【药材名称】羊角藤。

【学名及分类】*Morinda umbellata* subsp. *obovata* Y. Z. Ruan，为茜草科巴戟天属植物。

【俗　　名】巴戟、白面麻、红头根、山八角、穿骨虫、放筋藤、牛的藤、鸡眼藤、三角藤、猫红藤、黑风藤、鳝鱼藤、建巴戟、乌藤、百眼藤。

【习性及生境】生于海拔1 000 m以下的山地林下、湿地。

【识别特征】藤本，攀缘或缠绕；嫩枝无毛，绿色，蓝黑色，多少木质化。叶纸质或革质，倒卵形、倒卵状披针形，顶端渐尖或具小短尖，基部渐狭或楔形，全缘；侧脉每边4~5条；托叶筒状。头状花序具花；花4~5基数，无花梗；各花萼下部彼此合生；花冠白色，稍呈钟状，裂片长圆形；雄蕊与花冠裂片同数，花柱通常不存在，柱头圆锥状，子房下部与花萼合生。聚花核果，成熟时红色；种子角质，棕色。花期6—7月，果熟期10—11月。

【药用部位】根或根皮、叶。

【采收加工】全年均可采，晒干或鲜用。

【产地及分布】国内分布于华东、华南、西南及湖北等地。湖南全省山地广布。

【性味归经】根或根皮：味辛、甘，性温。叶：味甘，性凉。

【功用主治】根或根皮：祛风除湿、补肾止血；主治风湿关节痛、肾虚腰痛、阳痿、胃痛。叶：解毒、止血；主治蛇咬伤、创伤出血。

【用法用量】内服：煎汤，15~60 g。

（1）治肾虚腰痛：羊角藤干根皮15~30 g。酌加猪骨，水煎服。

（2）治黄疸型肝炎：①羊角藤根、阴行草各30 g，水煎服。②羊角藤根、阔叶十大功劳根各30 g，瘦猪肉适量。水煎服。

636. 六月雪

【药材名称】六月雪。

【学名及分类】*Serissa japonica*（Thunb.）Thunb.，为茜草科白马骨属植物。

【俗　　名】满天星、白马骨、千年矮、路边荆、路边姜。

【习性及生境】生于海拔100~700 m的山坡谷地、溪边路旁。

【识别特征】小灌木，高60~90 cm，有臭气。叶革质，卵形至倒披针形，顶端短尖至长尖，边全缘，无毛；叶柄短。花单生或数朵丛生于小枝顶部或腋生，有被毛、边缘浅波状的苞片；萼檐裂片细小，锥形，被毛；花冠淡红色或白色，裂片扩展，顶端3裂；雄蕊突出冠管喉部外；花柱长突出，柱头2，直，略分开。花期5—7月。

【药用部位】根、全株。

【采收加工】4—6月采收茎叶，9—10月挖根，切段，鲜用或晒干。

【产地及分布】 广布于我国长江流域及以南各省区。湖南全省广布。

【性味归经】 味淡、苦、微辛,性凉,归肺、肝、胃、大肠经。

【功用主治】 根:祛风利湿、清热止痛。全株:舒肝利湿、祛风清热。

【用法用量】 内服:煎汤,10~15 g,鲜品30~60 g。外用:烧灰淋汁涂;或煎水洗;或捣敷。

选方

(1)治湿热黄疸:白马骨根30 g,小金钱草(天胡荽)30 g。水煎,2次分服。

(2)治肝炎:六月雪15 g,茵陈30 g,山栀子10 g,大黄10 g,水煎服。

(3)治急性角膜炎,角膜云翳:六月雪根,去粗皮,取二层皮,加奶适量,捣烂取汁,再用纱布过滤,滴眼,每日3~5次,每次1~2滴。

(4)治水痢:白马骨茎叶煮汁服。

(5)治关节疼痛:千年矮根90 g,猪骨头90 g。加水炖服。

(6)治咯血,吐血:千年矮根30 g,猪瘦肉120 g。加水炖服。

(7)治血尿:六月雪根30 g,灯心草10 g。水煎服。

(8)治大便下血:六月雪、炒地榆各15 g。水煎服。

(9)治白带:千年矮根60 g,芡实20 g。水煎取汁,煮鸡蛋2个,吃蛋喝汤。

(10)治牙痛:白马骨45 g,合乌贼鱼干炖服。

(11)治外伤出血:鲜千年矮嫩叶捣烂,敷伤处。

637. 白马骨

【药材名称】 白马骨。

【学名及分类】 *Serissa serissoides*(DC.)Druce,为茜草科白马骨属植物。

【俗　　　名】 路边姜、路边荆。

【习性及生境】 生于山坡、路边、溪旁及灌木丛中。

【识别特征】 小灌木,通常高达1 m;枝粗壮,灰色,被短毛。叶通常丛生,薄纸质,倒卵形或倒披针形,顶端短尖或近短尖,基部收狭成一短柄;侧脉每边2~3条,上举,在叶片两面均凸起,小脉疏散不明显;托叶具锥形裂片,基部阔,膜质。花无梗,有苞片;苞片膜质,斜方状椭圆形,长渐尖;萼檐裂片5,极尖锐;花冠裂片5;花药内藏;花柱柔弱,2裂。花期4—6月。

【药用部位】 全株。

【采收加工】 4—6月采收茎叶,9—10月挖根,切段,鲜用或晒干。

【产地及分布】 国内分布于华中、华东、华南、西南。湖南全省广布。

【性味归经】 味淡、苦、微辛,性凉。

【功用主治】 祛风利湿、清热解毒;主治感冒、黄疸型肝炎、肾炎水肿、咳嗽、喉痛、角膜炎、肠炎、痢疾、腰腿疼痛、咯血、尿血、妇女闭经、白带、小儿疳积、惊风、风火牙痛、痈疽肿毒、跌打损伤。

【用法用量】 内服:煎汤,10~15 g,鲜品30~60 g。外用:烧灰淋汁涂;或煎水洗;或捣敷。

选方

同六月雪。

638. 薄柱草

【药 材 名 称】 薄柱草。
【学名及分类】 *Nertera sinensis* Hemsl.,为茜草科薄柱草属植物。
【俗　　　名】 冷水草。
【习性及生境】 多年生草本。生于海拔500~1 200 m的山地林下。
【识 别 特 征】 簇生小草,无毛;茎纤细,柔弱,长5~10 cm,近匍匐,节上生根。叶小,具柄,纸质,长圆状披针形,顶端短尖或微锐尖,基部楔形,两面均有微小秕鳞;叶脉纤细;托叶三角形,基部阔与叶柄合生。花小,单朵顶生,无花梗,具总苞;总苞小,杯形;萼檐裂片细小,截头形;花冠浅绿色,辐形,顶部4裂;雄蕊4枚,伸出冠管外;花柱2,深裂。核果深蓝色,球形,内有小核4颗。花期7—8月。
【药 用 部 位】 全草。
【采 收 加 工】 秋季采收。洗净,鲜用或晒干。
【产地及分布】 国内分布于湖北、江西、广东、广西、四川、贵州、云南等地。湖南省内产桑植、慈利、新宁。
【性 味 归 经】 味苦,性凉,归肺、胃经。
【功 用 主 治】 清热解毒;主治烧伤、烫伤、感冒咳嗽。
【用 法 用 量】 内服:煎汤,6~15 g。外用:适量,鲜草捣汁涂;或干叶研末撒。

治烧烫伤:薄柱草鲜草捣烂取汁涂或干叶研末撒布。

639. 日本粗叶木

【药 材 名 称】 榄绿粗叶木。
【学名及分类】 *Lasianthus japonicus* Miq.,为茜草科粗叶木属植物。
【习性及生境】 生于海拔300~1 400 m的山地密林下。
【识 别 特 征】 灌木;枝和小枝无毛或嫩部被柔毛。叶近革质或纸质,长圆形或披针状长圆形,顶端骤尖或骤然渐尖,基部短尖;侧脉每边5~6条,小脉网状;叶柄被柔毛或近无毛;托叶小,被硬毛。花无梗,常2~3朵簇生;苞片小;萼钟状,被柔毛,萼齿三角形,短于萼管;花冠白色,管状漏斗形,外面无毛,裂片5,近卵形。核果球形,内含5个分核。
【药 用 部 位】 根。
【采 收 加 工】 秋后挖根,洗净,切片晒干。
【产地及分布】 国内分布于华东、华南、西南及湖北。湖南全省广布。
【性 味 归 经】 味辛、苦,性平,归肝经。
【功 用 主 治】 通经脉、活血止痛;主治跌打损伤、风湿痹痛。
【用 法 用 量】 内服:15~20 g,水煎服。

640. 白花蛇舌草

【药 材 名 称】 白花蛇舌草。
【学名及分类】 *Scleromitrion diffusum*（Willd.）R. J. Wang,为茜草科蛇舌草属植物。
【俗　　　名】 蛇舌草、矮脚白花蛇利草、蛇舌癀、目目生珠草、节节结蕊草、鹩哥利、千打捶、羊须草、蛇总管、鹤舌草、细叶柳子、甲猛草、蛇针草、白花十字草、尖刀草、珠仔草、定经草、小叶锅巴草、二叶葎。

【习性及生境】 生于海拔500 m以下的潮湿田边、沟边、路旁或草地。

【识别特征】 一年生无毛纤细披散草本,高20~50 cm;茎稍扁,从基部开始分枝。叶对生,无柄,膜质,边缘干后常背卷;侧脉不明显;托叶基部合生,顶部芒尖。花4数,单生或双生于叶腋;花梗略粗壮;萼管球形,萼檐裂片长圆状披针形;花冠白色,管形,花冠裂片卵状长圆形;雄蕊生于冠管喉部,花药长圆形,与花丝等长或略长;花柱柱头2裂,裂片广展,有乳头状凸点。蒴果膜质,扁球形;种子每室约10粒,具棱。花期春季。

【药用部位】 全草。

【采收加工】 8—10月采收,鲜用或晒干。

【产地及分布】 国内分布于华中、华东、华南、西南。湖南全省广布。

【性味归经】 味苦、甘,性寒,归心、肺、肝、大肠经。

【功用主治】 清热解毒、利湿;主治肺热咳嗽、咽喉肿痛、肠痈、疔肿疮疡、毒蛇咬伤、热淋涩痛、水肿、痢疾肠炎、湿热黄疸、癌肿。

【用法用量】 内服:煎汤,15~30 g,大剂量可用至60 g;或捣汁。外用:捣敷。

 选方

(1)治肺痈、肺炎:白花蛇舌草、芦根、鱼腥草各30 g。水煎服。

(2)治小儿急惊风:白花蛇舌草鲜全草9~15 g,开水炖服;或鲜全草捣烂绞汁1杯和蜜炖服。

(3)治阑尾炎:白花蛇舌草120 g捣烂,榨汁半茶杯,配以同等份量淘米水或同样分量的蜜糖冲服。

(4)治疗疮痈肿,疮疖肿毒:白花蛇舌草鲜全草30~60 g,水煎服;另取鲜全草和冷饭捣烂,敷患处。

(5)治泌尿系感染:二叶葎全草30 g,野菊花30 g,金银花30 g,石韦15 g。水煎服。

(6)治子宫颈糜烂:二叶葎全草、白英、一枝黄花各30 g,贯众15 g,水煎服。

(7)治肠癌,宫颈癌及其他腹部癌放射治疗后直肠反应:白花蛇舌草全草、白茅根各30~120 g,赤砂糖30~150 g。水煎服。

(8)治跌打损伤:鲜白花蛇舌草120 g。水酒各半煎,内服。

641. 长节耳草

【药材名称】 牙痛药。

【学名及分类】 *Hedyotis uncinella* Hook. et Arn.,为茜草科耳草属植物。

【俗　　名】 节节花、对坐叶、酒药草、野鸡草、叶上绣球、小绣球、骨叶、黑头草、一扫光、蜂窝草、田波浪、白瘀药、蛇草、穿心草、四方梗、狗肝菜。

【习性及生境】 生于海拔1 100 m以下的疏林下或干燥旷地。

【识别特征】 直立多年生草本,除花冠喉部和萼檐裂片外全部无毛;茎通常单生,粗壮,四棱柱形。叶对生,纸质,顶端渐尖,基部渐狭或下延;侧脉每边4~5条;托叶三角形,基部合生,边缘有疏离长齿或深裂。花序顶生和腋生;花4数,无花梗;萼管近球形,萼檐裂片长圆状披针形,顶端钝;花冠白色或紫色,花冠裂片长圆状披针形,顶端近短尖;雄蕊生于冠管喉部,花丝极短;花柱柱头2裂。蒴果阔卵形,果爿腹部直裂;种子数粒,具棱。花期4—6月。

【药用部位】 全草。

【采收加工】 7—10月采收,鲜用或切碎晒干。

【产地及分布】 国内分布于福建、广东、广西、海南、贵州、云南。湖南省内产湘南及新晃、芷江。

【性味归经】 味辛、甘,微苦,性平。

【功用主治】 祛风除湿、健脾消积;主治风湿关节炎、小儿疳积、泄泻、痢疾、牙疳、皮肤瘙痒。

【用法用量】 内服:煎汤,10~15 g;或泡酒。外用:捣敷。

选方

(1)治牙疳:牙疳药10~15 g。水煎服,或捣烂取汁服或口含。

(2)治慢性肠炎:长节耳草全草24 g,枫树叶9 g。加焦饭锅巴适量,水煎服。

(3)治结膜炎:对坐叶全草适量。煎水洗眼。

(4)治慢性头晕痛:对坐叶全草15 g。炖鸡服。

642. 金毛耳草

【药材名称】 黄毛耳草。

【学名及分类】 *Hedyotis chrysotricha* (Palib.) Merr.,为茜草科耳草属植物。

【俗　　名】 石打穿、腹泻草。

【习性及生境】 生于海拔350~1 100 m的山地林下、岩石上、路旁、溪边及田野草丛中。

【识别特征】 多年生披散草本,高约30 cm,被金黄色硬毛。叶对生,具短柄,薄纸质,阔披针形、椭圆形,顶端短尖,基部楔形;侧脉每边2~3条;托叶短合生。聚伞花序腋生;花萼萼管近球形,萼檐裂片披针形;花冠白或紫色,漏斗形,上部深裂,裂片线状长圆形,顶端渐尖;雄蕊内藏,花丝极短或缺;花柱柱头棒形,2裂。果近球形,宿存萼檐裂片长1.0~1.5 mm,成熟时不开裂,内有种子数粒。花期几乎全年。

【药用部位】 全草。

【采收加工】 7—10月采收,鲜用或晒干。

【产地及分布】 国内分布于长江以南各省区。湖南全省散布。

【性味归经】 味苦、性凉。

【功用主治】 清热利湿、消肿解毒;主治湿热黄疸、泄泻、痢疾、带状疱疹、肾炎水肿、乳糜尿、跌打肿痛、毒蛇咬伤、疮疖肿毒、血崩、白带、外伤出血。

【用法用量】 内服:煎汤,10~30 g;捣汁或浸酒。外用:鲜品捣敷。

选方

(1)治湿热黄疸:鲜黄毛耳草一至二两。水煎服,连服三至七天。

(2)治黄疸型传染性肝炎:鲜黄毛耳草一两。水煎服。

(3)治湿热水肿:鲜黄毛耳草一至二两,水煎服;另用石蒜鲜鳞茎一两,蓖麻种子二钱,共捣烂敷足心。

(4)治小儿急性肾炎:鲜黄毛耳草水煎加红糖服。二至三岁八钱至一两;四至六岁一两至一两半;七至十岁一两半至二两;十岁以上者二两至二两半。以上均为一日量,分三次服。

(5)治乳糜尿(膏淋):鲜黄毛耳草二两,金樱根六钱,灯心草、贯众各五钱。加水三碗煎成一碗。每日一剂,二次分服。如尿中有圆柱样物,加星宿菜全草七钱,牡荆子五钱;妇女患者加地根一两;病重者黄毛耳草增加一两。忌食姜、葱、蒜等。

(6)治痢疾,肠炎:鲜腹泻草二两(干品一两),洗净,加水浓煎,去渣,取药液,赤痢加白糖,白痢加红糖冲服。一天分两次服。

(7)治中暑吐泻:鲜黄毛耳草一两。水煎服。

（8）治小儿高热昏睡：黄毛耳草三钱，艾叶一钱，钩藤二钱，山楂三钱，蜂窝一钱。水煎服。每小时服一次，每次服一匙。

（9）治乳腺炎：黄毛耳草一两。水煎服。

（10）治妇女血崩：黄毛耳草，水煎，取汁冲红糖服。

（11）治跌打损伤及蛇咬伤：鲜黄毛耳草捣汁饮，渣敷患处。

643. 华钩藤

【药材名称】 钩藤。

【学名及分类】 *Uncaria sinensis* (Oliv.) Havil.，为茜草科钩藤属植物。

【俗　　　名】 钩藤、倒钩藤、鹰爪风。

【习性及生境】 生于海拔300~1 000 m的山地灌木丛、沟谷或林缘中。

【识别特征】 常绿木质藤本，嫩枝较纤细，方柱形或有4棱角，无毛。叶薄纸质，椭圆形，顶端渐尖，基部圆或钝，两面均无毛；托叶阔三角形至半圆形，头状花序单生叶腋，花序轴有稠密短柔毛；小苞片线形或近匙形；花近无梗，萼裂片线状长圆形，柱头棒状。小蒴果有短柔毛。花、果期6—10月。

【药用部位】 带钩茎枝。

【采收加工】 栽后3~4年采收，在春季发芽前，或在秋后嫩枝已长老时，把带有钩的枝茎剪下，再用剪刀在着生钩的两头平齐或稍长剪下，每段长3 cm左右，晒干或蒸后晒干。

【产地及分布】 国内分布于甘肃、陕西、湖北、广西、四川、贵州、云南。湖南全省各地散见，产桑植、永顺、张家界、凤凰、新晃、芷江、绥宁、新宁、城步。

【性味归经】 味甘、微苦，性微寒，归肝、心经。

【功用主治】 熄风止痉、清热平肝；主治小儿惊风、夜啼、热盛动风、子痫、肝阳眩晕、肝火头胀痛。

【用法用量】 内服：煎汤，6~30 g，不宜久煎；或入散剂。

选方

（1）治小儿卒得急痫：钩藤、甘草（炙）各半两。上锉碎，以水五合，煮取二合，分八服，日五夜三。

（2）治小儿惊疳，腹大项细：钩藤、甘草（炙）、人参、栝楼根一分。上四味，粗捣筛，每用一钱匕，水一小盏，煎取五分，去滓，分温二服。空心，午后服，随儿大小加减。

（3）治小儿惊热：钩藤一两，硝石半两，甘草一分（炙微赤，锉）。上药捣细，罗为散。每服以温水调下半钱，日三四服。量儿大小，加减服之。

（4）治小儿盘肠内钓，啼哭而手足上撒，或弯身如虾者：钩藤、枳壳延胡各五分，甘草三分。水半盏，煎二分服。

（5）治小儿夜啼：钩藤6 g，蝉蜕7个，灯心1扎。水煎服。

（6）治妊娠胎动腹痛，面青冷汗，气欲绝者：钩藤钩子、当归、茯神（去木）、人参各一钱，苦梗一钱五分，桑寄生一钱。上水煎服。烦热加石膏。

（7）治风热目赤头痛：钩藤12 g，赤芍10 g，桑叶10 g，菊花10 g。水煎服。

（8）发斑疹：钩藤钩子、紫草茸各等份。上为细末，每服一字或五分，一钱。温酒调下，无时。

（9）治面神经麻痹：钩藤60 g，鲜何首乌藤125 g。水煎服。

（10）治呕血：钩藤、隔山消、乌不落各10 g。水煎服。

644. 钩藤

【药材名称】 钩藤。
【学名及分类】 *Uncaria rhynchophylla*（Miq.）Miq. ex Havil.，为茜草科钩藤属植物。
【俗　　　名】 钓藤、吊藤、钩藤钩子、钓钩藤、钓藤勾、莺爪风、嫩钩钩、金钩藤、挂钩藤、钩丁、倒挂金钩、钩耳、双钩藤、鹰爪风、倒挂刺。
【习性及生境】 生于海拔200~100 m的山地林缘、沟边或灌木丛中。
【识别特征】 常绿木质藤本；嫩枝较纤细，方柱形或略有4棱角，无毛。叶纸质，椭圆形或椭圆状长圆形，顶端短尖，基部楔形至截形；侧脉4~8对，脉腋窝陷有黏液毛；托叶狭三角形，深2裂达全长2/3，裂片线形至三角状披针形。头状花序单生叶腋；小苞片线形或线状匙形；花近无梗；花萼萼裂片近三角形，花冠裂片卵圆形；花柱伸出冠喉外，柱头棒形。小蒴果被短柔毛。花、果期5—12月。
【药用部位】 带钩茎枝、根。
【采收加工】 在春季发芽前，或在秋后嫩枝已长老时，把带有钩的枝茎剪下，再用剪刀在着生钩的两头平齐或稍长剪下，每段长3 cm左右，晒干或蒸后晒干。
【产地及分布】 国内分布于陕西、湖北、浙江、江西、福建、广东、广西、四川、贵州、云南。湖南全省广布，产慈利、沅陵、永顺、张家界、保靖、凤凰、洪江、会同、洞口、永兴、宜章、长沙。
【性味归经】 带钩茎枝：味甘、微苦，性微寒，归肝、心包经。根：味苦，性寒。
【功用主治】 带钩茎枝：熄风止痉、清热平肝；主治小儿惊风、夜啼、热盛动风、子痫、肝阳眩晕、肝火头胀痛。根：舒筋活络、清热消肿；主治关节痛风、半身不遂、癫症、水肿、跌打损伤。
【用法用量】 内服：煎汤，6~30 g，不宜久煎；或入散剂。

同华钩藤。

645. 虎刺

【药材名称】 绣花针。
【学名及分类】 *Damnacanthus indicus* C. F. Gaertn.，为茜草科虎刺属植物。
【俗　　　名】 黄脚鸡、绣花针、伏牛花、刺虎。
【习性及生境】 生于海拔1 000 m以下的山地丘陵林下。
【识别特征】 常绿具刺灌木，高0.3~1.0 m，具肉质链珠状根；茎下部少分枝，上部密集多回二叉分枝，幼嫩枝密被短粗毛。叶常大小叶对相间，大叶长1~3 cm，宽1.0~1.5 cm。花萼钟状，长约3 mm，绿色或具紫红色斑纹，几无毛。核果红色，近球形，直径4~6 mm。花期3—5月，果熟期冬季至次年春季。
【药用部位】 全草或根。
【采收加工】 全年均可采，切碎，晒干。
【产地及分布】 国内分布于华中、华东、华南、西南等地。湖南全省各地散见，产桑植、永顺、新化、新宁、城步、道县、江华、沅江、长沙、株洲。
【性味归经】 味苦、甘，性平。
【功用主治】 祛风利湿、活血消肿；主治风湿痹痛、痰饮咳嗽、肺痈、水肿、痞块、黄疸、妇女经闭、小儿疳积、荨麻疹、跌打损伤、烫伤。

【用法用量】 内服:煎汤,10~15 g,鲜品30~60 g。外用:捣敷;或捣汁外涂;或研末调敷。

(1)治肺痈:虎刺90 g。猪胃炖汤,以汤煎药服,每日1剂。

(2)治黄疸:虎刺鲜根30 g,茵陈10 g。水煎服。

(3)治脾虚浮肿:绣花针干根30 g,毛天仙果干根60 g,陈皮10 g。水煎服。

(4)治黄肿:虎刺根30 g(或连茎叶用45 g),野南瓜根30 g,猪腰子1对。水炖去渣,兑黄酒服。

(5)治痞块(肝脾肿大):绣花针根30 g,甘蔗根21 g。水煎,2次分服。

(6)治月经不调,闭经:虎刺根9 g,天青地白、长梗南五味子藤各6 g,梵天花根15 g。水煎服。

(7)治小儿疳积:绣花针鲜根、茅莓干根、醉鱼草干根各6~9 g。水煎或加瘦猪肉同煎服。

(8)治荨麻疹:虎刺鲜根60~90 g。水煎,冲黄酒服。

(9)治火眼红痛:虎刺根浸水加冰片少许,用新毛笔蘸点。

(10)治牙痛:虎刺根或全草9~15 g。水煎30 min入鸡蛋2枚,待蛋熟,食蛋与汤。

646. 鸡矢藤

【药材名称】 鸡屎藤。

【学名及分类】 *Paederia foetida* L.,为茜草科鸡屎藤属植物。

【俗　　名】 小叶鸡屎藤、鸡屎藤、臭藤、奖给枪背、狗屁藤、肺痈藤等。

【习性及生境】 生于海拔300~1 500 m的林下或河边阴湿处。

【识别特征】 藤本,茎长3~5 m,无毛或近无毛。叶对生,纸质或近革质,形状变化很大,卵形、卵状长圆形至披针形,顶端急尖,基部楔形;侧脉每边4~6条。圆锥花序式的聚伞花序腋生和顶生;小苞片披针形;花具短梗或无;萼管陀螺形,萼檐裂片5,裂片三角形;花冠浅紫色,顶部5裂,顶端急尖而直,花药背着,花丝长短不齐。果球形,成熟时近黄色,有光泽;小坚果无翅,浅黑色。花期夏、秋。

【药用部位】 根或全草。

【采收加工】 夏季采收全草。秋季挖根,晒干。

【产地及分布】 国内分布于华中、华东、华南、西南及山西、陕西、甘肃。湖南全省广布。

【性味归经】 味酸、甘,性平。

【功用主治】 祛风除湿、清热解毒、理气化积、活血消肿;主治偏正头风、湿热黄疸、肝炎、痢疾、食积饱胀、跌打肿痛。

【用法用量】 内服:煎汤,10~15 g。外用:煎水洗;或捣敷。

选方

(1)治眉棱骨痛,偏正头风:(毛)鸡屎藤、臭牡丹、夏枯草、荠菜花、路边荆、枫球子各6 g。煮鸡蛋或青壳鸭蛋服。

(2)治肝炎:白鸡屎藤、水苏麻、大小血藤、白薇各9~15 g,煎水服。

(3)治妇女血虚经少或干血痨:白鸡屎藤根30 g,小血藤9 g。炖肉吃。

(4)治痞块腹胀:白鸡屎藤根、石菖蒲、凌霄花根、通打根、刺老包根各9 g。捣茸,加酒炒热,外包患处。另用1剂煎水服。

(5)治疥疮溃疡:毛鸡屎藤全草煎水洗。

647. 六叶葎

【药材名称】六叶葎。

【学名及分类】*Galium hoffmeisteri* (Klotzsch) Ehrend. & Schönb.–Tem. ex R. R. Mill,为茜草科拉拉藤属植物。

【俗　　名】葎草、拉拉秧。

【习性及生境】生于海拔920~3 800 m山坡、沟边、河滩、草地的草丛或灌丛中及林下。

【识别特征】一年生草本,常直立,有时披散状,高10~60 cm左右,近基部分枝,有红色丝状的根;茎直立,柔弱,具4角棱。叶片薄,纸质或膜质,茎中部以上常6片轮生,茎下部常4~5片轮生,长圆状倒卵形、倒披针形,顶端钝圆而具凸尖,基部渐狭或楔形。聚伞花序顶生和生于上部叶腋;苞片常成对,披针形;花小;花冠白色或黄绿色,裂片卵形,雄蕊伸出;花柱顶部2裂。果爿近球形,单生或双生。花期4—8月,果期5~9月。

【药用部位】全草。

【采收加工】春夏季采收,晒干或鲜用。

【产地及分布】国内产黑龙江、河北、山西、陕西、甘肃、江苏、安徽、浙江、江西、河南、湖北、湖南、四川、贵州、云南、西藏等省区。湖南全省广布。

【性味归经】味甘,性平。

【功用主治】清热解毒、利尿消肿;主治尿路感染、赤白带下、痢疾、痈肿、跌打损伤、毒蛇咬伤等症。

【用法用量】内服:煎汤,10~15 g,鲜品,30~60 g;或捣汁。外用:适量,捣敷;或煎水熏洗。

选方

(1)治伤寒汗后虚热:葎草(锉),研取生汁。饮一合愈。

(2)治肺结核:葎草、夏枯草、百部各12 g。水煎服。

(3)治石淋:生葎草叶,捣绞取汁三升。为三服,其毒石自出。

(4)治关节红肿热痛:鲜葎草(捣烂),白糖(或蜂蜜)。调敷患处,干则更换。

(5)治痔疮脱肛:鲜葎草9 g。煎水熏洗。

(6)治瘰疬:葎草鲜叶30 g,黄酒60 g,红糖120 g。水煎,分3次饭后服。

(7)治皮肤瘙痒:葎草、苍耳草、黄柏各适量,煎水洗患处。

(8)治小儿天泡疮:葎草煎水洗,每日1~2次。忌鱼腥发物。

648. 拉拉藤

【药材名称】猪殃殃。

【学名及分类】*Galium spurium* L.,为茜草科拉拉藤属植物。

【俗　　名】八仙草、爬拉殃、光果拉拉藤、拉拉藤。

【习性及生境】生于海拔1 600 m以下的荒地、田边、路旁。

【识别特征】多枝、蔓生或攀缘状草本,通常高30~90 cm;茎有4棱角;棱上、叶缘、叶脉上均有倒生的小刺毛。叶纸质或近膜质,6~8片轮生,带状倒披针形或长圆状倒披针形。聚伞花序腋生或顶生;花萼萼檐近截平;花冠黄绿色或白色,辐状,裂片长圆形,镊合状排列;花柱2裂至中部,柱头头状。果干燥,有1或2个近球状的分果爿,肿胀,果柄直,较粗,每一片有1颗平凸的种子。花期3—7月,果期4—9月。

【药用部位】全草。

【采 收 加 工】 夏季采收,鲜用或晒干。

【产地及分布】 全国广布。湖南全省广布。

【性味归经】 味辛、微苦,性微寒,归肺、胃、肝、膀胱经。

【功用主治】 清热解毒、利尿通淋、消肿止痛;主治痈疽肿毒、感冒身热、刀伤出血、乳痈、肠痈、水肿、痢疾、淋
证、尿血、齿衄。

【用 法 用 量】 内服:煎汤,15~30 g;或捣汁饮。外用:捣敷。

649. 流苏子

【药 材 名 称】 流苏子。

【学名及分类】 *Coptosapelta diffusa* (Champ. ex Benth.) Steenis,为茜草科流苏子属植物。

【俗 名】 棉花藤、棉絮藤、棉藤、千叶藤、棉丝藤、宁丝藤、伤药藤、乌龙藤、臭沙藤、凉藤、牛老药藤、牛
老药。

【习性及生境】 生于海拔200~900 m的山坡疏林中或灌木丛中。

【识 别 特 征】 藤本或攀缘灌木,长通常2~5 m;枝多数,圆柱形。叶坚纸质至革质,卵形、卵状长圆形至披针
形,基部圆形,面稍光亮;侧脉3~4对;叶柄有硬毛;托叶披针形。花单生于叶腋,常对生;花梗纤
细;花萼萼管卵形,裂片卵状三角形,花冠白色或黄色,高脚碟状,冠管圆筒形,裂片长圆形;雄蕊
5枚,花丝短,花药线状披针形,伸出;花柱柱头纺锤形,伸出。蒴果稍扁球形,种子多数。花期
5—7月,果期5—12月。

【药 用 部 位】 根。

【采 收 加 工】 秋季采挖,除去泥土、杂质,洗净,晒干。

【产地及分布】 国内分布于华中、华东、华南、西南等地。湖南全省广布。

【性味归经】 味辛、苦,性凉。

【功用主治】 祛风除湿、止痒;主治皮炎、湿疹瘙痒、荨麻疹、风湿痹痛、疮疥。

【用 法 用 量】 内服:煎汤,6~15 g。外用:适量,煎水熏洗;或研末调涂。

650. 茜草

【药 材 名 称】 茜草、茜草藤。

【学名及分类】 *Rubia cordifolia* L.,为茜草科茜草属植物。

【俗 名】 红内消、四眼草、过筋龙、过血龙、细叶茜草、红丝线、金线草、过山龙、破血丹、过江龙、四轮草、三方割
字草、上天梯、女儿红、风叶车、血见愁、活血丹、调经草、割子草、四叶草、八仙草、锯子草、涩拉秧等。

【习性及生境】 生于山地林缘、灌木丛中。

【识 别 特 征】 多年生草质攀缘藤木,长通常1.5~3.5 m;根状茎和其节上的须根均红色;茎多条,细长,方柱形,
棱上生倒生皮刺,叶片轮生,纸质,披针形或长圆状披针形,顶端渐尖,心形,边缘有齿状皮刺,两
面粗糙,叶柄长可达2.5 cm,聚伞花序腋生和顶生,有花数十朵,花序和分枝均细瘦,花冠淡黄
色,花冠裂片近卵形,果球形,橘黄色。8—9月开花,10—11月结果。

【药 用 部 位】 根、藤。

【采 收 加 工】 茜草:11月挖取根部,晒干。茜草藤:7—10月采集,切段,鲜用或晒干。

【产地及分布】　全国广布。湖南全省散见。

【性味归经】　味苦,性寒,归肝、心经。

【功用主治】　凉血止血、活血化瘀;主治血热、咯血、吐血、衄血、尿血、便血、崩血、闭经、产后瘀阻腹痛、跌打损伤、风湿痹痛、黄疸、疮痈、痔肿。

【用法用量】　茜草内服:煎汤,10~15 g;或入丸、散;或浸酒。茜草藤内服:煎汤,10~15 g,鲜品30~60 g。茜草藤外用:烧灰淋汁涂;或煎水洗;或捣敷。

选方

(1)治吐血不定:茜草一两。生捣罗为散。每服二钱,水一中盏,煎至七分,放冷,饭后服之良。

(2)治吐血后虚热躁渴及解毒:茜草(锉)、雄黑豆(去皮)、甘草(炙、锉)各等份。上三味,捣罗为细末,井华水和丸如弹子大。每服一丸,温水化下,不拘时候。

(3)治衄血无时:茜草根、艾叶各一两,乌梅肉(焙干)半两。上为细末,炼蜜丸如梧子大。乌梅汤下三十丸。

(4)治咯血、尿血:茜草9 g,白茅根30 g。水煎服。

(5)治女子经水不通:茜草一两。黄酒煎,空心服。

(6)治跌打损伤:茜草根30~60 g,水酒各半炖服;或茜草根和地鳖虫各15 g,酒水各半炖服。

(7)治风湿痛,关节炎:鲜茜草根120 g,白酒500 g。将茜草根洗净捣烂,浸入酒内1星期,取酒炖温,空腹饮。第一次要饮到八成醉,然后睡觉,覆被取汗,每日1次。服药后7日不能下水。

(8)治脚气并骨节风痛因血热者:茜草根一两,木瓜、牛膝、羌活各五钱。水煎服。

(9)治黄疸:茜草根水煎代茶饮。

(10)治肾炎:茜草根30 g,牛膝、木瓜各15 g。水煎备用。另取童子鸡1只,去肠杂,蒸出鸡汤后,取汤一半同上药调服,剩下鸡肉和汤同米炖吃。

(11)治热病,下痢脓血不止:茜根一两,黄芩三分,栀子一分,阿胶半两(捣碎,炒令黄燥)。上件药,捣筛为散。每服四钱,以水一中盏,煎至六分,去滓,不拘时候温服。

(12)治脱肛不收:茜草、石榴皮各一握。酒一盏,煎七分,温服。

(13)治牙痛:鲜茜草30~60 g。水煎服。

(14)治风热喉痹:茜草一两,作一服。降血中之火。

(15)治乳痈:茜草、枸橘叶各9 g。水煎,酌加黄酒服。外用鲜茜草茎叶捣烂敷患处。

(16)治时行瘟毒,痘疮正发:煎茜草根汁,入酒饮之。

(17)治热症吐血,妇女血崩,经出色黑:茜草茎60 g。熬水服。

(18)治跌打愈后,筋骨酸痛:干茜草头24 g。合猪脚节炖服。

(19)治疔疽:茜草鲜嫩叶略加食盐,捣烂,敷疔疮头。

(20)治痈肿:新鲜茜草基叶适量。捣烂外敷。

651. 卵叶茜草

【药材名称】　茜草。

【学名及分类】　*Rubia ovatifolia* Z. Y. Zhang,为茜草科茜草属植物。

【俗　　　名】　小红藤、茜草红蛇儿等。

【习性及生境】　生于海拔1 700~2 200 m山地疏林或灌丛中。

【识别特征】　草本,攀缘,长1~2 m。茎、枝稍纤细,有4棱,无毛,有或无短皮刺。叶4片轮生,叶片薄纸质,卵状心形至圆心形,顶端尾状渐尖,基部深心形;基出脉5~7条,纤细,在下面稍凸起;叶柄细而长。

聚伞花序排成疏花圆锥花序式;小苞片线形或披针状线形,渐尖;萼管近扁球形,微2裂;花冠淡黄色或绿黄色,质稍薄,裂片5,明显反折,卵形,顶端长尾尖;雄蕊5,生冠管口部。浆果球形,成熟时黑色。花期7月,果期10—11月。

【药用部位】 根。

【采收加工】 二月、三月采根曝干。

【产地及分布】 国内分布于陕西、甘肃、浙江(昌化)、四川、贵州西北部(毕节)、云南东北部(大关、镇雄)。湖南分布于西部和西北部(桑植、武冈)等地。

【性味归经】 味苦,性寒,无毒。

【功用主治】 主治寒湿风痹、黄疸、内崩下血、膀胱不足、踒跌蛊毒,补中,止血。

【用法用量】 根一两,捣末。每服二钱,水煎冷服。亦可水和二钱服。

选方

(1)吐血燥渴及解毒:用茜根、雄黑豆(去皮)、甘草(炙)等份。为末,井水丸弹子大。

(2)每温水化、鼻血不止:茜根、艾叶各一两,乌梅肉二钱半。为末,炼蜜丸梧子大。每乌梅汤下五十丸。

652. 金剑草

【药材名称】 金剑草。

【学名及分类】 *Rubia alata* Wall. in Roxb.,为茜草科茜草属植物。

【俗　　名】 四穗竹、老麻藤、红丝线。

【习性及生境】 生于海拔20~1 500 m的平地、丘陵、山坡、山谷溪边的灌丛或林中。

【识别特征】 草质攀缘藤本,长1~4 m或更长;茎、枝干时灰色,有光泽,均有4棱或4翅,通常棱上有倒生皮刺。叶4片轮生,薄革质,线形、披针状线形,顶端渐尖,基部圆至浅心形,边缘反卷;叶柄均有倒生皮刺。花序腋生,花序轴和分枝均有明显的4棱;小苞片卵形;萼管近球形,浅2裂;花冠稍肉质,白色或淡黄色,裂片5,卵状三角形;雄蕊5,花药长圆形;花柱粗壮,顶端2裂,柱头球状。浆果成熟时黑色。花期夏初至秋初,果期秋冬。

【药用部位】 根或全草。

【采收加工】 地上茎叶枯萎后采挖。先将地上茎藤割去,再刨出地下根,去净泥土,晒干。

【产地及分布】 国内分布于秦岭以南各省份,东至台湾,西至四川西部。湖南全省各地散见,产桑植、慈利、石门、张家界、沅陵、古丈、永顺、凤凰、芷江。

【性味归经】 味苦,性凉,归肝、膀胱经。

【功用主治】 通经活络、行血止血;主治血尿、跌打损伤。

【用法用量】 内服:煎汤,15~30 g。外用:适量,捣敷。

653. 香楠

【药材名称】 香楠。

【学名及分类】 *Aidia canthioides* (Champ. ex Benth.) Masam.,为茜草科茜树属植物。

【俗　　名】 台北茜草树、水棉木。

【习性及生境】 生于海拔50~1 500 m处的山坡、山谷溪边、丘陵的灌丛中或林中。

【识别特征】 无刺灌木或乔木,高1~12 m;枝无毛。叶纸质或薄革质,对生,长圆状椭圆形,顶端渐尖至尾状渐尖,基部阔楔形;侧脉3~7对;托叶阔三角形。聚伞花序腋生;总花梗极短或近无;苞片和小苞片卵形;花梗柔弱;花萼萼管陀螺形,萼檐稍扩大,裂片三角形;花冠高脚碟形,白色或黄白色,冠管圆筒形,花冠裂片5;花丝极短,花药伸出,子房2室,柱头纺锤形。浆果球形,种子6~7颗,压扁,有棱。花期4—6月,果期5月至翌年2月。

【药用部位】 茎、叶。

【采收加工】 全年可采,鲜用或晒干。

【产地及分布】 国内产于福建、台湾、广东、香港、广西、海南、云南。湖南省内分布于绥宁、新宁、宜章、东安、双牌、沅陵。

【功用主治】 行气活血。用于跌打损伤。

【用法用量】 内服:煎汤,6~10 g。外用:适量,鲜品捣敷。

654. 茜树

【药材名称】 茜树。

【学名及分类】 *Aidia cochinchinensis* Lour.,为茜草科茜树属植物。

【俗　　名】 山黄皮、茜草树。

【习性及生境】 生于海拔50~2 400 m处的丘陵、山坡、山谷溪边的灌丛或林中。

【识别特征】 无刺灌木或乔木,高2~15 m;枝无毛。叶革质或纸质,对生,椭圆状长圆形、长圆状披针形或狭椭圆形,顶端渐尖至尾状渐尖,基部楔形;侧脉5~10对;托叶披针形,顶端长尖,脱落。聚伞花序;苞片和小苞片披针形;花萼萼管杯形,檐部扩大,顶端4裂,裂片三角形;花冠黄色或白色,花冠裂片4,长圆形,顶端短尖,开放时反折;花药线状披针形,伸出。浆果球形,紫黑色,顶部有或无环状的萼檐残迹;种子多数。花期3—6月,果期5月至翌年2月。

【药用部位】 叶。

【采收加工】 全年可采,鲜用或晒干。

【产地及分布】 国内产于江苏、浙江、江西、福建、台湾、湖北、湖南、广东、广西、海南、四川、贵州、云南。湖南省内产于茶陵、炎陵、洞口、新宁、张家界、慈利、桑植、宜章、永兴、汝城、桂东、资兴、道县、江永、江华、沅陵、洪江、吉首、保靖、古丈。

【功用主治】 疏风清热,解毒。用于感冒发烧、咳嗽气喘、尿路感染。

【用法用量】 内服:煎汤,9~15 g。外用:适量,鲜品捣敷。

655. 广州蛇根草

【药材名称】 朱砂草。

【学名及分类】 *Ophiorrhiza cantonensis* Hance,为茜草科蛇根草属植物。

【俗　　名】 圆锥蛇根草、龙州蛇根草。

【习性及生境】 生于海拔200~1 200 m的溪边或林下。

【识别特征】 草本或亚灌木,高30~50 cm;茎基部匍地,节上生根,上部直立,叶片纸质,顶端渐尖,基部楔形或渐狭,全缘;侧脉每边9~12条。圆锥状或伞房状;花二型,花柱异长;长柱花:花梗近无梗;小苞片钻形或线形;萼被短柔毛,萼管陀螺状;花冠白色或微红,近管状;雄蕊5,花丝短,花药披针状线形;花盘高凸,2全裂;花柱与冠管近等长;花萼、花冠和花盘均同长柱花;雄蕊生花冠喉部下方;柱头裂片披针形。蒴果僧帽状;种子很多,细小而有棱角。花期冬春,果期春夏。

【药用部位】 根茎。

【采收加工】 秋季采挖,洗净,除去须根,鲜用或晒干。

【产地及分布】 国内分布于华南、西南及湖北。湖南省内产石门、永顺、凤凰、沅陵、芷江、江华。

【性味归经】 味苦,性寒。

【功用主治】 清热止咳、镇静安神、消肿止痛;主治劳伤咳嗽、霍乱吐泻、神经衰弱、月经不调、跌打损伤。

【用法用量】 内服:煎汤,9~15 g。外用:适量,捣敷。

选方

(1)治咳嗽,神经衰弱:朱砂草根状茎9 g。水煎服。

(2)治刀伤出血:朱砂草、马勃各适量。捣烂敷患处。

(3)治鼻衄:朱砂草15 g,苞谷须9 g,鹅不食草12 g。水煎服。

(4)治血痢:朱砂草30 g,马齿苋12 g。用红糖炒后,煎水,饭前服。

656. 日本蛇根草

【药材名称】 蛇根草。

【学名及分类】 *Ophiorrhiza japonica* Bl.,为茜草科蛇根草属植物。

【俗 名】 猪菜、蛇根草、散血草、变黑蛇根草。

【习性及生境】 生于海拔1 400 m以下的山坡路边、林下阴湿处、草丛中及水沟边。

【识别特征】 多年生草本,高20~40 cm或过之;茎下部匍地生根,上部直立,近圆柱状,有二列柔毛。叶片纸质,卵形,椭圆状卵形,顶端渐尖,基部楔形;中脉在上面近平坦;叶柄压扁。花序顶生,有花多朵;花二型,花柱异长。长柱花:小苞片披针状线形或线形,渐尖;花冠白色或粉红色,近漏斗形;雄蕊5,花丝无毛,花药线形;花柱柱头2裂。短柱花:花萼和花冠同长柱花;花药不伸出;花柱柱头裂片披针形。蒴果近僧帽状。花期冬春,果期春夏。

【药用部位】 全草。

【采收加工】 7—10月采收,晒干或鲜用。

【产地及分布】 国内分布于华东、华南、西南及陕西、湖北等地。湖南全省广布。

【性味归经】 味淡,性平。

【功用主治】 祛痰止咳、活血调经;主治咳嗽、劳伤吐血、大便下血、妇女痛经、月经不调、筋骨疼痛、扭挫伤。

【用法用量】 内服:煎汤,15~30 g。外用:鲜品捣敷。

选方

(1)治劳伤咯血:蛇根草、杏香兔耳风、抱石莲各15 g。水煎冲白糖服,每日1次。

(2)治伤筋和扭伤脱臼:蛇根草30 g。水煎冲黄酒服。另取部分加醋共捣烂外敷。

(3)治流火:蛇根草、珍珠菜各15 g。水煎服。

657. 水团花

【药材名称】 水团花。

【学名及分类】 *Adina pilulifera* (Lam.) Franch. ex Drake,为茜草科水团花属植物。

【俗 名】 金京、假马烟树、水杨梅。

【习性及生境】　生于海拔300~800 m的山地溪边、湿地。

【识别特征】　常绿灌木至小乔木,高达5 m;顶芽不明显,由开展的托叶疏松包裹。叶对生,厚纸质,椭圆形至椭圆状披针形,顶端短尖至渐尖而钝头,基部钝或楔形;托叶2裂,早落。头状花序明显腋生,花序轴单生;小苞片线形至线状棒形;总花梗中部以下有轮生小苞片5枚;花冠白色,窄漏斗状,花冠裂片卵状长圆形;雄蕊5枚,花丝短;子房2室,每室有胚珠多数,花柱伸出。小蒴果楔形,种子长圆形,两端有狭翅。花期6—7月。

【药用部位】　枝叶或花、果、根或根皮。

【采收加工】　枝叶四季均可采,切碎;花、果7—9月采摘,鲜用或晒干。

【产地及分布】　国内分布于华中、华东、华南、西南。湖南全省各地散见,产慈利、会同、洞口、新宁、江华、炎陵、宜章、长沙、南岳、浏阳。

【性味归经】　枝叶或花、果:味苦涩,性凉。根或根皮:味苦、涩,性凉。

【功用主治】　枝叶或花、果:清热祛湿、散瘀止痛、止血敛疮;主治痢疾肠炎、浮肿、痈肿疮毒、湿疹、溃疡不敛、创伤出血。根或根皮:清热利湿、解毒消肿;主治感冒发热、肺热咳嗽、腮腺炎、肝炎、风湿关节痛。

【用法用量】　内服:煎汤,花、果10~15 g,枝、叶15~30 g。外用:枝、叶煎水洗;或捣敷。

(1)治菌痢:水团花花球10 g。水煎服(沸后10 min即可),每日3次。

(2)治湿热浮肿:水团花鲜茎或叶、茵陈各30 g。水煎调糖服。

(3)治风火牙痛:水团花鲜花球60 g。水煎,每日含漱数次。

(4)治痈、无名肿毒:水团花鲜叶加食盐、饭粒捣烂外敷。

(5)治湿疹:水团花叶配杠板归,煎水洗。

(6)治创伤出血:取适量的水团花叶或花,以冷开水洗净,捣烂包敷于创口。

(7)治跌打扭伤:水团花鲜叶(量不拘),捣敷患处。

658. 细叶水团花

【药材名称】　水杨梅。

【学名及分类】　*Adina rubella* Hance,为茜草科水团花属植物。

【俗　　　名】　水杨柳、小叶水团花、水毕鸡、串鱼木、水金口、小叶水杨梅、水石榴、水泡木、水金铃、鱼串鳃、穿鱼串、绣球柳、绣球花、钉木树、小叶杨柳、杨柳楂子、沙金子、穿鱼草、木本水杨梅、黑杨梅、细叶水团花、杨柳条、假杨梅。

【习性及生境】　生于海拔300~800 m的山地丘陵、沟谷湿地。

【识别特征】　落叶小灌木,高1~3 m;小枝延长,具赤褐色微毛,后无毛;顶芽不明显,被开展的托叶包裹。叶对生,近无柄,薄革质,卵状披针形或卵状椭圆形,全缘,顶端渐尖或短尖,基部阔楔形或近圆形;侧脉5~7对;托叶小,早落。头状花序,单生,顶生或兼有腋生;小苞片线形或线状棒形;花萼裂片匙形或匙状棒形;花冠5裂,花冠裂片三角状,紫红色。小蒴果长卵状楔形。花、果期5—12月。

【药用部位】　地上部分、根。

【采收加工】　春、秋季采收茎叶,鲜用或晒干。8—11月果实未成熟时采摘花果序,鲜用或晒干。

【产地及分布】　国内分布于湖北、江苏、安徽、浙江、江西、福建、台湾、广东、广西、四川、贵州、云南。湖南全省广布。

【性味归经】　地上部分:味苦、涩,性凉。根:味苦、辛,性凉。

【功用主治】　地上部分:清利湿热、解毒消肿;主治湿热泄泻、痢疾、湿疹、疮疖肿毒、风火牙痛、跌打损伤、外伤出血。根:清热解表活血解毒;主治感冒发热咳嗽、腮腺炎、咽喉肿痛、肝炎、风湿关节痛、创伤出血。

【用法用量】　内服:煎汤,15~30 g。外用:捣敷;或煎水含漱。

(1)治菌痢、肠炎:水杨梅花果序15 g。水煎(或滚开水冲泡15 min,去渣),每日服3次。

(2)治疳积:水杨梅花果序15 g。水煎服。

(3)治牙根肿:水杨梅花叶捣烂敷。

(4)治外伤出血:鲜水杨梅叶或花,捣烂外敷。

(5)治阴道滴虫:水杨梅花果序制成20%流浸膏涂阴道。或用水杨梅浸膏片3 g塞于阴道内。

(6)治背花疮:鲜水杨梅果或叶、鲜半边莲、青木香各等份。捣烂敷患处。

659. 香果树

【药 材 名 称】　香果树。

【学名及分类】　*Emmenopterys henryi* Oliv.,为茜草科香果树属植物。

【俗　　　名】　茄子树、水冬瓜、大叶水桐子、丁木。

【习性及生境】　生于海拔500~1 500 m的山地沟谷阔叶林中。

【识 别 特 征】　落叶大乔木,高达30 m;树皮灰褐色,鳞片状;小枝粗壮有皮孔,叶纸质或革质,叶片阔椭圆形、阔卵形或卵状椭圆形,上面无毛,下面较苍白,托叶大,三角状卵形,圆锥状聚伞花序顶生;花芳香,裂片近圆形,变态的叶状萼裂片白色、淡红色或淡黄色,花冠漏斗形,白色或黄色,花丝被绒毛。蒴果长圆状卵形或近纺锤形,种子多数,6—8月开花,8—11月结果。

【药 用 部 位】　根及树皮。

【采 收 加 工】　全年均可采。切片晒干。

【产地及分布】　国内分布于秦岭以南至南岭南部,西达云南中部。湖南全省山地散见,产石门、桑植、沅陵、龙山、永顺、凤凰、新晃、芷江、城步、浏阳、南岳。

【性味归经】　味甘、辛,性微温。

【功用主治】　温中和胃、降逆止呕;主治反胃、呕吐、呃逆。

【用法用量】　内服:煎汤,6~15 g。

治反胃呕吐:香果树根或树皮30 g,甘笋(芒的根状茎上所生之虫瘿)4~5只,煨姜18 g,鱼腥草15 g。水煎,冲红糖服。

660. 玉叶金花

【药 材 名 称】　玉叶金花。

【学名及分类】　*Mussaenda pubescens* W. T. Aiton,为茜草科玉叶金花属植物。

【俗　　　名】　良口茶、野白纸扇、灵仙玉叶金花。

【习性及生境】 木质藤本。生于海拔200~400 m的山坡、路旁或灌木丛中。

【识别特征】 攀缘灌木,嫩枝被贴伏短柔毛。叶对生或轮生,膜质或薄纸质,卵状长圆形,顶端渐尖,基部楔形;托叶三角形,裂片钻形。聚伞花序顶生;苞片线形;花萼管陀螺形,萼裂片线形;花叶阔椭圆形,有纵脉5~7条,顶端钝或短尖,基部狭窄;花冠黄色,花冠裂片长圆状披针形,渐尖,内面密生金黄色小疣突;花柱短,内藏。浆果近球形,顶部有萼檐脱落后的环状疤痕。花期6—7月。

【药用部位】 茎叶或根。

【采收加工】 全年可采,鲜用或洗净晒干,切碎备用。

【产地及分布】 国内分布于华中、华南及浙江等地。湖南省内产永顺、洪江、通道、城步、江华、江永。

【性味归经】 茎叶或根:味甘、微苦,性凉。根:味苦,性寒,有毒。

【功用主治】 茎叶或根:清热利湿、解毒消肿;主治感冒中暑发热、咳嗽、咽喉肿痛、泄泻、痢疾、肾炎水肿、湿热小便不利、疮疡脓肿、毒蛇咬伤。根:解热抗疟,主治疟疾。

【用法用量】 内服:煎汤,15~30 g。外用:适量。

(1)治感冒发热:玉叶金花30 g,马兰30 g,水煎服。

(2)治支气管炎、扁桃体炎:玉叶金花30 g,八爪金龙10 g,矮地茶30 g,水煎服。

661. 大叶白纸扇

【药材名称】 大叶白纸扇。

【学名及分类】 *Mussaenda shikokiana* Makino,为茜草科玉叶金花属植物。

【俗　　名】 黐花、大叶靛青、山膏药、惊风草、鸡母樵、铁尺树、白纸扇、臭叶树、合叶通草。

【习性及生境】 生于海拔900 m以下的山坡水沟边或竹林下阴湿处。

【识别特征】 直立或攀缘灌木,高1~3 m;嫩枝密被短柔毛。叶对生,薄纸质,广卵形或广椭圆形。聚伞花序顶生,有花序梗,花疏散;苞片托叶状,较小,小苞片线状披针形;花萼管陀螺形;萼裂片近叶状,白色,披针形;花叶倒卵形,花冠黄色,花冠裂片卵形。浆果近球形。花期5—7月,果期7—10月。

【药用部位】 茎叶或根。

【采收加工】 6—8月采集茎叶,7—10月挖根,切碎,晒干或鲜用。

【产地及分布】 国内分布于华中、华东、华南、西南。湖南全省广布。

【性味归经】 味苦、微甘,性凉。

【功用主治】 清热解毒、解暑利湿;主治感冒、中暑高热、咽喉肿痛、痢疾、泄泻、小便不利、无名肿毒、毒蛇咬伤。

【用法用量】 内服:煎汤,10~30 g。外用:捣敷。

(1)防治中暑:预防用大叶白纸扇藤60~90 g。水煎服或代茶饮。治疗用大叶白纸扇藤、叶15~30 g,水煎服;或大叶白纸扇藤60 g,大叶桉18 g,水煎服。

(2)治咽喉肿痛:大叶白纸扇鲜叶加食盐少许捣烂绞汁,频频咽服。

(3)治小便不利:大叶白纸扇藤,忍冬藤、车前草各30 g。水煎服。

662. 栀子

【药材名称】 栀子。

【学名及分类】 *Gardenia jasminoides* J. Ellis，为茜草科栀子属植物。

【俗　　名】 水横枝、黄果子、黄叶下、山黄枝、黄栀子、黄栀、山栀子、山栀、水栀子、林兰、越桃、木丹、山黄栀等。

【习性及生境】 生于海拔100 m以下的丘陵山地或山坡灌木丛中。

【识别特征】 常绿灌木，高0.3~3.0 m；枝圆柱形，灰色。叶对生，革质，叶形多样，通常为长圆状披针形，顶端渐尖、骤然长渐尖，基部楔形；侧脉8~15对；托叶膜质。花通常单朵生于枝顶；萼管倒圆锥形，有纵棱，萼檐管形，膨大；花冠白色或乳黄色，高脚碟状，冠管狭圆筒形；花丝极短，花药线形，伸出；花柱粗厚，柱头纺锤形，伸出，黄色，平滑。果卵形，黄色或橙红色，种子近圆形而稍有棱角。花期3—7月，果期5月至翌年2月。

【药用部位】 果实、花、叶、根。

【采收加工】 于10月中、下旬，当果皮由绿色转为黄绿色时采收，置蒸笼内微蒸或放入明矾水中微煮，取出晒干或烘干。亦可直接将果实晒干或烘干。

【产地及分布】 国内分布于华中、华南、西南及山东、江苏、安徽、浙江、福建等地。湖南全省广布，主产涟源、邵东、邵阳、武冈、湘潭、长沙、望城、株洲、衡山、祁东、醴陵、攸县、耒阳、桂阳、宁远、江永、茶陵、平江、炎陵、苏仙、永兴、汝城、宜章、怀化、芷江、武陵源、澧县、华容、临湘、岳阳等地。

【性味归经】 果实：味苦，性寒，归心肝肺、胃、三焦经。花：味苦，性寒，归肺、肝经。叶：味苦涩，性寒。根：味甘、苦，性寒，归肝胆、胃经。

【功用主治】 果实：泻火除烦、清热利湿、凉血解毒；主治热病心烦、肝火目赤、头痛、湿热黄疸、淋证、吐血衄血、血痢尿血、口舌生疮、疮疡肿毒、扭伤肿痛。花：清肺止咳、凉血止血；主治肺热咳嗽、鼻衄。叶：活血消肿、清热解毒；主治跌打损伤、疔毒、痔疮、下疳。根：清热利湿、凉血止血；主治黄疸型肝炎、痢疾、胆囊炎、感冒高热、衄血、尿路感染、肾炎水肿、乳腺炎、风火牙痛、疮痈肿毒、跌打损伤。

【用法用量】 内服：煎汤，5~10 g；或入丸、散。外用：研末掺或调敷。清热泻火多生用，止血每炒焦用。

 选方

(1)治伤寒虚烦不得眠，心中懊侬：栀子十四个(剖)，香豉四个(绵裹)。以酒四升，先煮栀子得二升半，纳豉煮取一升半。去滓，分为二服。温进一服，得吐者止后服。

(2)治中外诸热，寝汗、咬牙、睡语、惊悸、溺血、淋闭、咳衄、瘦弱，头痛并骨蒸，肺痿喘嗽：栀子、黄连、黄柏、黄芩各等份。为末，滴水为丸，如小豆大。每服二三十丸，新汲水下。小儿丸如麻子大，三五丸。

(3)治伤寒身黄发热：肥栀子十五个(剖)，甘草一两(炙)，黄柏二两。上三味，以水四升，煮取一升半，去滓，分温再服。

(4)治伤寒急黄：栀子仁、柴胡(去苗)、朴硝(别研)、茵陈蒿各半两。上除朴硝外，各细锉。用水三大盏，煎二大盏，去滓，下朴硝，搅令匀，不计时候，分温三服，取利为度。

(5)治血淋涩痛：生山栀子末、滑石等份。葱汤下。

(6)治热水肿：山栀子五钱，木香一钱半，白术二钱半。细切，水煎服。

(7)治阴阳痞结，咽膈噎塞，状若梅核，妨碍饮食，久而不愈，即成翻胃：山栀子(炒)、干姜(炮)各一两。上件为粗末。每服二钱，水一盏，同煎至五分，去滓，食后热服。

(8)治胃脘火痛：大山栀七枚或九枚。炒焦，水一盏，煎七分，入生姜汁饮之。

(9)治气实心痛:山栀子(炒焦)六钱,香附一钱,吴茱萸一钱。上为末,蒸饼丸如花椒大。以生地黄酒洗净,同生姜煎汤,送下二十丸。

(10)治肝热目赤肿痛:山栀七枚,钻透入塘火煨熟,水煎去滓。入大黄末三钱比,搅匀,食后旋旋温服。

(11)治鼻出血:山栀子、乱头发(烧灰)。共为末,吹入鼻中。

(12)治暴吐衄血,因热极妄行者:用山栀子炒黑一两,怀生地二两,炮姜灰五钱。水三碗,煎一碗,徐徐服。

(13)治火疮未起:栀子仁灰,麻油和封,唯厚为佳。

旋花科

663. 打碗花

【药材名称】　面根藤。

【学名及分类】　*Calystegia hederacea* Wall. in Roxb.,为旋花科打碗花属植物。

【俗　　　名】　老母猪草、旋花苦蔓、扶子苗、扶苗、狗儿秧、小旋花、狗耳苗、狗耳丸、喇叭花、钩耳蕨、面根藤、走丝牡丹、扶秧、扶七秧子、兔儿苗、傅斯劳草、富苗秧、兔耳草、盘肠参、蒲地参、燕覆子、小昼颜、篱打碗花。

【习性及生境】　生于海拔1 000 m以下的山地草丛中、田边、路边。

【识别特征】　一年生草本,全体不被毛,植株通常矮小,高8~30(~40)cm,常自基部分枝,具细长白色的根。茎细,平卧,有细棱。花腋生,花梗长于叶柄,有细棱;苞片宽卵形,顶端钝;萼片长圆形,顶端钝;花冠淡紫色或淡红色,钟状,冠檐近截形;雄蕊近等长,花丝基部扩大;柱头2裂,裂片长圆形,扁平。蒴果卵球形。种子黑褐色,表面有小疣。

【药用部位】　全草或根。

【采收加工】　夏、秋季采收,洗净,鲜用或晒干。

【产地及分布】　全国分布。湖南全省广布。

【性味归经】　味甘、微苦,性平。

【功用主治】　健脾、利湿、调经;主治脾胃虚弱、消化不良、小儿吐乳、疳积、五淋、带下、月经不调。

【用法用量】　内服:煎汤,10~30 g。

选方

(1)治小儿脾弱气虚:面根藤根、鸡屎藤做糕服。

(2)治肾虚耳聋:鲜面根藤根、响铃草各四两。炖猪耳朵服。

664. 旋花

【药材名称】　旋花。

【学名及分类】　*Calystegia sepium* (L.) R. Br.,为旋花科打碗花属植物。

【俗　　　名】　旋花、筋根、续筋根、鼓子花、独肠草、美草、天剑草、吊茄子、篱天剑、饭藤子、饭豆藤、野苕、包颈草、面根藤、打碗花、狗儿弯藤、打破碗花。

【习性及生境】　生于海拔140~2 080(~2 600)m的路旁、溪边草丛、农田边或山坡林缘。

【识别特征】　多年生草本,全体不被毛。茎缠绕,伸长,有细棱。叶形多变,三角状卵形或宽卵形,顶端渐尖或锐尖,基部戟形或心形,全缘或基部稍伸展为具2~3个大齿缺的裂片;叶柄常短于叶片。花腋生,1朵;花梗有细棱或有时具狭翅;苞片宽卵形,顶端锐尖;萼片卵形,顶端渐尖;花冠通常白色,漏斗状,冠檐微裂;雄蕊花丝基部扩大;柱头2裂,裂片卵形,扁平。蒴果卵形。种子黑褐色,表面有小疣。

【药用部位】　花、茎叶及根。

【采收加工】　6—7月开花时采收,晾干。

【产地及分布】　我国大部分地区均有。湖南全省广布。

【性味归经】　味甘,性温,归肺、肾经。

【功用主治】　益气、养颜、涩精;主治面皯、遗精、遗尿。

【用法用量】　内服:煎汤,6~10 g;或入丸剂。

秘精益髓:五色龙骨五两,覆盆子五两,莲花蕊四两(未开者,阴干),鼓子花三两,鸡头子仁一百个,并为末,以金樱子二百枚(去皮),木白捣烂,水七升,煎浓汁一升,去滓和药,杵二千下,丸梧子大,每空心温盐酒下三十丸。忌葵菜。

665. 蕹菜

【药材名称】　蕹菜。

【学名及分类】　*Ipomoea aquatica* Forssk. in Forssk. & Niebuhr,为旋花科番薯属植物。

【俗　　名】　藤藤菜、通菜、藤藤花、蓊菜、通菜蓊、空心菜、藤菜、通心菜、蕹。

【习性及生境】　生于海拔500 m以下的湿润处或水沟、水田中。广为栽培,或有逸生。

【识别特征】　一年生草本,蔓生或漂浮于水。茎圆柱形,有节,节间中空,节上生根。叶片卵形、长卵形、长卵状披针形或披针形,顶端锐尖,具小短尖头,基部心形、戟形,全缘。聚伞花序腋生;苞片小鳞片状;萼片近于等长,卵形,顶端钝,具小短尖头;花冠白色、淡红色或紫红色,漏斗状;雄蕊不等长;子房圆锥状,无毛。蒴果卵球形至球形。种子密被短柔毛或有时无毛。

【药用部位】　茎叶及根。

【采收加工】　夏、秋季采收,多鲜用。

【产地及分布】　国内大部分地区栽培,尤以南方普遍。湖南全省广布。

【性味归经】　茎叶:味甘,性寒。根:味淡,性平。

【功用主治】　茎叶:凉血清热、利湿解毒;主治鼻衄、便血、尿血、便秘、淋浊、痔疮、痈肿、跌打损伤、蛇虫咬伤。根:健脾利湿;主治妇女白带、虚淋。

【用法用量】　内服:煎汤,60~120 g;或捣汁。外用:煎水洗;或捣敷。

(1)治鼻血不止:蕹菜数根,和糖捣烂,冲入沸水服。

(2)治淋浊,小便血,大便血:鲜蕹菜捣烂取汁,和蜂蜜酌量服之。

(3)治翻肛痔:空心菜1 kg,水1 000 ml,煮烂去渣滤过,加白糖120 g,同煎如饴糖状。每次服90 g,每日服2次,早晚服,未愈再服。

(4)治出斑:蕹菜、野芋、雄黄、朱砂。同捣烂,敷胸前。

(5)治囊痈:蕹菜,捣烂,与蜜糖和匀敷患处。

(6)治皮肤湿痒:鲜蕹菜,水煎数沸,候微温洗患部,日洗1次。

(7)治蛇咬伤:蕹菜洗净捣烂,取汁约半碗和酒服之,渣涂患处。

(8)治蜈蚣咬伤:鲜蕹菜,食盐少许,共搓烂,擦患处。

666. 番薯

【药材名称】 番薯。

【学名及分类】 *Ipomoea batatas* (L.) Lam.,为旋花科番薯属植物。

【俗　　　名】 甜薯。

【习性及生境】 生于山坡稀疏灌木丛或路边岩石缝中。

【识别特征】 一年生草本。地下部分具圆形或椭圆形的块根,茎平卧或上升,被疏柔毛或无毛。叶型通常为宽卵形。聚伞花序腋生;苞片小,披针形,顶端芒尖或骤尖,早落;蒴果卵形或扁圆形,有假隔膜分为4室。种子1~4粒,通常两粒。雄蕊及花柱内藏,花丝基部被毛;子房2~4室,被毛或有时无毛。

【药用部位】 块茎。

【采收加工】 7—9月采收,洗净,切片晒干或鲜用。

【产地及分布】 全国广布。湖南全省广布。

【性味归经】 味甘,性平,归脾、肾经。

【功用主治】 益气健脾、养阴补肾;主治脾虚气弱、肾阴亏乏诸证。

【用法用量】 内服:适量,作食品。

选方

(1)治胃及十二指肠溃疡出血:干根研粉,每日3次,第一次服4两,以后每次服2两,温开水调匀服。

(2)治崩漏:鲜藤2两,烧炭存性,冲甜酒服。

(3)治无名肿毒:鲜根适量,捣烂包敷患处。

667. 飞蛾藤

【药材名称】 打米花。

【学名及分类】 *Dinetus racemosus* (Wall.) Buch. -Ham. ex Sweet,为旋花科飞蛾藤属植物。

【俗　　　名】 马郎花、打米花、白花藤、翼萼藤、小元宝等。

【习性及生境】 生于海拔200~800 m的石灰岩山地灌木丛中。

【识别特征】 攀缘灌木,茎缠绕,草质,圆柱形,高达10 m。叶卵形,先端渐尖或尾状,具钝或锐尖的尖头,基部深心形;掌状脉基出,7~9条;叶柄短于或与叶片等长。圆锥花序腋生,苞片叶状,无柄,抱茎,无毛,小苞片钻形;花柄较萼片长;萼片相等,线状披针形;花冠漏斗形,白色,管部带黄色,5裂至中部;雄蕊内藏;花丝短于花药;花柱1,全缘,长于子房,柱头棒状,2裂。蒴果卵形,具小短尖头;种子1,卵形,暗褐色或黑色,平滑。

【药用部位】 全草或根。

【采收加工】 8—10月采收,晒干。

【产地及分布】　国内分布于陕西、甘肃至长江以南各省区。湖南全省各地散见,产石门、永顺、保靖、凤凰、芷江、洪江、洞口、桂东。
【性味归经】　味辛,性温。
【功用主治】　解表、行气、活血、解毒;主治感冒风寒、食滞腹胀、无名肿毒。
【用法用量】　内服:煎汤,9~15 g。外用:捣敷。

(1)治食积不消:翼萼藤15 g,山楂、六月雪各12 g。水煎服。
(2)治高烧:打米花全草30 g。煎水服。
(3)治痨伤疼痛:打米花根30 g。泡酒服。
(4)治无名肿毒:打米花根30 g。煎水洗患处。

668. 茑萝

【药材名称】　茑萝松。
【学名及分类】　*Ipomoea quamoclit* L.,为旋花科番薯属植物。
【俗　　　名】　金丝线、锦屏封、娘花、五角星花、羽叶茑萝。
【习性及生境】　栽培植物,各地栽培或逸生。
【识别特征】　一年生柔弱缠绕草本,无毛。叶卵形或长圆形,羽状深裂至中脉,具10~18对线形至丝状的平展的细裂片,裂片先端锐尖;叶柄基部常具假托叶。聚伞花序;总花梗大多超过叶,花直立,花柄较花萼长;萼片绿色,稍不等长,椭圆形至长圆状匙形,外面1个稍短;花冠高脚碟状,深红色,管柔弱,上部稍膨大,冠檐开展,5浅裂;雄蕊及花柱伸出。蒴果卵形。种子卵状长圆形,黑褐色。
【药用部位】　全草或根。
【采收加工】　6—9月采收,晒干;鲜用多随采随用。
【产地及分布】　我国南北各地栽培。湖南全省各地散生。
【性味归经】　味甘,性寒,归胃、胆经。
【功用主治】　清热解毒、凉血止血;主治耳疔、痔漏、蛇咬伤。
【用法用量】　内服:煎汤,6~9 g。外用:鲜品捣敷;或煎水洗。

669. 牵牛

【药材名称】　牵牛子。
【学名及分类】　*Ipomoea nil*（L.）Roth,为旋花科番薯属植物。
【俗　　　名】　牵牛花、喇叭花、筋角拉子、大牵牛花、勤娘子、黑(白)丑等。
【习性及生境】　生于海拔800 m以下的田边荒地、村边、屋旁。
【识别特征】　一年生缠绕草本,茎上被倒向的短柔毛及杂有倒向或开展的长硬毛。叶宽卵形或近圆形,3裂,基部圆,心形,中裂片长圆形,渐尖,侧裂片较短,三角形。花腋生,单一或通常2朵着生于花序梗顶,花序梗长短不一;苞片线形;小苞片线形;萼片近等长,披针状线形,内面2片稍狭;花冠漏斗状,蓝紫色或紫红色,花冠管色淡;雄蕊及花柱内藏;雄蕊不等长,柱头头状。蒴果近球形,3瓣裂。种子卵状三棱形,黑褐色或米黄色。

【药用部位】 种子。

【采收加工】 8—10月果实成熟未开裂时将藤割下,晒干,收集自然脱落种子。

【产地及分布】 全国有逸野、半野生。湖南全省广布。

【性味归经】 味苦、辛,性寒,有毒,归肺、肾、大肠经。

【功用主治】 泻湿热、利大小便、祛痰逐饮、消积杀虫;主治水肿、腹水、脚气、痰壅喘咳、大便秘结、食滞虫积、腰痛、阴囊肿胀、痈疽肿毒、痔瘘便血。

【用法用量】 内服:煎汤,3~10 g;丸、散,每次0.3~1.0 g,每日2~3次。炒用药性较缓。

选方

(1)治水肿:牵牛子末之。水服方寸匕,日一,以小便利为度。

(2)治停饮肿满:黑牵牛头末四两,茴香一两(炒),或加木香一两。上为细末。以生姜自然汁调一二钱,临卧服。

(3)治腰脚湿气疼痛:黑牵牛、大黄各二两,白术一两。上为细末,滴水丸如桐子大。每服三十丸,食前生姜汤下。如要快利,加至百丸。

(4)治气筑奔冲不可忍:黑牵牛半两,槟榔一分(锉)。上为末,每服一大钱,浓煎紫苏生姜汤调下。

(5)治惊疳,啼哭烦躁,面赤痰喘:黑丑头末一两,雄黄一两,天竺黄二两。为末,饭丸粟米大。每岁五丸,入粥内与食。

(6)治大肠风秘,壅热结涩:牵牛子(黑色。微炒,捣取其中粉)一两,别以麸炒去皮、尖桃仁(末)半两,以熟蜜和丸如梧桐子。温水服三二十丸。不可久服。

(7)治一切所伤,心腹痞满刺痛,积滞不消:黑牵牛二两(炒,末)、五灵脂(炒),香附(炒)各一两、上为末。醋糊丸如小豆大。每服三十丸,食后生姜汤下。

(8)治小儿心腹气胀,喘粗,不下食:牵牛子(微炒)、木香、马兜铃各份。上件药,捣粗罗为散。每服3 g钱,以水一小盏,煎至1.5 g,去渣,不计时候,量儿大小,以意加减。

(9)治小儿疳证:木香二钱半,黑牵牛半两(生用)。为细末,面糊为丸,如绿豆大。三岁儿三十丸,用米饭汤送下,不拘时服。

(10)治一切虫积:牵牛子二两(炒,研为末),槟榔一两,使君子肉五十个(微炒)。俱为末。每服二钱,砂糖调下,小儿减半。

(11)治冷气流注,腰疼不能俯仰:延胡索、破故纸(炒)各二两,黑牵牛二两(炒)。上为末,研煨蒜,为丸,如梧子大。每服三十丸,葱酒盐汤任下。

(12)治肾气作痛:黑牵牛(炒熟)、白牵牛(炒熟),等份。上为末。每服挑三钱匕,猪腰一副,薄切开缝,入川椒五十粒,茴香一百粒,以牵牛末遍掺入肾中,线系湿纸数裹煨,香熟,出火气。灯后空心嚼吃,好酒送下,少顷就枕,天明取下恶物即愈。

(13)治一切痈疽发背,无名肿毒:牵牛黑、白者各一合。用布包槌碎,好酒一碗,煎至八分,露一夜。温热服,以大便出脓血为度。

(14)治风热赤眼:黑丑仁为末,调葱白汤,敷患处。

670. 圆叶牵牛

【药材名称】 牵牛子。

【学名及分类】 *Ipomoea purpurea* (L.) Roth,为旋花科番薯属植物。

【俗   名】 紫花牵牛、打碗花、连簪簪、牵牛花、心叶牵牛、重瓣圆叶牵牛。

【习性及生境】 生于平地至海拔2 800 m的田边、路边、宅旁或山谷林内,栽培或沦为野生。

【识别特征】 一年生缠绕草本,叶片圆心形或宽卵状心形,基部圆、心形,顶端锐尖、骤尖或渐尖,两面疏或密被刚伏毛;花腋生,着生于花序梗顶端成伞形聚伞花序,花序梗比叶柄短或近等长,苞片线形,萼片渐尖,花冠漏斗状,紫红色、红色或白色,花冠管通常白色,花丝基部被柔毛;柱头头状;花盘环状。蒴果近球形,种子卵状三棱形,黑褐色或米黄色。

【药用部位】 种子。

【采收加工】 8—10月果实成熟未开裂时将藤割下,晒干,收集自然脱落种子。

【产地及分布】 我国大部分地区有分布。湖南全省广布。

【性味归经】 味苦,辛,性寒,有毒,归肺、肾、大肠经。

【功用主治】 利水通便、祛痰逐饮、消积杀虫;主治水肿、腹水、脚气、痰壅喘咳、大便秘结、食滞虫积、腰痛、阴囊肿胀、痈疽肿毒、痔漏便毒。

【用法用量】 内服:煎汤,3~10 g;丸、散,每次0.3~1.0 g,每日2~3次。炒用药性较缓。

同牵牛。

671. 菟丝子

【药材名称】 菟丝子。

【学名及分类】 *Cuscuta chinensis* Lam.,为旋花科菟丝子属植物。

【俗　　　名】 黄丝、豆寄生、龙须子、豆阎王、山麻子、无根草、金丝藤、鸡血藤、黄丝藤、无叶藤、无根藤、无娘藤、雷真子、禅真。

【习性及生境】 生于田边路边荒地灌木丛中,多寄生于豆科、菊科、藜科等草本植物上。

【识别特征】 一年生寄生草本。茎缠绕,黄色,纤细,直径约1 mm,无叶。花序侧生,少花或多花簇生成小伞形,近于无总花序梗;苞片及小苞片小,鳞片状;花梗稍粗壮;花萼杯状,中部以下连合,裂片三角状,顶端钝;花冠白色,壶形,裂片三角状卵形,顶端锐尖或钝,向外反折,宿存;雄蕊着生花冠裂片弯缺微下处;鳞片长圆形,边缘长流苏状;子房近球形,花柱2,柱头球形。蒴果球形。种子2~49,淡褐色,卵形,表面粗糙。

【药用部位】 种子、全草。

【采收加工】 9—10月采收成熟果实,晒干,打出种子,筛去果壳杂质。

【产地及分布】 全国大部分地区有分布,以北方为主。湖南全省各地散见。

【性味归经】 种子:味辛、甘,性平,归肝、肾脾经。全草:味苦、甘,性平。

【功用主治】 种子:补肾益精、养肝明目、固胎止泄;主治腰膝酸痛、遗精、阳痿、早泄、不育、消渴、淋浊、遗尿、目昏耳鸣、胎动不安、流产泄泻。全草:清热解毒、凉血止血、健脾利湿;主治痢疾、黄疸、吐血衄血、便血、血崩、淋浊、带下、便溏、目赤肿痛、咽喉肿痛、痈疽肿毒、痱子。

【用法用量】 内服:煎汤,6~15 g;或入丸、散。外用:炒研调敷。

(1)补肾气,壮阳道,助精神,轻腰脚:菟丝子一斤(淘净,酒煮,捣成饼,焙干),附子(制)四两。共为末,酒糊丸,梧子大。酒下五十丸。

(2)治精气不足,肾水涸燥,咽干多渴,耳鸣头晕,目视昏,面色黧黑,腰膝疼痛,脚膝酸弱,屡服药不得瘥者:菟丝子(淘净,酒蒸,焙)二两,五味子一两。上为末,炼蜜丸如桐子大,每服七十丸,空心盐汤或酒送下。

(3)治心肾不足,精少血燥,心下烦热,怔忡不安,或口干生疮,目赤头晕,小便赤浊,五心烦热,多渴引饮,及精虚血少,不受峻补者:菟丝子(淘,酒蒸,擂)二两,麦门冬(去心)二两。上为细末,炼蜜为丸,如梧桐子大,每服七十丸。空心、食前用盐汤送下;熟水亦得。

(4)治心气不足,思虑太过,肾经虚损,真阳不固,溺有余沥,小便白浊,梦寐频泄:菟丝子五两,白茯苓三两,石莲子(去壳)二两。上为细末,酒煮糊为丸,如梧桐子大,每服三十丸,空心盐汤下。常服镇益心神,补虚养血,清小便。

(5)治丈夫腰膝积冷痛,或顽麻无力:菟丝子(洗)秤一两,牛膝一两。同浸于银器内,用酒浸过一寸,五日,曝干,为末,将原浸酒再入少醇酒作糊,搜和丸,如梧桐子大。空心酒下二十丸。

(6)治膏淋:菟丝子(酒浸,蒸,捣,焙),桑螵蛸(炙)各半两,泽泻一分。上为细末,炼蜜为丸,如梧桐子大,每服二十丸,空心用清米饮送下。

(7)治小便淋涩:车前子(焙),菟丝子。上为末,炼蜜为丸,食后服之。

(8)治肝肾俱虚,眼常昏暗:菟丝子五两(酒浸三日,曝干,别捣为末),车前子一两,熟干地黄三两。上件药,捣罗为末,炼蜜和捣,丸如梧桐子大。每于空心以温酒下三十丸。晚食前再服。

(9)治滑胎:菟丝子(炒熟)四两,桑寄生二两,川续断二两,真阿胶二两。上药将前味轧细,水化阿胶和为丸,一分重(干足一分),每服二十丸,开水送下,日再服。气虚者,加人参二两。大气陷者,加生黄芪三两。食少者,加炒白术二两。凉者,加炒补骨脂二两。热者,加生地二两。

(10)治面上粉刺:捣菟丝子,绞取汁涂之。

(11)治白癜风:菟丝子9 g。浸入95%乙醇60 g内,2~3 d后取汁,外涂,每日2~3次。

672. 南方菟丝子

【药材名称】菟丝子。

【学名及分类】*Cuscuta australis* R. Br.,为旋花科菟丝子属植物。

【俗　　名】欧洲菟丝子、飞扬藤、金线藤、女萝、松萝。

【习性及生境】生于海拔800 m以下的田边、山地灌木丛中、疏林下。

【识别特征】一年生寄生草本。茎缠绕,金黄色,纤细,无叶。花序侧生,少花或多花簇生成小伞形或小团伞花序;苞片及小苞片均小,鳞片状;花梗稍粗壮;花萼杯状,基部连合,长圆形;花冠乳白色,杯状,顶端圆,宿存;雄蕊着生于花冠裂片弯缺处,比花冠裂片稍短;鳞片小,边缘短流苏状;子房扁球形,柱头球形。蒴果扁球形。通常有4种子,淡褐色,卵形,表面粗糙。

【药用部位】种子、全草。

【采收加工】9—10月采收成熟果实,晒干,打出种子,筛去果壳杂质。

【产地及分布】国内分布于华北、华中、华东、华南、西南及辽宁、陕西、宁夏、新疆。湖南全省广布。

【性味归经】种子:味辛、甘,性平,归肝、肾脾经。全草:味苦、甘,性平。

【功用主治】种子:补肾益精、养肝明目、固胎止泄;主治腰膝酸痛、遗精、阳痿、早泄、不育、消渴、淋浊、遗尿、目昏耳鸣、胎动不安、流产泄泻。全草:清热解毒、凉血止血、健脾利湿;主治痢疾、黄疸、吐血衄血、便血、血崩、淋浊、带下、便溏、目赤肿痛、咽喉肿痛、痈疽肿毒、痔子。

【用法用量】内服:煎汤,6~15 g;或入丸、散。外用:炒研调敷。

同菟丝子。

673. 金灯藤

【药材名称】 大菟丝子。

【学名及分类】 *Cuscuta japonica* Choisy in Zoll.,为旋花科菟丝子属植物。

【俗　　名】 日本菟丝子、大菟丝子、菟丝子、无娘藤、金灯笼、无根藤、飞来藤、无根草、山老虎、金丝藤、无头藤、红无根藤、雾水藤、红雾水藤、大粒菟丝子、金丝草、黄丝藤、飞来花、天蓬草、无量藤。

【习性及生境】 生于海拔1 200 m以下的山地,寄生于各种树木草本上。

【识别特征】 一年生寄生缠绕草本,茎较粗壮,肉质,多分枝,无叶。花无柄或几无柄,形成穗状花序;苞片及小苞片鳞片状;花萼碗状,肉质;花冠钟状,淡红色或绿白色;子房球状,平滑,无毛。蒴果卵圆形,近基部周裂。种子1~2个,光滑,褐色。花期8月,果期9月。

【药用部位】 种子、全草。

【采收加工】 9—10月采收成熟果实,晒干,打出种子,筛去果壳杂质。

【产地及分布】 全国广布。湖南全省广布,产桑植、永顺、凤凰、芷江、新宁。

【性味归经】 种子:味辛、甘,性平归肝、肾、脾经。全草:味苦、甘,性平。

【功用主治】 种子:补肾益精、养肝明目、固胎止泄;主治腰膝酸痛、遗精、阳痿、早泄、不育、消渴淋浊、遗尿、目昏耳鸣、胎动不安、流产泄泻。全草:清热解毒、凉血止血、健脾利湿;主治痢疾、黄疸、吐血、衄血、便血、血崩、淋浊、带下、便溏、目赤肿痛、咽喉肿痛、痈疽肿毒、痱子。

【用法用量】 内服:煎汤,6~15 g;或入丸、散。外用:炒研调敷。

紫草科

674. 附地菜

【药材名称】 附地菜。

【学名及分类】 *Trigonotis peduncularis* (Trevis.) Benth. ex Baker & S. Moore,为紫草科附地菜属植物。

【俗　　名】 鸡肠草、鸡肠、搓不死、豆瓣子棵、地胡椒、伏地菜、伏地草、山苦菜、地瓜香。

【习性及生境】 生于海拔1 200 m以下的田野、路旁、荒草地或丘陵林缘、灌木丛中。

【识别特征】 一年生或二年生草本。茎通常多条丛生,密集,铺散,基部多分枝。基生叶呈莲座状,有叶柄,叶片匙形,先端圆钝,基部楔形或渐狭,茎上部叶长圆形,无叶柄或具短柄。花序生茎顶;花梗短,花后伸长,顶端与花萼连接部分变粗呈棒状;花萼裂片卵形,先端急尖;花冠淡蓝色或粉色,筒部甚短;花药卵形,先端具短尖。小坚果4,斜三棱锥状四面体形,背面三角状卵形,具3锐棱。早春开花,花期甚长。

【药用部位】 全草。

【采收加工】 6月采收,鲜用或晒干。

【产地及分布】 国内分布于东北、华北、华东、西南及陕西、新疆、广东、广西。湖南全省各地散见,产桑植、龙山、永顺、凤凰、芷江、洪江、新宁、宜章、长沙、南岳、祁阳。

【性味归经】 味苦、辛,性平。

【功用主治】 行气止痛、解毒消肿;主治胃痛吐酸、痢疾、热毒痈肿、手脚麻木。

【用法用量】 内服:煎汤,15~30 g;或研末服。外用:捣敷;或研末擦。

(1)治胃痛吐酸吐血:附地菜3~6 g,煎服;研粉冲服0.9~1.5 g。

(2)止小便利:鸡肠草一斤。于豆豉汁中煮,调和作羹食之,作粥亦得。

(3)治热肿:鸡肠草敷。

(4)治气淋,小腹胀,满闷:石韦(去毛)一两,鸡肠草一两。上件药,捣碎,煎取一盏半,去滓,食前分为三服。

(5)治风热牙痛,浮肿发歇,元脏气虚,小儿疳积:鸡肠草、旱莲草、细辛等份。为末,每日擦三次。

(6)治手脚麻木:地胡椒60 g。泡酒服。

(7)治胸肋骨痛:地胡椒30 g,煎水服。

675. 粗糠树

【药材名称】 粗糠树。

【学名及分类】 *Ehretia dicksonii* Hance,为紫草科厚壳树属植物。

【俗　　　名】 破布子。

【习性及生境】 生于海拔900 m以下的山坡路旁、疏林中及土壤肥沃的山脚阴湿处。

【识别特征】 落叶乔木,高约15 m;树皮灰褐色,纵裂;枝条褐色,小枝淡褐色,均被柔毛。叶宽椭圆形、椭圆形、卵形或倒卵形,先端尖,基部宽楔形,边缘具开展的锯齿。聚伞花序顶生,呈伞房状或圆锥状,具苞片或无;花无梗或近无梗;苞片线形;花萼裂至近中部,裂片卵形或长圆形;花冠筒状钟形,白色至淡黄色,芳香,裂片长圆形,比筒部短;雄蕊伸出花冠外。核果黄色,近球形,内果皮成熟时分裂为2个具2粒种子的分核。花期3—5月,果期6—7月。

【药用部位】 树皮。

【产地及分布】 国内分布于华东、华南、西南及陕西、甘肃、青海、河南等地。湖南全省广布。

【性味归经】 味微苦、辛,性凉。

【功用主治】 散瘀消肿;主治跌打损伤。

【用法用量】 内服:煎汤,3~9 g。外用:适量,捣敷。

676. 小花琉璃草

【药材名称】 小花琉璃草。

【学名及分类】 *Cynoglossum lanceolatum* Forssk. in Forssk. & Niebuhr,为紫草科琉璃草属植物。

【习性及生境】 生海拔700 m以下丘陵、山坡、草地或路边沙质地上。

【识别特征】 多年生草本,高20~90 cm。茎直立,由中部或下部分枝,分枝开展,密生基部具基盘的硬毛。基生叶及茎下部具柄,长圆状披针形,先端尖,基部渐狭;茎中部叶无柄,披针形,茎上部叶极小。花序顶生及腋生,分枝钝角叉状分开,无苞片,果期延长呈总状;花萼裂片卵形,先端钝;花冠淡蓝色,钟状;花药卵圆形;花柱肥厚,四棱形,较花萼为短。小坚果卵球形,背面突,密生长短不等的锚状刺,边缘锚状刺基部不连合。花果期4—9月。

【药用部位】 全草。

【采收加工】 夏采全草,洗净晒干。

【产地及分布】 国内分布于华中、华东、华南、西南及陕西、甘肃。湖南省内产隆回、洞口、绥宁、张家界、宜章、宁远、沅陵、洪江、湘西、保靖、永顺、龙山。

【性味归经】 味苦,性凉。

【功用主治】 清热解毒、利水消肿;主治急性肾炎、牙周炎、牙周脓肿、下颌急性淋巴结炎、毒蛇咬伤。

【用法用量】 内服:煎汤,全草9~15 g。外用:根适量,捣烂敷患处。

治急性肾炎:全草晒干研末,装入胶囊,每粒300 mg,每日3次,每次3~6粒。也可用全草15 g,水煎服。

唇形科

677. 海通

【药材名称】 海通。

【学名及分类】 *Clerodendrum mandarinorum* Diels,为唇形科大青属植物。

【俗　　名】 铁枪桐、臭梧桐、鞋头树、线桐树、朴瓜树、桐木树、木常山、白灯笼、泡桐树、牡丹树、小花泡桐、满大青。

【习性及生境】 生于海拔500~1 600 m的溪边、路旁、山坡林缘或灌木丛中。

【识别特征】 灌木或乔木,高2~20 m;幼枝略呈四棱形,密被黄褐色绒毛,髓具明显的黄色薄片状横隔。叶片近革质,卵状椭圆形、卵形、宽卵形至心形,顶端渐尖,基部截形、近心形或稍偏斜。伞房状聚伞花序顶生;苞片易脱落,小苞片线形;花萼小,钟状,萼齿尖细,钻形;花冠白色或偶为淡紫色,花冠管纤细,裂片长圆形;雄蕊及花柱伸出花冠外。核果近球形,宿萼增大,红色,包果一半以上。花果期7—12月。

【药用部位】 枝叶。

【采收加工】 夏、秋季采收。切段,晒干或鲜用。

【产地及分布】 国内分布于西南及江西、湖北、广东、广西。湖南全省山地散见,产桃源、桑植、张家界、沅陵、芷江、城步、新宁、桂东、资兴、宜章、平江、南岳。

【性味归经】 味苦、辛,性平。

【功用主治】 祛风通络,主治半身不遂,小儿麻痹后遗症。

【用法用量】 内服:煎汤,15~30 g,鲜品加倍。

678. 海州常山

【药材名称】 臭梧桐。

【学名及分类】 *Clerodendrum trichotomum* Thunb.,为唇形科大青属植物。

【俗　　名】 香楸、后庭花、追骨风、臭梧、泡火桐、臭梧桐。

【习性及生境】 生于海拔500~1 600 m的山坡灌木丛中。

【识别特征】 灌木或小乔木,高1.5~10.0 m;幼枝、叶柄、花序轴等多少被黄褐色柔毛或近于无毛,具皮孔,髓白色。叶片纸质,卵形、卵状椭圆形或三角状卵形,顶端渐尖,基部宽楔形至截形,侧脉3~5对。伞房状聚伞花序顶生或腋生;苞片叶状;花萼蕾时绿白色,有5棱脊,顶端5深裂;花冠白色或带粉红色;花丝与花柱同伸出花冠外;花柱较雄蕊短,柱头2裂。核果近球形,包藏于增大的宿萼内,成熟时外果皮蓝紫色。花果期6—11月。

【药用部位】 嫩枝及叶、果实、根。

【采收加工】 6—10月采收,捆扎成束,晒干。

【产地及分布】 国内分布于华北、华东、华中、西南及辽宁、甘肃。全省山地散见,产石门、慈利、桑植、张家界、溆浦、芷江、城步、新宁、通道、浏阳。

【性味归经】 嫩枝及叶:味苦、微辛,性平。花:味苦、微辛,性平。果实:味苦、微辛,性平。根:味苦、微辛,性温。

【功用主治】 嫩枝及叶:祛风除湿、平肝降压、解毒杀虫;主治风湿痹痛、半身不遂、高血压病、偏头痛、疟疾、痢疾、痈疽疮毒、湿疹、疥癣。花:祛风、降压、止痢;主治风气头痛、高血压病、痢疾、疝气。果实:祛风、止痛、平喘;主治风湿痹痛、牙痛、气喘。根:祛风止痛、行气消食;主治头风痛、风湿痹痛、食积气滞、脘腹胀满、小儿疳积、跌打损伤、乳痈肿毒。

【用法用量】 内服:煎汤,10~15 g,鲜品30~60 g;或浸酒;或入丸、散。外用:煎水洗;或捣敷;或研末掺;或调敷。

(1)治男妇感受风湿,或嗜饮冒风,以致两足软酸疼痛,不能步履,或两手牵绊,不能仰举:臭梧桐(花、叶、梗、子俱可采取,切碎,晒干,磨末子)一斤,豨莶草(炒,磨末)八两。上二味和匀,炼蜜丸如桐子大。早晚以白滚汤送下四钱。忌食猪肝、羊血等物。或单用臭梧桐二两,煎汤饮,以酒过之,连服十剂,或煎汤洗手足亦可。

(2)治半肢风:臭梧桐叶并梗,晒燥磨末,共二斤,用白蜜一斤为丸。早滚水下,晚酒下,每服三钱。

(3)治风湿痛,骨节酸痛及高血压病:臭梧桐9~30 g,煎服;研粉每服3 g,每日3次。也可与豨莶草配合应用。

(4)治高血压病:臭梧桐叶、荠菜各15 g,夏枯草9 g。水煎服。

(5)治半边头痛:川椒五钱,臭梧桐叶二两。先将桐叶炒黄,次入椒再炒,以火酒洒在锅内,拌和取起,卷在绸内,扎在痛处;吃热酒一碗,取被盖颈而睡,出汗即愈。

(6)治一切内外痔:臭梧桐叶七片,瓦松七枝,皮硝三钱。煎汤熏洗。

(7)治鹅掌风:臭梧桐叶、白鲜皮、蛇床子各30 g。水煎,烫洗患部。

679. 臭牡丹

【药材名称】 臭牡丹。

【学名及分类】 *Clerodendrum bungei* Steud.,为唇形科大青属植物。

【俗　　名】 臭八宝、臭梧桐、矮桐子、大红袍、臭枫根。

【习性及生境】 生于海拔2 500 m以下的山坡、林缘、沟谷、路旁、灌木丛中。

【识别特征】 落叶灌木,高1~2 m,植株有臭味;花序轴、叶柄密被褐色、黄褐色或紫色脱落性的柔毛;小枝近圆形,皮孔显著。叶片纸质,宽卵形,顶端尖,基部宽楔形、截形或心形,侧脉4~6对,基部脉腋有数个盘状腺体。伞房状聚伞花序顶生;苞片叶状,披针形或卵状披针形,小苞片披针形;花萼钟状,萼齿三角形或狭三角形;花冠淡红色、红色或紫红色,裂片倒卵形;雄蕊及花柱均突出花冠外;柱头2裂,子房4室。核果近球形。花果期5~11月。

【药用部位】 茎叶、根。

【采收加工】 7—11月采收茎叶,鲜用或切段晒干。

【产地及分布】 全国内分布于华北、西北、西南及江苏、安徽、浙江、江西、湖北、广西。湖南省各地散见,产石门、桑植、永顺、凤凰、沅陵、芷江、通道。

【性味归经】 茎叶:味辛微苦,性平。根:味辛、苦,性微温。

【功用主治】 茎叶:解毒消肿、祛风湿、降血压;主治痈疽、疔疮、发背、乳痈、湿疹、丹毒、风湿痹痛、高血压病。根:行气健脾、祛风除湿、解毒消肿、降血压;主治食滞腹胀、头昏、虚咳、久痢脱肛、肠痔下血、淋浊带下、风湿痛、脚气、痈疽肿毒、漆疮、高血压病。

【用法用量】 内服:煎汤,10~15 g,鲜品30~60 g;或捣汁;或入丸剂。外用:煎水熏洗;或捣敷;或研末调敷。

选方

(1)治疔疮:苍耳、臭牡丹各一大握。捣烂,新汲水调服,泻下黑水愈。

(2)治痈肿发背:臭牡丹叶晒干,研细末,蜂蜜调敷。未成脓者能内消,若溃后局部红热不退,疮口作痛者,用蜂蜜或麻油调敷,至红退痛止为度。

(3)治肺脓疡,多发性疖肿:臭牡丹全草90 g,鱼腥草30 g。水煎服。

(4)治乳腺炎:鲜臭牡丹叶250 g,蒲公英9 g,麦冬草12 g。水煎冲黄酒、红糖服。

(5)治火牙痛:鲜臭牡丹30~60 g。煮豆腐服。

(6)治关节炎:臭牡丹鲜叶。绞汁,冲黄酒服,每日2次,每次1杯,连服20 d。如有好转,再续服至痊愈。

(7)治风湿关节痛:臭牡丹、水桐树各120 g。水煎服。

(8)治眩晕,头痛:臭牡丹叶20片,青壳鸭蛋3个。水煮至蛋熟,去蛋壳,再煮30 min,吃蛋喝汤。

(9)治疟疾:臭牡丹枝头嫩叶(晒干,研末)30 g,生甘草末3 g。两味混合,饭和为丸如黄豆大。每服7丸,早晨用生姜汤送下。

680. 大青

【药材名称】 大青。

【学名及分类】 *Clerodendrum cyrtophyllum* Turcz.,为唇形科大青属植物。

【俗　　名】 鸡屎青、猪屎青、臭叶树、野靛青、牛耳青、山漆、山尾花、淡婆婆、青心草、臭冲柴、鸭公青、山靛青、土地骨皮、路边青。

【习性及生境】 生于海拔1 850 m以下的平原、路旁、丘陵、山地林下或溪谷旁。

【识别特征】 落叶灌木或小乔木,高1~10 m;幼枝被短柔毛,枝黄褐色,髓坚实;冬芽圆锥状,芽鳞褐色,被毛。叶片纸质,椭圆形、卵状椭圆形、长圆形或长圆状披针形,伞房状聚伞花序,生于枝顶或叶腋,苞片线形,花小,有橘香味;萼杯状,裂片三角状卵形,花冠白色,果实球形或倒卵形,绿色,成熟时蓝紫色,6月至次年2月开花结果。

【药用部位】 茎、叶、根。

【采收加工】 4—6月摘叶,晒干。

【产地及分布】 国内分布于华东及湖北、广东、广西、贵州、云南。湖南全省广布,产石门、沅陵、新晃、芷江、城步、江永、炎陵、宜章、浏阳、长沙、南岳。

【性味归经】 茎、叶:味苦,性寒,归胃、心经。根:味苦,性寒。

【功用主治】 茎、叶:清热解毒、凉血止血;主治外感热病热盛烦渴、咽喉肿痛、口疮、黄疸、热毒痢、急性肠炎、痈疽肿毒、衄血、血淋、外伤出血。根:清热、凉血、解毒;主治流感、感冒高热、乙脑、流脑、腮腺炎、血热发斑、麻疹肺炎、黄疸型肝炎、热泻热痢、风湿热痹、头痛、咽喉肿痛、风火牙痛、睾丸炎。

【用法用量】 内服:煎汤,15~30 g,鲜品加倍。外用:捣敷;或煎水洗。

（1）治乙脑，流脑，感冒发热，腮腺炎：大青叶15~30 g，海金沙根30 g。水煎服，每日2剂。

（2）预防乙脑、流脑：大青叶15 g，黄豆30 g。水煎服，每日1剂，连服7 d。

（3）治温毒发斑：大青四两，甘草、胶各二两，豉八合。以水一斗，煮二物，取三升半，去滓，纳豉煮三沸，去滓，乃纳胶。分作四服，尽又合。此治得至七八日，发汗不解，及吐下大热，甚佳。

（4）治时行壮热头痛，发疮如豌豆遍身：大青三两，栀子二七枚擘，犀角（屑）一两，豉五合。上四味切，以水五升，煮取二升，分三服。服之无所忌。

（5）治大头瘟：酌取大青鲜叶洗净捣烂外敷患处，同时取大青鲜叶30 g。煎汤内服。

（6）治喉风，喉痹：大青叶捣汁灌之，取效止。

（7）治咽喉肿痛：大青叶30 g，海金沙、龙葵各15 g。水煎服，每日1剂。

（8）治小儿口疮不得吮乳：大青（十八铢），黄连（十二铢）。上二味细切，以水三升，煮取一升二合，一服一合，日再夜一。

（9）治急性黄疸型肝炎：臭大青叶、茵陈各15~30 g，栀子9 g。煎服。

（10）治血淋，小便尿血：大青鲜叶30~60 g，生地15 g。水煎，调冰糖服，日2次。

681. 狐臭柴

【药材名称】斑鸠占。

【学名及分类】*Premna puberula* Pamp.，为唇形科豆腐柴属植物。

【俗　　名】长柄臭黄荆、水白蜡、臭黄荆、臭树、神仙豆腐柴、斑鸠占。

【习性及生境】生于海拔400~1 200 m的山坡路边丛林中。

【识别特征】直立或攀缘灌木至小乔木，高1.0~3.5 m；小枝近直角伸出，幼枝绿色，黄褐色至紫褐色。叶片纸质至坚纸质，卵状椭圆形、卵形，无腺点，侧脉在叶背面较表面显著隆起，细脉极细。聚伞花序组成塔形圆锥花序；花萼杯状，外被黄色腺点，顶端5浅裂，裂齿三角形；花冠淡黄色，有紫色条纹，外面密被腺点；雄蕊伸出花冠外；子房圆形，花柱短于雄蕊。核果紫色转黑色，倒卵形，有瘤突。花果期5—8月。

【药用部位】根或茎。

【采收加工】夏、秋季采收。切片晒干。

【产地及分布】国内分布于陕西、甘肃、福建、湖北、广东、广西、四川、贵州、云南。湖南省内产湘西北、湘西南，石门、桑植、张家界、沅陵、永顺、新晃、城步。

【性味归经】根或茎：味辛、微甘，性微温。叶：味辛微甘，性平。

【功用主治】根或茎：祛风湿、壮肾阳；主治风湿痹痛、肥大性脊椎炎、肩周炎、肾虚阳痿、月经延期。叶：清湿热、解毒、续筋接骨；主治水肿、毒疮、水火烫伤、筋伤骨折。

【用法用量】内服：煎汤，10~30 g；或浸酒。

（1）治月经推后：斑鸠占根、小血藤根各三钱，煨水服。

（2）治风湿关节炎：斑鸠占根、大风藤各二两，泡酒服。

（3）治水肿：斑鸠占叶二两，煮豆腐吃。

（4）治无名毒疮：斑鸠占叶一把，捣茸敷患处。

（5）治阳痿：斑鸠占根二两，淫羊藿根、花脸荞根各一两，炖肉吃。

（6）治烧伤：斑鸠占根皮或叶，研为末，菜油调涂患处，每日一至二次。

682. 豆腐柴

【药材名称】 腐婢。

【学名及分类】 *Premna microphylla* Turcz.，为唇形科豆腐柴属植物。

【俗　　　名】 豆腐木、腐婢、止血草、观音草、豆腐草、土黄芪、观音柴、臭黄荆、臭娘子等。

【习性及生境】 生于海拔1 400 m以下的山坡林下或林缘。

【识别特征】 直立灌木；幼枝有柔毛，老枝变无毛。叶揉之有臭味，卵状披针形、椭圆形、卵形或倒卵形，顶端急尖至长渐尖，基部渐狭窄下延至叶柄两侧，全缘至有不规则粗齿。聚伞花序组成顶生塔形的圆锥花序；花萼杯状，绿色，近整齐的5浅裂；花冠淡黄色，外有柔毛和腺点。核果紫色，球形至倒卵形。花果期5—10月。

【药用部位】 茎、叶。

【采收加工】 春、夏、秋季均可采收。鲜用或晒干。

【产地及分布】 国内分布于华东、华中、华南及四川、贵州。湖南全省广布，产慈利、新宁、通道、江华、炎陵、永兴、长沙、株洲。

【性味归经】 味苦，微辛，性寒。

【功用主治】 清热解毒；主治疟疾、泄泻、痢疾、醉酒头痛、痈肿、疔疮、丹毒、蛇虫咬伤、创伤出血。

【用法用量】 腐婢内服：煎汤，10~15 g；或研末。腐婢外用：捣敷；或研末调敷；或煎水洗。腐婢根内服：煎汤，10~15 g，鲜品30~60 g。腐婢根外用：捣敷；或研末调敷。

腐婢：

（1）治疟疾：腐婢叶9~15 g。开水冲泡，于疟疾发前2 h预服。

（2）治腹泻，痢疾：腐婢叶60 g，龙芽草30 g。水煎服。

（3）治酒醉不醒：腐婢叶9 g，葛花6 g。水煎服。

（4）治无名肿毒：新鲜腐婢叶捣烂，外敷；或晒干，研细末，用蜂蜜调敷患处。初起未化脓者，连敷2~3 d可消散。局部不红不肿的阴症忌用。

（5）治丹毒：腐婢叶120~150 g。水煎，待温，洗患处。洗时需避免当风。

（6）治毒蛇咬伤：腐婢鲜叶、马兰鲜根、星宿菜鲜根各30 g。同时捣烂加些百草霜（锅底灰）调匀敷枕骨处及伤口。

（7）治钩蚴侵入皮肤作痒（钩虫皮炎）：腐婢鲜叶、根煎汤洗。

（8）治刀斧创伤：新鲜腐婢叶，捣烂如泥，敷于伤处，能止血止痛。

（9）治痔瘘下血：腐婢叶焙干研末，每服3 g，米汤送下，每日3次。

腐婢根：

（1）治疟疾：臭娘子根12~18 g。水煎服。

（2）治小儿夏季热：鲜腐婢根30~60 g。煎服。

（3）治风湿性关节炎：腐婢鲜根250 g，乌鱼500 g。水炖至肉烂，食鱼喝汤。

（4）治风火牙痛：腐婢鲜根60 g。水煎服。

（5）治跌打损伤：腐婢鲜根皮60 g。煎水兑酒服。

（6）治烧伤：小青树根皮或叶，晒干，研成极细末，棉油或菜油调搽，每日1~2次。

（7）治毒蛇咬伤：腐婢鲜根皮捣烂敷天庭穴及伤口。

（8）治中雷公藤毒：臭娘子鲜根（切片）60 g，大黄18 g，芒硝12 g，防风18 g。水煎服。

683. 灰毛牡荆

【药材名称】 灰毛牡荆。

【学名及分类】 *Vitex canescens* Kurz，为唇形科牡荆属植物。

【俗　　名】 灰布荆、灰牡荆。

【习性及生境】 生于海拔200~800 m的低山村边林。

【识别特征】 落叶乔木，高3~15~(20)m；树皮黑褐色，小枝四棱形。掌状复叶，小叶3~5；小叶片卵形，椭圆形，顶端渐尖或骤尖，基部宽楔形，全缘，侧脉8~19对，在背面明显隆起。圆锥花序顶生；苞片早落；花萼顶端有5小齿；花冠黄白色，外面密生腺点；雄蕊4，二强；子房顶端有腺点。核果近球形或长圆状倒卵形，表面淡黄色，有光泽。花期4—5月，果期5—6月。

【药用部位】 叶、果实。

【采收加工】 秋季果实成熟时采收。去净杂质，晒干。

【产地及分布】 国内分布于华中、华南、西南。湖南全省山地散见，产桑植、永顺、张家界、保靖、洪江、城步、新宁、道县、江华、永兴、宜章。

【性味归经】 味辛、苦，性温，归肺、胃、肝经。

【功用主治】 除痰、行气、止痛、祛风、除疟；主治感冒、咳嗽、哮喘、风痹、疟疾、胃痛、疝气、痔瘘。

【用法用量】 牡荆叶内服：煎汤9~15 g，鲜者可用至30~60 g；或捣汁饮。牡荆叶外用：捣敷；或煎水熏洗。

684. 黄荆

【药材名称】 黄荆。

【学名及分类】 *Vitex negundo* L.，为唇形科牡荆属植物。

【俗　　名】 黄荆条、黄荆子、布荆、荆条、五指风、五指柑。

【习性及生境】 生于海拔1 000 m以下的山坡、路旁或灌木丛中。

【识别特征】 灌木或小乔木，小枝四棱形，掌状复叶，小叶片长圆状披针形至披针形，顶端渐尖，基部楔形，聚伞花序排成圆锥花序式，顶生，花序梗密生灰白色绒毛；花萼片钟状，花冠淡紫色，外有微柔毛，子房近无毛。核果近球形。花期4—6月，果期7—10月。

【药用部位】 果实、叶、枝条、根、茎用火烤灼而流出的液汁。

【采收加工】 四季可采，以夏秋采收为好，根、茎洗净切段晒干，叶、果阴干备用，叶亦可鲜用。

【产地及分布】 国内分布于华北、华中、华东、华南、西南及甘肃、陕西。湖南全省广布，产石门、沅陵、永顺、凤凰、芷江、新宁、通道、炎陵、南岳。

【性味归经】 果实：味辛、苦，性温，归肺、胃、肝经。叶：味辛、苦，性凉。枝条：味辛、微苦，性平。茎用火烤灼而流出的液汁：味甘、微苦，性凉。根：味辛、微苦，性温。

【功用主治】 果实：祛风解表、止咳平喘、理气消食止痛；主治伤风感冒、咳嗽、哮喘、胃痛吞酸、消化不良、食积泻痢、胆囊炎、胆结石、疝气。叶：解表散热、化湿和中、杀虫止痒；主治感冒发热、伤暑吐泻、痧气腹胀、肠炎、痢疾、疟疾、湿疹、癣、疥、蛇虫咬伤。枝条：祛风解表、消肿止痛；主治感冒发热、咳嗽、喉痹肿痛、风湿骨痛、牙痛、烫伤。茎用火烤灼而流出的液汁：清热、化痰、定惊；主治肺热咳嗽、痰黏难咯、小儿惊风、痰壅气逆、惊厥抽搐。根：解表、止咳、祛风除湿、理气止痛；主治感冒、慢性气管炎、风湿痹痛、胃痛、痧气、腹痛。

【用法用量】 叶内服：煎汤，15~30 g，鲜品30~60 g。叶外用：适量，煎水洗；或捣敷；或绞汁涂。果实内服：煎汤，5~10 g；或入丸、散。枝条内服：煎汤，10~15 g，鲜品加倍。枝条外用：适量，捣敷；或煅存性研末调敷。根内服：煎汤，15~30 g，根皮用量酌减。

叶:

(1)治感冒:黄荆叶一两,路边青一两,葱、姜各二钱。水煎服。

(2)治中暑呕吐、腹痛、腹泻:黄荆叶二两,红辣蓼二两,生半夏二两。焙干研细末,炼蜜为丸,黄豆大。日服二次,每次二钱。

(3)治痧气腹痛:新鲜黄荆枝头嫩叶、新鲜辣蓼枝头嫩叶各一两(切碎),吴茱萸三钱(研细)。同捣极烂,做成条状锭子,晒干。用时取药锭一钱,凉开水磨服。

(4)治疟疾:黄荆叶六两,煎水取浓汁一碗半服(发作前4 h服一半,2 h服一半。寒疟或体弱不适用)。

(5)治脚蛀(脚癣):黄荆叶,捣烂罨上。

(6)治毒蛇咬伤,满身红肿发泡:黄荆嫩头,捣汁涂泡上,渣盦咬处。

(7)治外伤、犬及蜈蚣咬伤:黄荆叶二至四两,捣烂,擦、敷患处。

果实:

(1)治流感,咳嗽,风湿痛,发热身疼:黄荆子、蔓荆叶、千里光各10 g,冰糖。共研细末。每次10~15 g,每日2~3 g,开水冲服。

(2)治伤寒发热而咳逆者:黄荆子,炒,水煎服。

(3)治哮喘:黄荆子6~15 g。研粉加白糖适量,每日2次,水冲服。

(4)治慢性气管炎:①黄荆子5~10 g,白糖25 g,香油10 g,鸡蛋1个。以文火加热至沸,炒黄荆子为棕色,把打开的鸡蛋搅拌后倒入油锅,当鸡蛋下部煎至微黄,鸡蛋上部尚有液体时,即放入白糖,掺炒均匀,使之成稠糊状,起火备用。早、晚各服1剂。②黄荆子9 g,胡颓子叶、鱼腥草(后下)、枇杷叶各15 g。水煎服。

(5)治肝胃痛:黄荆子研末,和粉作团食。

(6)治胃溃疡,慢性胃炎:黄荆干果30 g,煎服或研末吞服。

(7)治膈食吞酸或便秘:黄荆果实15 g。水煎或开水泡服,早晚各服1次。

(8)治痢疾,肠炎,消化不良:黄荆子300 g,酒药子30 g。分别炒黄,加白糖150 g,拌匀。每次服4~6 g,小儿1~3 g,每日4次。

(9)治疝气:黄荆子、小茴香各9 g,荔子核12 g。水煎服。

(10)治痔漏之管:黄荆条所结之子(炙炒为末)五钱一服,黑糖拌,空心酒送服。

枝条:

(1)治关节炎:黄荆条15 g。水煎,每日1剂分2次服。

(2)治火烫伤成疮:黄荆枝,煅灰调香油涂。

根:

(1)预防流行性感冒:黄荆根、胜红蓟全草、马兰全草、一点红全草、鱼腥草全草、忍冬藤各15~30 g。水煎服。

(2)治风湿关节痛、腰痛:黄荆根、八角枫根、狗骨根各30 g。水煎服。

(3)治蛲虫病:黄荆根30 g。切片,同甜酒炒至黄色,用水2碗,煎到1碗,晚饭前煎服。

685. 牡荆

【药材名称】牡荆子、牡荆叶、牡荆沥、牡荆茎、牡荆根。

【学名及分类】*Vitex negundo* var. *cannabifolia* (Siebold & Zucc.) Hand.-Mazz.,为唇形科牡荆属植物。

【俗　　名】黄荆、小荆、楚等。

【习性及生境】生于山坡路边灌丛中。

【识别特征】落叶灌木或小乔木;小枝四棱形。叶对生,掌状复叶,小叶5,少有3;小叶片披针形或椭圆状披针形,顶端渐尖,基部楔形,边缘有粗锯齿,表面绿色,背面淡绿色,通常被柔毛。圆锥花序顶生,长10~20 cm;花冠淡紫色。果实近球形,黑色。花期6—7月,果期8—11月。

【药用部位】果实、叶、茎、根。

【采收加工】牡荆子:9—10月果实成熟时采收,用手搓下,扬净,晒干。牡荆叶:生长季节均可采收,鲜用或晒干。牡荆茎:7—10月采收,切段晒干。牡荆根:10—11月采收,切片,晒干。

【产地及分布】国内分布于华东及陕西、山西、河北、湖北、广东、广西、四川、贵州。湖南全省广布,产石门、永顺、花垣、凤凰、芷江、邵阳、武冈、城步、永兴、长沙。

【性味归经】叶:味辛、苦,性平。茎:味辛、微苦,性平。茎用火烤灼而流出的液汁:味甘,性凉,归心、肝经。根:味辛、微苦,性温。

【功用主治】果实:化湿祛痰、止咳平喘、理气止痛;主治咳嗽气喘、胃痛、泄泻、痢疾、疝气痛、脚气肿胀、白带、白浊。叶:解表化湿、祛痰平喘、解毒;主治伤风感冒、咳嗽哮喘、胃痛、腹痛、暑湿泻痢、脚气肿胀、风疹瘙痒、脚癣、乳痈肿痛、蛇虫咬伤。茎:祛风解表、消肿止痛;主治感冒、喉痹、牙痛、脚气、疮肿、烧伤。茎用火烤灼而流出的液汁:除风热、化痰涎、通经络、行气血;主治中风口噤、痰热惊痫、头晕目眩、喉痹、热痢、火眼。根:祛风解表、除湿止痛;主治感冒头痛、牙痛、疟疾、风湿痹痛。

【用法用量】牡荆子内服:煎汤,6~9 g;或研末;或浸酒。牡荆叶内服:煎汤9~15 g,鲜者可用至30~60 g;或捣汁饮。牡荆叶外用:捣敷;或煎水熏洗。牡荆沥内服:沸水冲,30~60 ml。牡荆沥外用:涂敷;或点眼。牡荆茎:内服:煎汤,10~15 g。牡荆茎外用:煎水洗;或含漱。牡荆根:内服:煎汤,10~15 g。

选方

牡荆子:

(1)治寒咳,哮喘:牡荆子12 g。炒黄研末,每次6~9 g,每日3次,开水送服。

(2)治慢性气管炎:牡荆子9 g,胡颓子叶、鱼腥草(后下)、枇杷叶各15 g。水煎服。

(3)治哮喘,治胃痛:牡荆果实、樟树二层皮各15 g,生姜2片(火烘赤)。水煎服。

(4)治胃肠绞痛,手术后疼痛:黄荆子18 g。研细粉,每服6 g,每日3次。

(5)治痢疾,肠炎,消化不良:黄荆子500 g,酒药子(酒糟)30 g,白糖250 g。黄荆子、酒药分别炒黄,共研细粉,加白糖拌匀。每服4~6 g,小儿1~2 g,每日4次。

(6)治中暑发痧:干牡荆果实15 g,水浓煎;或研末为丸,每次3 g,开水送服。

(7)治小肠疝气:牡荆子半升。炒熟,入酒一盏,煎一沸,热服。

(8)治湿痰白浊:牡荆子炒为末,每酒服三钱。

(9)治停乳奶胀:牡荆子12 g。研末,温开水加酒少许调服。

(10)治酒后伤风:牡荆子、葛花各9 g。水煎服。

(11)治耳聋:牡荆子一升,捣碎。上件药以酒五升,浸七日,去渣,任性尽服。三十年聋者皆瘥。

牡荆叶:

(1)治风寒感冒:鲜牡荆叶24 g,或加紫苏鲜叶12 g。水煎服。

(2)预防中暑:牡荆干嫩叶6~9 g。水煎代茶饮。

(3)治中暑(或兼腹痛泄泻):牡荆茎或叶、枫香叶、星宿菜各适量。水煎服。

(4)治急性胃肠炎:牡荆鲜茎叶30~60 g。水煎服。

(5)治久痢不愈:牡荆鲜茎叶15~24 g。和冰糖,冲开水炖1 h,饭前服,每日2次。

(6)治腰脚风湿痛不止:牡荆叶不限多少,蒸置大瓮中,其下着火温之,以病人置叶中,须臾当汗出。蒸时,常旋旋吃饭,稍倦即止。便以被盖避风,仍进葱豉酒及豆酒亦可,以瘥为度。

(7)治脚气肿胀:牡荆叶60 g,丝瓜络21 g,紫苏21 g,水菖蒲根21 g,艾叶21 g,水煎熏洗。

(8)治风疹:牡荆干叶9~15 g,水煎服;或另用叶煎汤熏洗。

(9)治头癣:①取鲜牡荆叶500 g,加开水1 000 g,浸泡15 min后过滤。用滤液洗头5~8 min,每日1次。②用鲜叶250 g捣烂,涂擦患处,每日2次。洗擦后头部用布包扎。一般洗擦4 d后头皮痒感消失,脓疱、糠皮状鳞屑减少,2个月后长发。

(10)治足癣:牡荆鲜叶、马尾松鲜叶、油茶子饼各等量。煎汤熏洗患处。

(11)治乳痈初起:①牡荆叶24 g。酒水各半煎服。②牡荆叶(适量),擂,酒敷。

(12)治小便出血:捣牡荆叶取汁,酒服二合。

牡荆沥:

(1)治中风口噤:荆沥,每服一升。

(2)治高热痉挛,痰鸣气急:牡荆沥、竹沥,开水冲服。

(3)治赤白痢五六年者:烧大荆如臂,取沥,服五六合,即得瘥。

(4)治目卒痛:烧荆木出黄汁敷之。

(5)治火眼:牡荆沥汁点眼。

(6)治疮:荆木烧取汁,敷之。

牡荆茎:

(1)治风牙痛:牡荆茎同荆芥、荜拨煎水漱。

(2)治脚气诸病:用荆茎于坛中烧烟,熏涌泉穴及痛处,使汗出则愈。

牡荆根:

(1)治感冒头痛:牡荆根9~15 g。冲开水炖服,每日2次。

(2)治疟疾:牡荆根30 g,水煎。第一煎于疟疾发作前2 h加冰糖30 g冲服,第二煎当茶饮。

(3)治关节风湿痛:牡荆根30 g。水炖服。

686. 兰香草

【药材名称】 兰香草。

【学名及分类】 *Caryopteris incana*(Thunb.)Miq.,为唇形科莸属植物。

【俗　　　名】 婆绒花、福州马尾、山薄荷、莸、马嵩、卵叶莸、段菊。

【习性及生境】 生于海拔1 000 m以下的较干旱的山坡、林边或路旁。

【识别特征】 落叶小灌木,高26~60 cm;嫩枝圆柱形,略带紫色。叶片厚纸质,披针形、卵形或长圆形,顶端钝或尖,基部楔形或近圆形至截平,边缘有粗齿,表面色较淡,两面有黄色腺点,背脉明显;叶柄被柔毛。聚伞花序紧密,无苞片和小苞片;花萼杯状;花冠淡紫色或淡蓝色,二唇形,花冠5裂,下唇中裂片较大,边缘流苏状;雄蕊4枚,开花时与花柱均伸出花冠管外;柱头2裂。蒴果倒卵状球形。花果期6—10月。

【药用部位】 全草。

【采收加工】 7—10月采收,切段晒干或鲜用。

【产地及分布】 国内分布于江苏、安徽、浙江、江西、福建、湖北、广东、广西。湖南全省广布,产凤凰、洞口、武冈、新宁、江华、宜章、南岳、株洲。

【性味归经】 味辛,性温。

【功用主治】 疏风解表、祛寒除湿、散瘀止痛;主治风寒感冒、头痛、咳嗽、脘腹冷痛、伤食吐泻、寒瘀痛经、产后瘀滞腹痛、风寒湿痹、跌打瘀肿、阴疽不消、湿疹、蛇伤。

【用法用量】 内服:煎汤,10~15 g;或浸酒。外用:适量捣烂敷;或绞汁涂;或煎水熏洗。

选方

(1)治上感,支气管炎:兰香草全草12~18 g,车前草12 g,甘草6 g。水煎服。

(2)治慢性气管炎:兰香草全草40%,石韦40%,百部20%共研细粉,炼蜜为丸。每服18~27 g,每日3次,10 d为1个疗程。

(3)治胃肠炎:兰香草全草30 g,地榆9 g。水煎服。

(4)治阴疽:鲜兰香草、两面针、算盘子各30 g。水、酒各半炖服。

(5)治湿疹,荨麻疹:兰香草30 g炖猪肉服;另取兰香草适量熏洗;再取其鲜品绞汁加雄黄外涂。

687. 广东紫珠

【药材名称】 金刀菜。
【学名及分类】 *Callicarpa kwangtungensis* Chun,为唇形科紫珠属植物。
【俗　　名】 珍珠风、臭常山、万年青、老鸦饭、金刀柴。
【习性及生境】 生于海拔300~1 000 m山城灌木丛中或山地路旁。
【识别特征】 落叶灌木,高约2 m;幼枝略被星状毛,常带紫色,老枝黄灰色,无毛。叶片狭椭圆状披针形、披针形或线状披针形,顶端渐尖,基部楔形,边缘上半部有细齿。聚伞花序,花萼萼齿钝三角形,花冠白色或带紫红色;花丝约与花冠等长或稍短,花药长椭圆形,药室孔裂;子房无毛,而有黄色腺点。果实球形。花期6—7月,果期8—10月。
【药用部位】 茎、叶。
【采收加工】 夏、秋季采收,切段,晒干或鲜用。
【产地及分布】 国内分布于浙江、江西、福建、湖北、广东、广西、贵州、云南。湖南全省各地散见,产慈利、凤凰、新晃、芷江、城步、新宁、炎陵、宜章、岳阳、浏阳、南岳、祁阳。
【性味归经】 味酸、涩,性温。
【功用主治】 止痛、止血;主治偏头风痛、吐血跌打肿痛、外伤出血。
【用法用量】 内服:煎汤,10~15 g。外用:适量,捣敷;或研末撒。

选方

(1)治吐血胸痛:广东紫珠五钱,茜草三钱,仙桃草三钱,黄茅根一钱。水煎服。

(2)治偏头风:广东紫珠七钱。水煎服。偏左加女贞子三钱。偏右加陈皮三钱。

(3)治麻疹:广东紫珠三钱,黄牛刺二钱,野高粱二钱。水煎服。

688. 红紫珠

【药材名称】 红紫珠。
【学名及分类】 *Callicarpa rubella* Lindl.,为唇形科紫珠属植物。
【俗　　名】 对节树、复生药、空壳树、空壳铁砂子、漆大伯、小红光果。
【习性及生境】 生于海拔300~1 400 m的山坡、河谷、林中或灌木丛中。
【识别特征】 灌木,高约2 m;小枝被黄褐色星状毛并杂有多细胞的腺毛。叶片倒卵形或倒卵状椭圆形,顶端尾尖或渐尖,基部心形,有时偏斜,边缘具细锯齿或不整齐的粗齿。聚伞花序被毛与小枝同;苞片细小;花萼被星状毛或腺毛,具黄色腺点,萼齿钝三角形或不明显;花冠紫红色、黄绿色或白色,外被细毛和黄色腺点;药室纵裂。果实紫红色。花期5—7月,果期7—11月。

【药用部位】 叶及嫩枝、根。

【采收加工】 7—11月采收,晒干或鲜用。

【产地及分布】 国内分布于西南及安徽、湖北、浙江、江西、广东、广西。湖南全省散布,产桑植、沅陵、永顺、新晃、芷江、洪江、城步、新宁、江华、炎陵、宜章、南岳。

【性味归经】 微苦,性凉,归心、肝、胃经。

【功用主治】 叶及嫩枝:凉血止血、解毒消肿;主治衄血、吐血、咯血、痔血、跌打损伤、外伤出血、痈肿疮毒。根:凉血止血、祛风止痛;主治吐血、尿血、偏头风、风湿痹痛。

【用法用量】 内服:煎汤15~30 g。外用:捣敷;或研末撒。

选方

治吐血,衄血,咯血,痔血:红紫珠叶30 g,侧柏叶60 g。水煎服。

689. 紫珠

【药材名称】 紫珠。

【学名及分类】 *Callicarpa bodinieri* H. Lév.,为唇形科紫珠属植物。

【俗　　名】 爆竹紫、白木姜、大叶鸦鹊饭、漆大伯、珍珠枫。

【习性及生境】 落叶灌木。生于海拔200~1 500 m的林下、灌木丛中或林缘。

【识别特征】 灌木,高约2 m;叶片卵状长椭圆形至椭圆形,顶端长渐尖至短尖,基部楔形,边缘有细锯齿,背面灰棕色,两面密生暗红色或红色细粒状腺点;聚伞花序;苞片细小,线形;花萼外被星状毛和暗红色腺点,萼齿钝三角形;花冠紫色,花药椭圆形,药隔有暗红色腺点,药室纵裂。果实球形,熟时紫色。花期6—7月,果期8—11月。

【药用部位】 根、茎叶、果实。

【采收加工】 7—8月采收,晒干。

【产地及分布】 国内分布于西南及江苏、安徽、浙江、江西、湖北、广东、广西。湖南全省广布,产石门、桑植、沅陵、永顺、张家界、凤凰、新晃、洪江、新宁、炎陵、长沙。

【性味归经】 根、茎叶:味苦、微辛,性平。果实:味辛,性温。

【功用主治】 根、茎叶:散瘀止血、祛风除湿、解毒消肿;主治血瘀痛经、衄血、咯血、吐血、崩漏、尿血、风湿痹痛、跌打瘀肿、外伤出血烫伤、丹毒。果实:发表散寒;主治风寒感冒。

【用法用量】 内服:煎汤,10~15 g,鲜品30~60 g;或研末,1.5~3.0 g,每日1~3次。外用:鲜品捣敷;或研末撒。

选方

(1)治肺结核咯血,胃十二指肠溃疡出血:紫珠叶、白及各等量。共研细粉。每服6 g,每日3次。

(2)治衄血:干紫珠叶6 g。调鸡蛋清服;外用消毒棉花蘸叶末塞鼻。

(3)治创伤出血:鲜紫珠叶,用冷开水洗净,捣匀后敷创口;或用干紫珠叶研末撒敷,外用消毒纱布包扎之。

(4)治赤眼:鲜紫珠草头30 g。洗净切细,水2碗,煎1碗服。

(5)治痈肿,喉痹,蛇虫、狂犬等毒:紫荆(紫珠)煮汁服之,亦可洗。

(6)治阴道炎,宫颈炎:紫珠叶溶液,每次10 ml,涂抹阴道,或用阴道栓,每日1次。1星期为1个疗程。

690. 老鸦糊

【药材名称】 紫珠。

【学名及分类】 *Callicarpa giraldii* Hesse ex Rehder,为唇形科紫珠属植物。

【俗　　名】 小米团花、紫珠、鱼胆。

【习性及生境】 生于海拔200~1 700 m的疏林和灌丛中。

【识别特征】 灌木,高1~3~(5)m;小枝圆柱形,灰黄色。叶片纸质,宽椭圆形至披针状长圆形,顶端渐尖,基部楔形,边缘有锯齿,表面黄绿色,背面淡绿色,主脉、侧脉和细脉在叶背隆起,细脉近平行。聚伞花序,4~5次分歧;花萼钟状,具黄色腺点,萼齿钝三角形;花冠紫色,具黄色腺点;花药卵圆形,药室纵裂,药隔具黄色腺点。果实球形,紫色。花期5—6月,果期7—11月。

【药用部位】 叶。

【采收加工】 7—8月采收,晒干。

【产地及分布】 国内分布于陕西、甘肃、江苏、安徽、浙江、江西、福建、河南、湖北、广东、广西、四川、贵州、云南。湖南全省广布,产桑植、石门、慈利、沅陵、永顺、新晃、芷江、城步、新宁、南岳。

【性味归经】 味苦、涩,性凉。

【功用主治】 收敛止血、清热解毒;主治咯血、呕血、衄血、牙龈出血、尿血、便血、崩漏、皮肤紫癜、外伤出血、痈疽肿毒、毒蛇咬伤、烧伤。

【用法用量】 内服:煎汤,10~15 g,鲜品30~60 g;或研末,1.5~3.0 g,每日1~3次。外用:鲜品捣敷;或研末撒。

691. 薄荷

【药材名称】 薄荷、薄荷油、薄荷露、薄荷脑。

【学名及分类】 *Mentha canadensis* L.,为唇形科薄荷属植物。

【俗　　名】 香薷草、鱼香草、土薄荷、水薄荷、接骨草、水益母、见肿消、野仁丹草、夜息香、南薄荷、野薄荷等。

【习性及生境】 生于海拔100 m以下的溪沟旁路边及山野湿地。

【识别特征】 多年生芳香草本。茎直立,高30~60 cm,下部数节具纤细的须根及水平葡匐根状茎,锐四棱形,具四槽。叶片长圆状披针形,披针形,椭圆形,先端锐尖,基部楔形至近圆形,边缘牙齿状锯齿,侧脉约5~6对;叶柄腹凹背凸。轮伞花序腋生,轮廓球形;花梗纤细。花萼管状钟形,10脉,萼齿5。花冠淡紫,冠檐4裂。雄蕊4,花丝丝状,花药卵圆形,2室,室平行。花盘平顶。小坚果卵珠形。花期7—9月,果期10月。

【药用部位】 全草或叶、薄荷油、薄荷露、薄荷脑。

【采收加工】 薄荷:一般头刀收割在7月,二刀在10月,选晴天采割,摊晒2天,稍干后扎成小把,再晒干或阴干。薄荷油:取新鲜薄荷茎和叶用水蒸气蒸馏,再冷冻,部分脱脑加工得到的挥发油。薄荷脑:将薄荷全草(干,鲜均可)经水蒸气蒸馏,提取出薄荷油,再将薄荷油在0 ℃以下冷却,即有薄荷脑析出。将粗制品再一次蒸馏,结晶即成。

【产地及分布】 国内分布于华北、华东、华中、华南及西南。湖南全省广布,产桑植、凤凰、沅陵、芷江、武冈、新宁、宜章、汝城、湘乡、永州,家种药材主要生产区为永州、湘乡、南县、华容、涟源、桃源、赫山。

【性味归经】 全草或叶:味辛,性凉,归肺、肝经。薄荷油:味辛,性凉。薄荷露:味辛,性凉。薄荷脑:味辛,性凉。

【功 用 主 治】 全草或叶:散风热、清头目、利咽喉、透疹、解郁;主治风热表证、头痛目赤、咽喉肿痛、麻疹不透、隐疹瘙痒、肝郁胁痛。薄荷油:疏风、清热;主治外感风热头痛目赤、咽痛、齿痛、皮肤风痒。薄荷露:散风热、清头目;主治风热客表头痛、目赤、发热、咽痛、牙痛。薄荷脑:疏风清热;主治风热感冒、头痛、目赤、咽喉肿痛、齿痛、皮肤瘙痒。

【用 法 用 量】 薄荷内服:煎汤,3~6 g,不可久煎,宜作后下;或入丸、散。薄荷外用:煎水洗或捣汁涂敷。薄荷油内服:开水冲,1~3滴。薄荷油外用:涂擦。薄荷脑内服:0.02~0.10 g,多入片剂含服。薄荷脑外用:入醋剂、软膏剂,涂搽。薄荷露内服:3~6 ml,水冲。

薄荷:

(1)治男妇伤风咳嗽,鼻塞声重:野薄荷二钱,陈皮二钱,杏仁二钱(去皮尖)。引用竹叶十五片,水煎服。

(2)治温病初得,头疼周身骨节酸疼,肌肤壮热,背微感寒无汗,脉浮滑者:薄荷叶四钱,蝉蜕(去足、土)三钱,生石膏(捣细)六钱,甘草一钱五分。水煎服。

(3)治心肺壅热,头目不清,咽喉不利,精神昏浊,小儿膈热:真薄荷二两,桔梗三两,防风二两,甘草一两。为末。每服四钱,灯心煎汤下。

(4)清上化痰,利咽膈,治风热:薄荷末炼蜜丸,如芡子大,每噙一丸,白砂糖和之亦可。

(5)治火刑金燥,热极生风,痰凝喘嗽,口燥舌干,咽喉肿痛,鼻息不利,上焦一切浮火之症:薄荷叶四两,粉甘草一两,官硼砂五钱,嫩桔梗一两。为极细末,炼蜜和大丸,噙化口中。

(6)治风热攻目,昏涩,疼痛,旋眩,咽喉壅塞,语声不出:薄荷叶、恶实(微炒)各一两,甘菊花,甘草(炙)各半两。上四味,捣罗为散。每服一钱匕,生姜温水调下,食后临卧服。

(7)治眼弦赤烂:薄荷,以生姜汁浸一宿,晒干为末,每用一钱,沸汤泡洗。

(8)治结合膜炎:将薄荷叶用冷开水洗净后,浸入乳汁中10~30 min。患眼用5%生理盐水冲洗后,取薄荷叶盖于患眼上,经10 min可再换1叶,每日数次。

(9)治脑漏,鼻流臭涕:野薄荷不拘多少。水煎,点水酒服。

(10)治一切牙痛,风热肿痛尤妙:薄荷、樟脑、花椒各等份。上为细末,擦患处。

(11)治口疮:薄荷、黄柏,等份。为末,入青黛少许搽之。

(12)治血痢:薄荷叶煎汤单服。

(13)治干湿疥疮,皆以湿热而生,通身奇痒不休:薄荷一两,百部一两,地肤子一两。每日煎水洗一二次。

(14)治皮肤隐疹不透,瘙痒:薄荷叶10 g,荆芥10 g,防风10 g,蝉蜕6 g。水煎服。

(15)治发背初觉小,后五七日赤热肿高:乳香一两,青薄荷四两。上二味和研匀,厚罨患处。上以青生绢剪靥盖之,觉干,再以新水润之。常令湿润,三五度其热毒自然消失。

(16)治瘰疬结成颗块,疼痛,穿溃,脓水不绝,不计远近:薄荷一束如碗大(阴干),皂荚十梃(长一尺二寸不蛀者,去黑皮,涂醋,炙令焦黄)。捣碎,以酒一斛,浸经三宿,以烧饭和丸,如梧桐子大,每于食前,以黄芪汤下二十丸,小儿减半服之。

692. 糙苏

【药 材 名 称】 糙苏。

【学名及分类】 *Phlomoides umbrosa* (Turcz.)Kamelin & Makhm.,为唇形科糙苏属植物。

【俗　　　名】 小兰花烟、山芝麻、白苤、常山、续断。

【习性及生境】 生于海拔500~1 500 m的疏林、林缘、路旁及草丛中。

【识别特征】 多年生草本;根粗厚,须根肉质,长至30 cm,粗至1 cm。茎高50~150 cm,多分枝。叶近圆形、圆卵形至卵状长圆形。轮伞花序通常4~8花,多数,生于主茎及分枝上;苞片线状钻形,较坚硬,常呈紫红色。花萼管状,外面被星状微柔毛。花冠通常粉红色,下唇较深色。雄蕊内藏,花丝无毛,无附属器。小坚果无毛。花期6—9月,果期9月。

【药用部位】 根及全草。

【采收加工】 夏、秋季采收晒干。

【产地及分布】 国内分布于东北、华北及陕西、甘肃、山东、江苏、安徽、河南、湖北、广东、四川、贵州。湖南省内产湘西北、湘西南,益阳、常德、怀化、洞口、邵阳、龙山、桑植、永州。

【性味归经】 味辛,性平。

【功用主治】 祛风化痰、利湿除痹、祛痰、解毒消肿;主治感冒、咳嗽痰多、风湿痹痛、跌打损伤、疮痈肿毒。

【用法用量】 内服;煎汤,3~10 g。

治无名肿毒:糙苏三钱,水煎服。

693. 硬毛地笋

【药材名称】 泽兰。

【学名及分类】 *Lycopus lucidus* var. *hirtus* Regel,为唇形科地笋属植物。

【俗 名】 地瓜儿苗、地笋、地笋、泽兰、矮地瓜苗、野麻花、地瓜儿苗、地环、地喇叭、地环子、地石蚕、地瘤、地罗子、冷草、地牛七、山螺丝、洋参、土人参、地人参、方梗草、竹节草、水香、野生地、土生地、假油麻、旱藕、接古草、蛇王草、观音笋、田螺菜、麻泽兰、地笋子、野地藕、地藕、旱藕、银条菜。

【习性及生境】 生于海拔1 000 m以下的沼泽地、水边潮湿处,亦有栽培。

【识别特征】 多年生草本,高0.6~1.7 m;根状茎横走,白色,肥厚肉质,茎节明显。茎直立,单一而少分枝,四棱形,中空,叶对生,具短柄或无柄,狭披针形,叶缘有粗锯齿,下面密生腺点。轮伞花序腋生,多花密集,呈球形;花两性,两侧对生;花冠白色,不明显二唇形。小坚果倒卵状四边形,有腺点,暗褐色。花期6—9月,果期8—11月。

【药用部位】 地上部分、根。

【采收加工】 根茎繁殖当年,种子繁殖第二年的6—10月,茎叶生长茂盛时采收。割取地上部分切段,晒干。

【产地及分布】 全国大部分地区有分布。湖南全省各地散见,产永顺、城步、新宁、江华。

【性味归经】 地上部分:味苦、辛,性微温,归肝脾经。根:味甘、辛,性平。

【功用主治】 地上部分:活血化瘀、行水消肿、解毒消痈;主治妇女经闭、痛经、产后瘀滞、腹痛、症瘕、身面浮肿、跌打损伤、痈肿疮毒。根茎:化瘀止血、益气利水;主治衄血、吐血、产后疼痛、黄疸、水肿、带下、气虚乏力。

【用法用量】 内服:煎汤。6~12 g,或入丸、散。外用:适量,鲜品捣敷,或煎水熏洗。

(1)治经候微少,渐渐不通,手足骨肉烦痛,日就羸瘦,渐生潮热,其脉微数:泽兰叶三两,当归、白芍药各一两,甘草半两。上为粗末。每服五钱匕,水二盏,煎至一盏,去渣温服,不以时。

(2)治产后恶露不尽,腹痛往来,兼胸闷少气:泽兰(熬)、生干地黄、当归各三分,芍药、生姜各十分,甘草六分,大枣十四个。上细切。以水九升,煮取三升,分为三服。

(3)治妊娠堕胎,胞衣不出:泽兰叶(切碎),滑石末各半两,生麻油少许。上三味,以水三盏,先煎泽兰至一盏半,去滓,入滑石末并油,更煎三沸,顿服之,未下更服。

(4)治产后血虚,风肿,水肿:泽兰叶、防己等份。上为末,每服二钱,温酒调下。不能饮者,醋汤调亦可。

(5)治水肿:地瓜儿苗、积雪草各30 g,一点红25 g。水煎服。

(6)治产后阴翻(产后阴户燥热,遂成翻花):泽兰四两。煎汤熏洗二三次,再入枯矾煎洗之。

(7)治疮肿初起及损伤瘀肿:泽兰,捣,封之良。

(8)治痈疽发背:泽兰全草60~120 g,煎服;另取叶一握,调冬蜜捣烂敷贴,日换两次。

(9)治蛇咬伤:泽兰全草60~120 g,加水适量煎服;另取叶一握捣烂,敷贴伤口。

694. 地笋

【药材名称】 泽兰。

【学名及分类】 *Lycopus lucidus* Turcz. ex Benth.,为唇形科地笋属植物。

【俗　　　名】 地参、提娄、地瓜儿苗、蚕蛹子、地藕、泽兰。

【习性及生境】 生于海拔300~1 000 m以下的沼泽地、低洼地、水边等潮湿处。

【识别特征】 多年生草本,高0.6~1.7 m;根茎横走,具节,节上密生须根。叶具极短柄,长圆状披针形,两面亮绿色。轮伞花序无梗,轮廓圆球形,小苞片卵圆形至披针形,位于外方者超过花萼。花萼钟形,外面具腺点。花冠白色,花丝丝状,花药卵圆形,2室,花柱伸出花冠。小坚果倒卵圆状四边形,褐色,边缘加厚,背面平。花期6—9月,果期8—11月。

【药用部位】 地上部分、根。

【采收加工】 6—10月,茎叶生长茂盛时采收。割取地上部切段,晒干。

【产地及分布】 国内分布于东北、华北、华中、西南及陕西、甘肃。湖南省内产湘西北、湘西南、湘西及永州、浏阳、长沙、江永、安化。

【性味归经】 地上部分:味苦、辛,性微温,归肝、脾经。根:味甘、辛,性平。

【功用主治】 地上部分:活血化瘀、行水消肿、解毒消痈;主治妇女经闭、痛经、产后瘀滞腹痛、癥瘕、身面浮肿、跌打损伤、痈肿疮毒。根茎:化瘀止血、益气利水;主治衄血、吐血、产后腹痛、黄疸、水肿、带下、气虚乏力。

【用法用量】 内服:煎汤,6~12 g,或入丸、散。外用:鲜品捣敷;或煎水熏洗。

选方

(1)治经候微少,渐渐不通,手足骨肉烦痛,日就羸瘦,渐生潮热,其脉微数:泽兰叶三两,当归、白芍药各一两,甘草半两。上为粗末。每服五钱匕,水二盏,煎至一盏,去滓温服,不以时。

(2)治产后恶露不尽,腹痛往来,兼胸闷少气:泽兰(熬)、生干地黄、当归各三分,芍药、生姜各十分,甘草六分,大枣十四个。上细切。以水九升,煮取三升,分为三服。

(3)治妊娠堕胎,胞衣不出:泽兰叶(切碎),滑石末各半两,生麻油少许。上三味,以水三盏,先煎泽兰至一盏半,去滓,入滑石末并油,更煎三沸,顿服之,未下更服。

(4)治产后血虚,风肿,水肿:泽兰叶、防己等份。上为末,每服二钱,温酒调下。不能饮者,醋汤调亦可。

(5)治水肿:地瓜儿苗、积雪草各30 g,一点红25 g。水煎服。

(6)治产后阴翻(产后阴户燥热,遂成翻花):泽兰四两。煎汤熏洗二三次,再入枯矾煎洗之。

(7)治疮肿初起及损伤瘀肿:泽兰,捣,封之良。

(8)治痈疽发背:泽兰全草60~120 g,煎服;另取叶一握,调冬蜜捣烂敷贴,日换两次。

(9)治蛇咬伤:泽兰全草60~120 g,加水适量煎服;另取叶一握捣烂,敷贴伤口。

695. 细风轮菜

【药材名称】 剪刀草。

【学名及分类】 *Clinopodium gracile* (Benth.) Matsum.，为唇形科风轮菜属植物。

【俗　　名】 瘦风轮、小叶仙人草、苦草、野仙人草、野薄荷、玉如意、箭头草、剪刀草、假仙菜、花花王根草、臭草、假韩酸草、野凉粉草、细密草、断血流、山薄荷、光风轮。

【习性及生境】 生于海拔1 100 m以下的路旁、空旷草地沟边、林缘及灌木丛中。

【识别特征】 纤细草本。茎多数,自匍匐茎生出,柔弱,上升,不分枝或基部具分枝,高8~30 cm,四棱形。最下部的叶圆卵形,基部圆形,边缘具疏圆齿;上部叶及苞叶卵状披针形。轮伞花序分离;苞片针状。花萼管状,基部圆形。花冠白至紫红色。雄蕊4,前对能育。花柱先端略增粗。花盘平顶。小坚果卵球形,褐色,光滑。花期6—8月,果期8—10月。

【药用部位】 全草。

【采收加工】 6—8月采收,晒干或鲜用。

【产地及分布】 国内分布于西南及陕西南部,河南、江苏、江西、福建、台湾、湖北、广东、广西。湖南全省广布,产慈利、桃源、平江、蓝山、涟源、炎陵、浏阳、长沙、石门、桑植、沅陵、永顺、保靖、龙山、洪江、芷江、洞口、武冈、新宁、宜章、郴州、衡阳等地。

【性味归经】 味苦、辛,性凉。

【功用主治】 祛风清热、行气活血、解毒消肿;主治感冒发热、食积腹痛呕吐、泄泻、痢疾、白喉、咽喉肿痛、痈肿丹毒、荨麻疹、毒蛇咬伤、跌打肿痛、外伤出血。

【用法用量】 内服:煎汤,15~30 g,鲜品30~60 g;或捣汁。外用:适量,捣敷;或煎水洗。

(1)治感冒头痛:光风轮30 g,煎服。或光风轮9 g,淡豆豉12 g,薄荷6 g(后下),葱白3根,煎服。

(2)治中暑腹痛:光风轮15 g,青木香根6 g。水煎服,每日1剂。

696. 灯笼草

【药材名称】 断血流。

【学名及分类】 *Clinopodium polycephalum* (Vaniot) C. Y. Wu & S. J. Hsuan ex P. S. Hsu,为唇形科风轮菜属植物。

【俗　　名】 大叶香薷、野鱼腥草、土荆芥、断血流、风轮草、第第菜、节节草、蜂窝草、楼台草、绣球草、土防风、夏枯草、脚癣草、小益母草、漫胆草、走马灯笼草、山藿香、荫风轮。

【习性及生境】 生于海拔800~1 800 m的山坡路旁、林下、草地或灌木丛中。

【识别特征】 直立多年生草本,高0.5~1.0 m,多分枝,基部有时匍匐生根。茎四棱形,具槽。叶卵形,先端钝或急尖,基部阔楔形至几圆形,边缘具疏圆齿状牙齿,侧脉与中脉在上面微下陷,下面明显隆起。轮伞花序多花;苞叶叶状;苞片针状。花萼圆筒形,具13脉,上唇3齿,下唇2齿。花冠紫红色,冠筒伸出于花萼,冠檐二唇形,上唇直伸,下唇3裂。雄蕊不露出,花药正常。小坚果卵形,褐色。花期7—8月,果期9月。

【药用部位】 全草。

【采收加工】 7—9月采收,切段晒干或鲜用。

【产地及分布】 国内分布于华东、西南及河北、陕西、甘肃、河南、湖北、广西。湖南全省山地散见,产石门、永顺、凤凰、芷江、武冈、新宁。

【性味归经】 味辛、苦,性凉。

【功用主治】 清热解毒、凉血活血;主治风热感冒、咳嗽、目赤肿痛、咽喉肿痛、白喉、腹痛、痢疾、吐血、咯血、尿血、崩漏、外伤出血、肝炎、胆囊炎、痄腮、胃痛、关节疼痛、疮疡肿毒、毒蛇咬伤、湿疹、痔疮、跌打肿痛。

【用法用量】 内服:煎汤,15~30 g;或捣汁。外用:适量,捣敷;或研末撒。

(1)治感冒:山藿香15 g,柴胡9 g。煨水服。

(2)治风热感冒:断血流、连翘各15 g,桑叶、菊花各9 g,淡豆豉12 g。煎服。

(3)治小儿气管炎:荫风轮9 g,薄荷3 g,生姜3片。水煎,加糖服。

(4)治疮疖:鲜断血流、鲜马齿苋各适量。捣烂外敷,干则更换。

(5)治外伤肿痛:鲜断血流、鲜景天三七各适量,捣烂敷患处,肿胀重者,用猪胆汁适量熬浓,加雄黄粉少许调匀,和前药调匀涂肿处。

697. 风轮菜

【药材名称】 风轮菜。

【学名及分类】 *Clinopodium chinense*(Benth.)Kuntze,为唇形科风轮菜属植物。

【俗　　名】 野薄荷、山薄荷、九层塔、苦刀草、野凉粉藤、蜂窝草。

【习性及生境】 生于海拔1 000 m以下的山坡草丛、路旁灌木丛中或林下。

【识别特征】 多年生草本。茎基部匍匐生根,上部上升,多分枝,四棱形,密被短柔毛及腺毛,叶对生;叶片卵圆形,先端尖或钝,基部楔形,边缘具锯齿。轮伞花序多花密集;苞叶叶状,苞片针状多数;总梗分枝多数。花萼狭管状,常染紫红色。花冠紫红色。雄蕊4,前对稍长,均内藏或前对微露出,花药2室。花柱微露出,裂片扁平。花盘平顶。小坚果倒卵形,黄褐色。花期5—8月,果期8—10月。

【药用部位】 全草。

【采收加工】 7—9月采收,切段,晒干或鲜用。

【产地及分布】 国内分布于华北、华中、华东、华南、西南及内蒙古等地。湖南全省广布,产桑植、凤凰、沅陵、新晃、芷江、武冈、东安、新宁、通道等地。

【性味归经】 味辛、苦,性凉。

【功用主治】 疏风清热、解毒消肿、止血;主治感冒发热、中暑、咽喉肿痛、白喉、急性胆囊炎、肝炎、肠炎、痢疾、腮腺炎、乳腺炎、疔疮肿毒、过敏性皮炎、急性结膜炎、尿血、崩漏、牙龈出血、外伤出血。

【用法用量】 内服:煎汤,10~15 g;或捣汁。外用:捣敷,研末调敷或煎水洗。

(1)治感冒寒热:蜂窝草15 g,阎王刺6 g,煎水服。

(2)治白喉:鲜风轮菜全草捣烂取汁,每服10~30 ml,2~4 h服1次。

(3)治乳腺炎:风轮菜9~15 g。水煎服。

(4)治烂头疔:蜂窝草、菊花叶适量。捣茸敷。

(5)治疔疮:生蜂窝草适量嚼敷,或干品研成粉末,调菜油敷。

(6)治火眼:蜂窝草叶1张。揉去皮,放于眼角,数分钟后,出泪即好。

(7)治寸耳癀:蜂窝草、独脚莲、芙蓉叶各等份。研末,调醋敷。

(8)治狂犬咬伤:蜂窝草嫩头7个。捣茸,泡淘米水,兑白糖服。

(9)治毒蛇咬伤,无名肿毒:鲜风轮菜捣烂敷患处。

(10)治小儿疳病:蜂窝草15 g。晒干研末,蒸猪肝吃。

698. 黄芩

【药材名称】黄芩。

【学名及分类】*Scutellaria baicalensis* Georgi,为唇形科黄芩属植物。

【俗　　名】香水水草、黄筋子。

【习性及生境】生于向阳草坡地、休荒地上,海拔60~1 300(1 700~2 000)m。

【识别特征】多年生草本;根茎肥厚,肉质,伸长而分枝。茎基部伏地,上升,钝四棱形,具细条纹。叶坚纸质,披针形至线状披针形,顶端钝,基部圆形,全缘,侧脉4对;叶柄短。花序在茎及枝上顶生,总状;苞片下部者似叶。花冠紫、紫红至蓝色;冠筒近基部明显膝曲;冠檐2唇形。雄蕊4,后对较短具全药;花丝扁平。花柱细长,先端锐尖,微裂。花盘环状,前方稍增大。子房褐色。小坚果卵球形,黑褐色,具瘤,腹面近基部具果脐。花期7—8月,果期8—9月。

【药用部位】根。

【采收加工】春、夏季采收,除去须根、茎苗及泥土,洗净,晒干。

【产地及分布】国内产黑龙江、辽宁、内蒙古、河北、河南、甘肃、陕西、山西、山东、四川等地,江苏有栽培。湖南省内主要分布于凤凰。

【性味归经】味苦,性寒,归肺、心、肝、胆、大肠经。

【功用主治】清热泻火、燥湿解毒、止血、安胎;主治肺热咳嗽、热病高热神昏、肝火头痛、目赤肿痛、湿热黄疸、泻痢、热淋、吐衄、崩漏、胎热不安、痈肿疔疮。

【用法用量】内服:煎汤,3~9 g;或入丸、散;外用:煎水洗;或研末调敷。

选方

(1)治热痰,其色赤,结如胶而坚,多烦热心痛,口干唇燥,喜笑,脉洪者:天南星、半夏、黄芩各等份。为末,姜汁浸,蒸饼为丸。每服四十至五十丸。

(2)治热病,烦热如火,狂言妄语欲走:黄芩一两,甘遂一两(煨令黄),龙胆一两(去芦头)。上件药,捣细罗为散,每服,不计时候,以温水调服一钱,须臾,令病人饮水三两盏,腹满则吐之。此方疗火热急者,甚效。

(3)治小儿心热惊啼:黄芩(去黑心)、人各一分。上二味,捣罗为散。每服一字匕,竹叶汤调下,不拘时候。

(4)治少阳头痛及太阳头痛,不拘偏正:片黄芩,酒浸透,晒干为末。每服一钱,茶、酒任下。

(5)治上热下寒,寒热格拒,食入即吐:干姜、黄芩、黄连、人参各三两,水煎去渣,分二次服。

(6)治吐血、衄血,或发或止,皆心脏积热所致:黄芩一两(去心中黑腐)。上捣细罗为散。每服三钱。以水一中盏,煎至六分,不计时候,和滓温服。

(7)治肝经风热,血崩、便血、尿血等症:黄芩(炒黑)、防风各等份。为细末,酒糊为丸,梧桐子大。每服三十至五十丸,食远或食前米汤或温酒送下。

(8)治妇人四十岁后,天癸却行,或过多不止:黄芩心材条者二两(重用米醋,浸七日,炙干,又浸又炙,如此七次)。为细末,醋糊为丸,如梧桐子大。每服七十丸,空心温酒送下,日进二服。

(9)治胎热不安:用黄芩、白术各等份。俱微炒,为末,炼蜜丸梧桐子大,每早晚三钱,白汤下。

(10)治男子五劳七伤,消渴不生肌肉,妇女带下,手足寒热:春三月,黄芩、黄连各四两,大黄三两;夏三月,黄芩六两,黄连七两,大黄一两;秋三月,黄芩六两,黄连三两,大黄二两;冬三月,黄芩三两,大黄五两,黄连二两。为细末,炼蜜为丸,大豆大,每服五至七丸,日三次。

(11)治白癜风:用黄芩末,茄蒂蘸搽。

699. 半枝莲

【药材名称】半枝莲。

【学名及分类】 *Scutellaria barbata* D. Don,为唇形科黄芩属植物。

【俗　　名】 狭叶韩信草、水黄芩、田基草、牙刷草、瘦黄芩、赶山鞭、并头草。

【习性及生境】 生于海拔1 200 m以下的溪沟边、田边或湿润草地上。

【识别特征】 多年生草本。根茎短粗,生出簇生的须状根。茎直立,高12~35 cm,四棱形,不分枝或具或多或少的分枝。叶具短柄,腹凹背凸;叶片三角状卵圆形,先端急尖,基部宽楔形,边缘生有疏而钝的浅牙齿,侧脉2~3对。花单生于茎或分枝上部叶腋内;苞叶下部者似叶,椭圆形至长椭圆形,全缘;花梗中部有一对针状小苞片。花冠紫蓝色;冠筒基部囊大,向上渐宽;冠檐2唇形,上唇盔状,先端圆,下唇中裂片梯形。雄蕊4,具能育半药,退化半药不明显;花丝扁平。花柱细长,先端锐尖,微裂。花盘盘状,前方隆起,后方延伸成短子房柄。子房4裂,裂片等大。小坚果褐色,扁球形,具小疣状突起。花果期4—7月。

【药用部位】 全草。

【采收加工】 5—9月都可采收。用刀齐地割取全株,捆成小把,晒干或阴干。

【产地及分布】 国内产河北、山东、陕西南部、河南、江苏、浙江、台湾、福建、江西、湖北、湖南、广东、广西、四川、贵州、云南等地区。湖南省内产株洲、茶陵、醴陵、衡南、衡山、衡东、祁东、新宁、岳阳、湘阴、桃源、赫山、安化、桂阳、宜章、临武、资兴、祁阳、东安、洪江、花垣、保靖。

【性味归经】 味辛、苦,性寒,归肺、肝、肾经。

【功用主治】 清热解毒、散瘀止血、利尿消肿;主治热毒痈肿、咽喉疼痛、肺痈、肠痈、瘰疬、毒蛇咬伤、跌打损伤、吐血、衄血、血淋、水肿、腹水及癌症。

【用法用量】 内服:煎汤,15~30 g,鲜品加倍;或入丸、散。外用:鲜品捣敷,捣汁涂,或点眼。

选方

(1)咽喉肿痛:鲜狭叶韩信草20 g,鲜马鞭草24 g,食盐少许。水煎服。

(2)治背痈:鲜半枝莲根捣烂外敷。要留出白头,每日敷2次。另取全草30 g,水煎服,服4~5次即可排脓。排脓后,用根捣汁滴入孔内,并用纱布包扎,每日换2次。

(3)治痈疽疔毒:半枝莲、蒲公英各30 g,煎服;另用鲜半枝莲捣烂敷患处,干则更换。

(4)治毒蛇咬伤:鲜半枝莲、观音草各30~60 g,鲜半边莲、鲜一包针各120~240 g。水煎服。另取上述鲜草洗净后加食盐少许,捣烂取汁外敷。

(5)治肺脓疡:①半枝莲120 g,瘦猪肉120~180 g。加水久煮(不放盐),饮汤吃肉。②半枝莲、鱼腥草各30 g。水煎服。

(6)治胃气痛:干狭叶韩信草30 g。和猪肝或鸡1只(去头及脚尖,内脏),水、酒各半炖熟。分2~3次服。

(7)治慢性肾炎水肿:半枝莲鲜草30 g。切细捣烂,同鸡蛋搅匀蒸熟,做成蛋饼,候冷敷脐部,每日1次,约敷6 h。

(8)治肝炎:鲜半枝莲15 g,红枣5个。水煎服。

(9)治早期肺癌,肝癌,直肠癌:半枝莲、白花蛇舌草各30 g。煎服。

(10)治鼻咽癌,宫颈癌,放射治疗后热性反应:鲜半枝莲45 g,白英30 g,银花15 g。水煎代茶饮。

(11)治乳房纤维瘤,多发性神经痛:半枝莲、六棱菊、野菊花各30 g。水煎,服20~30剂。

(12)治恶性葡萄胎:半枝莲60 g,龙葵30 g,紫草15 g。水煎,分2次服,每日1剂。

(13)治癌性腹水:半枝莲60 g,泽兰30 g,薏苡仁30 g,黄芪30 g。每剂药煎3次,每次煎至200 ml左右,3次药液混匀,1日内频服,每日1剂,30日为1个疗程。

700. 湖南黄芩

【药材名称】 黄芩。

【学名及分类】 *Scutellaria hunanensis* C. Y. Wu,为唇形科黄芩属植物。

【俗　　名】 小叶十大川。

【习性及生境】 生于丘陵山岗草地。

【识别特征】 直立草本。茎四棱形,具四槽,沿棱较密被,余部疏被贴生上曲短柔毛,多分枝,分枝十分伸长。叶具长柄,背腹扁平;叶片坚纸质,三角状卵圆形,先端钝,基部宽楔形、近截形至浅心形,边缘具粗大有时双重的圆齿,上面橄榄绿色,侧脉约3对,上面近平展但在下面凸起。果序总状,顶生于茎、侧枝及小枝上;花,下部1/3处有1对微小线形小苞片;苞片椭圆形,细小,具柄,全缘。成熟小坚果未见。

【药用部位】 全草。

【采收加工】 春、夏季采收。洗净,鲜用或晒干。

【产地及分布】 分布于湖南道县、中方、辰溪、洪江等地。

【性味归经】 苦,寒。归肺经。

【功用主治】 清热解毒,止痛消肿。主治痈肿疔毒,肺热咳嗽,咽痛,跌打损伤,皮肤瘙痒。

【用法用量】 内服:煎汤,9~15 g。外用:适量,捣敷;或煎汤洗。

701. 韩信草

【药材名称】 韩信草。

【学名及分类】 *Scutellaria indica* L.,为唇形科黄芩属植物。

【俗　　名】 三合香、红叶犁头尖、调羹草、顺经草、偏向花、烟管草、大力草、耳挖草、印度黄芩。

【习性及生境】 生于海拔1 100 m以下的山地或丘陵地疏林下、路旁空地及草地上。

【识别特征】 多年生草本;根茎短,茎上升直立,四棱形,通常带暗紫色,叶片草质至近坚纸质,心状卵圆形,先端钝或圆,边缘密生整齐圆齿,叶柄腹平背凸。总状花序;花对生;卵圆形,边缘具圆齿,花萼被硬毛及微柔毛,花冠蓝紫色,冠檐唇形,上唇盔状,下唇中裂片圆状卵圆形,花盘肥厚,子房柄短,光滑;花柱细长。成熟小坚果栗色或暗褐色。花果期2—6月。

【药用部位】 全草。

【采收加工】 5—7月采收,鲜用或晒干。

【产地及分布】 国内分布于陕西、江苏、安徽、浙江、江西、福建、台湾、河南、广东、广西、四川、贵州、云南。湖南全省散布,产龙山、永顺、沅陵、武冈、新宁、道县、长沙、南岳等地。

【性味归经】 味辛、苦,性寒,归心、肝、肺经。

【功用主治】 清热解毒、活血止痛、止血消肿;主治痈肿疔毒、肺痈、肠痈、瘰疬、毒蛇咬伤肺热咳喘、牙痛、喉痹、咽痛、筋骨疼痛、吐血、咯血、便血、跌打损伤、创伤出血、皮肤瘙痒。

【用法用量】 内服:煎汤,10~15 g;或捣汁,鲜品30~60 g;或浸酒。外用:捣敷;或煎汤洗。

 选方

(1)治痈疽,无名肿毒:韩信草和白糖捣烂外敷;另用六棱菊根30 g。水煎服。

(2)治蝮蛇、蕲蛇咬伤:韩信草全草捣烂取汁60 g,加热黄酒200 g冲服,盖被发汗为效。药渣捣烂敷伤处。

(3)治瘰疬:韩信草全草连根15 g。加水煮汁,以药汁同鸡蛋2个煮服。

（4）治小儿高热抽搐：韩信草30~60 g。灯心为引，水煎服。

（5）治肺热咳嗽：印度黄芩鲜全草90 g。煎汤代茶，频服。

（6）治一切咽喉诸症：印度黄芩鲜全草30~60 g。捣，绞汁，调蜜服。

（7）治急、慢性尿路感染：韩信草、海金沙各鲜用31 g。水煎服，每日1剂，分2次服。

（8）治白浊，白带：韩信草干全草30 g。水煎，或加猪小肠同煎服。

（9）治全身筋骨痛：韩信草120 g，红枣2个，猪瘦肉200 g。水炖，服汤食肉。

（10）治便血，吐血：韩信草全草12~15 g。水煎，冲黄酒、红糖服。

（11）治跌打损伤：印度黄芩鲜全草、猪肉、酒各12 g。合炖服。

702. 活血丹

【药材名称】 活血丹。

【学名及分类】 *Glechoma longituba*（Nakai）Kupr.，为唇形科活血丹属植物。

【俗　　名】 特巩消、退骨草、透骨草、豆口烧、通骨消、接骨消、驳骨消、风灯盏透骨消、钻地风、赶山鞭、小过桥风、过墙风、穿墙草、疳取草、胎济草、肺风草、咳嗽药、团经药、土荆芥、野荆芥、窜地香、遍地香、四方雷公根、马蹄草、马蹄筋骨草、蛇壳草、蟹壳草、十八额、十八缺、铜钱草、小毛铜钱菜、铜钱玉带、破铜钱、破金钱、金钱艾、金钱菊、金钱薄荷、大叶金钱、对叶金钱草、大金钱草、遍地金钱、方便金钱草、连金钱、金钱草、连钱草、佛耳草、钹儿草、落地金钱。

【习性及生境】 生于海拔1 500 m的林缘、疏林下、草地上或溪边等阴湿处。

【识别特征】 多年生草本，具匍匐茎，上升，逐节生根。茎高10~20 cm，四棱形，基部通常淡紫红色。叶草质，叶片心形或近肾形，先端急尖，基部心形，边缘具圆齿，叶脉不明显。轮伞花序通常2花；苞片及小苞片线形。花萼管状。花冠淡蓝、蓝至紫色，下唇具深色斑点，冠筒直立，上部渐膨大成钟形。雄蕊4；花药2室。子房4裂。花盘杯状。花柱细长。成熟小坚果深褐色，长圆状卵形，果脐不明显。花期4—5月，果期5—6月。

【药用部位】 全草。

【采收加工】 4—5月采收全草。晒干或鲜用。

【产地及分布】 全国除甘肃、青海、新疆及西藏外均有分布。湖南全省散布，产桑植、永顺、洪江、武冈、新宁、长沙。

【性味归经】 味苦、辛，性凉，归肝、胆、膀胱经。

【功用主治】 利湿通淋、清热解毒、散瘀消肿；主治热淋石淋、湿热、黄疸、疮痈肿痛、跌打损伤。

【用法用量】 内服：煎汤，15~30 g；或浸酒，或捣汁，或捣烂口含。外用：捣敷或绞汁涂敷。

选方

（1）利小便，治膀胱结石：连钱草、龙须草、车前草各15 g。煎服。

（2）治肾炎水肿：连钱草、蔦蓄草各30 g，芥菜花15 g。煎服。

（3）治湿热黄疸：连钱草60 g，婆婆针75 g。水煎服。

（4）治胆囊炎，胆石症：金钱草、蒲公英各30 g，香附子15 g。煎服，每日1剂。

（5）治肺热咳嗽，肺痈：金钱草60 g，甘草30 g。用大麦煎汤浸泡1~2 h。去渣加蜂蜜15 g，当茶饮。

（6）治疟疾：疟发前用连钱草7叶为丸塞鼻中。

（7）治胃痛：连钱草30 g，或配五味子根9 g，水煎服；呕泛酸水者加鸡蛋壳（炒黄研粉）9 g吞服。

（8）治鼻渊：通骨消、藜芦各3 g。共为细末，豆腐250 g，放砂锅内煮熟，分两次食，隔2 d食1次，食后避风寒。

(9)治跌打损伤:连钱草(鲜)30 g,杜衡根(鲜)3 g,捣汁,水酒冲服;药渣捣烂敷患处。

(10)治痈肿:鲜连钱草、鲜马齿苋等量。煎水熏洗。

(11)治疮疖,丹毒:鲜金钱草、鲜车前草各等份。捣烂绞汁,加等量白酒,擦患处。

(12)治湿疹:金钱草、白鲜皮各30 g,蛇床子15 g。水煎,熏洗患处。

(13)治月经不调,小腹作胀:团经草(活血丹)、对叶莲各9 g,大叶艾6 g。泡酒吃。

(14)治白带:团经草15 g,杜仲9 g,木通4.5 g。煎水加白糖服。

(15)治糖尿病:连钱草(鲜)120 g,玉米根120 g,猪瘦肉90 g。水煮服汤食肉。

703. 藿香

【药材名称】 藿香。

【学名及分类】 *Agastache rugosa* (Fisch. & C. A. Mey.) Kuntze,为唇形科藿香属植物。

【俗　　名】 芭蒿、兜娄婆香、排香草、青茎薄荷、水麻叶、紫苏草、鱼香、白薄荷、鸡苏、大薄荷、苏藿香、叶藿香、杏仁花、鱼子苏、小薄荷、野藿香、野薄荷、山薄荷、大叶薄荷、土藿香、薄荷、白荷、八蒿、拉拉香、野苏子、仁丹草、山猫巴、猫尾巴香、猫巴虎、猫巴蒿、把蒿、香荆芥花、香薷、家茴香、红花小茴香、山灰香、山茴香、苍告、藿香、合香、五香菜、尚志薄荷等。

【习性及生境】 生于海拔800 m以下的山坡或路旁,多栽培或逸生。

【识别特征】 多年生草本。茎直立,高0.5~1.5 m,四棱形。叶心状卵形至长圆状披针形,向上渐小,先端尾状长渐尖,基部心形,边缘具粗齿,纸质,上面橄榄绿色。轮伞花序多花,在主茎或侧枝上组成顶生密集的圆筒形穗状花序;苞叶披针状线形;轮伞花序具短梗。花萼管状倒圆锥形,被黄色小腺体。花冠淡紫蓝色。雄蕊伸出花冠。花柱与雄蕊近等长。花盘厚环状。成熟小坚果卵状长圆形,腹面具棱,褐色。花期6—9月,果期9—11月。

【药用部位】 地上部分。

【采收加工】 6—7月,当花序抽出而未开花时,择晴天齐地割取全草,薄摊晒至日落后,收回堆叠过夜,次日再晒。第二次在10月收割,迅速晾干,晒干或烤干。

【产地及分布】 全国各地散见。湖南省内产武冈、新宁、江华、宜章、平江。

【性味归经】 味辛,性微温,归肺、脾、胃经。

【功用主治】 祛暑解表、化湿和胃;主治夏令感冒、寒热头痛、胸脘痞闷、呕吐泄泻、妊娠呕吐、鼻渊、手足癣。

【用法用量】 内服:煎汤,6~10 g;或入丸、散。外用:煎水洗;或研末搽。

选方

(1)预防伤暑:藿香、佩兰各等份。煎水饮用。

(2)治急性肠炎:藿香9~30 g,水煎(不可久煎),另用大蒜头4~6瓣,捣烂,和红糖15 g拌匀,冲服,每日1~3次。

(3)治胃腹冷痛:藿香6 g,肉桂6 g。共研细末,每次3 g,白酒为饮,每日服2次。

(4)治胃寒呕吐,胃腹胀痛:藿香、丁香、陈皮、制半夏、生姜各9 g。水煎服。

(5)治妊娠呕吐:藿香梗、竹茹各9 g,砂仁4.5 g。煎服。

(6)治慢性咽炎,鼻炎,鼻窦炎:藿香叶240 g,猪胆4个。拌和晒干,研细末,水泛为丸或制蜜丸,每次3~6 g,每日2次,温开水送服。

(7)治小儿牙疳溃烂,出脓血,口臭嘴肿:土藿香,入枯矾少许,搽牙根上。

(8)治刀伤流血:土藿香,加龙骨少许,搽上即愈。

(9)治湿疹,皮肤瘙痒:用藿香茎、叶适量,水煎外洗。

704. 金疮小草

【药材名称】 白毛夏枯草。

【学名及分类】 *Ajuga decumbens* Thunb., 为唇形科筋骨草属植物。

【俗　　名】 散血草、苦地胆、青鱼胆、青鱼胆草、鲫鱼胆、雪星青、筋骨草、白毛串等。

【习性及生境】 生于海拔200~1 300 m的路旁林边、草地、村庄附近及沟边较阴湿肥沃的土壤上。

【识别特征】 一或二年生草本，平卧或上升，具匍匐茎，茎长10~20 cm，绿色。基生叶较多；叶片薄纸质，匙形，先端钝至圆形，基部渐狭，侧脉4~5对。轮伞花序多花，排列穗状花序；下部苞叶与茎叶同形；花梗短。花萼漏斗状，具10脉，萼齿5，狭三角形。花冠淡蓝色，筒状。雄蕊4，花丝细弱。花柱超出雄蕊，微弯，光端2浅裂，裂片细尖。花盘环状。子房4裂。小坚果倒卵状三棱形，背部具网状皱纹，腹部有果脐。花期3—7月，果期5—11月。

【药用部位】 全草。

【采收加工】 9—10月割起全草，拣净杂质，鲜用或晒干。

【产地及分布】 国内分布于华东华中、华南、西南。湖南全省散布，产石门、桑植、永顺、花垣、沅陵、新晃、芷江、洪江、武冈、新宁、长沙、南岳等地。

【性味归经】 味苦、甘，性寒，归肺、肝经。

【功用主治】 清热解毒、化痰止咳、凉血散血；主治咽喉肿痛、肺热咳嗽、肺痈、目赤肿痛、痢疾、痈肿疔疮、毒蛇咬伤、跌打损伤。

【用法用量】 内服：煎汤，10~30 g；鲜品 30~60 g；或捣汁。外用：适量，捣敷；或煎水洗。

(1)治痢疾：鲜筋骨草三两。捣烂绞汁，调蜜炖温服。

(2)治喉痛：白毛夏枯草，开水泡，内服。

(3)治危笃肺痈痿症：雪里青捣汁服，如吐尤妙。

(4)治肺痿：雪里青捣汁，加蜜和匀，作二次服，每日服五七次。

(5)治肺痨：金疮小草全草二至三钱。晒干研末服，每日三次。

(6)治肿痛，散风火结滞，咯血：雪里青根，精猪肉切片层层隔开，白酒淡煮至烂食之。

(7)治咽喉急闭：雪里青捣汁灌之。

(8)治单双蛾：木莲蓬、雪里青根叶捣汁，米醋滚过，冲入前汁，含少许咽之，吐出愈。

(9)治齿痛：雪里青捣汁，含痛处，再用酒和服少许。

(10)治痔：雪里青汤洗之。

(11)治疯狗咬伤：鲜白毛串全草五至八钱(干者三至五钱)，和红薯烧酒半斤至十两，炖一小时，温服。

705. 紫背金盘

【药材名称】 紫背金盘草。

【学名及分类】 *Ajuga nipponensis* Makino，为唇形科筋骨草属植物。

【俗　　名】 白毛夏枯草、白头翁、见血青、筋骨草、退血草、散血草、石灰菜、破血丹、矮生紫背金盘。

【习性及生境】 生于海拔400~800 m的草地、林内及阳坡地。

【识别特征】 一或二年生草本。茎通常直立，柔软，通常从基部分枝，高10~20 cm，四棱形，基部常带紫色。基生叶无或少数；茎生叶均具柄，具狭翅，叶片纸质，边缘具不整齐的波状圆齿，侧脉4~5对。轮伞花序多花,向上组成顶生穗状花序;苞叶下部者与茎叶同形;花梗短。花萼钟形。花冠淡蓝色或蓝紫色。雄蕊4,二强,伸出,花丝粗壮。花柱超出雄蕊。花盘环状。小坚果卵状三棱形。花期在我国东部为4—6月,西南部为12月至翌年3月。

【药用部位】 全草或根。

【采收加工】 5—7月采收,晒干或鲜用。

【产地及分布】 国内分布于华中、华东、华南、西南及陕西。湖南全省散布,产慈利、龙山、永顺、沅陵、武冈、祁阳等地。

【性味归经】 味苦、辛,性寒。

【功用主治】 清热解毒、凉血散瘀、消肿止痛;主治肺热咳嗽、咯血、咽喉肿痛、乳痈、肠痈、疮疖肿毒、痔疮出血、跌打肿痛、外伤出血、水火烫伤、毒蛇咬伤。

【用法用量】 内服:煎汤,15~30 g;根或研末。外用:捣敷。

(1)治肺炎,咽喉炎,痈疮肿毒:破血丹30 g,鱼腥草30 g,水煎服。

(2)治单纯性阑尾炎:破血丹30 g,大血藤30 g,金银花15 g。紫花地丁15 g,野菊花15 g,南五味子根9 g,延胡索9 g。水煎服。病重每日2剂。

706. 筋骨草

【药材名称】 筋骨草。

【学名及分类】 *Ajuga ciliata* Bunge,为唇形科筋骨草属植物。

【俗　　名】 四枝春。

【习性及生境】 生于海拔340~1 800 m的草地林下或山谷溪旁。

【识别特征】 多年生草本,根部膨大,直立。茎高25~40 cm,四棱形,基部略木质化。叶柄绿黄色,基部抱茎;叶片纸质,卵状椭圆形至狭椭圆形,基部楔形,下延,先端钝,侧脉约4对。穗状聚伞花序顶生;苞叶大,卵形;花梗短。花萼漏斗状钟形,具10脉,萼齿5,长三角形。花冠紫色,具蓝色条纹,冠檐二唇形。雄蕊4,二强,花丝粗壮。花柱细弱,先端2浅裂。花盘环状。小坚果长圆状,果脐大,几占整个腹面。花期4—8月,果期7—9月。

【药用部位】 全草。

【采收加工】 5—8月采收,晒干或鲜用。

【产地及分布】 国内分布于河北、山西、陕西、甘肃、山东、湖北、浙江、河南、四川。湖南省内产石门、桑植、凤凰、洞口。

【性味归经】 味苦,性寒。归肺经。

【功用主治】 清热解毒、凉血消肿;主治咽喉肿痛、肺热咯血、跌打肿痛。

【用法用量】 内服:煎汤,15~30 g。外用:捣烂敷。

(1)治扁桃体炎,咽炎,喉炎:筋骨草15~30 g,水煎服。或用筋骨草4~5株,加豆腐共煮,吃豆腐并饮汤。

(2)治肺热咯血:筋骨草15 g,白茅根30 g,冰糖30 g。水煎服。

(3)治跌打伤,扭伤:鲜筋骨草加少量生姜、大葱,捣烂外敷。

707. 龙头草

【药材名称】 龙头草。

【学名及分类】 *Meehania henryi* (Hemsl.) Y. Z. Sun ex C. Y. Wu, 为唇形科龙头草属植物。

【俗　　名】 长穗美汉花、鲤鱼。

【习性及生境】 生于海拔700~1 400 m的常绿林或常绿与落叶混交林下。

【识别特征】 多年生草本, 直立, 高30~60 cm。茎四棱形。叶具长柄; 叶片纸质或近膜质, 卵状心形、心形或卵形, 以着生于茎中部的叶较大。花序腋生和顶生, 为聚伞花序组成的假总状花序; 苞片小, 卵状披针形, 具齿; 小苞片钻形。花萼花时狭管形, 齿5。花冠淡红紫或淡紫色, 冠檐二唇形。雄蕊4, 二强, 内藏, 花丝细, 花药2室。子房4裂。花柱细长, 略长于雄蕊。花盘杯状。小坚果圆状长圆形, 平滑。花期9月, 果期9月以后。

【药用部位】 根或叶。

【采收加工】 全年均可采, 鲜用或晒干。

【产地及分布】 国内分布于湖北西部、四川东南部、贵州东南部。湖南省内产石门、桑植、沅陵、洪江、洞口、武冈、新宁、平江、凤凰、绥宁。

【性味归经】 味甘、辛, 性平。

【功用主治】 补气血、祛风湿、消肿毒; 主治劳伤气血亏虚、脘腹疼痛、风湿痛、咽喉肿痛、蛇伤。

【用法用量】 内服: 煎汤, 3~9 g; 或泡酒。外用: 适量, 捣敷。

708. 梗花华西龙头草

【药材名称】 龙头草。

【学名及分类】 *Meehania fargesii* var. *pedunculata* (Hemsl.) C. Y. Wu, 为唇形科龙头草属植物。

【俗　　名】 长穗美汉花。

【习性及生境】 生于山地常绿林或针阔叶混交林内, 海拔1 400~3 500 m。

【识别特征】 这一变种与华西龙头草不同在于茎较高大粗壮, 有多分枝, 不形成匍匐状的分枝; 聚伞花序通常具花在3枚以上, 形成具明显的短或长梗的轮伞花序, 在茎的上部常形成顶生假总状花序; 叶通常为长三角状卵形, 形状变异颇大, 但均显然较原变种大。

【药用部位】 根。

【采收加工】 全年均可采, 鲜用或晒干。

【产地及分布】 分布于湖北、湖南、广西、四川及云南。湖南省内分布于新宁、洪江。

【性味归经】 味苦, 性平, 归胃、大肠经。

【功用主治】 清热泻火; 治牙痛。

【用法用量】 内服: 煎汤, 9~12 g。外用: 捣敷或研末。

709. 毛药花

【药材名称】 毛药花。

【学名及分类】 *Chelonopsis deflexa* (Benth.) Diels, 为唇形科铃子香属植物。

【俗　　名】 垂花铃子香。

【习性及生境】 多年生草本。生于海拔500~1 450 m的林下。

【识别特征】 草本,高0.5~1.5 m。茎坚硬,四棱形,具深槽。叶几无柄,长披针形,先端渐尖或尾状渐尖,基部渐狭成楔形,纸质。聚伞花序;总梗花后下倾;苞片线形。萼齿5,短小,后面的1齿较其余的4齿为小。花冠淡紫红色,直伸,冠檐近二唇形,上唇短,先端圆形,下唇3裂。雄蕊4,前对较长,内藏,花丝扁平,花药近球形,靠近背部囊状。花柱略超出上唇。花盘环状,平顶。成熟小坚果1枚,核果状,近球形。花期7—9月,果期9—11月。

【药用部位】 茎叶或全草。

【采收加工】 5—7月采收,晒干或鲜用。

【产地及分布】 国内分布于华南及湖北、江西、浙江、台湾、四川、贵州。湖南省内产湘西北至湘西南,凤凰、桑植、永顺、沅陵、新宁。

【性味归经】 味辛、苦,性凉,归肺经。

【功用主治】 清热解毒,活血止痛,发表。主治感冒,泄泻,风湿骨痛。

【用法用量】 内服:煎汤,10~20 g。

710. 绵穗苏

【药材名称】 半边苏。

【学名及分类】 *Comanthosphace ningpoensis*（Hemsl.）Hand.–Mazz.,为唇形科绵穗苏属植物。

【俗　　名】 火胡麻、野苏、野鱼香、半边苏。

【习性及生境】 生于海拔500~1 200 m的山坡草丛及溪旁。

【识别特征】 多年生草本,直立,具密生须根的木质根茎。茎高60~100 cm,基部圆柱形,上部钝四棱形,微具槽,近茎顶紫褐色,节间短于叶片。叶卵圆状长圆形,阔椭圆形,先端渐尖,基部阔楔形渐狭,边缘在基部以上具胼胝尖的锯齿,纸质,侧脉6~9对;叶柄极短。穗状花序于主茎及侧枝上顶生,在茎顶常呈三叉状,穗状花序圆柱形,常由下部间断而稍远离、上部密集、具6~10花的多数轮伞花序所组成;苞片早落,明显从叶状过渡到鳞片状;小苞片早落,微小,线形至钻形,黄褐色。花萼管状钟形或钟形,10脉,不显著,萼齿5,冠檐开张,二唇形。雄蕊4,前对略长,均伸出花冠很多,直伸,花丝丝状,花药卵珠形,1室。花柱丝状,稍超出雄蕊,先端相等2浅裂。花盘平顶。子房褐色,具腺点。成熟小坚果未见。花期8—10月。

【药用部位】 全草。

【采收加工】 7—10月采收,切段,晒干或鲜用。

【产地及分布】 国内分布于湖北、浙江、江西、贵州。湖南省内产湘东、湘西、张家界、武冈。

【性味归经】 味辛、微苦,性温。

【功用主治】 祛风发表、止血调经、消肿解毒;主治感冒、头痛、瘫痪、劳伤吐血、崩漏、月经不调、痛经、疮痈肿毒。

【用法用量】 内服:煎汤,10~30 g。外用:捣敷。

（1）治感冒（畏寒头痛）:半边苏12 g,白芷、川芎各9 g。煎水服。

（2）治月家病:半边苏、土牛舌片、益母草、辣子草各15 g。煎水服。

711. 石荠苧

【药材名称】石荠苧。

【学名及分类】*Mosla scabra* (Thunb.) C. Y. Wu & H. W. Li,为唇形科石荠苧属植物。

【俗　　名】母鸡窝、痱子草、叶进根、紫花草、北风头上一枝香、小苏金、野苏叶、干汗草、土荆芥、野薄荷、野荆芥、土香茹草、沙虫药、野升麻、蜻蜓花、不脸草、野棉花、月斑草、水苋菜、斑点荠苧。

【习性及生境】生于海拔1 000 m以下的山坡、路旁、灌木丛中或沟边潮湿地。

【识别特征】一年生草本。茎高20~100 cm,多分枝,分枝纤细,茎、枝均四棱形,具细条纹。叶卵形,先端急尖或钝,基部圆形,边缘近基部全缘,自基部以上为锯齿状,纸质,上面榄绿色。总状花序;苞片卵形,先端尾状渐尖。花萼钟形,二唇形,上唇3齿,下唇2齿,线形。花冠粉红色,冠筒向上渐扩大,冠檐二唇形,上唇直,下唇3裂。雄蕊4,前对退化。花柱先端相等2浅裂。花盘前方呈指状膨大。小坚果球形。花期5—11月,果期9—11月。

【药用部位】全草。

【采收加工】7—8月采收全草,晒干或鲜用。

【产地及分布】国内分布于吉林、辽宁、陕西、甘肃、江苏、安徽、浙江、江西、福建、台湾、河南、湖北、广东、广西、四川。湖南全省散布,产龙山、保靖、新晃、芷江、洪江、洞口、武冈、新宁、宜章。

【性味归经】味辛、苦,性凉。

【功用主治】疏风解表、清暑除湿、解毒止痒;主治感冒头痛、咳嗽、中暑、风疹、肠炎、痢疾、痔血、血崩热痹、湿疹、脚癣、蛇虫咬伤。

【用法用量】内服:煎汤,4.5~15.0 g。外用:适量,煎水洗;或捣敷;或烧存性,研末调敷。

选方

(1)治感冒:石荠苧全草9~15 g,白菊花9~15朵。酌冲开水炖服。

(2)治暑热:石荠苧60 g,黄花蒿30 g。竹叶心15 g。白糖适量。水煎服。

(3)治痢疾里急后重:石荠苧45 g。捣绞汁,调乌糖服。

(4)治鼻出血:狭叶荠苧鲜叶,揉烂,塞鼻孔。

(5)治痔瘘下血:鲜石荠苧45~60 g。捣绞汁,调开水服。

(6)治湿疹、脚癣:石荠苧全草一握。煎汤浴洗。

(7)治痱子:石荠苧全草,煎水洗,或嫩叶搓烂,揉擦患处。

(8)治毒蛇咬伤:石荠苧干品60 g。泡酒500 ml,每次服10~15 ml,每日2~3次。外用鲜品捣敷。

(9)治蜈蚣咬伤:石荠苧鲜叶擦患处,或烧存性研末加麻油调敷。

712. 小鱼仙草

【药材名称】热痱草。

【学名及分类】*Mosla dianthera* (Buch.-Ham. ex Roxb.) Maxim.,为唇形科石荠苧属植物。

【俗　　名】疏花荠宁、土荆芥、假荆芥、野荆芥、山苏麻、痱子草、霍乱草、野香薷、大叶香薷、小本土荆芥、臭草、石荠宁、四方草、香花草、姜芥、假鱼香、热痱草、红花月味草、干汗草、月味草。

【习性及生境】生于海拔1 000 m以下的山坡、路旁或湿润的草地上。

【识别特征】一年生草本。茎高至1 m,四棱形,具浅槽,多分枝。叶卵状披针形或菱状披针形,先端渐尖或急尖,基部渐狭,边缘具锐尖的疏齿,近基部全缘,纸质,上面榄绿色;叶柄腹凹背凸。总状花序;苞片针状,先端渐尖,具肋;花梗被极细的微柔毛。花萼钟形,二唇形,上唇3齿,中齿较短,上唇反向上。花冠淡紫色。雄蕊4,药室2,叉开。花柱先端相等2浅裂。小坚果灰褐色,近球形,具疏网纹。花、果期5—11月。

【药用部位】 全草。

【采收加工】 7—10月采收全草,晒干或鲜用。

【产地及分布】 国内分布于陕西、河南、广东、广西、四川、贵州、云南、台湾。湖南省内产桑植、张家界、石门、永顺、怀化、凤凰、芷江、新宁。

【性味归经】 味辛、苦,性微温,归肺、脾、胃经。

【功用主治】 祛风发表、利湿止痒;主治感冒头痛、扁桃体炎、中暑、溃疡病、痢疾;外用治湿疹、痱子、皮肤瘙痒、疮疖、蜈蚣咬伤。

【用法用量】 内服:煎汤,9~15 g;或泡酒服。外用:捣敷,捣汁涂,或煎水洗。

(1)治外感风寒:小鱼仙草30 g,生姜9 g。水煎服。

(2)治痔疮肿痛:鲜大叶香薷、鲜白花石蚕、鲜鸭跖草各适量,捣烂敷患处。

(3)治阴道作痒:大叶香薷、桉叶各60 g。煎水1 000 g,冲洗阴道。

713. 石香薷

【药材名称】 香薷。

【学名及分类】 *Mosla chinensis* Maxim.,为唇形科石荠苎属植物。

【俗　　名】 华荠苎、土黄连、辣辣草、野香薷、细叶七星剑、还魂草、七星剑、土荆芥、石艾、土香草、土香薷、细叶香薷、香茹草、沙药、凉芥、种芥、香薷、青香薷、小茴香、满山香、香草、小叶香薷、小香薷、蓼刀竹、香薷草。

【习性及生境】 野生于草坡或林下,海拔至1 400 m。

【识别特征】 一年生直立草本。茎高9~40 cm,纤细,自基部多分枝。叶线状长圆形至线状披针形,先端渐尖,基部渐狭,边缘具浅锯齿,上面榄绿色,下面较淡。总状花序头状;苞片覆瓦状排列,圆倒卵形,先端短尾尖,全缘,下面具凹陷腺点,边缘具睫毛,5脉;花梗短。花萼钟形,萼齿5,钻形,长约为花萼长之2/3。花冠紫红,略伸出于苞片。雄蕊及雌蕊内藏。花盘前方呈指状膨大。小坚果球形,灰褐色,具深雕纹。花期6—9月,果期7—11月。

【药用部位】 带根全草或地上部分。

【采收加工】 7—9月茎叶茂盛、花初开时采割,阴干或晒干,捆成小把。

【产地及分布】 国内分布于华东、华中、西南及山东等地。湖南省内分布于桑植、保靖、永顺、凤凰、芷江、洪江、武冈、新宁、江华、宜章、邵东。

【性味归经】 味辛,性微温,归肺、胃经。

【功用主治】 发汗解暑、和中化湿、行水消肿;主治夏月外感风寒、内伤于湿、恶寒发热、头痛无汗、脘腹疼痛、呕吐腹泻、小便不利、水肿。

【用法用量】 内服:煎汤,3~9 g,或入丸、散,或煎汤含漱。外用:捣敷。

(1)治脾胃不和,三脘痞滞,内感风冷,外受寒邪,憎寒壮热,遍体疼痛,胸膈满闷,霍乱呕吐,脾疼翻胃,中酒不醒,四时伤寒头痛:香薷(去土)二两,甘草(炙)半两,白扁豆(炒)、厚朴(去皮,锉,姜汁炒)、茯神各一两。上为细末。每服二钱,沸汤点服,入盐亦得。不拘时。

（2）治中暑烦渴：香薷二两。上一味,捣罗为散,每服二钱匕,水一盏,煎服七分,不去滓温服,不拘时候。

（3）治霍乱吐利,四肢烦疼,冷汗出,多渴：香薷二两,蓼子一两。上二味粗捣筛。每服二钱匕,水一盏,煎七分,去渣温服,日三。

（4）治舌上忽出血如钻孔者：香薷汁服一升,日三。

（5）治小儿白秃,发不生,汗出,惨痛：浓煮陈香薷汁少许,脂和胡粉敷上。

（6）治口臭：香薷一把,以水一斗煮,取三升,稍稍含之。

（7）治多发性疖肿,痱子：鲜华荠苎适量。捣烂外敷。

（8）治皮肤瘙痒,阴部湿疹：华荠苎全草适量。水煎外洗。

714. 血盆草

【药材名称】 血盆草。

【学名及分类】 *Salvia cavaleriei* var. *simplicifolia* E. Peter,为唇形科鼠尾草属植物。

【俗　　名】 罗汉草、破罗子、破落子、单叶波罗子、反背红、鼠雀菜、退节草、气喘药、红薄洛、红肺筋、红五匹、反背红、朱砂草、叶下红、红青菜、雪见草。

【习性及生境】 生于海拔300~1 000 m的山坡林间或沟渠边。

【识别特征】 一年生草本;主根粗短,纤维状须根细长,多分枝。茎单一或基部多分枝,高12~32 cm,细瘦,四棱形,青紫色。叶全部基出或稀在茎最下部着生,通常为单叶,心状卵圆形或心状三角形,侧生小叶小,先端锐尖或钝,具圆齿,叶柄常比叶片长;花序被极细贴生疏柔毛,无腺毛;花紫色或紫红色。小坚果长椭圆形,黑色,无毛。花期7—9月。

【药用部位】 全草。

【采收加工】 7—10月采收,鲜用或晒干。

【产地及分布】 国内分布于西南及江西、湖北、广东、广西。湖南全省各地散见,产石门、桑植、永顺、芷江、洪江、邵阳、洞口、新宁、道县、宜章、凤凰、双牌、宁远、蓝山。

【性味归经】 味微苦,性凉,归肺、肝经。

【功用主治】 凉血止血、活血消肿、清热利湿;主治咯血、吐血、鼻血、崩漏、创伤出血、跌打损伤、疮痈疔肿、湿热泻痢、带下。

【用法用量】 内服:煎汤,15~30 g。外用:研末撒布伤口或加水捣敷。

选方

（1）治肺热咳嗽,吐血：血盆草30 g,吉祥草30 g。水煎服。

（2）治肺痨咯血：雪见草（鲜根）30 g,猪肺200 g。水煮,服汤食肺。

（3）治吐血：鲜朱砂草15 g,鲜八爪金龙1.5 g。煎水服,分3次服完。

（4）治鼻血：反背红,苞谷须各9 g。煎水服。

（5）治崩漏：反背红15 g,朱砂莲9 g,拳参15 g。水煎服。

（6）治刀伤出血：反背红叶捣烂,包敷患处。

（7）治跌打损伤：雪见草30 g,瓜子金15 g。酒、水各半煎服。

（8）治疖肿：雪见草30 g,金银花15 g。水煎服。亦可用全草加水酒捣烂外敷。

（9）治赤痢：反背红9 g,枣儿红9 g,红糖30 g。加水两碗,煎汤一碗,饭前服用。

715. 荔枝草

【药 材 名 称】 荔枝草。

【学名及分类】 *Salvia plebeia* R. Br., 为唇形科鼠尾草属植物。

【俗　　　名】 蛤蟆皮、土荆芥、猴臂草、劫细、大塔花、臭草、鱼味草、野薄荷、泽泻、旋涛草、皱皮大菜、野芝麻、青蛙草、波罗子、癞肚子苗、癞疙宝草、癞子草、癞疙包草、癞子菜、癞格宝草、山茴香、野茄子、毛苦菜、野芥菜、麻鸡婆草、猪婆草、癞蛤蟆草、膙胀草、沟香薷、野猪菜、癞头草、皱皮草、荠苎、癞肚皮棵、黑紫苏、蚧肚草、土犀角、隔冬青、赖师草、凤眼草、过冬青、雪里青、皱皮葱。

【习性及生境】 生于海拔300~1 000 m的山坡路旁、荒地、河边湿地上。

【识 别 特 征】 一年生或二年生草本;主根肥厚,向下直伸,有须根。茎直立,高可达90 cm,粗壮,叶片椭圆状卵圆形,边缘具圆齿、牙齿,草质,叶柄腹凹背凸。轮伞花序,苞片披针形;全缘。花萼钟形,散布黄褐色腺点,二唇形,上唇全缘,花冠淡红、淡紫、紫至蓝色,冠檐二唇形,中裂片最大,阔倒心形,能育雄蕊着生于下唇基部,药隔弯成弧形,上臂和下臂等长,花柱和花冠等长,前裂片较长。花盘前方微隆起。小坚果倒卵圆形,4—5月开花,6—7月结果。

【药 用 部 位】 全草。

【采 收 加 工】 6—7月割取地上部分,扎成小把。晒干或鲜用。

【产地及分布】 全国除新疆、甘肃、青海、西藏外均有分布。湖南全省散布,产慈利、永顺、沅陵、洞口、新宁、宜章、南岳、祁阳等地。

【性 味 归 经】 味苦、辛,性凉,归肺、胃经。

【功 用 主 治】 清热解毒、凉血散瘀、利水消肿;主治感冒发热、咽喉肿痛、肺热咳嗽、咯血、吐血、尿血、崩漏、痔疮出血、肾炎水肿、白浊、痢疾、痈肿疮毒、湿疹瘙痒、跌打损伤、蛇虫咬伤。

【用 法 用 量】 内服:煎汤,9~30 g(鲜品15~60 g),或捣绞汁饮。外用:捣敷,或绞汁含漱及滴耳,亦可煎水外洗。

选方

(1)治喉痛或生乳蛾用:荔枝草捣烂,加米醋绢包裹,缚于头上,点入喉中数次。

(2)治急性乳腺炎:荔枝草60 g,鸭蛋2只。水煮,服汁食蛋。或鲜全草适量,捣烂,塞入患侧鼻孔,每日2次,每次20~30 min。

(3)治耳心痛,耳心灌脓:癞子草捣汁滴耳。

(4)治咯血,吐血,尿血:鲜荔枝草根15~30 g,猪瘦肉60 g。炖汤服。

(5)治血小板减少性紫癜:荔枝草15~30 g。水煎服。

(6)治痔疮:荔枝草二两和五倍子七枚,砂锅煎水熏洗。

(7)治鼠瘘:过冬青五六枚,同鲫鱼入锅煮熟,去草及鱼,饮汁数次。

(8)治跌打伤:荔枝草30 g,捣汁,以滚甜酒冲服,其渣杵烂,敷伤处。

(9)治慢性肾炎,尿潴留:鲜荔枝草适量,加食盐捣烂敷脐部;同时取鲜车前草,苎麻根各60 g,水煎服。

(10)治湿疹,皮炎:鲜癞蛤蟆草适量。以65%乙醇浸泡2 d,取酒涂患处。

716. 丹参

【药 材 名 称】 丹参。

【学名及分类】 *Salvia miltiorrhiza* Bunge,为唇形科鼠尾草属植物。

【俗　　　名】 大叶活血丹、血参、赤丹参、紫丹参、活血根、红根红参、红根、阴行草、五风花、紫参、夏丹参、红丹参、红根赤参、赤参、紫丹胡、壬参、大红袍、烧酒壶根、野苏子根、血参根、奔马草、木羊乳、郁蝉草、山参、逐乌、蛤蟆皮。

【习性及生境】 生于海拔 500~1 000 m 的山地草丛中、林下。栽培于向阳山坡、排水良好的土壤。

【识别特征】 多年生直立草本;根肥厚,肉质,外面朱红色,内面白色,疏生支根。茎直立,四棱形,具槽,多分枝。叶常为奇数羽状复叶,卵圆形,先端锐尖,基部圆形。轮伞花序 6 花或多花;苞片披针形,先端渐尖。花萼钟形,带紫色,具 11 脉,二唇形。花冠紫蓝色,冠筒外伸,冠檐二唇形,上唇镰刀状,下唇短于上唇,3 裂。能育雄蕊 2,伸至上唇片,药室不育。花柱远外伸。花盘前方稍膨大。小坚果黑色椭圆形。花期 4—8 月,花后见果。

【药用部位】 根。

【采收加工】 春栽春播,于当年采收;秋栽秋播,于第二年 10—11 月地上部枯萎或翌年春季萌发前将全株挖出,除去残茎叶,摊晒,使根软化,抖去泥沙(忌用水洗),运回晒至 5~6 成干。把根捏拢,再晒 8~9 成干,又捏一次,把须根全部捏断晒干。

【产地及分布】 国内分布于华北、华中、华东、辽宁及陕西也有栽培。湖南省内湘西及新宁、南岳等地有栽培。

【性味归经】 味苦,性微寒。归心、心包、肝经。

【功用主治】 活血祛瘀,调经止痛,养血安神,凉血消痈。主治月经不调,痛经,经闭,产后瘀滞腹痛,心腹疼痛,症瘕积聚,跌打损伤,热痹疼痛,心烦不眠,疮疡肿痛。

【用法用量】 内服:煎汤,5~15 g,大剂量可用至 30 g。妇女月经过多及无瘀血者禁服;孕妇慎服。

选方

(1)治妇人经脉不调,或前或后,或多或少,产前胎不安,产后恶血不下;兼治冷热劳腰脊痛,骨节烦疼:用丹参洗净,切,晒,为末。每服二钱,温酒调下。

(2)治痛经:丹参 15 g,郁金 6 g。水煎,每日 1 剂,分 2 次服。

(3)治落胎身下有血:丹参十二两。以酒五升,煮取三升,温服一升,日三服。

(4)治心腹诸痛属半虚半实者:丹参一两,檀香、砂仁各一钱半。水煎服。

(5)治寒疝,小腹及阴中相引痛,自汗出欲死:生丹参半两。杵为散。每服,热酒调下一钱匕。

(6)治阴疼痛或肿胀:丹参一两,槟榔一两,青橘皮半两(汤浸,去白瓤,焙),茴香子半两。上药捣细罗为散。每于食前以温酒调下二钱。

(7)治腹中包块:丹参、三棱、莪术各 9 g,皂角刺 3 g。水煎服。

(8)治腰痛并冷痹:丹参、杜仲、牛膝、续断各三两,桂心、干姜各二两。上为末,炼蜜为丸,如梧桐子大。每服二十丸,日二夜一。

(9)治妇人卒然风狂,妄言妄动,不避亲疏,不畏羞耻:丹参八两。醋拌炒,研极细末。每早晚各服三钱,淡盐汤调灌,三日即愈。

(10)治惊痫发热:丹参、雷丸各半两,猪膏二两。同煎,七上七下,滤去滓,盛之。每以摩儿身上,日三次。

(11)治神经衰弱:丹参 15 g,五味子 30 g。水煎服。

(12)治妇人乳肿痛:丹参、赤芍各二两,白芷一两。上三味,以苦酒渍一夜,猪脂六合,微火煎三上下,膏成敷之。

(13)治热油火灼,除痛生肌:丹参八两。细锉,以水微调,取羊脂二斤,煎三上三下,以敷疮上。

(14)治小儿天火丹发遍身,赤如绛,痛痒甚:丹参、桑皮各二两,甘菊花、莽草各一两。上为粗末,每服三匙,水三碗,煎二碗,避风浴。

(15)治风热皮肤生痦瘟,苦痒成疥:丹参四两(锉),苦参四两(锉),蛇床子三合(生用)。上药以水一斗五升,煮至七升,去滓,趁热洗之。

(16)治风癣瘙痒:丹参三两,苦参五两,蛇床子二两,白矾二两(研细)。上药除白矾外,为散。用水三斗,煎取二斗,滤去滓,入白矾搅令匀。趁热于避风处洗浴,至水冷为度,拭干了,用藜芦末粉之,相次用之,以愈为度。

717. 佛光草

【药材名称】 湖广草。

【学名及分类】 *Salvia substolonifera* E. Peter，为唇形科鼠尾草属植物。

【俗　　名】 蔓茎鼠尾、小退火草、湖广草、小铜钱草、小灯台草。

【习性及生境】 生于海拔900 m以下的林边、沟边、沟边、石隙等潮湿地。

【识别特征】 一年生草本；根须状，簇生。茎少数，丛生，基部上升，高10~40 cm，不分枝或少分枝，四棱形。叶有根出及茎生，根出叶大多数为单叶，茎生叶为单叶或三出叶；叶柄扁平。轮伞花序2~8花；苞片长卵圆形，先端渐尖。花萼钟形，外面被腺点。花冠淡红细小。能育雄蕊2。花柱内藏。花盘前方微膨大。小坚果卵圆形，淡褐色，腹面具棱。花期3—5月。

【药用部位】 全草。

【采收加工】 7—9月采收，鲜用或晒干。

【产地及分布】 国内分布于湖北、浙江、福建、四川、贵州。湖南省内产湘中、湘西南，新化、长沙。

【性味归经】 味微苦，性平，归肺、肾经。

【功用主治】 清肺化痰、益肾、调经、止血；主治肺热咳嗽、痰多气喘、吐血、肾虚腰酸、小便频数、带下、月经过多。

【用法用量】 内服：煎汤，15~30 g；或炖肉服。外用：鲜品捣敷。

 选方

(1)治肾虚腰酸，带下：蔓茎鼠尾草、扶芳藤、菜头肾、龙芽草、野荞麦各15~30 g。水煎服。

(2)治慢性输卵管炎急性发作：鲜湖广草30 g。与鸡蛋、红枣同煮服。

718. 一串红

【药材名称】 一串红。

【学名及分类】 *Salvia splendens* Ker Gawl，为唇形科鼠尾草属植物。

【俗　　名】 爆仗红、炮仔花、象牙海棠、墙下红、西洋红、象牙红。

【习性及生境】 栽培植物。

【识别特征】 亚灌木状草本，高可达90 cm。茎钝四棱形，具浅槽。叶卵圆形，先端渐尖，基部截形或圆形，边缘具锯齿，上面绿色，下面较淡，具腺点。轮伞花序2~6花，组成顶生总状花序，苞片卵圆形。花萼钟形，红色。花冠红色，冠筒筒状，直伸，冠檐二唇形，上唇直伸，下唇比上唇短。能育雄蕊2，上下臂近等长，上臂药室发育，下臂药室不育。花柱与花冠近相等，先端不相等2裂。花盘等大。小坚果椭圆形，暗褐色，边缘，光滑。花期3—10月。

【药用部位】 全草。

【采收加工】 生长期皆可采收，鲜用或晒干备用。

【产地及分布】 全国各地庭园培育。湖南全省广布。

【性味归经】 味苦、辛，性凉，归肺、胃、肝经。

【功用主治】 凉血止血，清热利湿，散瘀止痛。主治咯血，吐血，便血，血崩，泄泻，痢疾，胃痛，经期腹痛，产后血瘀腹痛，跌打损伤，风湿痹痛，瘰疬，痈肿。

【用法用量】 内服：煎汤，25~50 g，鲜用或者外用。孕妇禁用。

选方

治疗疮初起：鲜一串红适量，捣烂外敷。

719. 针筒菜

【药材名称】 野油麻。

【学名及分类】 *Stachys oblongifolia* Benth.,为唇形科水苏属植物。

【俗　　　名】 长圆叶水苏、千密灌、水茴香、地参、野油麻。

【习性及生境】 生于海拔1 350 m以下的山地林下或湿地。

【识别特征】 多年生草本,高30~60 cm,有在节上生须根的横走根茎。茎直立或上升,锐四棱形,具四槽。茎生叶长圆状披针形,先端微急尖,基部浅心形,边缘为圆齿状锯齿;苞叶向上渐变小,披针形,无柄。轮伞花序,上部组成顶生穗状花序;小苞片线状刺形;花梗短。花萼钟形,齿5。花冠粉红色,冠檐二唇形。雄蕊4,花丝丝状,花药卵圆形。花柱丝状,裂片钻形。花盘平顶,波状。子房黑褐色。小坚果卵珠状。

【药用部位】 全草或根。

【采收加工】 7—10月采收,鲜用或晒干。

【产地及分布】 国内分布于江苏、安徽、浙江、江西、台湾、河南、湖北、广东、广西、四川、贵州、云南。湖南全省各地散见,产石门、沅陵、永顺、溆浦、洪江、武冈、宜章、株洲。

【性味归经】 味辛、微甘,性平。

【功用主治】 补气、止血;主治病后体弱、气虚乏力、久痢、外伤出血。

【用法用量】 内服:煎汤,15~30 g。外用:适量,捣敷。

（1）治病后虚弱:野油麻根30 g,炖肉吃。

（2）治外伤出血:野油麻适量,捣茸敷患处。

720. 夏枯草

【药材名称】 夏枯草。

【学名及分类】 *Prunella vulgaris* L.,为唇形科夏枯草属植物。

【俗　　　名】 牛低代头、灯笼草、古牛草、羊蹄尖、金疮小草、土枇杷、丝线吊铜钟、牯牛岭、滁州夏枯草、铁色草、燕面、乃东、夕名、铁线夏枯、麦夏枯、铁线夏枯草、麦穗夏枯草、夏枯花、夏枯头、白花夏枯草。

【习性及生境】 生于海拔1 100 m以下的荒地、路旁及山坡草丛中。

【识别特征】 多年生草本;根茎匍匐,在节上生须根。茎高20~30 cm,上升,下部伏地,自基部多分枝,钝四棱形。茎叶卵状长圆形或卵圆形,大小不等。轮伞花序密集组成顶生穗状花序;苞片先端具骤尖头。花萼钟形,筒倒圆锥形。花冠紫、蓝紫或红紫色,冠檐二唇形。雄蕊4,花丝略扁平,花药2室,室极叉开。花柱纤细,先端相等2裂,裂片钻形。花盘近平顶。小坚果黄褐色,长圆状卵珠形,微具沟纹。花期4—6月,果期7—10月。

【药用部位】 果穗。

【采收加工】 5—6月当花穗变成棕褐色时,选晴天,割起全草,捆成小把,或剪下花穗,晒干或鲜用。

【产地及分布】 全国大部分地区均有分布。湖南全省广布,产石门、桑植、永顺、沅陵、花垣、洪江、邵阳、宜章、南岳、祁阳。

【性味归经】 味苦、辛,性寒,归肝、胆经。

【功 用 主 治】　清肝明目、散结解毒;主治目赤羞明、目珠疼痛、头痛眩晕、耳鸣、瘰疬、瘿瘤、乳痈、疟腮、痈疖肿毒、急慢性肝炎、高血压病。

【用 法 用 量】　内服:煎汤,6~15 g,大剂量可用至30 g;熬膏或入丸、散。外用:适量,煎水洗或捣敷。脾胃虚弱者慎服。

选方

(1)治肝虚目睛疼、冷泪不止,筋脉痛及眼羞明怕日:夏枯草半两,香附子一两。共为末。每服一钱,腊茶汤调下,无时。

(2)治眩晕:夏枯草、万年青根各15 g,水煎服,每日1剂。

(3)治高血压病:夏枯草、菊花各10 g,决明子、钩藤各15 g。水煎,每日1剂。服药1星期,再每日加服决明子30 g,水煎,分2次服,2星期后停药。

(4)治羊痫风,高血压病:夏枯草(鲜)三两,冬蜜一两。开水冲服。

(5)治肝气胀痛:夏枯草一两。煎水服之。

(6)治甲状腺瘤:夏枯草30 g,鲫鱼大者1尾或小者数尾,去鳞,清除内脏后洗净,加水与夏枯草同炖。食鱼及汤。

(7)治乳痈初起:夏枯草、蒲公英各等份。酒煎服,或作丸亦可。

(8)治肺结核:夏枯草30 g,煎液浓缩成膏,晒干,再加青蒿粉3 g;鳖甲粉1.5 g,拌匀。为一日量(亦可制成丸剂服用),分3次服。

(9)治月经过多:炒蒲黄9 g,制五灵脂9 g,夏枯草9 g。每日1剂,分早晚2次顿服。连服2个月经周期,经期不停药。

(10)治创伤出血:夏枯草90 g,酢浆草60 g,雪见草30 g。研细粉,以药粉撒伤口,用消毒敷料加压(1~2 min),包扎。

(11)治小儿菌痢:1岁以下,夏枯草30 g,半枝莲15 g;2~6岁,夏枯草半枝莲各30 g;6~12岁,夏枯草半枝莲各45 g。水服。

721. 香茶菜

【药 材 名 称】　香茶菜。

【学名及分类】　*Isodon amethystoides* (Benth.) H. Hara,为唇形科香茶菜属植物。

【俗　　　名】　痱子草、山薄荷、蛇总管、铁生姜、石哈巴、铁称锤、铁钉头、铁龙角、铁丁角、铁角棱、四棱角、棱角三七、铁棱角、台湾香茶菜。

【习性及生境】　生于海拔600~800 m的林下或草丛中的湿润处。

【识 别 特 征】　多年生直立草本;根茎肥大,疙瘩状,木质,向下密生纤维状须根。茎高0.3~1.5 m,四棱形。叶卵状圆形,卵形至披针形。花序为由聚伞花序组成的顶生圆锥花序,疏散,聚伞花序多花,分枝纤细而极叉开;苞叶与茎叶同型。花萼钟形。花冠白、蓝白或紫色,上唇带紫蓝色,冠筒在基部上方明显浅囊状突起。雄蕊及花柱与花冠等长。花盘环状。成熟小坚果卵形,黄栗色,被黄色及白色腺点。花期6—10月,果期9—11月。

【药 用 部 位】　地上部分、根。

【采 收 加 工】　6—10月开花时割取地上部分。晒干,或随采随用。

【产地及分布】　国内分布于江苏、安徽、浙江、江西、福建、台湾、湖北、广东、广西、贵州。湖南省内产湘西北及炎陵、长沙、郴州。

【性味归经】 地上部分:味辛、苦,性凉,归肝、胃经。根:味甘、苦,性凉。

【功用主治】 地上部分:清热利湿、活血散瘀、解毒消肿;主治湿热黄疸、淋证、水肿、咽喉肿痛、关节痹痛、闭经、乳痈、痔疮、发背、跌打损伤、毒蛇咬伤。根:清热解毒、祛瘀止痛;主治毒蛇咬伤、疮疖肿毒、筋骨酸痛、跌打损伤、烫火伤。

【用法用量】 内服:煎汤,10~15 g。外用:适量,鲜叶捣敷;煎水洗。

(1)治肝硬化,肝炎,肺脓疡:香茶菜茎叶15~30 g。水煎服。

(2)治乳痈,发背已溃:香茶菜全草、野荞麦、白英各15~30 g。水煎服。

(3)治淋巴腺炎:香茶菜鲜叶、米酒各适量。捣烂拌匀敷患处。

(4)治关节痛:香茶菜、南蛇藤各30 g。酒、水各半炖服。

722. 显脉香茶菜

【药材名称】 大叶蛇总管。

【学名及分类】 *Isodon nervosus*(Hemsl.)Kudô,为唇形科香茶菜属植物。

【俗　　　名】 蓝花柴胡、大叶蛇总管。

【习性及生境】 生于山谷、草丛或林下阴处,海拔(60)300~600(1 000)m。

【识别特征】 多年生草本,根茎稍增大呈结节块状。茎自根茎生出,直立,不分枝或少分枝,四棱形,明显具槽。花冠蓝色,外疏被微柔毛,近基部上方成浅囊状,冠檐二唇形,上唇4等裂,裂片长圆形或椭圆形,下唇舟形,较上唇稍长,椭圆形。雄蕊伸出于花冠外,花丝下部疏被微柔毛。花柱丝状,伸出于花冠外,先端相等2浅裂。花盘盘状。小坚果卵圆形,顶端被微柔毛。

【药用部位】 全草。

【采收加工】 7—9月采收。鲜用或切段晒干。

【产地及分布】 国内产陕西、河南、湖北、江苏、浙江、安徽、江西、广东、广西、贵州及四川。湖南省内主要分布于桃源。

【性味归经】 味微辛、苦,性寒,归肝、胃经。

【功用主治】 利湿和胃、解毒敛疮;主治急性肝炎、消化不良、脓疱疮、湿疹、皮肤瘙痒、烧伤、烫伤、毒蛇咬伤。

【用法用量】 内服:煎汤,15~60 g。外用:适量,鲜品捣敷;或煎水洗。

(1)治急性传染性肝炎:大叶蛇总管15~60 g,黄柏15 g,车前子15 g。水煎服。

(2)治毒蛇咬伤:大叶蛇总管15~60 g,水煎服。另用鲜品捣烂敷伤口周围。

(3)治脓疱疮、湿疹、皮肤瘙痒:大叶蛇总管鲜草60 g,苦参15 g,水煎,洗患处。

(4)治烧伤、烫伤:大叶蛇总管叶或茎、土大黄各60 g,研细末,调桐油涂敷患处。

723. 溪黄草

【药材名称】 溪黄草。

【学名及分类】 *Isodon serra*(Maxim.)Kudô,为唇形科香茶菜属植物。

【俗　　　名】 大叶蛇总管、台湾延胡索、山羊面、溪沟草等。

【习性及生境】 常丛生于海拔1 000 m以下的山坡、路旁、田边、溪旁、河岸及草丛中。

【识别特征】 多年生草本;根茎肥大,向下密生纤细的须根。茎直立,高达1.5(2)m,钝四棱形,具四浅槽,有细条纹。叶对生,先端近渐尖,基部楔形,边缘具粗大内弯的锯齿,草质;叶柄上部具渐宽大的翅。圆锥花序生于茎及分枝顶上,聚伞花序具梗,总梗、花梗与序轴均密被微柔毛;苞叶在下部者叶状,具短柄,向上渐变小呈苞片状。花萼钟形,萼齿5,长三角形。花冠紫色,冠檐上唇外反,下唇内凹。雄蕊4,内藏。花柱丝状,内藏。花盘环状。成熟小坚果阔卵圆形。花、果期8—9月。

【药用部位】 全草。

【采收加工】 夏末秋初采割全草,晒干。

【产地及分布】 国内分布于东北、华北及陕西、甘肃、江苏、安徽、浙江、江西、福建、台湾、河南、广东、广西、四川、贵州。湖南省内永顺、武冈、新宁有分布。

【性味归经】 味苦,性寒,归肝、胆、大肠经。

【功用主治】 清热解毒、利湿退黄、散瘀消肿;主治湿热黄疸、胆囊炎、泄泻、痢疾、疮肿、跌打伤痛。脾胃虚弱者慎服。

【用法用量】 内服:煎汤,15~30 g。外用:适量,捣敷;或研末调搽。

(1)治急性黄疸型肝炎:溪黄草、马蹄金、鸡骨草、车前草各30 g。水煎。

(2)治痢疾,肠炎:用线纹香茶菜鲜叶捣汁,每次5 ml,开水冲服;或用9~15 g,水煎服;或研粉装胶囊内,每服1~2丸。

(3)治癃闭:鲜香茶菜60 g,鲜石韦、鲜车前草各30 g。水煎服。

(4)治跌打肿痛:线纹香茶菜全草15~30 g,猪殃殃30~60 g,煎水兑酒服,渣捣烂敷。

(5)治风火赤眼(包括急性眼结膜炎):溪黄草9 g。水煎,去渣过滤后,以药汤洗眼。

724. 总序香茶菜

【药材名称】 总序香茶菜。

【学名及分类】 *Isodon racemosus* (Hemsl.) H. W. Li,为唇形科香茶菜属植物。

【习性及生境】 生于山坡草地、林下,海拔700~1 500 m。

【识别特征】 多年生草本;根茎木质,向下密生纤维状须根。茎直立,高0.6~1.0 m,单一或分枝,钝四棱形,具四槽,具细条纹。茎叶对生,菱状卵圆形,先端长渐尖,基部楔形,长渐狭下延,边缘具粗大牙齿,坚纸质,散布淡黄色腺点,侧脉约3对;叶柄腹凹背凸。花序总状或假总状;小苞片微小,线形。花萼萼齿5,明显3/2式二唇形。花冠白色或微红。雄蕊4,微露出。花柱丝状,先端具相等2浅裂。花盘环状。成熟小坚果倒卵珠形。花期8—9月,果期9—10月。

【药用部位】 全草或根。

【采收加工】 秋季开花时割取地上部分或秋后挖根,鲜用或晒干。

【产地及分布】 国内产湖北西部,四川东部。湖南省内分布于洪江、吉首。

【性味归经】 味辛、苦,性凉。归肝、肾经。

【功用主治】 清热利湿,活血散瘀,解毒消肿。主治湿热黄疸、淋证、水肿、咽喉肿痛、关节痹痛、闭经、乳痈、痔疮、发背、跌打损伤、毒蛇咬伤。

【用法用量】 0.5~1.0两,水煎服或水煎冲黄酒服;外用适量,鲜品捣烂敷患处。

725. 碎米桠

【药 材 名 称】 冬凌草。

【学名及分类】 *Isodon rubescens* (Hemsl.) H. Hara,唇形科香茶菜属植物。

【俗　　　名】 山荏、六月令、冰凌草、冬凌草、野藿香、雪花草、山香草、野藿香花、破血丹。

【习性及生境】 生于海拔600~1 600 m的山坡林地、灌木丛中及路边向阳处。

【识 别 特 征】 小灌木,高(0.3)0.5~1.0(1.2)m;根茎木质,茎直立,无毛,分枝具花序,带紫红色。茎叶对生,基
部宽楔形,侧脉两面十分明显,常带紫红色;叶柄向茎、枝顶部渐变短。聚伞花序:苞叶向上渐变
小,在圆锥花序下部者十分超出于聚伞花序,花萼钟形,萼齿微呈二唇形,果时花萼增大,管状钟
形,冠筒上方浅囊状突起,冠檐二唇形,花丝扁平,花柱丝状,花盘环状。小坚果倒卵状三棱形,
7—10月开花,8—11月结果。

【药 用 部 位】 全草。

【采 收 加 工】 9—10月采收,晒干。

【产地及分布】 国内分布于河北、山西、陕西、甘肃、安徽、浙江、江西、河南、湖北、广西、四川、贵州。湖南省内产
湘西北至湘西南,石门、永顺、新宁。

【性 味 归 经】 味苦、甘,性微寒。

【功 用 主 治】 清热解毒、活血止痛;主治咽喉肿痛、感冒头痛、气管炎、慢性肝炎、风湿关节痛、蛇虫咬伤。

【用 法 用 量】 内服:煎汤,30~60 g;或泡酒。外用:煎汤洗。

726. 穗花香科科

【药 材 名 称】 水藿香。

【学名及分类】 *Teucrium japonicum* Willd.,为唇形科香科科属植物。

【俗　　　名】 野藿香、石蚕、水藿香。

【习性及生境】 生于海拔500~1 000 m的山坡及原野。

【识 别 特 征】 多年生草本,具匍匐茎。茎不分枝或分枝,高50~80 cm,四棱形,具明显的四槽。叶片卵圆状长
圆形至卵圆状披针形,先端急尖或短渐尖,基部心形、近心形或平截。假穗状花序生于主茎及上
部分枝的顶端,主茎上者俨如圆锥花序;苞片线状披针形。花萼钟形,萼筒下方稍一面鼓。花冠
白色或淡红色,冠筒长为花冠的1/4。雄蕊稍短于唇片。花柱与雄蕊等长。花盘小,盘状。子房
圆球形,4裂。小坚果倒卵形,栗棕色。花期7—9月。

【药 用 部 位】 全草。

【采 收 加 工】 7—10月采收。晒干。

【产地及分布】 国内分布于河北、江苏、浙江、江西、广东、四川、贵州。湖南省内产湘西南、湘南及洪江、武冈、宜
章、桃源。

【性 味 归 经】 味苦、辛,性温。

【功 用 主 治】 发表散寒、利湿除痹;主治外感风寒、头痛、耳痛、风寒湿痹。

【用 法 用 量】 内服:煎汤,9~15 g。

（1）治感冒风寒、头痛、身痛:水藿香12 g,香巴茅12 g,生姜12 g。水煎服。

（2）治风寒湿痹:水藿香15 g,香通15 g,地苏木15 g。水煎服。

727. 庐山香科科

【药 材 名 称】 庐山香科科。

【学名及分类】 *Teucrium pernyi* Franch.，为唇形科香科科属植物。

【俗　　　名】 野薄荷、见雀红、喜相红。

【习性及生境】 生于海拔300~1 000 m的山地荒草地。

【识 别 特 征】 多年生草本，具匍匐茎。茎直立，基部常不分枝而具早年残存的茎基，基部近圆柱形，上部四棱形，无槽；叶片卵圆状披针形，先端短渐尖或渐尖，基部圆形或阔楔形下延，边缘具粗锯齿。轮伞花序常2花；苞片卵圆形。花萼钟形，各齿具发达的网状侧脉。花冠白色，冠筒稍稍伸出，唇片与花冠筒呈直角。雄蕊超过花冠筒一倍，花药平叉分，肾形。花柱先端不相等2裂。花盘小。子房球形。小坚果倒卵形，棕黑色，具极明显的网纹。

【药 用 部 位】 全草。

【采 收 加 工】 夏、秋季采收。洗净鲜用或晒干。

【产地及分布】 国内分布于江苏、安徽、浙江、福建、江西、河南、湖北、广东、广西。湖南省内产湘南、湘西南及洪江、洞口、武冈、新宁、双牌、临武、宜章。

【性 味 归 经】 味辛、微苦，性凉。

【功 用 主 治】 清热解毒、凉肝活血；主治肺脓疡、小儿惊风、痈疮、跌打损伤。

【用 法 用 量】 内服：煎汤，6~15 g。外用：适量，捣敷；或煎汤洗。

728. 铁轴草

【药 材 名 称】 铁轴草。

【学名及分类】 *Teucrium quadrifarium* Buch.-Ham.，为唇形科香科科属植物。

【俗　　　名】 红毛将军、绣球防风、黑头草、红杆一棵蒿、凤凰草。

【习性及生境】 生于海拔500~1 500 m的山地阳坡林下灌木丛中。

【识 别 特 征】 半灌木。茎直立，基部常常聚结成块状，高30~110 cm，常不分枝，近圆柱形。叶柄向上渐近无柄，叶片卵圆形或长圆状卵圆形，茎上部及分枝上的变小，先端钝或急尖，基部近心形，边缘为有重齿的细锯齿或圆齿。假穗状花序由轮伞花序所组成；苞片菱状三角形或卵圆形，先端渐尖或尾状渐尖。花萼钟形，萼齿5，呈二唇形。花冠淡红色。雄蕊稍短于花冠。花柱先端2浅裂。花盘盘状。子房近球形。小坚果倒卵状近圆形。花期7—9月。

【药 用 部 位】 全草、根或叶。

【采 收 加 工】 全年均可采收。鲜用或晒干。

【产地及分布】 国内产福建、湖南、贵州三省南部，江西西部及南部，广东、广西、云南。湖南省内产于新宁、郴州、宜章、芷江、洪江。

【性 味 归 经】 味辛、苦，性凉。

【功 用 主 治】 祛风解暑、利湿消肿、凉血解毒；主治风热感冒、中暑无汗、肺热咳喘、肺痈、热毒泻痢、水肿、风湿痛、劳伤、吐血、便血、乳痈、无名肿毒、风疹、湿疹、跌打损伤、外伤出血、毒蛇咬伤、蜂蜇伤。

【用 法 用 量】 内服：煎汤，6~15 g；大剂量可用至30~60 g；或泡酒。外用：捣敷；研末撒或煎汤洗。

选方

（1）治感冒咳嗽：铁轴草全草15 g，黄荆条15 g，路边荆、石菖蒲各6 g。水煎服。

（2）治菌痢：铁轴草全草60 g，海蚌含珠30 g。煎水兑糖，分2次服。

（3）治风湿痛，风疹发痒：铁轴草全草配路路通、石菖蒲、生姜、艾叶（各适量），煎水熏洗。

729. 血见愁

【药 材 名 称】 山藿香。

【学名及分类】 *Teucrium viscidum* Blume，为唇形科香科科属植物。

【俗　　　名】 冲天泡、四棱香、山黄荆、水苏麻、蛇药、野苏麻、假紫苏、贼子草、野薄荷、方骨苦草、方枝苦草、皱面草、布地锦、肺形草、山藿香、杀虫草、消炎草等。

【习性及生境】 生于海拔100~1 200 m的山地林下湿润处。

【识 别 特 征】 多年生草本，具匍匐茎。茎直立，高30~70 cm。叶片卵圆形至卵圆状长圆形，先端急尖或短渐尖，下延，边缘为带重齿的圆齿。假穗状花序生于茎及短枝上部；苞片披针形，较开放的花稍短或等长；花梗短。花萼小，钟形，10脉，萼齿5，直伸，稍锐尖。花冠白色，淡红色或淡紫色，稍伸出。雄蕊伸出。花柱与雄蕊等长。花盘盘状，浅4裂。子房圆球形。小坚果扁球形，黄棕色。花期：长江流域为7—9月，广东、云南南部为6月至11月。

【药 用 部 位】 全草。

【采 收 加 工】 7—8月采收。洗净、鲜用或晒干。

【产地及分布】 国内分布于湖北、江苏、浙江、江西、福建、台湾、广东、广西、四川、云南、西藏。湖南全省散布，产桑植、永顺、新晃、芷江、武冈、新宁、东安、临武、宜章、衡阳。

【性味归经】 味辛、苦，性凉，归肺、大肠经。

【功用主治】 凉血止血、解毒消肿、疗疮；主治咯血、吐血、衄血、肺痈、跌打伤痛、痈疮肿毒、痔疮肿痛、漆疮、脚癣、狂犬咬伤、毒蛇咬伤。

【用法用量】 内服：煎汤，15~30 g，鲜品加倍；或捣汁；或研末。外用：适量，捣敷；或水煎熏洗。

选方

（1）治肺痈，咯血，吐血，衄血：鲜山藿香30~60 g，冰糖30 g。水煎服。

（2）治跌打损伤：鲜山藿香全草30 g，水煎服；另用鲜山藿香全草捣烂调热酒推擦或敷肿处。

（3）治睾丸肿痛：山藿香叶焙干研末，每次3~6 g，热酒冲服。

（4）治女阴瘙痒：山藿香、千里光各30 g，水煎服；另取山藿香适量，和盐捣烂，绞汁涂患处。

（5）治漆疮：山藿香鲜叶洗净和食盐少许，捣烂，加清水2倍量搅匀；先用冷水洗涤患处（忌用温汤），再蘸药汁搽患处，干后再搽，至痒止结痂为度。忌食荤腥及刺激性食物。

（6）治狂犬咬伤：鲜山藿香500 g，加少许开水捣烂绞汁，一次炖服；如已发狂，加榕树的气根同量捣烂绞汁炖服。

（7）治关节风湿痛，流火（丝虫病引起的淋巴管炎）：山藿香煎汤，先熏后洗。

730. 二齿香科科

【药 材 名 称】 细沙虫草。

【学名及分类】 *Teucrium bidentatum* Hemsl.，为唇形科香科科属植物。

【俗　　　名】 细沙虫草、香柯柯。

【习性及生境】 生于海拔 700~1 000 m 山地林下。

【识别特征】 多年生草本。茎直立,不分枝或分枝,常具早年残存的茎基,基部近圆柱形,上部四棱形,无槽,绿色,分枝水平。叶片卵圆形,卵圆状披针形呈披针形,先端渐尖至尾状渐尖,基部楔形。轮伞花序;苞片微小,卵圆状披针形。花萼钟形。花冠白色,冠筒稍伸出,雄蕊超出花冠筒一倍,肾形。花柱稍超出雄蕊。子房球形,4浅裂。小坚果卵圆形,黄棕色,具网纹,合生面为果长 1/2。

【药 用 部 位】 根或全草。

【采 收 加 工】 9—10月采收,晒干。

【产地及分布】 国内分布于台湾、湖北、广西、四川、贵州、云南。湖南省内产湘西及宜章。

【性 味 归 经】 味辛、微甘,性平,归脾、胃经。

【功 用 主 治】 祛风、利湿、解毒;主治感冒、头痛、鼻塞、痢疾、湿疹、白斑。

【用 法 用 量】 内服:煎汤,6~15 g。外用:煎汤洗。

选方

(1)治感冒风寒头痛:香柯柯9 g,防风草9 g,五匹风9 g,生姜9 g,葱头9 g。水煎服。

(2)治痢疾:细沙虫草、截叶铁扫帚根各15 g。煨水服。

(3)治风丹,风疹,皮肤瘙痒:香柯柯9 g,虎耳草30 g,虎杖30 g,千里光30 g。水煎服。

(4)治白斑:细沙虫草、虎掌草根、野棉花根、山苏麻、响铃草各9 g。煨水服,并煨水外洗患处。

731. 宝盖草

【药 材 名 称】 宝盖草。

【学 名 及 分 类】 *Lamium amplexicaule* L.,为唇形科野芝麻属植物。

【俗　　　　名】 莲台夏枯草、接骨草、珍珠莲。

【习性及生境】 生于海拔 1 200 m 以下的路边、庭园及草丛中。

【识别特征】 一年生或二年生植物。茎高 10~30 cm,基部多分枝,上升,四棱形,具浅槽,常为深蓝色,中空。茎下部叶具长柄,柄与叶片等长或超过之,叶片均圆形,基部截形,半抱茎,边缘具极深的圆齿。轮伞花。花萼管状钟形,萼齿5,披针状锥形。花冠紫红或粉红色。花柱丝状,先端不相等2浅裂。花盘杯状,具圆齿。小坚果倒卵圆形,具三棱,先端近截状,基部收缩,淡灰黄色,表面有白色大疣状突起。花期3—5月,果期7—8月。

【药 用 部 位】 全草。

【采 收 加 工】 6—8月采收全草,晒干或鲜用。

【产地及分布】 国内分布于东北、西北、华东、华中、西南。湖南省内产洪江。

【性 味 归 经】 味辛、苦,性微温。

【功 用 主 治】 活血通络、解毒消肿;主治跌打损伤、筋骨疼痛、四肢麻木、半身不遂、面瘫、黄疸、鼻渊、瘰疬、肿毒、黄水疮。

【用 法 用 量】 内服:煎汤,10~15 g;或入丸、散。外用:捣敷;或研末撒。

选方

(1)治跌打损伤,红肿疼痛,不能落地:接骨草、苎麻根、蜂蜜、鸡蛋清、大蓟共五味,捣烂包患处,一宿一次,日久肿疼加生姜、葱头三棵,再包。

(2)治女子两腿生核,形如桃李,红肿硬痛:接骨草三钱,引点水酒服,五服后痊愈。至二年又发,加威灵仙、防风、虎掌草,三服而愈。

(3)治口喝眼斜,半身麻木疼痛:接骨草、防风、钩藤、胆南星,引点水酒、烧酒服。

(4)治脑漏疼痛,鼻流黄涕腥臭:接骨草三钱,增补加香白芷、川芎、苍耳子,引点水酒服。

(5)治高血压,小儿肝热:接骨草6g,山土瓜6g,苞谷须1.5g。水煎服。

(6)治跌伤骨折:宝盖草、园麻根、续断各60g。捣烂加白酒少许,敷患处。

(7)治黄疸型肝炎:宝盖草9g,夏枯草9g,木贼9g,龙胆草9g。水煎服。

(8)治小儿腹泻:宝盖草9~15g。水煎服。

(9)治无名肿毒:宝盖草15g。水煎服,每日3次,药渣敷患处。

(10)治筋骨酸痛:宝盖草60g,白酒250g。浸泡数日后,每次15g,每日3次。

(11)治淋巴结核:①宝盖草嫩苗30g,鸡蛋2枚。同炒食。②宝盖草60~90g,鸡蛋2~3枚。同煮,蛋熟后去壳,继续煮半小时。食蛋饮汤。③鲜宝盖草60g。捣烂取汁,药汁煮沸后服,均隔日1次,连服3~4次。

732. 益母草

【药材名称】 益母草、茺蔚子、益母草花。

【学名及分类】 *Leonurus japonicus* Houtt.,为唇形科益母草属植物。

【俗　　　名】 益母夏枯、森蒂、野麻、灯笼草、地母草、玉米草、黄木草、红梗玉米膏、大样益母草、假青麻草、益母艾、地落艾、艾草、红花艾、红艾、红花外一丹草、臭艾花、燕艾、臭艾、红花益母草、爱母草、三角小胡麻、坤草、鸭母草、云母草、野天麻、鸡母草、野故草、六角天麻、溪麻、野芝麻、铁麻干、童子益母草、益母花、九重楼、益母蒿、蛰麻菜。

【习性及生境】 生于海拔1 000 m以下的田埂、路旁,尤以向阳地带为多。

【识别特征】 一年生或二年生草本,有于其上密生须根的主根。茎直立,通常高30~120 cm,钝四棱形,微具槽。叶轮廓变化很大,茎下部叶轮廓为卵形,基部宽楔形;茎中部叶轮廓为菱形;花序最上部的苞叶近于无柄。轮伞花序腋生,轮廓为圆球形;小苞片刺状;花梗无。花萼管状钟形。花冠粉红至淡紫红色,冠檐二唇形。雄蕊4,花药卵圆形。花柱丝状,裂片钻形。花盘平顶。子房褐色。小坚果长圆状三棱形。花期通常在6—9月,果期9—10月。

【药用部位】 全草、花、果实。

【采收加工】 益母草:在每株开花2/3时收获,选晴天齐地割下,应即摊放,晒干后打成捆。益母草花:6—8月采收初开的花,晒干。益母草:8—11月在全株花谢,果实成熟时割取全株,晒干,打下果实。

【产地及分布】 全国各地均有分布。湖南全省散布,产永顺、凤凰、新晃、绥宁、武冈、新宁、宜章、株洲等地。

【性味归经】 全草:味辛、苦,性微寒,归肝肾、心包经。花:味甘、微苦,性凉。果实:味甘、辛,性微寒、小毒,归肝经。

【功用主治】 全草:活血调经、利尿消肿、清热解毒;主治月经不调、经闭、胎漏难产、胞衣不下、产后血晕、瘀血腹痛、跌打损伤、小便不利、水肿、疮肿疮疡。花:养血、活血、利水;主治贫血、疮疡肿毒、血滞经闭、痛经、产后瘀阻腹痛、恶露不下。果实:活血调经、清肝明目;主治妇女月经不调、痛经、闭经、产后瘀滞腹痛、肝热头痛头晕、目赤肿痛、目生翳障。

【用法用量】 益母草内服:煎汤,10~15g,熬膏或入丸、散。益母草外用:煎水洗;或鲜品捣敷。益母草花内服:煎汤,6~9g。茺蔚子内服:煎汤,6~9g;或入丸、散;或捣绞取汁。瞳孔散大者及孕妇禁服。

选方

(1)治痛经:益母草30g,香附9g。水煎,冲酒服。

(2)治产后瘀血痛:益母草、泽兰各30g,红番苋120g,酒120 ml。水煎服。

（3）治产后血晕,心闷乱,恍惚:生益母草汁三合(根亦得),地黄汁二合,小便一合,鸡子三枚(取清)。煎三四沸,后入鸡子清,勿搅,作一服。

（4）治子烦,妊娠因服药致胎动不安,有似虚烦不得卧者:益母草60 g(洗,焙),上为细末。以枣肉为丸,如弹子大。每服一丸,细嚼,煎人参汤送下。

（5）治折伤筋骨,遇天阴则痛:益母草不拘多少,用水煎膏,随病上下,食前后服,酒化下。

（6）治尿血:服益母草汁一升,差。

（7）治小儿疳痢,痔疾:益母草叶煮粥食之,取汁饮之亦妙。

（8）治赤白杂痢困重:益母草(爆干)、陈盐梅(多年者烧存性)等份。为末,每服三钱,白痢干姜汤下,赤痢甘草汤下,连服。

（9）治耳聋:益母草一握(洗)。上研取汁,少灌耳中。

（10）治妇人勒乳后疼闷,乳结成痈:益母草,捣细末,以新汲水调涂于乳房上,以物抹之。生者捣烂用之。

（11）治疖肿至甚:益母草茎叶,捣烂敷疮上,又绞取汁五合服之,即内消。

（12）治喉闭肿痛:益母草捣烂,新汲水一碗,绞取计顿饮;随吐愈,冬月用根。

（13）治粉刺面皯,黑白斑驳:益母草不限多少,烧灰,上以醋浆水和作团。以大火烧令通赤,如此可五度,皯即细研,夜卧时加粉涂之。

733. 细叶益母草

【药材名称】益母草。

【学名及分类】*Leonurus sibiricus* L.,为唇形科益母草属植物。

【俗　　　名】四美草、风葫芦草、龙串彩、红龙串彩、石麻、益母草、风车草。

【习性及生境】生于石质及砂质草地上及松林中,海拔可达1 500 m。

【识别特征】一年生或二年生草本,有圆锥形的主根。茎直立,高20~80 cm,钝四棱形,微具槽。茎最下部的叶早落;花序最上部的苞叶轮廓近于菱形。轮伞花序腋生;小苞片刺状,向下反折,比萼筒短;花梗无。花萼管状钟形,脉5,齿5。花冠粉红至紫红色,冠檐二唇形,上唇长圆形,下唇比上唇短1/4左右。雄蕊4,前对较长,花丝丝状,扁平,花药2室。花柱略超出于雄蕊。花盘平顶。子房褐色。小坚果长圆状三棱形。花期7—9月,果期9月。

【药用部位】全草及果实。

【采收加工】在每株开花2/3时收获,选晴天齐地割下,应立即摊放,晒干后打成捆。

【产地及分布】国内产内蒙古、河北北部、山西及陕西北部。湖南省内产长沙、平江、桑植、宜章、江永。

【性味归经】味辛、苦,性微寒,归肝、肾、心包经。

【功用主治】活血调经、利尿消肿、清热解毒;主治月经不调、经闭、胎漏难产、胞衣不下、产后血晕、瘀血腹痛、跌打损伤、小便不利、水肿、痈肿疮疡。

【用法用量】内服:煎汤,10~15 g,熬膏或入丸、散。外用:煎水洗;或鲜品捣敷。

选方

（1）治痛经:益母草30 g,香附9 g。水煎,冲酒服。

（2）治产后瘀血痛:益母草、泽兰各30 g,红番苋120 g,酒120 ml。水煎服。

（3）治产后血晕,心闷乱,恍惚:生益母草汁三合(根亦得),地黄汁二合,小便一合,鸡子三枚(取清)。煎三四沸,后入鸡子清,勿搅,作一服。

（4）治子烦,妊娠因服药致胎动不安,有似虚烦不得卧者:益母草60 g(洗,焙),上为细末。以枣肉为丸,如弹子大。每服一丸,细嚼,煎人参汤送下。

（5）治折伤筋骨,遇天阴则痛:益母草不拘多少,用水煎膏,随病上下,食前后服,酒化下。

(6)治尿血:服益母草汁一升,差。

(7)治小儿疳痢,痔疾:益母草叶煮粥食之,取汁饮之亦妙。

(8)治赤白杂痢困重:益母草(爆干)、陈盐梅(多年者烧存性)等份。为末,每服三钱,白痢干姜汤下,赤痢甘草汤下,连服。

(9)治耳聋:益母草一握(洗)。上研取汁,少灌耳中。

(10)治妇人勒乳后疼闷,乳结成痈:益母草,捣细末,以新汲水调涂于乳房上,以物抹之。生者捣烂用之。

(11)治疔肿至甚:益母草茎叶,捣烂敷疮上,又绞取汁五合服之,即内消。

(12)治喉闭肿痛:益母草捣烂,新汲水一碗,绞取计顿饮;随吐愈,冬月用根。

(13)治粉刺面䵟,黑白斑驳:益母草不限多少,烧灰,上以醋浆水和作团。以大火烧令通赤,如此可五度,䵟即细研,夜卧时加粉涂之。

734. 紫苏

【药材名称】 紫苏叶、紫苏子、紫苏苞、紫苏梗。

【学名及分类】 *Perilla frutescens* (L.) Britton, 为唇形科紫苏属植物。

【俗　　　名】 野生紫苏、白丝草、红香师菜、蚊草、蛤树、紫禾草、臭草、香丝菜、野香丝、野猪疏、青叶紫苏、紫苏、苏麻、苏营等。

【习性及生境】 生于海拔800 m以下的路边、林边田间。

【识别特征】 一年生直立草本。茎高0.3~2.0 m,绿色或紫色,钝四棱形,具四槽。叶卵形,先端短尖,基部圆形,膜质,侧脉7~8对;叶柄背腹扁平。轮伞花序;苞片宽卵圆形,先端具短尖。花萼钟形,10脉,下部夹有黄色腺点,萼檐二唇形,下唇比上唇稍长。花冠白色至紫红色,冠筒短,喉部斜钟形,冠檐上唇微缺。雄蕊4,几不伸出,花丝扁平,花药2室,室平行。花盘前方呈指状膨大。小坚果土黄色。花期8—11月,果期8—12月。

【药用部位】 叶或带叶小软枝、茎、果实、宿萼、根及近根的老茎。

【采收加工】 紫苏叶:7—9月,枝叶茂盛时收割,摊在地上或悬于通风处阴干,干后将叶摘下即可。紫苏苞:秋季将成熟果实打下,留取宿存果萼,晒干。紫苏梗:9—11月采收,割取地上部分,除去小枝、叶片、果实,晒干。

【产地及分布】 全国各地广泛栽培或野生。湖南全省散布,多有栽培,产石门、凤凰、芷江、武冈、长沙等地。

【性味归经】 叶或带叶小软枝:味辛,性温,归肺、脾、胃经。茎:味辛,性温,归脾、胃、肺经。果实:味辛,性温,归肺、大肠经。宿萼:味微辛,性平,归肺经。根及近根的老茎:味辛,性温,归肺、脾经。

【功用主治】 叶或带叶小软枝:散寒解表、宣肺化痰、行气和中、安胎、解鱼蟹毒;主治风寒表证、咳嗽痰多、胸脘胀满、恶心呕吐、腹痛吐泻、胎气不和、妊娠恶阻。茎:理气宽中、安胎、和血;主治脾胃气滞、脘腹痞满、胎气不和、水肿脚气、咯血吐衄。果实:降气、消痰、平喘、润肠;主治痰壅气逆、咳嗽气喘、肠燥便秘。宿萼:解表;主治血虚感冒。根及近根老茎:疏风散寒、降气祛痰、和中安胎;主治头晕、身痛、鼻塞流涕、咳逆上气、胸胀、痰饮、胸闷肋痛、腹痛泄泻、妊娠呕吐、胎动不安。

【用法用量】 紫苏叶内服:煎汤5~10 g。紫苏叶外用:捣敷、研末掺或煎汤洗。紫苏子内服:煎汤,5~10 g;或入丸、散。紫苏苞内服:煎汤,3~9 g。紫苏梗内服:煎汤,5~10 g;或入散剂。

紫苏叶:

(1)治卒得寒冷上气:干苏叶三两,陈橘皮四两,酒四升煮取一升半,分为再服。

(2)治咳逆短气:紫苏茎叶(锉)一两,人参半两。上二味,粗捣筛,每服三钱匕,水一盏,煎至七分,去滓,温服,日再。

(3)治吐乳:紫苏、甘草、滑石等份,水煎服。

(4)治噎膈病吐逆,饮食不进:紫苏叶二两,白蜜、姜汁各五分,和匀,微火煎沸。每服半匙,空心细呷。

(5)治妊娠犯伤寒:紫苏、黄芩(酒炒)、白术(土炒)各钱半,甘草一钱,葱、姜引。

(6)治脚气冲心,闷乱不识人事,呕逆不下饮食:紫苏茎叶一两半,吴茱萸(汤浸去涎,炒黄)、橘皮(汤浸去白瓤,焙)各一分。上捣筛。每服三钱,水一盏,煎至七分,去滓,入童子小便一合,温服。

(7)治水气虚肿,小便赤涩:陈皮(去白)一两,防己、木通、紫苏叶各五钱。上为末,每服二钱,姜三片。水煎,食前服。

(8)治恶疮,疥癣:以大苏叶研细,署敷。

(9)治金疮出血:嫩紫苏叶、桑叶,同捣贴之。

紫苏子:

(1)治小儿久咳嗽,喉内痰声如拉锯,老人咳嗽吼喘:苏子一钱,八达杏仁一两(去皮、尖),年老人加白蜜二钱。共为末,大人每服三钱,小儿服一钱,白滚水送下。

(2)治气喘咳嗽,食痞兼痰:紫苏子、白芥子、萝卜子。上三味,各洗净,微炒,击碎,看何证多,则以所主者为君,余次之,每剂不过三钱,用生绢小袋盛之,煮作汤饮,随甘旨,代茶水啜用,不宜煎熬太过。若大便素实者,临服加熟蜜少许,若冬寒,加生姜三片。

(3)治积痰宿滞:真苏子(微焙)一两,白芥子(微焙)一两,韭菜子(微焙)一两。上共研为末,用河水三碗煎一碗,如稀粥样,带热服下,候腹中声响,大解去积痰宿滞为验。

(4)治大便不通者:紫苏子(去皮研)、橘皮(洗)各二两,知母一两。上为末,用生姜汁调成稀膏,于重汤上煮,不住手搅。候可,丸如梧桐子大。蜜汤下三十粒。

(5)治脚气及风寒湿痹,四肢挛急,脚肿不可践地:紫苏子二两。杵碎,水二升,研取汁,以苏子汁煮粳米二合作粥,和葱、豉、椒、姜食之。

(6)治梦遗:苏子一升。炒为末,酒调方寸匕,日再服。

紫苏梗:

(1)治伤寒及温病瘥后,起早及饮食多,致劳复:紫苏茎叶(锉)一两,生姜(切)半两,豉一二合。上三味,用水二盏半,煎至一大盏,去滓。食前温服,日二服。

(2)治上气暴咳:紫苏茎叶二升,大豆一升。上二味,以水四升煮大豆,次下紫苏,煮取一升五合。分为三服,昼二夜一。

(3)治孕妇胎气不和,胸闷恶心:紫苏梗、半夏各9g,生姜3片,陈皮5g。水煎服。

(4)治脚气,上气不止:紫苏茎叶三分(两),白前一两,桑根白皮二两(锉)。上件药,捣粗罗为散。每服四钱,以水一中盏,入生姜半分,煎至六分,去滓,不计时候,温服。

(5)治吐血,衄血:白茅三钱,紫苏茎叶二钱。上散。新汲水一碗,煎七分,趁热调生蒲黄二钱,旋服。仍以大蒜两颗煨熟,捶扁,贴敷两脚心,少顷,自觉胸中有蒜气,其血立止。若下部出血,可以煨蒜敷两掌心。

735. 茴茴苏

【药材名称】 回回苏、紫苏。

【学名及分类】 *Perilla frutescens var. crispa* (Thunb.) Hand.-Mazz.,为唇形科紫苏属植物。

【俗　　　名】 紫苏、桂荏、荏、白苏、荏子、赤苏、红勾苏、红苏、黑苏、白紫苏、青苏、鸡苏、香苏、臭苏、野苏、苏麻、大紫苏、假紫苏、水升麻、野藿麻、聋耳麻、香荽等。

【习性及生境】 田野、路边、草地及山坡林缘和树林下生长。我国各地栽培。

【识别特征】 一年生直立草本。茎高0.3~2.0 m,绿色或紫色,钝四棱形,具四槽。叶阔卵形,先端短尖,基部圆形,边缘在基部以上有粗锯齿,膜质,两面绿色或紫色;叶柄背腹扁平。轮伞花序2花;苞片宽卵圆形,外被红褐色腺点。花萼钟形,夹有黄色腺点,平伸,基部一边肿胀,萼檐二唇形,上唇3齿,下唇2齿。花冠白色至紫红色。雄蕊4,前对稍长,离生。花柱先端相等2浅裂。花盘前方呈指状膨大。小坚果近球形。花期8—11月,果期8—12月。

【药用部位】 全草。

【采 收 加 工】 9月上旬花序将长出时,割下全株,倒挂通风处阴干备用。

【产地及分布】 全国广布。湖南省内各地均有分布。

【性味归经】 味辛,性温。

【功用主治】 散寒解表、理气宽中;主治风寒感冒,头痛,咳嗽,胸腹胀满。

【用法用量】 内服:煎汤,2~3钱。外用:捣敷或煎水洗。

选方

(1)治伤风发热:苏叶、防风、川芎各一钱五分,陈皮一钱,甘草六分。加生姜二片煎服。

(2)治卒得寒冷上气:干苏叶三两,陈橘皮四两,酒四升煮取一升半,分为再服。

(3)治咳逆短气:紫苏茎叶(锉)一两,人参半两。上二味,粗捣筛,每服三钱匕,水一盏,煎至七分,去滓,温服,日再。

(4)治伤寒哕不止:赤苏一把,水三升,煮取二升,稍稍饮。

(5)治胎气不和,凑上心腹,胀满疼痛,谓之子悬:大腹皮、川芎、白芍药、陈皮(去白)、紫苏叶、当归(去芦,酒浸)各一两,人参、甘草(炙)各半两。上细切,每服四钱,水一盏半,生姜五片,葱白七寸,煎至七分,空心温服。

(6)治乳痈肿痛:紫苏煎汤频服,并捣封之。

(7)治金疮出血:嫩紫苏叶、桑叶,同捣贴之。

(8)治擿扑伤损:紫苏捣敷之,疮口自合。

(9)治蛇虺伤人:紫苏叶捣汁饮之。

(10)治食蟹中毒:紫苏煮汁饮之。

(11)治寒泻:紫苏叶15 g,水煎加红糖6 g冲服。

(12)解食鱼、鳖中毒:紫苏叶60 g,煎浓汁当茶饮,或加姜汁十滴调服。

(13)子宫下垂:紫苏叶60 g,煎汤熏洗。

马鞭草科

736. 马鞭草

【药 材 名 称】 马鞭草。

【学名及分类】 *Verbena officinalis* L.,为马鞭草科马鞭草属植物。

【俗　　　名】 蜻蜓饭、蜻蜓草、风须草、土马鞭、粘身蓝被、兔子草、蛤蟆棵、透骨草、马鞭子、铁马鞭。

【习性及生境】 生于海拔1 200 m以下的山坡、路边溪旁或林边。

【识别特征】　多年生草本,高30~120 cm。茎四方形,近基部可为圆形,节和棱上有硬毛。叶片卵圆形至倒卵形或长圆状披针形,基生叶的边缘通常有粗锯齿和缺刻,茎生叶多数3深裂,裂片边缘有不整齐锯齿。穗状花序顶生和腋生;苞片稍短于花萼;花萼有5脉;花冠淡紫至蓝色,裂片5;雄蕊4,着生于花冠管的中部,花丝短。果长圆形。花期6—8月,果期7—10月。

【药用部位】　全草。

【采收加工】　7—10月开花后采收,晒干。

【产地及分布】　国内分布于华中、华南、西南及山西、陕西、甘肃、新疆、江苏、安徽、浙江、福建。湖南全省广布,产石门、凤凰、沅陵、芷江、新宁、江华、株洲。

【性味归经】　味苦、辛,性微寒,归肝、脾经。

【功用主治】　清热解毒、活血通经、利水消肿、截疟;主治感冒发热、咽喉肿痛、牙龈肿痛、黄疸、痢疾、血瘀经闭、痛经、水肿、小便不利、疟疾、痈疮肿毒、跌打损伤。

【用法用量】　内服:煎汤,15~30 g,鲜品30~60 g。或入丸、散,外用:适量,捣敷或煎水洗。

(1)治伤风感冒,流感:鲜马鞭草45 g,羌活15 g,青蒿30 g。上药煎汤2小碗,每日2次分服,连服2~3 d。咽痛加鲜桔梗15 g。

(2)治喉痹深肿连颊,吐气数者,名马喉痹:马鞭草根一提。截去两头,捣取汁服。

(3)治传染性肝炎,肝硬化腹水:马鞭草、车前草、鸡内金各15 g。水煎服。

(4)治急性胆囊炎:马鞭草、地锦草各15 g,玄明粉9 g。水煎服。痛甚者加三叶鬼针草30 g。

(5)治妇人月水滞涩不通,结成症块,腹肋胀大欲死:马鞭草根苗5斤。细锉,以水5斗,煎至一斗,去滓,别于净器中熬成膏。每于食前,以温酒调下半匙。

(6)治卒大腹水病:鼠尾草、马鞭草各10斤。水一石,煮取5斗,去滓更煎,以粉和为丸服,如大豆大二丸加至四五丸。禁肥肉,生冷勿食。

(7)治膨胀,身干黑瘦,多渴烦闷:用马鞭草细锉,曝干,勿令见火,以酒或水同煮至味出,去渣。温服无时。

(8)治乳痈肿痛:马鞭草一握,酒一碗,生姜一块。擂汁服,渣敷之。

737. 马缨丹

【药材名称】　五色梅。

【学名及分类】　*Lantana camara* L.,为马鞭草科马缨丹属植物。

【俗　　　名】　七变花、如意草、臭草、五彩花、五色梅。

【习性及生境】　生于海拔80~1 500 m的海边沙滩、路边及空旷地。常在庭园栽培。

【识别特征】　直立或蔓性的灌木,高1~2 m,有时藤状,长达4 m;茎枝均呈四方形,有短柔毛,通常有短而倒钩状刺。单叶对生,揉烂后有强烈的气味,叶片卵形至卵状长圆形,基部心形或楔形,边缘有钝齿,表面有粗糙的皱纹和短柔毛。花冠黄色或橙黄色,开花后不久转为深红色。果圆球形,成熟时紫黑色。全年开花。

【药用部位】　花、叶或嫩枝叶、根。

【采收加工】　全年均可采。鲜用或晒干。

【产地及分布】　秦岭以南各省区栽培或逸生。湖南省内城市栽培,湘南逸生状。

【性味归经】　花:味苦、微甘,性凉,有毒。叶或嫩枝叶:味辛、苦,性凉,有毒。根:味苦,性寒。

【功用主治】　花:清热、止血;主治肺痨咯血、腹痛吐泻、湿疹、阴痒。叶或嫩枝叶:清热解毒、祛风止痒;主治痈肿毒疮、湿疹、疥癣、皮炎、跌打损伤。根:清热泻火、解毒散结;主治感冒发热、伤暑头痛、胃火牙痛、咽喉炎、痄腮、风湿痹痛、瘰疬痰核。

【用法用量】 内服:煎汤,5~10 g;研末,3~5 g。外用:捣敷。

(1)治腹痛吐泻:鲜马缨丹花10~15朵,水炖,调食盐少许服;或干花研末6~15 g,开水送服。

(2)治湿疹:马缨丹干花研末3 g,开水送服;外用鲜茎、叶煎汤浴洗。

(3)治跌打损伤:马缨丹鲜花或鲜叶捣烂,搓擦患处,或外敷。

(4)治小儿嗜睡:马缨丹花9 g,葵花6 g。水煎服。

茄科

738. 番茄

【药 材 名 称】 番茄。

【学名及分类】 *Solanum lycopersicum* L.,为茄科茄属植物。

【俗　　　名】 番柿、西红柿、蕃柿、小番茄、小西红柿、狼茄。

【习性及生境】 栽培植物。

【识 别 特 征】 一年生或多年生草本。体高0.6~2.0 m,全体生粘质腺毛,有强烈气味。茎易倒伏。叶羽状复叶或羽状深裂,小叶极不规则,大小不等,常5~9枚,卵形或矩圆形,边缘有不规则锯齿或裂片。花序总梗长2~5 cm,常3~7朵花;花萼辐状,裂片披针形,果实宿存;花冠辐状,黄色。浆果扁球状或近球状,肉质而多汁液;种子黄色。花果期夏秋季。

【药 用 部 位】 新鲜果实。

【采 收 加 工】 7—9月果实成熟时采收,鲜用。

【产地及分布】 全国大部分省区栽培。湖南全省广布。

【性 味 归 经】 味酸、甘,性微寒。

【功 用 主 治】 生津止渴、健胃消食;主治口渴、食欲不振。

【用 法 用 量】 内服:煎汤,适量;或生食。

治高血压病眼底出血:每日早晨空腹时生吃1~2个鲜西红柿,15 d为1个疗程。

739. 枸杞

【药 材 名 称】 地骨皮。

【学名及分类】 *Lycium chinense* Mill.,为茄科枸杞属植物。

【俗　　　名】 狗奶子、狗牙根、狗牙子、牛右力、红珠仔刺、枸杞菜。

【习性及生境】 生于海拔700 m以下的山坡、田埂或丘陵地带。

【识 别 特 征】 多分枝灌木,高0.5~1.0 m;枝条细弱,弓状弯曲或俯垂,淡灰色,有纵条纹,生叶和花的棘刺较长。叶纸质,单叶互生或2~4枚簇生。花在长枝上单生或双生于叶腋,在短枝上则同叶簇生;花梗向顶端渐增粗。花萼通常3中裂;花冠漏斗状,淡紫色,5深裂,裂片卵形,顶端圆钝,平展,基部耳显著;雄蕊较花冠稍短;花柱稍伸出雄蕊,上端弓弯,柱头绿色。浆果红色。种子扁肾脏形,黄色。花果期6—11月。

【药用部位】 根皮、嫩茎、叶。

【采收加工】 早春、晚秋采挖根部,剥取皮部,晒干。或将鲜根切成6~10 cm长的小段,再纵剖至木质部,置蒸笼中略加热,待皮易剥离时,取出剥下皮部,晒干。

【产地及分布】 国内分布于东北、华北、华中、华东及内蒙古、陕西、四川、西藏。湖南全省各地散见,产永顺、保靖、凤凰、沅陵、洪江、武冈、新宁、宜章、南岳、祁阳。

【性味归经】 根皮:味甘,性寒,归肺、肾经。嫩茎、叶:味苦、甘,性凉,归肝、脾、肾经。

【功用主治】 根皮:清虚热、泻肺火、凉血;主治阴虚劳热、骨蒸、盗汗、小儿疳积发热、肺热喘咳、吐血、衄血、尿血、消渴。嫩茎叶:补虚益精、清热明目;主治虚劳发热、烦渴、目赤昏痛、障翳夜盲、崩漏带下、热毒疮肿。

【用法用量】 内服:煎汤,9~15 g;大剂量可用15~30 g。

选方

(1)治虚劳,口中苦渴,骨节烦热或寒:枸杞根白皮(切)五升,麦门冬二升,小麦三升。上三味,以水二升,煮麦熟,药成去滓。每服一升,日再。

(2)治热劳:地骨皮二两,柴胡(去苗)一两。上二味,捣罗为散。每服二钱匕,用麦门冬(去心)煎汤调下,不计时候。

(3)治肺脏实热,喘促上气,胸膈不利,烦躁鼻干:地骨皮二两,桑根白皮(锉)一两半,甘草(炙,锉),紫苏茎叶各一两。上四味,粗捣筛。每服三钱匕,水一盏,煎至七分,去滓,食后临卧温服。

(4)治小儿肺盛,气急喘咳:地骨皮、桑白皮(炒)各一两,甘草(炙)一钱。上锉散,入粳米一撮,水二小盏,煎七分。食前服。

(5)治消渴日夜饮水不止,小便利:地骨皮(锉)、土瓜根(锉)、栝楼根(锉)、芦根(锉)各一两半,麦门冬(去心,焙)二两,枣七枚(去核)。上六味锉如麻豆。每服四钱匕,水一盏,煎取八分,去滓,温服。

(6)治黄疸:地骨皮四两,木通一两,车前子(研烂)四两。上三味,用阴阳水各一碗煎,露一宿,空心服。

(7)治风虫牙痛:枸杞根白皮,煎醋漱之,虫即出,亦可煎水饮。

(8)治耳聋,有脓水不止:地骨皮半两,五倍子一分。上二味,捣为细末。每用少许,渗入耳中。

(9)治鸡眼:地骨皮、红花同研细。于鸡眼痛处敷之,或成脓亦敷,次日结痂好。

(10)治烫火伤:地骨皮、刘寄奴各等份。为末。有水干上,无水香油调敷上。

740. 单花红丝线

【药材名称】 佛葵。

【学名及分类】 *Lycianthes lysimachioides* (Wall.) Bitter,为茄科红丝线属植物。

【俗　　名】 锈草、排草叶、钮扣子、红莲草、白莲草、珍珠菜、红丝线。

【习性及生境】 生于海拔600~1 350 m的林下或路旁。

【识别特征】 多年生草本,茎纤细,延长,基部常匍匐,从节上生出不定根,茎上常被膜质,透明。叶假双生,大小不相等,卵形,先端渐尖,基部楔形下延到叶柄而形成窄翅;叶片均为膜质,上面绿色,下面淡绿。侧脉每边4~5条。花序仅1朵花着生于叶腋内,花萼杯状钟形,10脉,萼齿10枚,钻状线形;花冠白色至浅黄色,星形,深5裂;花冠筒隐于萼内;雄蕊5枚,花药长椭圆形,基部心形;子房近球形,光滑,花柱纤细。成熟浆果未见。

【药用部位】 全草。

【采收加工】 夏秋采收,全草鲜用。

【产地及分布】 国内分布于湖北、浙江、江西、台湾、广西、四川、贵州、云南、西藏。湖南省内产绥宁、桑植、慈利、永顺、张家界、芷江、武冈、新宁。

【性味归经】 味辛,性温,小毒。

【功用主治】 解毒消肿;主治痈肿疮毒、鼻疮、耳疮。

【用法用量】 外用:适量,鲜品捣敷;或煎水洗。

 选方

治疮疖肿毒、天泡疮:全草煎水洗。

741. 假酸浆

【药材名称】 假酸浆。

【学名及分类】 *Nicandra physalodes*（L.）Gaertn.,为茄科假酸浆属植物。

【俗　　　名】 鞭打绣球、冰粉、大千生。

【习性及生境】 生于海拔1 100 m以下的田边、荒地或宅旁。

【识别特征】 一年生草本。茎直立,有棱条,无毛,高0.4~1.5 m,上部交互不等的二歧分枝。叶卵形,草质,顶端急尖,基部楔形,边缘有具圆缺的粗齿或浅裂;叶柄长约为叶片长的1/4~1/3。花单生于枝腋而与叶对生;花萼5深裂,裂片顶端尖锐,基部心脏状箭形,有2尖锐的耳片;花冠钟状,浅蓝色,檐部有折襞,5浅裂。浆果球状,黄色。种子淡褐色。花果期夏秋季。

【药用部位】 全草、果实或花。

【采收加工】 秋季采集全草,分出果实,鲜用或晒干备用。花于夏季或秋季采摘,阴干。

【产地及分布】 全国各地栽培,其中河北、甘肃、四川、贵州、云南、西藏等地有逸为野生的。湖南全省各地散见,产东安、浏阳、会同、衡山、湘潭、芷江等地。

【性味归经】 味甘、微苦,性平,小毒。

【功用主治】 清热解毒利尿、镇静;主治感冒发热、热淋、痈肿疮疖、癫痫、狂犬病。

【用法用量】 内服;煎汤,全草或花3~9 g,鲜品15~30 g;果实1.5~3.0 g。

 选方

(1)治发烧:假酸浆子三钱,煨水冷服。

(2)治胃热:假酸浆子、马鞭草各三钱,煨水冷服。

(3)治热淋:假酸浆子、车前子各三钱,煨水服。

(4)治疮痈肿痛,风湿性关节炎:假酸浆果实五分至一钱,水煎服。

742. 辣椒

【药材名称】 辣椒。

【学名及分类】 *Capsicum annuum* L.,为茄科辣椒属植物。

【俗　　　名】 甜辣椒、柿子椒、彩椒、灯笼椒、长辣椒、牛角椒、小米椒、甜椒、大椒、菜椒、小米辣、簇生椒、菜椒。

【习性及生境】 栽培植物。

【识别特征】 一年生或有限多年生植物;高40~80 cm。茎分枝稍之字形折曲。叶互生,枝顶端节不伸长而成双生,矩圆状卵形、卵形,全缘,顶端短渐尖,基部狭楔形。花单生,俯垂;花萼杯状,不显著5齿;花冠裂片卵形;花药灰紫色。果梗较粗壮,俯垂;果实长指状,顶端渐尖且常弯曲,未成熟时绿色,成熟后成红色、橙色,味辣。种子扁肾形,淡黄色。花果期5—11月。

【药用部位】 果实、茎、叶、根。

【采收加工】 6—7月果红时采收,晒干。

【产地及分布】 全国栽培。湖南全省广布。

【性味归经】 果实:味辛,性热,归脾、胃经。茎:味辛、甘,性热。叶:味苦,性温。根:味辛、甘,性热。

【功用主治】 果实:温中散寒、下气消食;主治胃寒气滞、脘腹胀痛、呕吐、泻痢、风湿痛、冻疮。茎:散寒除湿、活血化瘀;主治风湿冷痛、冻疮。叶:消肿活络、杀虫止痒;主治水肿、顽癣、疥疮、冻疮、痈肿。根:散寒除湿、活血消肿;主治手足无力、肾囊肿胀、冻疮、功能性子宫出血。

【用法用量】 内服:入丸、散,1~3 g。外用:煎水熏洗或捣敷。

(1)治痢积水泻:辣椒1个。为丸,清晨热豆腐皮裹,吞下。

(2)治冻瘃:剥辣椒皮,贴上即愈。

(3)预防冻疮:风雪寒冷中行军或长途旅行,可用20%辣椒软膏擦于冻疮好发部位,如耳轮、手背、足跟等处。如冻疮初起尚未溃烂,用辣椒适量煎水温洗;或用辣椒放在麻油中煎成辣油,涂患处。

(4)治风湿性关节炎:辣椒20个,花椒30 g。先将花椒煎水,数沸后放入辣椒煮软,取出撕开,贴患处,再用水热敷。

743. 曼陀罗

【药材名称】 曼陀罗。

【学名及分类】 *Datura stramonium* L.,为茄科曼陀罗属植物。

【俗　　名】 土木特张姑、沙斯哈我那、赛斯哈塔肯、醉心花闹羊花、野麻子、洋金花、万桃花、狗核桃、枫茄花、醉仙桃。

【习性及生境】 生于海拔800 m以下的村旁、路边或草丛中。

【识别特征】 草本或半灌木状,高0.5~1.5 m,全体近于平滑或在幼嫩部分被短柔毛。茎粗壮,圆柱状,淡绿色或带紫色,下部木质化。叶广卵形。花单生于枝权间或叶腋,直立,有短梗;花萼筒状。蒴果直立生,卵状表面生有坚硬针刺或有时无刺而近平滑,成熟后淡黄色,规则4瓣裂。种子卵圆形,稍扁黑色。花期6—10月,果期7—11月。

【药用部位】 花、果实或种子、叶、根。

【采收加工】 叶:7—8月间采收,晒干或烘干。果实或种子:夏、秋季果产成熟时采收,亦可晒干后取出种子。根:夏、秋季挖取,洗净,鲜用或晒干。

【产地及分布】 全国广布。湖南全省各地散见,产永顺、洪江、新宁、南岳。

【性味归经】 花:味辛,性温,有毒,归肺、肝经。果实或种子:味辛、苦,性温,有毒,归肝、脾经。叶:味苦、辛,性温,有毒。根:味辛、苦,性温,有毒。

【功用主治】 花:平喘止咳、麻痹止痛、解痉止搐;主治哮喘咳嗽、脘腹冷痛、风湿痹痛、癫痫、惊风、外科麻醉。果实或种子:平喘、祛风、止痛;主治喘咳、惊痫、风寒湿痹、脱肛、跌打损伤、疮疖。叶:镇咳、平喘、止痛拔脓;主治喘咳、痹痛、脚气、脱肛、痈疽疮疖。根:镇咳、止痛、拔脓;主治喘咳、风湿痹痛、疖癣、恶疮、狂犬咬伤。

【用法用量】　叶内服:煎汤,0.3~0.6 g;或浸酒。叶外用:适量,煎水洗;或捣汁涂。果实或种子内服:煎汤,0.15~0.30 g;或浸酒。果实或种子外用:适量,煎水洗;或浸酒涂擦。

 选方

叶:

(1)治喘息:曼陀罗叶少许,和烟草中,吸其烟。

(2)治顽固性溃疡:曼陀罗鲜叶,用银针密刺细孔,再用水或米汤冲泡,然后贴患处,日换两次。

(3)外治皮肤痒起水泡:曼陀罗鲜叶适量,捣烂取汁抹患处。

果实或种子:

(1)治脱肛:曼陀罗花子(连壳)一对,橡碗十六个。上捣碎,水煎三五沸;入朴硝热洗。

(2)治跌打损伤:曼陀罗子一钱,泡酒六两。每次服三钱。

(3)治风湿痛:醉仙桃二只,浸高粱酒一斤。十天后饮酒,每天一至二次,每次不超过一钱。

根:

(1)治牛皮癣:剥取曼陀罗根皮,晒干,研末,加醋及枯矾擦患处。

(2)治手掌心破痒流黄水:曼陀罗鲜根三钱,雄黄三钱,明矾三钱。水适量,煎数沸取起。令患者于适合温度时将患处浸于药水中,越久越好,日作一二次。

(3)治筋骨疼痛:曼陀罗干根一两,浸酒半斤。十日后饮酒,每日一至二次,每次不超过一钱。

744. 白英

【药材名称】　白毛藤。

【学名及分类】　*Solanum lyratum* Thunb.,为茄科茄属植物。

【俗　　　名】　毛母猪藤、排风藤、生毛鸡屎藤、白荚、北风藤、蔓茄、山甜菜、蜀羊泉、白毛藤、千年不烂心。

【习性及生境】　生于海拔1 200 m以下的阴湿的路边山坡、竹林下及灌木丛中。

【识别特征】　草质藤本,长0.5~1.0 m,茎及小枝均密被具节长柔毛。叶互生,多数为琴形,基部常3~5深裂,裂片全缘,侧裂片愈近基部的愈小,端钝,中裂片较大,先端渐尖;少数在小枝上部的为心脏形。聚伞花序顶生,疏花,顶端稍膨大,基部具关节;萼环状,萼齿5枚,顶端具短尖头;花冠蓝紫色,花冠筒隐于萼内;花药长圆形,顶孔略向上;子房卵形,花柱丝状,柱头头状。浆果球状;种子近盘状。花期夏秋,果熟期秋末。

【药用部位】　全草、果实、根。

【采收加工】　7—10月采收全草,鲜用或晒干。

【产地及分布】　国内分布于华北、华中、华东、华南、西南及陕西、甘肃等地。湖南全省广布。

【性味归经】　全草:味甘、苦,性寒,小毒,归肝、胆、肾经。果实:味酸,性平。根:味苦、辛,性平。

【功用主治】　全草:清热利湿、解毒消肿;主治湿热黄疸、胆囊炎、胆石症、肾炎水肿、风湿关节痛、妇女湿热滞下、小儿高热惊搐、痈肿瘰疬、湿疹瘙痒、带状疱疹。果实:明目、止痛;主治眼花目赤、迎风流泪、牙痛。根:清热解毒、消肿止痛;主治风火牙痛、头痛、瘰疬、痈肿、痔漏。

【用法用量】　内服:煎汤,15~30 g,鲜者30~60 g;或浸酒。外用:煎水洗,或捣敷,或捣汁涂,滴耳。

 选方

(1)治胆囊炎:白英60 g,栀子24 g,金钱草30 g。水煎服。

(2)治风痛:桑黄二两,白毛藤二两。切碎,用绍兴原坛酒六斤,煎三炷香。每日服一饭碗。

(3)治风湿关节痛:排风藤30 g,忍冬30 g,五加皮30 g。好酒500 g泡服。

(4)治小儿高热惊厥:白英9 g,蝉蜕3只,橄榄核3枚。炖服。

(5)治皮肤瘙痒症:白英、苦楝树叶各适量,水煎汤洗患处。

(6)治疥疮:白毛藤全草30~40 g(干品24~36 g),和肥猪肉180 g酌加水煎,分两次吃下。

(7)治风火赤眼:白英鲜叶捣烂,调人乳外敷眼睑。

745. 黄果茄

【药材名称】 黄果茄。

【学名及分类】 *Solanum virginianum* L.,为茄科茄属植物。

【俗　　名】 马刺、黄果珊瑚、刺天果、磨莫仔荞、野茄果、大苦果。

【习性及生境】 喜生于干旱河谷沙滩上,海拔125~880 m,个别达海拔1 100 m。

【识别特征】 直立或匍匐草本,高50~70 cm,植物体各部星状绒毛,并密生细长的针状皮刺,先端极尖。叶卵状长圆形,先端钝或尖,基部近心形,边缘通常5~9裂或羽状深裂,裂片边缘波状,侧脉5~9条。聚伞花序腋外生,花蓝紫色;萼钟形,外面针状皮刺,先端5裂,裂片长圆形,先端骤渐尖;花冠辐状,花冠筒隐于萼内;雄蕊5枚,花药长约为花丝长度的8倍;子房卵圆形,花柱柱头截形。浆果球形;种子近肾形,扁平。花期冬到夏季,果熟期夏季。

【药用部位】 根、果实及种子。

【采收加工】 根:夏、秋采收。果实:秋、冬采,洗净,晒干或鲜用。

【产地及分布】 星散分布于我国湖北、四川、云南、海南及台湾。湖南省内分布于祁东、洞口、宜章、桂东、凤凰。

【性味归经】 味苦、辛,性温,归肝经。

【功用主治】 祛风湿、消瘀止痛;主治风湿痹痛、牙痛、睾丸肿痛、痈疖。

【用法用量】 内服:煎汤,9~15 g。外用:适量,涂擦或研末敷。

选方

(1)治手足麻痹,风湿性关节炎:黄果茄鲜根60~90 g。炖母鸡服。

(2)治牙痛:黄果茄干根15 g。水煎服,或煎浓汤漱口。

(3)治睾丸炎:黄果茄干根7株,马鞭草根5株,灯笼草根7株,合猪腰子炖服;合青壳鸡蛋炖服亦可。

(4)治头部发疮:黄果茄鲜果,切成两半,擦患处。

(5)治脓头:黄果茄子,置新瓦上焙干研末撒患处。

746. 龙葵

【药材名称】 龙葵。

【学名及分类】 *Solanum nigrum* L.,为茄科茄属植物。

【俗　　名】 黑天天、天茄菜、飞天龙、地泡子、假灯龙草、白花菜、小果果、野茄秧、山辣椒、灯龙草、野海角、野伞子、石海椒、小苦菜、野梅椒、野辣虎、悠悠、天星星、天天豆、颜柔、黑狗眼、滨藜叶龙葵、老鸦眼睛等。

【习性及生境】 生于海拔750 m以下的田边、路旁或荒地。

【识别特征】 一年生直立草本,高0.25~1.00 m,茎无棱,绿色或紫色。叶卵形,先端短尖,基部楔形至阔楔形而下延至叶柄,全缘,光滑,叶脉每边5~6条,蝎尾状花序腋外生;萼小,浅杯状,齿卵圆形,先端圆,基部两齿间连接处成一定角度;花冠白色,5深裂,裂片卵圆形;花丝短,花药黄色,约为花丝长度的4倍,顶孔向内;子房卵形,柱头小,头状。浆果球形,熟时黑色。种子多数,近卵形,两侧压扁。

【药用部位】 全草、种子、根。

【采收加工】 8—10月采收,鲜用或晒干。

【产地及分布】 国内秦岭以南各省区广布。湖南全省广布。

【性味归经】 味苦,性寒。

【功用主治】 全草:清热解毒、活血消肿;主治疔疮、痈肿、丹毒、跌打损伤、慢性气管炎、肾炎水肿。种子:清热解毒、化痰止咳;主治咽喉肿痛、疔疮、咳嗽痰喘。根:清热利湿、活血解毒;主治痢疾、淋浊、尿路结石、白带、风火牙痛、跌打损伤、痈疽肿毒。

【用法用量】 内服:煎汤,15~30 g。外用:捣敷或煎水洗。

选方

(1)治疔肿:老鸦眼睛草,擂碎,酒服。

(2)治一切发背痈疽恶疮:用蛤蟆一个,同老鸦眼睛藤叶捣敷。

(3)治天疱湿疮:龙葵苗叶捣敷之。

(4)治毒蛇咬伤:龙葵、六月雪鲜叶各30 g。捣烂取汁内服,药渣外敷,连用2 d。

(5)治跌打扭筋肿痛:鲜龙葵叶1握,连须葱白7个。切碎,加酒酿糟适量,同捣烂敷患处,每日换1~2次。

(6)治急性肾炎,浮肿,小便少:鲜龙葵、鲜芫花各15 g,木通6 g。水煎服。

(7)治吐血不止:人参一分,天茄子苗半两。上二味,捣罗为散。每服二钱匕,新水调下,不拘时。

(8)治白细胞减少症:龙葵茎叶、女贞子各60 g。煎服。

(9)治痢疾:龙葵叶24~30 g(鲜者用加倍量),白糖24 g。水煎服。

(10)治癌症胸腹水:鲜龙葵500 g(或干品120 g)。水煎服,每日1剂。

747. 珊瑚樱

【药材名称】 冬珊瑚。

【学名及分类】 *Solanum pseudocapsicum* L.,为茄科茄属植物。

【俗　　名】 吉庆果、冬珊瑚、假樱桃。

【习性及生境】 栽培植物。

【识别特征】 直立分枝小灌木,高达2 m,全株光滑无毛。叶互生,狭矩圆形至倒披针形,边缘呈波状。花小,辐射状,白色,单生或稀成蝎尾状花序花,萼5裂;花冠檐部5裂;雄蕊5,着生于花冠筒喉部。浆果球形,橙红色或黄色,留存枝上经久不落,种子盘状,扁平。花期初夏,果期秋末。

【药用部位】 根。

【采收加工】 秋季采,晒干。

【产地及分布】 国内秦岭以南各省区栽培或野生。湖南全省各地栽培或逸生。

【性味归经】 味辛、微苦,性温,有毒。

【功用主治】 活血止痛;主治腰肌劳损、闪挫扭伤。

【用法用量】 1.5~3.0 g,或浸酒服。

选方

疮疖溃烂:珊瑚樱根15 g,田边菊叶30 g,研细末撒疮口。

748. 少花龙葵

【药材名称】 古钮菜。

【学名及分类】 *Solanum americanum* Mill.，为茄科茄属植物。

【俗　　名】 痣草、衣扣草、古钮子、打卜子、扣子草、古钮菜、白花菜。

【习性及生境】 生于海拔500 m以下的林边荒地、溪边、密林阴湿处。

【识别特征】 纤弱草本，茎无毛或近于无毛，高约1 m。叶薄，卵形至卵状长圆形，先端渐尖，基部楔形下延至叶柄而成翅，叶缘近全缘，波状；叶柄纤细。花序近伞形，腋外生，纤细，着生1~6朵花；萼绿色，5裂达中部，裂片卵形，先端钝；花冠白色，筒部隐于萼内，裂片卵状披针形；花丝极短，花药黄色，长圆形，顶孔向内；子房近圆形，花柱纤细，柱头小。浆果球状；种子近卵形，两侧压扁。几年均开花结果。

【药用部位】 全草。

【采收加工】 7—9月采挖，洗净，切片，晒干或鲜用。

【产地及分布】 国内分布于华南及台湾、四川等地。湖南省内产永顺、吉首、新宁。

【性味归经】 味微苦，性寒。

【功用主治】 清热解毒、利湿消肿；主治高血压、痢疾、热淋、目赤、咽喉肿痛、疔疮疖肿。

【用法用量】 内服：煎汤，10~30 g。外用：捣敷；或绞汁涂。

选方

（1）治高血压病：少花龙葵95 g，一见喜6 g，萱草30 g。水煎，分3次服。

（2）治膀胱炎，尿道炎：少花龙葵、韩信草各60 g。水煎，分2次服，连服2~4 d。

（3）治疔疮疖肿：少花龙葵4份，紫花地丁1份。捣烂，敷患处。

（4）治咽喉肿痛：少花龙葵鲜全草120~180 g。调第二次米泔水捣烂绞汁，再加食盐或米醋少许，每次1汤匙，每日服3~4次。

749. 马铃薯

【药材名称】 马铃薯。

【学名及分类】 *Solanum tuberosum* L.，为茄科茄属植物。

【俗　　名】 马铃薯、地蛋、山药豆、山药蛋、荷兰薯、土豆、洋芋、地豆。

【习性及生境】 栽培植物。

【识别特征】 草本，高30~80 cm，无毛或被疏柔毛。地下茎块状，扁圆形或长圆形。叶为奇数不相等的羽状复叶，小叶常大小相间，6~8对，最大者长可达6 cm，宽达3.2 cm。伞房花序顶生，后侧生，花白色或蓝紫色；萼钟形，5裂，裂片披针形，先端长渐尖；花冠辐状，花药长为花丝长度的5倍；子房卵圆形，无毛，花柱柱头头状。浆果圆球状，光滑。花期夏季。

【药用部位】 块茎。

【采收加工】 4—5月或9—10月挖取块茎，鲜用或晒干。

【产地及分布】 全国各地栽培。湖南全省广布。

【性味归经】 味甘，性平。

【功用主治】 和胃健中、解毒消肿；主治胃痛、痄腮、痈肿、湿疹、烫伤。

【用法用量】 内服：煮食或煎汤。外用：捣敷，或磨汁涂。

（1）治胃、十二指肠溃疡疼痛：新鲜（未发芽）马铃薯，洗净（不去皮）切碎，捣烂，用纱布包挤汁，每日早晨空腹服1~2匙，酌加蜂蜜适量，连服2~3星期。服药期间，禁忌刺激性食物。

（2）治腮腺炎：马铃薯1个。以醋磨汁，搽患处，干了再搽，不间断。

（3）治皮肤湿疹：马铃薯洗净，切细，捣烂如泥，敷患处，纱布包扎，每昼夜换药4~6次，1~2次后患部即呈明显好转，2~3 d后大都消退。

750. 苦蘵

【药材名称】 苦蘵。

【学名及分类】 *Physalis angulata* L.，为茄科洋酸浆属植物。

【俗　　名】 灯笼泡、灯笼草。

【习性及生境】 生于海拔200~900 m的山地林下、村边。

【识别特征】 一年生草本，被疏短柔毛或近无毛，高常30~50 cm；茎多分枝，分枝纤细。叶片卵形至卵状椭圆形，顶端渐尖或急尖，基部阔楔形或楔形，全缘或有不等大的牙齿，两面近无毛。花梗纤细和花萼一样生短柔毛，5中裂，裂片披针形，生缘毛；花冠淡黄色，喉部常有紫色斑纹；花药蓝紫色或有时黄色。果萼卵球状，薄纸质，浆果。种子圆盘状。花果期5—12月。

【药用部位】 根、果实及全草。

【采收加工】 果实：8—9月果实成熟时采收，鲜用或晒干。根：6—9月采挖，鲜用或晒干。

【产地及分布】 国内分布于华中、华东、华南、西南。湖南全省散见，产慈利、永顺、凤凰、洞口、新宁、江永、宜章、南岳。

【性味归经】 味苦，性寒。

【功用主治】 清热解毒、消肿利尿；主治咽喉肿痛、腮腺炎、急慢性气管炎、肺脓疡、痢疾、睾丸炎、小便不利，外用治脓疱疮。

【用法用量】 苦蘵内服：煎汤，15~30 g；或捣汁。苦蘵外用：捣敷；煎水含漱或熏洗。苦蘵果实内服：煎汤，6~9 g。苦蘵果实外用：捣汁涂，或含痛处。苦蘵根内服：煎汤，15~30 g；或鲜品捣汁冲服。

苦蘵：

（1）治百日咳：苦蘵15 g。水煎，加适量白糖调服。

（2）治湿热黄疸，咽喉红肿疼痛，肺热咳嗽，热淋：苦蘵5~24 g。水煎服。

（3）治小儿菌痢：鲜苦蘵15 g，车前草6 g，狗肝菜、马齿苋、海金沙各9 g。水煎服。

（4）治睾丸炎：鲜苦蘵、截叶铁扫帚各15 g。水煎服。

（5）治大头风，头面浮肿放亮，起疙瘩块，作痒：苦蘵茎叶60 g煎水，放面盆内，用布围住熏之。鲜草更好。

苦蘵根：

治唇疔：苦蘵根捣烂取汁，冲米泔水服。

751. 酸浆

【药材名称】 酸浆。

【学名及分类】 *Alkekengi officinarum* Moench，为茄科酸浆属植物。

【俗　　名】 泡泡草、洛神珠、灯笼草、打拍草、红姑娘、香姑娘、酸姑娘、菠萝果、戈力、天泡子、金灯笼、菇茑等。

【习性及生境】 生于海拔800~1600 m的空旷地或山坡。

【识别特征】 多年生草本,基部常匍匐生根。茎高约40~80 cm,基部略带木质,分枝稀疏,茎节不甚膨大。叶长卵形至阔卵形,基部不对称狭楔形、下延至叶柄,全缘而波状,沿叶脉较密。花开花时直立;花萼阔钟状,萼齿三角形,边缘有硬毛;花冠辐状阔而短,顶端骤然狭窄成三角形尖头;雄蕊及花柱均较花冠为短。果萼卵状,薄革质,网脉显著,有10纵肋;浆果球状,橙红色,柔软多汁。种子肾脏形,淡黄色。花期5—9月,果期6—10月。

【药用部位】 全草、根、带宿萼的果实。

【采收加工】 6—9月采收,鲜用或晒干。

【产地及分布】 国内分布于陕西、甘肃、河南、湖北、四川、贵州、云南。湖南省内产洪江、新宁等地。

【性味归经】 全草:味酸、苦,性寒,归肺、脾经。根:味苦,性寒,归肺、脾经。带宿萼的果实:味酸、甘,性寒,归肺、肾经。

【功用主治】 全草:清热解毒、利咽喉、通利二便;主治咽喉肿痛、肺热咳嗽、黄疸、痢疾、水肿、小便淋涩、大便不通、黄水疮、湿疹、丹毒。根:清热、利湿;主治黄疸、疟疾、疝气。带宿萼的果实:清肺利咽、化痰利水;主治肺热痰咳、咽喉肿痛、骨蒸劳热、小便淋涩、天疱湿疮。

【用法用量】 内服:煎汤,9~15 g;或捣汁、研末。外用:煎水洗;研末调敷或捣敷。

选方

(1)治喉疮并痛者:灯笼草,炒焦为末,酒调,敷喉中。

(2)治黄疸,利小便:酸浆、茅草根、五谷根各15 g。煎水服。

(3)治水肿,小便不利:金灯笼12 g,车前草15 g,西瓜皮24 g。水煎服。

(4)治二便不通:酸浆草、车前草各一大把,和砂糖一钱。调服立通,未通再服。

(5)治痔疮出血疼痛:酸浆草一大把。水二升,煎半升服,日三次立效。

(6)治天行时热,烦躁作渴,真热极者:酸浆草一大把。水二升,煎减半饮之。

(7)治诸般疮肿:金灯草不以多少,晒干,为细末,冷水调少许,软贴患处。

752. 烟草

【药材名称】 烟草。

【学名及分类】 *Nicotiana tabacum* L.,为茄科烟草属植物。

【俗　　名】 野烟、淡把姑、担不归、金丝烟、相思草、返魂烟、仁草、八角草、烟酒、金丝醺、淡肉要、淡巴菰、鼻烟、水烟、菸草、贪抱草、延命草、穿墙草、土烟草、金鸡脚下红、烟叶、土烟。

【习性及生境】 栽培植物。

【识别特征】 一年生或有限多年生草本;根粗壮。茎高0.7~2.0 m,基部稍木质化。叶矩圆状披针形、披针形、矩圆形,顶端渐尖,基部渐狭至茎成耳状而半抱茎,柄不明显。花序顶生,圆锥状。花萼筒状,裂片三角状披针形,长短不等;花冠漏斗状,淡红色,筒部色更淡,稍弓曲,裂片急尖;雄蕊中1枚显著较其余4枚短,不伸出花冠喉部。蒴果卵状或矩圆。种子圆形,褐色。夏秋季开花结果。

【药用部位】 叶。

【采收加工】 常于7月间,当烟叶由深绿变成淡黄,叶尖下垂时,可按叶的成熟先后,分数次采摘。采后晒干或烘干,再经回潮、发酵、干燥后即可。亦可鲜用。

【产地及分布】 全国各地广为栽培。湖南全省散布。

【性味归经】 味辛,性温,有毒。

【功 用 主 治】 行气止痛、燥湿、消肿、解毒杀虫;主治食滞饱胀、气结疼痛、关节痹痛、痈疽、疔疮、疥癣、湿疹、毒蛇咬伤、扭挫伤。

【用 法 用 量】 内服:煎汤,鲜叶9~15;或点燃吸烟。外用:煎水洗;或捣敷;或研末调敷。

选方

(1)治项疽,背痛:烟丝(焙燥,研细末)3 g,樟脑1.5 g。以蜂蜜调如糊状,贴于患处。

(2)治风痰,鹤膝(包括骨结核、慢性化脓性膝关节炎等):烟丝、槟榔各60 g(以上共炒焦研末),牡蛎(煅研)、白芷各30 g。共研和,以姜汁加面粉少许,调如糊状,敷于患处,每日更换1次。

(3)治头癣,白癣,秃疮:烟叶或全草煎水涂拭患部,每日2~3次;或取旱烟筒中的烟油涂患部,每日1次。

(4)治毒蛇咬伤:先避风挤去恶血,用生烟叶捣烂敷之;无鲜叶,用干者研末敷,即烟油、烟灰皆可。

(5)治四肢及胸部软组织扭伤:烟丝与酒糟各等量。捣烂敷患处。

车前科

753. 四方麻

【药 材 名 称】 四方麻。

【学名及分类】 *Veronicastrum caulopterum* (Hance)T. Yamaz.,为车前科腹水草属植物。

【俗　　　名】 狗尾拉花。

【习性及生境】 生于海拔1 200 m以下的山谷草地、沟边及疏林下。

【识 别 特 征】 直立草本,全体无毛,高达1 m。茎多分枝,有宽达1 mm的翅。叶互生,从几乎无柄至有长达4 mm的柄,叶片矩圆形,卵形至披针形。花序顶生于主茎及侧枝上,长尾状;花梗长不超过1 mm;花萼裂片钻状披针形;花冠血红色、紫红色或暗紫色,长4~5 mm,筒部约占一半长,后方裂片卵圆形至前方裂片披针形。蒴果卵状或卵圆状。花期8—11月。

【药 用 部 位】 全草。

【采 收 加 工】 9—10月采收,鲜用或晒干。

【产地及分布】 国内分布于湖北、江西、广东、广西、贵州、云南。湖南全省广布。

【性 味 归 经】 味苦,性寒。

【功 用 主 治】 清热解毒、消肿止痛;主治流行性腮腺炎、咽喉肿痛、肠炎、痢疾、淋巴结核、痈疽肿毒、湿疹、烧烫伤、跌打损伤。

【用 法 用 量】 内服:煎汤,10~15 g。外用:研末调敷;或鲜品捣敷、捣汁涂。

选方

(1)治痢疾,黄疸,口疮,尿血,痄腮,瘰疬:四方麻全草15 g。水煎服。

(2)治火眼:四方麻全草捣汁,加冰片和匀点眼。

(3)治疗毒:四方麻叶捣烂,敷患处;或水煎内服。

(4)治蛇咬伤:四方麻、石荠苎、文殊兰、八角莲,捣敷患处。

(5)治烫伤:四方麻全草研末,用麻油或桐油调敷。

754. 长穗腹水草

【药材名称】 钓鱼竿。
【学名及分类】 *Veronicastrum longispicatum*（Merr.)T. Yamaz.，为车前科腹水草属植物。
【俗　　名】 钓鱼竿、腹水草、一串鱼、串鱼草、小串鱼。
【习性及生境】 生于海拔300~1 200 m的山地灌木丛中、疏林下。
【识别特征】 草本或半灌木。茎直立，少蔓状，下部多少木质化而成灌木状，高达1 m，圆柱状，上部有狭棱。叶具短柄，叶片卵形至卵状披针形，基部常圆钝，少浅心形，顶端渐尖至尾状渐尖，纸质或革质，干时变黑，少绿色，边缘为三角状锯齿。花序腋生，有时顶生于侧枝上；花萼裂片钻形，比花冠短得多；花冠白色或紫色，稍稍向前弯曲，裂片占1/4长，狭三角形；雄蕊长长地伸出花冠。蒴果卵形。种子卵球形，具不明显网纹。花期7—9月。
【药用部位】 全草。
【采收加工】 四季可采，洗净晒干或鲜用。
【产地及分布】 国内分布于广东、广西。湖南省内产永顺、武陵源、芷江、洪江、洞口、双牌、通道、桂东、宜章。
【性味归经】 味微苦，性凉。
【功用主治】 清热解毒、利水消肿、散瘀止痛；主治肺热咳嗽、肝炎、水肿，外用治跌打损伤、毒蛇咬伤、烧烫伤。
【用法用量】 内服：煎汤，3~9 g。外用：捣敷。

755. 腹水草

【药材名称】 腹水草。
【学名及分类】 *Veronicastrum stenostachyum* subsp. *Plukenetii*（T. Yamaz.)D. Y. Hong，为车前科腹水草属植物。
【俗　　名】 疔疮草、仙桥草、翠梅草、毛叶仙桥、霜里红、两头根、钓鱼竿、吊线风、梅叶伸筋、金鸡尾、倒地龙、吊杆风、叶下红、双头粘、散血丹、两头绷、惊天雷、万里云、仙人搭桥、二头马兰、蟹珠草、过山龙、汤生草、金叠鸟草、天桥草、过天桥、一条筋、秋草、穿山鞭、两头爬。
【习性及生境】 生林中及灌丛中。
【识别特征】 直立，少蔓状，下部多少木质化而成灌木状，高达1 m，无毛至密被黄色倒生短曲毛，圆柱状，上部有狭棱。叶具短柄，叶片卵形至卵状披针形，基部常圆钝，少浅心形，顶端渐尖至尾状渐尖，纸质或革质，干时变黑，少绿色，边缘为三角状锯齿。花序腋生；花萼裂片钻形，比花冠短得多；花冠白色或紫色，稍稍向前弯曲，裂片占1/4长，狭三角形；雄蕊长长地伸出花冠。蒴果卵形。种子卵球形，具不明显网纹。花期7—9月。
【药用部位】 全草。
【采收加工】 10月采收，晒干或鲜用。
【产地及分布】 国内分布于广东、湖南南部、广西。湖南省内分布于洞口、新宁、桃源、张家界、桃江、安化、双牌、花垣、永顺。
【性味归经】 味苦，性微寒，归肝、脾、肾经。
【功用主治】 行水、消肿、散瘀、解毒；主治肝硬化、腹水、肾炎水肿、跌打损伤、疮肿疔毒、烫伤、毒蛇咬伤。
【用法用量】 内服：煎汤，10~15 g，鲜品30~60 g；或捣汁服。外用：鲜品适量，捣敷；或研粉调敷；或煎水洗。

选方

（1）治肝硬化腹水：腹水草全草30 g，乌药6 g。水煎服，每日1剂。

（2）治肾炎水肿：鲜腹水草全草 30~60 g，或加半边莲 15 g。水煎服。

（3）治菌痢：腹水草 30~60 g。水煎，分 4 次服。

（4）治渗出性胸膜炎：腹水草全草、丹参各 30 g。水煎服。

（5）治结膜炎：鲜腹水草全草 30 g。水煎服。

（6）治烫伤、外伤出血：腹水草全草洗净，切碎，捣烂，加水煎煮 1 h，取浓汁加等量麻油，再煮 30 min，外搽烫伤创面；或用腹水草全草95%，千里光5%研极细粉，敷在外伤处，包扎。

（7）治无名肿毒：鲜腹水草全草，酒酿糟捣和敷患处。

（8）治小儿伤食：鲜腹水草 3~9 g，冰糖少许。水煎服。

（9）治背疽未溃：鲜腹水草全草 15 g。酒水煎服，或渣捣烂外敷。

（10）治跌打损伤：腹水草鲜全草 6~9 g，酒水煎服；另取鲜叶捣烂酒调加热擦伤。

756. 宽叶腹水草

【药材名称】 钓鱼竿。

【学名及分类】 *Veronicastrum latifolium*（Hemsl.）T. Yamaz.，为车前科腹水草属植物。

【俗　　　名】 小钓鱼竿、腹水草、见毒消。

【习性及生境】 生于海拔800 m以下的山地林中或灌木丛中，有时倒挂于岩石上。

【识别特征】 多年生草本。茎细长，弓曲，顶端着地生根，长达 1 m余，圆柱形，仅上部有时有狭棱。叶具短柄，叶片圆形至卵圆形，长略超过宽，基部圆形、平截形或宽楔形，顶端短渐尖，边缘具三角状锯齿。花序腋生，少兼顶生于侧枝上；苞片和花萼裂片有睫毛；花冠淡紫色或白色，裂片短，正三角形。蒴果卵状。种子卵球状，具浅网纹。花期8—9月。

【药用部位】 全草。

【采收加工】 6—7月采收，鲜用或晒干。

【产地及分布】 国内分布于湖北、四川、贵州。湖南省内产芷江、凤凰、新宁。

【性味归经】 味微苦，性凉。

【功用主治】 清热解毒、行水、散瘀；主治肺热咳嗽、痢疾、肝炎、水肿、跌打损伤、毒蛇咬伤、烧烫伤。

【用法用量】 内服：煎汤，10~15 g。外用：鲜品捣敷。

757. 婆婆纳

【药材名称】 婆婆纳。

【学名及分类】 *Veronica polita* Fries，为车前科婆婆纳属植物。

【俗　　　名】 狗卵草、双珠草、双铜锤、双肾草、卵子草、石补丁、菜肾子、将军草。

【习性及生境】 生于田边荒地、路边。

【识别特征】 铺散多分枝草本，多少被长柔毛，高10~25 cm。叶仅2~4，叶片心形至卵形，每边有2~4个深刻的钝齿。总状花序很长；苞片叶状，下部的对生或全部互生；花梗比苞片略短；花萼裂片卵形，顶端急尖，三出脉；花冠淡紫色、蓝色、粉色或白色，裂片圆形至卵形；雄蕊比花冠短。蒴果近于肾形，略短于花萼，凹口约为90度角，裂片顶端圆，脉不明显，宿存的花柱与凹口齐或略过之。种子背面具横纹。花期3—10月。

【药用部位】 全草。

【采 收 加 工】 3—4月采收,晒干或鲜用。

【产 地 及 分 布】 国内分布于西北、华中、华东、西南及北京。湖南全省各地散见,产永顺、新宁、宜章、南岳。

【性 味 归 经】 味甘、淡,性凉,归肝、肾经。

【功 用 主 治】 补肾强腰、解毒消肿;主治肾虚腰痛、疝气、睾丸肿痛、妇女白带、痈肿。

【用 法 用 量】 内服:煎汤,15~30 g,鲜品60~90 g;或捣汁饮。

选方

(1)治疝气:狗卵草鲜者60 g。捣取汁,白酒和服,饥时服药尽醉,蒙被暖睡,待发大汗自愈。倘用干者,止宜30 g,煎白酒,加紫背天葵15 g同煎更妙。

(2)治膀胱疝气,白带:卵子草、夜关门各30~60 g。用二道淘米水煎服。

(3)治睾丸肿:婆婆纳30 g,小茴香6 g,橘核12 g,荔枝核15 g。水煎服。

(4)治痈肿:婆婆纳、紫花地丁各30 g。煎服,药渣捣烂外敷。

(5)治吐血:鲜婆婆纳60 g。水煎服,或捣烂绞汁,加红糖适量,开水冲服。

758. 华中婆婆纳

【药 材 名 称】 华中婆婆纳。

【学 名 及 分 类】 *Veronica henryi* T. Yamaz.,为车前科婆婆纳属植物。

【俗　　　　名】 狗卵草、双珠草、双铜锤、双肾草、卵子草、石补丁、菜肾子、将军草、灯笼草。

【习 性 及 生 境】 生海拔500~2 300 m的阴湿地。

【识 别 特 征】 植株高8~25 cm。茎直立、上升或中下部匍匐,着地部分节外也生根,常红紫色。叶4~6对,在茎上均匀分布,下部的叶具长近1 cm的叶柄,叶片薄纸质,卵形至长卵形,基部通常楔形,少钝,顶端常急尖,边缘齿尖向叶顶。总状花序1~4对,侧生于茎上部叶腋;苞片条状披针形,比花梗短;花梗直;花萼裂片条状披针形;花冠白色或淡红色,具紫色条纹;雄蕊略短于花冠。蒴果折扇状菱形。花期4—5月。

【药 用 部 位】 全草。

【采 收 加 工】 3—4月采收,晒干或鲜用。

【产 地 及 分 布】 国内分布于云南、贵州、四川、湖北、湖南、江西。湖南省内产新宁、桑植、龙山。

【性 味 归 经】 味苦,性寒,入肝经。

【功 用 主 治】 清热解毒;主治小儿鹅口疮。

【用 法 用 量】 内服:煎汤,15~30 g。外用:适量,煎水熏洗。

选方

(1)治久疟:灯笼草30 g,臭常山3 g。煎水服。

(2)治风湿疼痛:灯笼草30 g。煮酒温服。

(3)治肾虚腰痛:灯笼草30 g。炖肉吃。

(4)治疥疮:灯笼草适量。煎水洗。

(5)治小儿阴囊肿大:灯笼草90 g。煎水熏洗。

759. 阿拉伯婆婆纳

【药材名称】 婆婆纳。

【学名及分类】 *Veronica persica* Poir.,为车前科婆婆纳属植物。

【俗　　　名】 波斯婆婆纳。

【习性及生境】 生于海拔600 m以下的路旁及荒野杂草丛中。

【识别特征】 铺散多分枝草本,高10~50 cm。茎密生两列多细胞柔毛。叶具短柄,卵形或圆形,基部浅心形,平截或浑圆,边缘具钝齿。总状花序很长;苞片互生,与叶同形且几乎等大;花梗比苞片长,有的超出1倍;花冠蓝色、紫色或蓝紫色,裂片卵形至圆形;雄蕊短于花冠。蒴果肾形,网脉明显,超出凹口。种子背面具深的横纹。花期3—5月。

【药用部位】 全草。

【采收加工】 3—4月采收,晒干或鲜用。

【产地及分布】 国内分布于华中、华东及新疆、贵州、云南、西藏东部。湖南全省各地散见,产桑植、永顺、凤凰、新宁、长沙。

【性味归经】 味辛、苦咸,性平。

【功用主治】 祛风除湿、壮腰、截疟;主治风湿痹痛、肾虚腰痛,久疟。

【用法用量】 内服:煎汤,15~30 g。外用:适量,煎水熏洗。

选方

(1)治久疟:灯笼草30 g,臭常山3 g。煎水服。

(2)治风湿疼痛:灯笼草30 g。煮酒温服。

(3)治肾虚腰痛:灯笼草30 g。炖肉吃。

(4)治疥疮:灯笼草适量。煎水洗。

(5)治小儿阴囊肿大:灯笼草90 g。煎水熏洗。

760. 水苦荬

【药材名称】 水苦荬。

【学名及分类】 *Veronica undulata* Wall. ex Jack in Roxb.,为车前科婆婆纳属植物。

【俗　　　名】 水菠菜、水莴苣、芒种草等。

【习性及生境】 生于海拔800 m以下的水边及沼泽。

【识别特征】 多年生草本。叶片有时为条状披针形,通常叶缘有尖锯齿;茎、花序轴、花萼和蒴果上多少有大头针状腺毛;花梗在果期挺直,横叉开,与花序轴几乎成直角,因而花序宽过1 cm,可达1.5 cm;花柱也较短,长1.0~1.5 mm。

【药用部位】 带虫瘿果实的全草。

【采收加工】 夏季果实中红虫未逸出前采收有虫瘿的全草,切碎,鲜用或晒干。

【产地及分布】 全国(除内蒙古、宁夏、青海、西藏)分布。湖南全省广布。

【性味归经】 味苦,性凉,归肺、肝、肾经。

【功用主治】 清热解毒、活血止血;主治感冒、咽痛、劳伤咯血、痢疾、血淋、月经不调、疮肿、跌打损伤。

【用法用量】 内服:煎汤,10~30 g;或研末。外用:鲜品捣敷。

(1)治妇女产后感冒:水苦荬煎水,加红糖服。

(2)治吐血:用新鲜接骨仙桃草(适量)捣汁,加人乳和服。

(3)治月经不调,痛经:水苦荬15 g,益母草12 g,当归9 g。水煎服。

(4)治闭经:水仙桃草30 g,血巴木根30 g。泡酒温服。

(5)治跌打损伤:水苦荬适量。研末,每服4.5 g,每日2~3次,兑黄酒和服。

(6)治痈肿,无名肿毒:鲜水苦荬、鲜蒲公英各适量。共捣烂外敷。

(7)治肝气,胃气,小肠疝症:用仙桃草有虫者、金橘核、福橘核、荜澄茄各等份。为末,砂糖调丸绿豆大,每晚服一钱许。至重者,二服断根。

(8)治男子精寒,妇人血虚而子宫久冷,不能受胎:以附子一分,此草(无风自动草)一分。共为细末,研泥为丸,入于子宫,可受孕也。男子一服而精暖也。

761. 车前

【药材名称】 车前。

【学名及分类】 *Plantago asiatica* L.,为车前科车前属植物。

【俗 名】 蛤蟆草、饭匙草、车轱辘菜、蛤蟆叶、猪耳朵等。

【习性及生境】 生于海拔1 500 m以下的山野路旁、花圃或菜园、河边湿地。

【识别特征】 二年生或多年生草本。须根多数。根茎短,稍粗。叶基生呈莲座状,平卧、斜展;叶片薄纸质,宽卵形至宽椭圆形。花序3~10个,直立或弓曲上升;花序梗有纵条纹;穗状花序细圆柱状;苞片狭卵状三角形。花具短梗;花萼萼片先端钝圆,龙骨突不延至顶端。花冠白色,冠筒与萼片约等长。雄蕊着生于冠筒内面近基部,与花柱明显外伸,花药卵状椭圆形。蒴果纺锤状卵形、卵球形。种子卵状椭圆形;子叶背腹向排列。花期4—8月,果期6—9月。

【药用部位】 全草。

【采收加工】 播种第二年秋季采收,挖起全株,晒干或鲜用。

【产地及分布】 全国广布。湖南全省广布。

【性味归经】 味甘,性寒,归肝、肾、膀胱经。

【功用主治】 清热利尿、凉血、解毒;主治热结膀胱、小便不利、淋浊带下、暑湿泻痢、衄血、肝热目赤、咽喉肿痛、尿血、痈肿疮毒。

【用法用量】 内服:煎汤,10~15 g,鲜品15~30 g;或捣汁服。外用:煎水洗、捣敷或绞汁涂。

(1)治小肠有热,血淋急痛:生车前洗净,白内捣细。每服准一盏许,并水调,滤清汁,食前服。

(2)治转胞,小便不利:车前草一握,去根洗锉,以水三盏,煎至二盏,去滓,分三服,连服并不拘时。

(3)治泄泻:车前草12 g,铁马鞭6 g。共捣烂,冲凉水服。

(4)明目:车前草自然汁,调朴硝末。卧时涂眼胞上,明早水洗去。

(5)治急性黄疸型、无黄疸型肝炎:车前草1 000 g,白糖适量。先将车前草加水煎煮2次,再浓缩成稠膏,加入白糖粉,混匀,干燥分装,每包相当于生药20 g。口服,每次1包,每日1~2次。

(6)治头面肿(俗名鸬鹚瘟,一名蛤蟆瘟):车前草水煎服。大便秘者,加蜂蜜一匙。

(7)治一切丹毒,身体赤肿疼痛不可忍:车前草、益母草、地胆草各等份。研烂涂之,干即更涂。

(8)治喉痹乳蛾:蛤蟆衣、凤尾草。擂烂,入霜梅肉、煮酒各少许,再研绞汁,以鹅羽刷患处。

(9)治瘰疬:车前草一大握。汤内捞过,姜醋拌吃。后以枸杞根煎服之。

(10)治金疮出血不止:捣车前汁敷之,血即绝。连根收用亦效。

(11)治湿气腰痛:蛤蟆草连根七科,葱白连须七科,枣七枚。煮酒一瓶,常服。

762. 大车前

【药材名称】 车前。

【学名及分类】 *Plantago major* L.,为车前科车前属植物。

【俗　　名】 钱贯草、大猪耳朵草。

【习性及生境】 生于海拔1400 m以下的路边、沟旁、田边潮湿处。

【识别特征】 二年生或多年生草本。须根多数。根茎粗短。叶基生呈莲座状,平卧、斜展;叶片卵形或宽卵形;叶柄明显长于叶片。穗状花序占花茎的1/3~1/2;花密生,苞片卵形,较萼裂片短,二者均有绿色龙骨状突起;花萼无柄,裂片椭圆形;花冠裂片椭圆形或卵形。蒴果椭圆形,种子8~15,少数至18,棕色、卵形、椭圆形或菱形,具角,腹面隆起,黄褐色;子叶背腹向排列。花期6—8月,果期7—9月。

【药用部位】 全草。

【采收加工】 秋季采收,挖起全株,晒干或鲜用。

【产地及分布】 全国分布。湖南全省广布。

【性味归经】 味甘,性寒,归肝、肾、膀胱经。

【功用主治】 清热利湿、凉血、解毒,主治热结膀胱、小便不利、淋浊带下、暑湿泻痢、衄血、肝热目赤、咽喉肿痛、尿血、痈疔疮毒。

【用法用量】 内服:煎汤,10~15 g,鲜品15~30 g;或捣汁服。外用:煎水洗、捣敷或绞汁涂。

同车前。

763. 疏花车前

【药材名称】 车前。

【学名及分类】 *Plantago asiatica* subsp. *erosa* (Wall.) Z. Y. Li,为车前科车前属植物。

【俗　　名】 小车前、滇车前。

【习性及生境】 主要生长在海拔350~3800米的山坡草地、河岸、沟边、田边及火烧迹地。

【识别特征】 叶脉3~5条;穗状花序通常稀疏、间断;花萼长2.0~2.5 mm,龙骨突通常延至萼片顶端;花冠裂片较小,长(0.7~)1.0~1.1 mm;蒴果圆锥状卵形,长3~4 mm;种子6~15,长1.2~1.7(~2.0)mm。花期5—7月,果期8—9月。

【药用部位】 全草。

【采收加工】 秋季采收,挖起全株,晒干或鲜用。

【产地及分布】 国内主要分布在陕西、青海、福建、湖北、湖南、广东、广西、四川、贵州、云南、西藏(东南部)。湖南省内主要分布于新宁、桑植、芷江、永顺。

【性味归经】 味甘,性寒,归肝、肾、膀胱经。

【功用主治】 清热利尿、凉血、解毒;主治热结膀胱、小便不利、淋浊带下、暑湿泻痢、衄血、肝热目赤、咽喉肿痛、尿血、痈肿疮毒。

【用法用量】 内服:煎汤,10~15 g,鲜品15~30 g;或捣汁服。外用:煎水洗、捣敷或绞汁涂。

<h1 style="text-align:center">透骨草科</h1>

764. 沟酸浆

【药 材 名 称】 沟酸浆。

【学名及分类】 *Erythranthe tenella*（Bunge）G. L. Nesom,为透骨草科沟酸浆属植物。

【习性及生境】 生山地荒坡,草地,田边地坎。生海拔700~200 m的水边、林下湿地。

【识别特征】 多年生草本,柔弱,常铺散状,无毛。茎长可达40 cm,多分枝,下部匍匐生根,四方形。叶卵形、卵状三角形至卵状矩圆形,顶端急尖,基部截形,边缘具明显的疏锯齿,羽状脉,叶柄细长,与叶片等长或较短。花单生叶腋;花萼圆筒形,果期肿胀成囊泡状,增大近一倍,萼口平截,萼齿5,细小,刺状;花冠较萼长一倍半,漏斗状,黄色,喉部有红色斑点。雄蕊内藏。蒴果椭圆形,较萼稍短;种子卵圆形,具细微的乳头状突起。花果期6—9月。

【药 用 部 位】 全草。

【采 收 加 工】 全年可采,晒干。

【产地及分布】 国内分布于秦岭、淮河以北,陕西以东各地区。湖南省内分布于邵阳、湘阴、永定、赫山、会同、麻阳、新晃、芷江、洪江、吉首、花垣、古丈。

【性味归经】 味涩,性平。

【功用主治】 清热解毒、止泻、止痛、健脾燥湿;主治湿热痢疾经年不愈、脾虚泄泻、带下、体倦乏力、形寒肢冷、毒蛇咬伤。

【用法用量】 内服:煎汤,9~15 g。外用适量捣烂敷患处。

765. 四川沟酸浆

【药 材 名 称】 沟酸浆。

【学名及分类】 *Erythranthe szechuanensis*（Y. Y. Pai）G. L. Nesom,为透骨草科沟酸浆属植物。

【习性及生境】 生长于林下阴处,水沟旁,溪边。

【识别特征】 多年生直立草本,高达60 cm。根状茎长,节上长有成丛的纤维状须根。茎四方形,常分枝,角处有狭翅。叶卵形,顶端锐尖,基部宽楔形,边缘有疏齿,羽状脉。花单生于茎枝近顶端叶腋;萼圆筒形,肋有狭翅,萼口斜形,萼齿5,刺状,后方一枚较大;花冠黄色,喉部有紫斑,花冠筒稍长于萼,上下唇近等长。蒴果被包于宿存的萼内;种子棕色,卵圆形,有明显的网纹。花期6—8月。

【药 用 部 位】 全草。

【采 收 加 工】 全年可采,晒干。

【产地及分布】 国内分布于陕西、甘肃、湖南、湖北、四川、云南。湖南省内分布于宁乡、新邵、绥宁、汨罗、汉寿、武陵源、桃江、芷江、洪江、涟源。

【性味归经】 味涩,性平,无毒。

【功用主治】 收敛、止泻、止带;主治湿热痢疾、脾虚泄泻及妇女白带。

【用法用量】 内服:煎汤,10~30 g。

母草科

766. 长叶蝴蝶草

【药材名称】 水韩信草。

【学名及分类】 *Torenia asiatica* L.,为母草科蝴蝶草属植物。

【俗　　名】 蓝花草、水远志、倒胆草、老蛇药。

【习性及生境】 生于海拔300~1 200 m的山谷、路旁及潮湿草地上。

【识别特征】 匍匐或直立草本,节上生根;分枝多,长而纤细。叶片三角状卵形、长卵形或卵圆形,边缘具带短尖的圆锯齿;基部突然收缩,多少截形或宽楔形。花单朵腋生,抑或排列成伞形花序;具5枚宽略超过1 mm而多少下延之翅;萼齿2枚,长三角形,先端渐尖,果期开裂成5枚小尖齿;花冠超出萼齿的部分长4~10 mm,紫红色;前方一对花丝各具1枚线状附属物。花果期5月至次年1月。

【药用部位】 全草。

【采收加工】 夏、秋季采收,鲜用或晒干。

【产地及分布】 国内分布于湖北、浙江、江西、福建、广东、广西、四川、贵州、云南、西藏。湖南全省各地散见,产桑植、慈利、永顺、龙山、芷江、新宁。

【性味归经】 味甘、微苦,性凉。

【功用主治】 清热利湿、解毒、散瘀;主治热咳、黄疸、泻痢、血淋、疔毒、蛇伤、跌打损伤。

【用法用量】 内服:煎汤,15~30 g。外用:鲜品适量,捣敷。

(1)治风湿咳嗽:水韩信草30 g,兔耳风15 g。水煎服。

(2)治黄疸:水韩信草60 g,栀子12 g。水煎服。

(3)治血淋:水韩信草30 g,车前草30 g。水煎服。

(4)治疔毒、蛇咬伤:水韩信草适量。捣敷患处。

767. 紫萼蝴蝶草

【药材名称】 紫萼蝴蝶草。

【学名及分类】 *Torenia violacea*(Azaola ex Blanco)Pennell,为母草科蝴蝶草属植物。

【俗　　名】 蓝猪耳、通肺草。

【习性及生境】 生于海拔600~1 600 m的草地及疏林下。

【识别特征】 一年生草本。直立或多少外倾,高8~35 cm,自近基部起分枝。叶具长5~20 mm之柄;叶片卵形或长卵形,先端渐尖,基部楔形或多少截形,向上逐渐变小,边缘具略带短尖的锯齿。在分枝顶部排成伞形花序或单生叶腋;萼矩圆状纺锤形,具5翅,翅略带紫红色,基部圆形,翅几不延,顶部裂成5小齿;花冠其超出萼齿部分仅2~7 mm,淡黄色或白色;上唇多少直立;下唇三裂片彼此近于相等,各有1枚蓝紫色斑块。花果期8—11月。

【药用部位】 全草。

【采收加工】 夏、秋季采收,洗净,晒干。

【产地及分布】 国内分布于华中、华东、华南、西南等地。湖南全省各地散见,产慈利、石门、张家界、永顺、保靖、吉首、凤凰、芷江。

【性味归经】 味微苦,性凉。

【功用主治】 消食化积、解暑、清肝;主治小儿疳积、中暑呕吐、腹泻、目赤肿痛。

【用法用量】 内服:煎汤,9~15 g。

768. 母草

【药材名称】 母草。

【学名及分类】 *Lindernia crustacea* (L.) F. Muell,为母草科陌上菜属植物。

【俗　　　名】 四方拳草、蛇通管、气痛草、四方草、小叶蛇针草、铺地莲、开怀草、水辣椒、齿叶母草、蝴蝶翼、毛毯草、细牛毒。

【习性及生境】 生于海拔1 000 m以下的田边、草地、路旁湿润处。

【识别特征】 一年生草本,根须状;高10~20 cm,常铺散成密丛,多分枝,枝弯曲上升,微方形有深沟纹。叶片三角状卵形或宽卵形,顶端钝或短尖,基部宽楔形或近圆形,边缘有浅钝锯齿。总状花序,花梗细弱,有沟纹;花萼坛状,而侧、背均开裂较浅的5齿,齿三角状卵形,中肋明显;花冠紫色;雄蕊4,全育,2强。蒴果与宿萼近等长;种子近球形,浅黄褐色。花、果期全年。

【药用部位】 全草。

【采收加工】 7—10月采收,鲜用或晒干。

【产地及分布】 国内分布于河南、湖北、江苏、安徽、浙江、江西、福建、台湾、广东、广西、四川、贵州、云南、西藏东南部。湖南全省广布。

【性味归经】 味微苦、淡,性凉。

【功用主治】 清热利湿、活血止痛;主治风热感冒、湿热、泻痢、肾炎水肿、白带、痈疖肿毒、月经不调、毒蛇咬伤、跌打损伤。

【用法用量】 内服:煎汤,10~15 g,鲜品30~60 g;或研末、浸酒。外用:鲜品捣敷。

选方

(1)治急性泻痢或伴发热:母草30 g,甘葛15 g,马齿苋、陈茶叶各适量。同炒、煎服。

(2)治慢性痢疾:鲜母草60~90 g,鲜凤尾草、鲜野苋菜各30 g。水煎分2次服。

(3)治慢性肾炎:母草60 g,鲜马齿苋1 500 g,酒1 000 g。浸3日后启用,每服15 ml,日服3次。

(4)治月经不调:开怀草15 g。研末蒸鸡蛋2个吃。

769. 宽叶母草

【药材名称】 小地扭。

【学名及分类】 *Lindernia nummulariifolia* (D. Don) Wettst.,为母草科陌上菜属植物。

【俗　　　　名】	飞疗药、元叶母草、五角苓、宽叶母草。

【俗　　　　名】飞疗药、元叶母草、五角苓、宽叶母草。

【习性及生境】生于海拔1 800 m以下的田边、沟旁湿润处。

【识别特征】一年生草本,高5~15 cm;根须状;茎直立,不分枝,而枝倾卧后上升,茎枝多少四角形。叶无柄;叶片宽卵形,顶端圆钝,基部宽楔形,边缘有浅圆锯齿,齿顶有小突尖,在茎枝顶端和叶腋中成亚伞形,有两种形式,生于每一花序中央者花梗极短,系闭花受精,常有败育现象,仅在只有长梗花的植株中看到成熟之;无小苞片;萼,齿5,卵形,结合到中部;花冠紫色,上唇直立,下唇开展;雄蕊4,全育,前方一对花丝基部有短小的附属物。蒴果长椭圆形,比宿萼长约2倍;种子棕褐色。花期7—9月,果期8—11月。

【药用部位】全草。

【采收加工】7—10月采收,鲜用或晒干。

【产地及分布】国内分布于陕西、甘肃、湖北、浙江、广西、四川、贵州、云南、西藏。湖南全省广布。

【性味归经】味苦,性凉。

【功用主治】凉血解毒、散瘀消肿;主治咯血、疔疮肿毒、蛇咬伤、跌打损伤。

【用法用量】内服:煎汤,10~15 g;或泡酒服。外用:鲜品捣敷。

(1)治呛咳出血:小地扭9~12 g。烧灰兑酒服。

(2)治疔疮及蛇咬伤:小地扭捣茸敷患处。

(3)治跌打损伤:宽叶母草60 g。酒泡服。

770. 陌上菜

【药材名称】白猪母菜。

【学名及分类】*Lindernia procumbens* (Krock.) Borbás,为母草科陌上菜属植物。

【俗　　　　名】对座神仙、六月雪、白胶墙、母草。

【习性及生境】生于海拔750 m以下的水边及潮湿处。

【识别特征】一年生直立草本,根细密成丛;茎高5~20 cm,基部多分枝。叶无柄;叶片椭圆形至矩圆形多少带菱形,顶端钝至圆头,全缘或有不明显的钝齿,叶脉并行。花单生于叶腋,花梗纤细;萼仅基部联合,齿5,条状披针形,顶端钝头;花冠粉红色或紫色,向上渐扩大,上唇短,2浅裂,下唇甚大于上唇,3裂;雄蕊4,全育;花药基部微凹;柱头2裂。蒴果与萼近等长,室间2裂;种子多数,有格纹。花期7—10月,果期9—11月。

【药用部位】全草。

【采收加工】夏、秋季采收,晒干。

【产地及分布】国内分布于黑龙江、吉林、河北、河南、湖北、江苏、安徽、浙江、广东、广西、四川、贵州、云南。湖南全省广布。

【性味归经】味淡、微甘,性寒。

【功用主治】清热解毒、凉血止血;主治湿热、泻痢、目赤肿痛、尿血、痔疮肿痛。

【用法用量】内服:煎汤,6~9 g。外用:适量。

泡桐科

771. 白花泡桐

【药 材 名 称】泡桐树皮、泡桐根、泡桐果、泡桐花、泡桐叶。

【学名及分类】 *Paulownia fortunei* (Seem.) Hemsl.，为泡桐科泡桐属植物。

【俗　　　名】 通心条、饭桐子、笛螺木、沙桐彭、火筒木、华桐、大果泡桐、泡桐、白花桐、哇哈哈。

【习性及生境】 生于海拔800 m以下的山坡、山谷及荒地，野生或栽培。

【识别特征】 乔木高达30 m，树冠圆锥形，主干直，树皮灰褐色。叶片长卵状心脏形，顶端长渐尖，新枝上的叶有时2裂。花序枝几无，花序狭长几成圆柱形，小聚伞花序有花3~8朵，总花梗几与花梗等长；萼倒圆锥形，分裂至1/4或1/3处；花冠管状漏斗形，白色仅背面稍带紫色，管部在基部以上而逐渐向上扩大，稍稍向前曲，腹部无明显纵褶，内部密布紫色细斑块；雄蕊有疏腺；子房有腺。蒴果长圆形，宿萼开展，果皮木质。花期3—4月，果期7—8月。

【药用部位】 花、果实、叶、根皮或根。

【采收加工】 泡桐树皮：全年均可采收，鲜用或晒干。泡桐根：9—10月采挖，鲜用或晒干。泡桐果：8—9月采摘，晒干。泡桐花：3—5月花开时采收，晒干或鲜用。泡桐叶：6—10月采摘，鲜用或晒干。

【产地及分布】 国内分布于安徽、浙江、福建、台湾、江西、湖北、湖南、四川、云南、贵州、广东、广西、山东、河北、河南、陕西。湖南省内分布于长沙、浏阳、衡阳、衡山、新宁、石门、桃江、安化、宜章、永兴、靖州、吉首、凤凰、保靖、永顺。

【性味归经】 味苦，性寒。

【功用主治】 树皮：祛风除湿、消肿解毒；主治风湿痹痛、淋病、丹毒、痔疮肿毒、肠风下血、外伤肿痛、骨折。花：清肺利咽、解毒消肿；主治肺热咳嗽、急性扁桃体炎、菌痢、急性肠炎、急性结膜炎、腮腺炎、疖肿、疮癣。果实：化痰、止咳、平喘；主治慢性支气管炎、咳嗽、咳痰。叶：清热解毒、止血消肿；主治痈疽、疔疮肿毒、创伤出血。根或根皮：祛风止痛、解毒活血；主治风湿热痹、筋骨疼痛、疮疡肿毒、跌打损伤。

【用法用量】 泡桐树皮内服：煎汤，15~30 g。泡桐树皮外用：鲜品捣敷；或煎汁涂。泡桐根内服：煎汤，15~30 g。泡桐根外用：鲜品捣烂敷。泡桐果内服：煎汤，15~30 g。泡桐花内服：煎汤，10~25 g。泡桐花外用：鲜品捣烂敷；或制成膏剂搽。泡桐叶外用：以醋蒸贴、捣敷或捣汁涂。泡桐叶内服：煎汤，15~30 g。

泡桐树皮：

(1)治神经性肩痛：老泡桐树皮500 g。煎水去渣，趁热拌入麦麸皮500 g，热敷患处，凉了再换。

(2)治痈疽，疽，痔瘘，恶疮：用桐皮水煎敷之。

(3)治跌扑伤损：水桐树皮(去青留白)。醋炒捣敷。

泡桐根：

(1)治风湿痹痛：泡桐树根皮18 g，老鹳草30 g，八角枫根3 g。水煎服。

(2)治便血、痔疮出血：泡桐树根皮15 g，仙鹤草15 g，陈艾15 g。水煎服。

(3)治跌打损伤，骨折：泡桐树根皮、韭菜各适量。共捣烂，敷患处，包扎固定。

(4)治腰扭伤：鲜泡桐根60 g。加鸡1只或猪脚爪适量水炖，服汤和肉。

泡桐花:

(1)治腮腺炎(痄腮):泡桐花24 g,白糖30 g。水煎,冲白糖服。

(2)治玻璃体混浊(飞蚊症):泡桐花、酸枣仁、玄明粉、羌活各等量,共研细末。每次6 g,每日3次,布包煎服。

通泉草科

772. 通泉草

【药 材 名 称】 绿蓝花。

【学名及分类】 *Mazus pumilus*（Burm. f.）Steenis,为通泉草科通泉草属植物。

【俗　　　名】 脓泡药、汤湿草、野田菜、鹅肠草、五瓣梅、猫脚迹、猫儿草。

【习性及生境】 生于海拔1 400 m以下的湿润的草坡、沟边、路旁及林缘。

【识 别 特 征】 一年生草本,高3~30 cm,无毛或疏生短柔毛。主根伸长,垂直向下或短缩,须根纤细,多数。茎1~5支,直立,上升,着地部分节上常能长出不定根,分枝多而披散。基生叶少到多数,倒卵状匙形至卵状倒披针形,膜质至薄纸质;茎生叶对生或互生,少数,与基生叶相似或几乎等大。总状花序生于茎、枝顶端,常在近基部即生花,伸长或上部成束状,通常3~20朵,花疏稀;花萼钟状,萼片与萼筒近等长,卵形,端急尖;花冠白色、紫色。蒴果球形;种子小而多数,黄色。花果期4—10月。

【药 用 部 位】 全草。

【采 收 加 工】 5—10月均可采收,鲜用或晒干。

【产地及分布】 全国(除西北干旱区)分布。湖南全省广布。

【性 味 归 经】 味苦、微甘,性凉。

【功 用 主 治】 清热解毒、利湿通淋、健脾消积;主治热毒痈肿、脓疱疮、疔疮、烧烫伤、尿路感染、腹水、黄疸型肝炎、消化不良、小儿疳积。

【用 法 用 量】 内服:煎汤,10~15 g。外用:鲜品捣敷。

选方

(1)治痈疽疮肿:干通泉草全草。研细末,冷水调敷患处,每日一换。

(2)治乳痈:通泉草30 g;蒲公英30 g,橘叶12 g,生甘草6 g,水煎服。

(3)治消化不良、疳积:通泉草、萆草各15 g。煎服。

(4)治心脏性水肿:鲜通泉草适量,陈萝卜子捣烂,加皮硝拌匀,包敷肚脐上。

773. 匍茎通泉草

【药 材 名 称】 通泉草。

【学名及分类】 *Mazus miquelii* Makino,为通泉草科通泉草属植物。

【俗　　　名】 脓泡药、汤湿草、猪胡椒、野田菜、鹅肠草、绿蓝花、五瓣梅、猫脚迹、尖板猫儿草。

【习性及生境】 生于海拔600 m以下的路旁湿润处。

【识别特征】 多年生草本,无毛或少有疏柔毛心主根短缩,须根多数,纤维状簇生。茎有直立茎和匍匐茎。基生叶常多数成莲座状,倒卵状匙形,有长柄,边缘具粗锯齿;茎生叶在直立茎上的多互生,在匍匐茎上的多对生。总状花序顶生,花疏稀;花萼钟状漏斗形,萼齿与萼筒等长,披针状三角形;花冠紫色或白色而有紫斑。蒴果圆球形。花果期2—8月。

【药用部位】 全草。

【采收加工】 春夏秋可采收,洗净,鲜用或晒干。

【产地及分布】 国内分布于华中、华东及广西、福建等地。湖南全省各地散见,产慈利、绥宁、长沙、芷江、南岳、株洲、娄底。

【性味归经】 味苦、微甘,性凉。

【功用主治】 清热解毒、利湿通淋、健脾消积;主治热毒痈肿、脓疱疮、疔疮、烧烫伤、尿路感染、腹水、黄疸型肝炎、消化不良、小儿疳积。

【用法用量】 外用鲜品捣烂敷疔疮、烫伤处。

列当科

774. 腺毛阴行草

【药材名称】 北刘寄奴。

【学名及分类】 *Siphonostegia laeta* S. Moore,为列当科阴行草属植物。

【习性及生境】 生于海拔500~1 500 m的山地草地。

【识别特征】 一年生草本,直立,高约30~60 cm,可达70 cm,全体密被腺毛。根系浅,主根常短缩,发出多数侧根,纤细,木质,散生多数须根。茎常单条,基部木质化,不分枝,常在中部以上分枝,枝对生,较细长柔弱,约以45°叉分,端常向一侧偏弯,均为圆筒形,中空。叶对生,基出者与下部者多早枯;叶片三角状长卵形,中肋在背面微凸,缘亚掌状3深裂,裂片不等。花序总状,生于茎枝顶端;花成对,苞片叶状,与萼等长,菱状长卵形至卵状披针形,端渐尖,稍稍羽裂或近于全缘;花无梗;小苞一对。长卵形;萼管状钟形,10条主脉细,萼齿5枚,绿色草质,约为萼管长的1/2~2/3,披针形,全缘;花冠黄色。花管伸直,细长,上部略膨大,稍伸出于萼管外。雄蕊2强,着生于花管的中上部,前方的一对较短,花药2室,长椭圆形,背着,药室纵裂,开裂后常弯成新月形;子房长卵圆形,柱头头状,顶端微凹,稍伸出于盔外。蒴果黑褐色,包于宿萼内;种子多数,黄褐色,长卵圆形,种皮疏松透明。花期7—9月;果期9—10月。

【药用部位】 全草。

【采收加工】 春季采收,阴干。

【产地及分布】 国内分布于华中、华南及安徽、贵州。湖南全省各地散见,产慈利、永顺、凤凰、沅陵、芷江、洪江、武冈、新宁、宜章、长沙。

【性味归经】 味苦,性寒,归胃经。

【功用主治】 清热解毒、消肿、止咳化痰;主治痈肿疮疖、咳嗽。

【用法用量】 内服:煎服,6~9 g。外用:适量,研末撒或调敷,亦可用鲜品捣烂外敷。

（1）黄疸型肝炎：北刘寄奴、金丝桃、地柏枝各50 g，老萝卜根9 g。水煎服。

（2）治胆囊炎：北刘寄奴、地耳草、大青叶、海金沙、白花蛇舌草、穿破石各15 g。水煎服。

（3）烧烫伤：北刘寄奴、炉甘石各等量。共研细粉，香油适量调敷患处。每日一次。

（4）治疗跌打损伤，瘀滞肿痛：可单用研末以酒调服；亦可配伍骨碎补、延胡索等。

（5）治血瘀经闭：可配桃仁、当归、川芎等。

（6）治食积不化，腹痛泻痢：可单用煎服，亦可配伍山楂、麦芽、鸡内金、白术等。

775. 野菰

【药材名称】 野菰。

【学名及分类】 *Aeginetia indica* L.，为列当科野菰属植物。

【俗　　　名】 烟斗花、鸭脚板、马口含珠、土灵芝草、灌草菰。

【习性及生境】 生于海拔650 m以下的山地林下土层深厚、湿润及枯叶多的地方。

【识别特征】 一年生寄生草本，高15~40(~50)cm。根稍肉质，具树状细小分枝。茎黄褐色，不分枝。叶肉红色，卵状披针形。花常单生茎端，稍俯垂。花梗粗壮，直立，具紫红色的条纹。花萼一侧裂开至近基部，紫红色，具紫红色条纹，先端急尖。花冠带黏液，常与花萼同色，不明显的二唇形，筒部宽，稍弯曲，在花丝着生处变窄，顶端5浅裂。雄蕊4枚，内藏。子房1室，侧膜胎座4个，横切面有极多分枝，柱头膨大，肉质。蒴果圆锥状，2瓣开裂。种子多数，细小，椭圆形，黄色，种皮网状。花期4—8月，果期8—10月。

【药用部位】 肉质茎、花或全草。

【采收加工】 5—7月采收，鲜用或晒干。

【产地及分布】 国内分布于江苏、安徽、浙江、江西、福建、台湾、广东、广西、四川、贵州、云南。湖南全省各地散见，产桑植、石门、沅陵、永顺、凤凰、洪江、武冈、新宁、宜章。

【性味归经】 味苦，性凉，小毒。

【功用主治】 清热解毒；主治咽喉肿痛、咳嗽、小儿高热、尿路感染、骨髓炎、毒蛇咬伤、疔疮。

【用法用量】 内服：煎汤，9~15 g，大剂量可用至30 g；或研末。外用：捣敷，或捣汁漱口。

（1）治咽喉肿痛：野菰15~30 g，水煎，冲冰糖或蜂蜜服，或鲜(野菰)全草捣汁，加醋适量漱口。

（2）治哮喘：野菰15 g，黄酒酌量，水煎服。

（3）治鼻衄：野菰15 g，瘦猪肉酌量，水炖服。

（4）治甲状腺肿：灌草菰110 g，炖猪小肠服。

（5）治脱肛：野菰30 g，猪大肠60 g，水煎服。

（6）治骨髓炎：野菰茎、花适量捣敷，并用野菰茎、花3~9 g，和以等量甘草煎服。

（7）治毒蛇咬伤：野菰花30 g(晒干)，麝香0.3 g，蜈蚣7条，同浸于麻油内，用时取麻油外搽。

（8）治指头疔：鲜野菰全草捣烂，加酒糟、食盐少许包患处。

紫葳科

776. 凌霄

【药 材 名 称】凌霄花。

【学名及分类】 *Campsis grandiflora* (Thunb.) Schum.，为紫葳科凌霄属植物。

【俗　　　名】上树龙、五爪龙、九龙下海、接骨丹、过路蜈蚣、藤五加、搜骨风、白狗肠、堕胎花、苔华、紫葳。

【习性及生境】生于海拔800 m以下的山谷、河边、疏林下，攀缘于树上、石壁上，亦有庭园栽培。

【识别特征】落叶攀缘藤本；茎木质，表皮脱落，枯褐色，以气生根攀附于它物之上。叶对生，为奇数羽状复叶；小叶卵形至卵状披针形，顶端尾状渐尖，基部阔楔形，两侧不等大，侧脉6~7对，边缘有粗锯齿。顶生疏散的短圆锥花序。花萼钟状，分裂至中部，裂片披针形。花冠内面鲜红色，外面橙黄色，裂片半圆形。雄蕊着生于花冠筒近基部，花丝线形，细长，花药黄色，个字形着生。花柱线形，柱头扁平，2裂。蒴果顶端钝。花期5—8月。

【药 用 部 位】花。

【采 收 加 工】7—10月择晴天采摘刚开放的花朵，晒干或低温干燥。

【产地及分布】国内分布于华中、华东、华南及河北、陕西、四川、贵州。湖南全省各地散见，产桑植、永顺、洪江、城步、宜章、长沙、南岳、涟源。

【性 味 归 经】味酸，性微寒，归肝经。

【功 用 主 治】清热凉血、化瘀散结、祛风止痒；主治血滞经闭、痛经、症瘕、崩中漏下、血热风痒、疮疥隐疹、酒渣鼻。

【用 法 用 量】内服：煎汤，3~6 g；或入散剂。外用：研末调涂；或煎汤熏洗。

(1)治女经不行：凌霄花为末，每服二钱，食前温酒下。

(2)治崩中漏下血：凌霄花末，温酒服方寸匕，日三。

(3)治消渴，饮水过多不瘥：凌霄花一两，捣碎。以水一大盏半，煎至一盏，去滓，分温三服。

(4)治痫疾：凌霄花一味为细末，每服三钱，温酒调下，空心服。每服药时解开头发，用木梳不住手梳，以冷水一大碗在侧，含水口中，水温即换，以碗水尽即住梳。如此服四十九日。

(5)治婴儿百日内无故口青，不饮乳：用凌霄花、大蓝叶、芒硝、大黄等份为末，以羊髓和丸梧子大，每研一丸，乳送下，便能吃乳，热者可服，寒者忌之。

(6)治通身痒：凌霄花为末，酒调服一钱。

(7)治风瘙瘾疹：紫葳(去心，瓦上焙)一两，附子(炮裂，去皮脐)半两。上二味，捣罗为散。每服一钱匕，蜜酒调下，日二。

(8)治皮肤湿癣：凌霄花、羊蹄根各等量，酌加枯矾，研末搽患处。

(9)治酒皻鼻：凌霄花、山栀子等份，为细末。每服二钱，食后茶调下，日进二服。

(10)治大孕诸般丹毒：凌霄花、万州黄各一分，苎根(切，焙)半两。上药杵烂，以酒和蜜同调服少许，仍涂丹上，立效。

(11)治一切疮疖：凌霄花、拒霜叶各等份。上二味，净洗阴干为末，以水调涂肿处，即时内清。如已结实，即便脓溃。

(12)治癣积年：凌霄花末，以羊蹄根蘸药，搽之甚妙。

(13)治妇人阴疮：紫葳为末，用鲤鱼脑或胆调搽。

777. 梓

【药材名称】　梓白皮。

【学名及分类】　*Catalpa ovata* G. Don，为紫葳科梓属植物。

【俗　　名】　梓树、木角豆、水桐楸、黄花楸、臭梧桐、河楸、水桐、花楸、楸、火楸、筷子树、雷电木、山桐等。

【习性及生境】　生于海拔100~1 000 m的村边林、山坡，多栽培于村庄附近及公路两旁。

【识别特征】　落叶乔木，高达15 m；树冠伞形，主干通直，嫩枝具稀疏柔毛。叶对生或近于对生，阔卵形，长宽近相等，顶端渐尖，基部心形，全缘或浅波状，常3浅裂，叶片上面及下面均粗糙，侧脉4~6对，基部掌状脉5~7条。顶生圆锥花序。花萼蕾时圆球形，2唇开裂。花冠钟状，淡黄色，内面具2黄色条纹及紫色斑点。能育雄蕊2，花丝插生于花冠筒上，花药叉开；退化雄蕊3。子房上位，棒状。花柱丝形，柱头2裂。蒴果线形，下垂。种子长椭圆形。

【药用部位】　根皮或树皮的韧皮部、木材、果实、叶。

【采收加工】　5—7月采挖，将皮剥下，晒干。

【产地及分布】　国内分布于东北、华北、华中、华南、西南。湖南全省各地散见，多为栽培。

【性味归经】　根皮或树皮的韧皮部：味苦，性寒，归胆、胃经。木材：味苦，性寒。果实：味甘，性平。叶：味苦，性寒。

【功用主治】　根皮或树皮的韧皮部：清热利湿、降逆止吐、杀虫止痒；主治湿热黄疸、胃逆呕吐、疮疥、湿疹、皮肤瘙痒。木材：催吐、止痛；主治霍乱不吐不泻、手足痛风。果实：利水消肿；主治小便不利、浮肿、腹水。叶：清热解毒、杀虫止痒；主治小儿发热、疮疖、疥癣。

【用法用量】　内服：煎汤，5~9 g。外用：研末调敷或煎水洗浴。

(1)治伤寒瘀热在里，身必黄：麻黄（去节）二两，连轺二两，杏仁（去皮、尖）四十个，赤小豆一升，大枣（擘）十二枚，生梓白皮（切）一升，生姜（切）二两，甘草（炙）二两。上八味，以潦水（雨水）一斗，先煮麻黄再沸，去上沫，内诸药，煮取三升，去滓。分温三服，半日服尽。

(2)治伤寒及时气温病及头痛、壮热、脉大，始得一日：生梓木削去黑皮，细切里白一升，以水二升五合煎，去滓，一服八合，三服。

(3)治阴中生细虫，痒不可忍：梓树皮焙干为末二钱，枯矾五分，麝香少许。上和一处，研匀敷之，立效。

(4)治急性肾炎：梓根皮、冬瓜皮、赤小豆各15 g，水煎服。

(5)治疔、疖：梓根皮、垂柳根各等量。研末，麻油调涂患处。

爵床科

778. 九头狮子草

【药材名称】　九头狮子草。

【学名及分类】　*Peristrophe japonica*（Thunb.）Bremek.，为爵床科观音草属植物。

【俗　　名】　咳嗽草、六角英、观音草、广西山蓝、辣叶青药。

【习性及生境】　生于山坡、林下、路旁、溪边等阴湿处。

【识别特征】 多年生草本,高20~50 cm。叶卵状矩圆形,顶端渐尖或尾尖,基部钝。花序顶生或腋生于上部叶腋,由聚伞花序组成,每个聚伞花序下托以2枚总苞状苞片,一大一小,卵形,几倒卵形,顶端急尖,基部宽楔形,全缘,羽脉明显,内有1至少数花;花萼裂片5,钻形;花冠粉红色至微紫色,2唇形,下唇3裂;雄蕊2,花丝细长,伸出,花药2室叠生,一上一下,线形纵裂。蒴果开裂时胎座不弹起,上部具4粒种子,下部实心;种子有小疣状突起。

【药用部位】 全草。

【采收加工】 7—10月采收,鲜用或晒干。

【产地及分布】 国内分布于华中、华东及四川、贵州等地。湖南省内产永顺、芷江、新宁、武冈。

【性味归经】 味辛、微苦、甘,性凉。

【功用主治】 祛风清热、凉肝定惊、散瘀解毒;主治感冒发热、肺热咳喘、肝热目赤、小儿惊风、咽喉肿痛、痈肿疔毒、乳痈、聤耳、瘰疬、痔疮、蛇虫咬伤、跌打损伤。

【用法用量】 内服:煎汤,9~15 g;或绞汁饮。外用:捣敷;研末调敷;或煎汤熏洗。

选方

(1)治肺热咳嗽:鲜九头狮子草全草30 g,加冰糖适量,水煎服。

(2)治肺热咯血:鲜九头狮子草60~90 g,捣烂绞汁,调些童便服。

(3)治小儿惊风:辣叶青药15 g,捣茸,兑淘米水服。

(4)治中耳炎:鲜九头狮子草全草适量,加食盐少许,捣烂取汁滴耳。

(5)治毒蛇咬伤:鲜九头狮子草适量,捣如泥,加食盐少许,捣匀敷于伤口周围及肿处。伤口闭塞者,须用消过毒的针剔破,以便毒液外排。另用九头狮子草60 g捣烂,加开水擂汁服;或煎服亦可。视病情轻重,每日服1~3剂。

(6)治跌打损伤:九头狮子草全草15 g,捣汁兑酒服。

(7)治尿路感染:九头狮子草全草、车前草各15 g,水煎服。

(8)治阴道炎:九头狮子草60 g,铁扫帚60 g,水煎,每日3次分服。

779. 爵床

【药材名称】 爵床。

【学名及分类】 *Justicia procumbens* L.,为爵床科爵床属植物。

【俗　　名】 爵卿、香苏、赤眼、小青草、蜻蜓草、苍蝇翅、鼠尾红、瓦子草、五累草、六角仙、观音草、肝炎草、倒花草、四季青、蚱蜢腿、野万年青、毛泽兰、屈胶仔、麦穗红、山苏麻焦梅术、假辣椒、狗尾草、细路边青、六角英、六方疳积草、麦穗癀、蛇食草、水竹笋、阴牛郎、节节寒草、癞子草等。

【习性及生境】 生于海拔1 400 m以下的旷野草地、路旁、水沟边较阴湿处。

【识别特征】 多年生草本,茎基部匍匐,通常有短硬毛,高20~50 cm。叶椭圆形至椭圆状长圆形,先端锐尖或钝,基部宽楔形或近圆形;叶柄短,被短硬毛。穗状花序顶生或生上部叶腋;苞片1,小苞片2,均披针形;花萼裂片4,线形,约与苞片等长;花冠粉红色,2唇形,下唇3浅裂;雄蕊2,药室不等高,下方1室有距,蒴果上部具4粒种子。种子表面有瘤状皱纹。

【药用部位】 全草。

【采收加工】 8—9月盛花期采收,割取地上部分,晒干。

【产地及分布】 全国内分布于山东、陕西南部、江苏、浙江、江西、福建、台湾、湖北、广东、广西、四川、云南。湖南省各地散见,产石门、永顺、吉首、凤凰、芷江、洪江、洞口、武冈、新宁、宜章、南岳。

【性味归经】 味苦、咸、辛,性寒,归肺、肝、膀胱经。

【功用主治】　清热解毒、利湿消积、活血止痛;主治感冒发热、咳嗽、咽喉肿痛、目赤肿痛、疳积、湿热泻痢、疟疾、黄疸、浮肿、小便淋浊、筋骨疼痛、跌打损伤、痈疽疔疮、湿疹。

【用法用量】　内服:煎汤,10~15 g,鲜品30~60 g;或捣汁;或研末。外用:鲜品捣敷;或煎汤洗浴。

选方

(1)治感冒发热:小青草15~30 g。水煎服。

(2)治咽喉肿痛:鲜爵床全草30 g。捣烂绞汁服,渣捏成丸含于口中流出毒涎。

(3)治目赤肿痛(结膜炎):爵床21 g,豆腐2块。水煎,服汤食豆腐。

(4)治雀目:小青草五钱,鸡肝或羊肝一具(不落水)。放碗内,加酒浆蒸熟,去草吃肝,三服即愈。加明雄黄五分尤妙。

(5)治小儿疳积(身体消瘦,或口渴泄泻,或久热不退,或目赤生翳):爵床全草研末,每用9~12 g,同鸡肝一具或猪肝60~90 g,蒸汤,食肝及汤。目中有翳膜者,加石决明6 g,另外用爵床9 g,开水泡当茶饮。

(6)治疟疾:鲜爵床全草或茎叶90 g(干者30 g)。加水浓煎服。小儿酌减,但不得少于30 g。疟发前3~4 h服。

(7)治肝硬化腹水:小青草15 g。加猪肝或羊肝同煎服。

(8)治小儿肾炎:鲜麦穗红煎汤,分次频服。1~5岁每日30~45 g,5~10岁45~75 g,10岁以上90 g。干品可减至50%~70%。

(9)治钩端螺旋体病:鲜节节寒草250 g。捣烂,敷腓肠肌。

(10)治热性血崩:爵床60~120 g。加酒水各半炖服。

(11)治妇人乳痈:六角英、消山虎各30 g。槌酒取汁服,渣贴。

(12)治痈疽疮毒:鲜六角仙60 g,地瓜酒120 g。开水1杯,冲炖,早晚2次服。将渣捣烂敷患处。脓未成可消,已成可溃,且能止痛消肿。

芝麻科

780. 芝麻

【药材名称】　黑脂麻。

【学名及分类】　*Sesamum indicum* L.,为芝麻科芝麻属植物。

【俗　　名】　油麻、脂麻、胡麻等。

【习性及生境】　栽培植物。

【识别特征】　一年生直立草本。高60~150 cm,分枝或不分枝,中空或具有白色髓部。叶矩圆形或卵形,下部叶常掌状3裂,中部叶有齿缺,上部叶近全缘。花单生或2~3朵同生于叶腋内。花萼裂片披针形。花冠筒状,白色而常有紫红色或黄色的彩晕。雄蕊4,内藏。子房上位,4室。蒴果矩圆形,有纵棱,直立,分裂至中部或至基部。种子有黑白之分。花期夏末秋初。

【药用部位】　种子。

【采收加工】　8—9月果实成黄黑色时割取全草,捆成小把,倒立晒干,打下种子,再晒干。

【产地及分布】　国内大部分省区栽培。湖南全省广布。

【性味归经】　味甘,性平,归肝、脾、肾经。

【功用主治】 补益肝肾、养血益精、润肠通便;主治肝肾不足所致的头晕耳鸣、腰脚痿软、须发早白、肌肤干燥、肠燥便秘、妇人乳少、痈疮湿疹、风癞疬疡、小儿瘰疬、烫火伤、痔疮。

【用法用量】 内服:煎汤,9~15 g;或入丸、散。外用:煎水洗浴或捣敷。

选方

(1)治肝肾不足,时发目疾,皮肤燥涩,大便闭坚:桑叶(经霜者,去梗筋,晒枯)、黑芝麻(炒)等份。为末,以糯米饮捣丸(或炼蜜为丸)。日服四五钱,勿间断,自效。

(2)治风虚湿痹,脚膝无力,筋挛急痛:巨胜(炒)三升,薏苡仁一升,生干地黄(切)半升。上以生绢袋盛,用酒二升浸,经三五宿,任性暖服之。

(3)治风眩,能返白发为黑:巨胜子、白茯苓、甘菊花各等份,炼蜜丸如梧子大,每服三钱,清晨白汤下。

(4)治妇人乳少:脂麻炒研,入盐少许食之。

(5)治大便秘结,胃实能食,小便热赤者:芝麻四两(研取汁),杏仁四两(去皮、尖,研如泥),大黄五两,山栀十两。上为末,炼蜜入麻汁,和丸桐子大,每服五十丸,食前白汤下。

(6)治胎孕足月,过期不产:用胡麻蒸熟,日服三合,干嚼化,白汤送下。不惟善能催生下胞,平速且无一切留难诸疾。

(7)治卒腰痛,连脚膝疼:胡麻(新者)三合,附子(炮裂,去皮脐)一两。上件药,熬胡麻令香,同捣罗为散,每于食前,以温酒调下二钱。

(8)治小儿天火丹,发遍身赤如绛色:油麻五分,生鲫鱼半斤。上药捣如泥,涂在丹上,燥复涂之。

(9)治疬疡风:油麻不拘多少(净择,生用)。上一味,取半合,生细嚼,用热酒三合至五合下,每空心午时夜卧各一服,渐加一合,服一百日疾愈。

(10)治小儿瘰疬:脂麻(炒)、连翘(微炒)等份。共为末,频频食之。

(11)治痔疾:胡麻去皮,九蒸暴,白茯苓去皮,入少白蜜为美,杂胡麻食之甚美,如此服食多日,气力不衰而痔渐退。

(12)治白癜风:黑油麻一大升,生地黄五大两,桃仁(去两仁、皮尖,熬)三十枚。上三味,先退去油麻皮蒸之,日暴干,又蒸之,如此九度讫。又暴取干,捣令极碎。然后捣地黄、桃仁,罗之,即总相和,加少蜜令着。一服一匙,日再服,和酒吃,空吃亦得,兼食诸肺尤妙。忌芜荑、热面、猪、蒜、油腻等。

(13)治大风癞疾:胡麻半斤,天麻二两,乳香三分(别研)。上三味,捣罗二味为细散,入乳香和匀。每服二钱匕,用荆芥、腊茶调下。慎房室、盐、酒一百日。

苦苣苔科

---

781. 半蒴苣苔

【药材名称】 半蒴苣苔。

【学名及分类】 *Hemiboea subcapitata* C. B. Clarke,为苦苣苔科半蒴苣苔属植物。

【俗　　名】 石花、牛蹄草、牛舌头、白观音扇、石塔青、山白菜、石苋菜、石构麦、乌梗子、岩茄子、岩苋菜、降蛇草、牛耳朵菜、妈拐菜、大妈拐菜、麻脚杆、岩莴苣、石莴苣、降龙草。

【习性及生境】 生于海拔400~1 350 m的山谷林下或沟边阴湿地。

【识别特征】 多年生草本。茎上升,高10~40 cm,具4~8节,不分枝,肉质,散生紫斑。叶对生;叶片椭圆形,顶端急尖,基部下延,全缘,稍肉质,上面深绿色,背面淡绿色;皮下散生蠕虫状石细胞;侧脉每侧5~7条;叶柄具翅,翅合生成船形。聚伞花序具3~10余花;总苞球形;花梗粗。萼片长圆状披针形。花冠白色,具紫色斑点;上唇2浅裂,下唇3深裂。雄蕊:花丝狭线形,花药长椭圆形,顶端连着:退化雄蕊3。花盘环状。雌蕊柱头钝,略宽于花柱。蒴果线状披针形,多少弯曲。花期8—10月,果期9—11月。

【药用部位】 全草。

【采收加工】 7—10月采收,鲜用或晒干。

【产地及分布】 国内分布于陕西南部、甘肃南部、河南、湖北、江苏、安徽、浙江、江西、福建、广东、广西、四川、贵州。湖南全省各地散见,产慈利、龙山、桑植、永顺、保靖、凤凰、洞口、城步、宁远、江永、桂东、东安。

【性味归经】 味微苦,性平。

【功用主治】 清热、利湿、解毒;主治湿热黄疸、咽喉肿痛、毒蛇咬伤、烧烫伤。

【用法用量】 内服:煎汤,15~30 g。外用:捣敷,或鲜品绞汁涂。

治湿热黄疸:半蒴苣苔15 g。研末,拌红糖。晚饭前用热黄酒送服。每日1次。

782. 广东半蒴苣苔

【药材名称】 半蒴苣苔。

【学名及分类】 *Hemiboea subcapitata* var. *guangdongensis* (Z. Y. Li) Z. Y. Li,为苦苣苔科半蒴苣苔属植物。

【俗　　名】 石塔青、牛蹄草、石花、白四门、秤杆蛇药、山兰、白雌雄草、雪汀菜、虎山叶、散血毒莲、水泡菜、牛耳朵、马拐、污毛降龙草。

【习性及生境】 生于海拔1 500 m以下的山谷林下石上或沟边阴湿处。

【识别特征】 多年生草本。茎高10~40 cm,肉质,散生紫褐色斑点,不分枝,具4~7节。叶对生;叶片稍肉质,椭圆形、卵状披针形或倒卵状披针形,聚伞花序腋生或假顶生,具花;总苞球形,开裂后呈船形;花梗粗壮,萼片长椭圆形,花冠白色,具紫斑。雄蕊:花丝着生于距花冠基部处,狭线形,花药椭圆形,花盘环状,子房线形,蒴果线状披针形,多少弯曲。花期9—10月,果期10—12月。

【药用部位】 全草。

【采收加工】 8—10月采收,鲜用或晒干。

【产地及分布】 国内分布于广东北部。湖南省内分布湘南。

【性味归经】 味甘,性寒。

【功用主治】 清暑利湿解毒;主治外感暑湿、痈肿疮疖、蛇咬伤。

【用法用量】 内服:煎汤,9~15 g。外用:鲜品捣敷。

(1)治热性腹痛:半蒴苣苔,水煎服。

(2)治外伤肿毒:半蒴苣苔,捣烂,敷患处。

783. 蚂蟥七

【药材名称】 石蜈蚣。

【学名及分类】 *Primulina fimbrisepala* (Hand.-Mazz.) Yin Z. Wang,为苦苣苔科报春苣苔属植物。

【俗　　名】 红蚂蟥七。

【习性及生境】 生于海拔400~1 000 m的山地林中石上或岩石上、山谷溪边。

【识别特征】 多年生草本。根茎粗长,扁圆柱形,有横纹,似蚂蟥状,下侧生多数须根。叶均基生;叶柄长2.0~8.5 cm,有疏柔毛;叶片革质,卵形、宽卵形或近圆形,长4~10 cm,宽3.5~11.0 cm,先端急尖或微钝,基部歪斜或宽楔形至截形,或一侧心形,两侧不对称,边缘有锯齿,两面疏被长伏毛。聚伞花序1~4(~7)支,骨1~5花;花序梗长6~28 cm。被柔毛;苞片狭卵形至三角形,被柔毛;花梗长5~30 cm;花萼长约10 mm,5裂至基部,裂片线状披针形,边缘上部有齿;花冠淡紫色或紫色,外面疏被短柔毛,在内面上唇有2条纵毛,花冠筒细漏斗,上唇2裂,下唇3裂;雄蕊2,花丝基部被疏柔毛,花药相连,有髯毛;退化雄蕊2,无毛;花盘环状;子房及花柱密被短腺毛,柱头2裂。蒴果长6~8 cm,局生短腺毛。种子纺锤形,长6~8 mm。花期3—4月。

【药用部位】 根茎或全草。

【采收加工】 7—9月采收全草,10—11月采挖根茎,鲜用或晒干。

【产地及分布】 国内分布于江西、福建、广东、广西北部、贵州南部。湖南全省广布。

【性味归经】 味苦、微辛,性凉。

【功用主治】 清热利湿、行滞消积、止血活血、解毒消肿;主治痢疾、肝炎、小儿疳积、胃痛、咯血、外伤出血、跌打损伤、痈肿疮毒。

【用法用量】 内服;煎汤,9~15 g。外用:捣敷,或研末调敷。

784. 吊石苣苔

【药材名称】 石吊兰。

【学名及分类】 *Lysionotus pauciflorus* Maxim.,为苦苣苔科吊石苣苔属植物。

【俗　　名】 石三七、岩头三七、石杨梅、地枇杷、竹勿刺、石(岩)豇豆、岩罗汉、岩泽兰、瓜子菜、接骨生、白棒头、千锤打、石吊兰、海南吊石苣苔、蒙自吊石苣苔、高山吊石苣苔、披针吊石苣苔、条叶吊石苣苔、宽叶吊石苣苔。

【习性及生境】 生于海拔300~2 000 m的丘陵山地林中或阴处石岩上或树上。

【识别特征】 小灌木。茎长7~30 cm,分枝或不分枝,无毛或上部疏被短毛。叶具短柄或近无柄;叶片革质,形状变化大,两面无毛,中脉上面下陷,侧脉不明显。花序有花;花序梗纤细;苞片披针状线形。花萼裂片狭三角形或线状三角形。花冠白色带淡紫色条纹或淡紫色,花丝狭线形,花盘杯状,蒴果线形,种子纺锤形。花期7—10月。

【药用部位】 全草。

【采收加工】 8—9月采收,鲜用或晒干。

【产地及分布】 国内分布于华东、华中及四川、贵州等地。湖南省内产炎陵、南岳、隆回、洞口、绥宁、新宁、城步、武冈、慈利、南县、宜章、宁远、洪江。

【性味归经】 味苦、辛,性平。

【功用主治】 除湿化痰、祛瘀通经;主治风湿痹痛、咳喘痰多、月经不调、痛经、跌打损伤。

【用法用量】 内服:煎汤,9~15 g;或浸酒。外用:捣敷;或煎水外洗。

选方

(1)治腰痛、四肢痛:石吊兰、杜仲各9 g。水煎服。

(2)治风寒咳嗽:石吊兰15 g,前胡6 g,生姜3片。煎服。

(3)治热咳:岩豇豆(石吊兰)、青鱼胆草、岩白菜各15 g。水煎服。

(4)治肺脓疡:石吊兰30 g,天花粉、野豇豆根各15 g,七叶一枝花9 g。水煎服。

(5)治跌打损伤:石吊兰15 g。水煎,兑酒服。外用,捣烂敷伤处。

(6)治乳腺炎:石吊兰30 g(鲜草60 g更好),与酒糟同捣烂外敷。另用石吊兰30 g,紫地丁60 g,酒水各半煎服。

(7)治钩端螺旋体病:石吊兰60 g,金钱草15 g。水煎服。

(8)治神经性头痛:石吊兰、水龙骨各30 g。水煎,冲黄酒服。

(9)治淋巴结核:石吊兰适量。加水煎煮,取滤液浓缩至相对密度1:4(热测),按得膏量加入8%淀粉,搅拌均匀,干燥,制粒,压片,每片相当于原生药4 g,包糖衣。口服,每次16 g,每日3次。

荚蒾科

785. 荚蒾

【药材名称】 荚蒾。

【学名及分类】 *Viburnum dilatatum* Thunb.,为荚蒾科荚蒾属植物。

【俗　　名】 短柄荚蒾、庐山荚蒾、荚蓬。

【习性及生境】 生于海拔300~1 500 m的山地疏林、灌木丛中。

【识别特征】 落叶灌木,高1.5~3.0 m。叶纸质,宽倒卵形、倒卵形,顶端急尖,基部圆形,边缘有牙齿状锯齿,齿端突尖,脉腋集聚簇状毛,有透亮腺点,侧脉6~8对,直达齿端,上面凹陷,下面明显凸起;无托叶。复伞形式聚伞花序稠密,花生于第三至第四级辐射枝上;萼筒狭筒状,有暗红色微细腺点,萼齿卵形;花冠白色,辐状;花药小,乳白色,宽椭圆形;花柱高出萼齿。果实红色,椭圆状卵圆形;核扁,卵形。花期5—6月,果熟期9—11月。

【药用部位】 茎叶。

【采收加工】 荚蒾:4—7月采收,鲜用或切段晒干。荚蒾子:8—10月采收,晒干或烘干。荚蒾根:7—10月采挖,切段,晒干。

【产地及分布】 国内分布于华中、西南及河北、陕西、江苏、安徽、浙江、福建、广东、广西等地。湖南全省广布。

【性味归经】 味酸,性微寒。

【功用主治】 疏风解表、清热解毒、活血;主治风热感冒、疔疮发热、产后伤风、跌打骨折。

【用法用量】 荚蒾内服:煎汤,9~30 g。荚蒾外用:鲜品捣敷或煎水外洗。荚蒾子内服:煎汤,9~15 g。荚蒾根内服:煎汤,15~30 g;或加酒煎。

选方

(1)治外伤骨折:荚蒾茎叶、荨麻、水桐树根、糯米(各适量)。共捣烂,敷患处。

(2)治牙痛:荚蓬根15 g,石榴根15 g。水煎汤。

786. 南方荚蒾

【药材名称】 南方荚蒾。

【学名及分类】 *Viburnum fordiae* Hance,为荚蒾科荚蒾属植物。

【俗　　　名】东南荚蒾。

【习性及生境】生于海拔300~1 000 m的山坡林缘灌木丛中。

【识别特征】灌木或小乔木,高可达5 m;幼枝、芽、叶柄、花序、萼和花冠外面均被由暗黄色毛或黄褐色簇状毛组成的绒毛;枝灰褐色。叶纸质至厚纸质,宽卵形,顶端钝,基部圆形至截形,边缘基部除外常有小尖齿;壮枝上的叶带革质,常较大,基部较宽;无托叶。复伞形式聚伞花序顶生;萼筒倒圆锥形,萼齿钝三角形;花冠白色,辐状,裂片卵形;雄蕊与花冠等长,花药小;柱头头状。果实红色,卵圆形;核有2条腹沟和1条背沟。花期4—5月,果熟期10—11月。

【药 用 部 位】根、茎、叶。

【采 收 加 工】根:全年均可采,洗净,切段或切晒干。茎叶:夏、秋季采收,鲜用或切段晒干。

【产地及分布】国内分布于安徽、浙江、江西、福建、台湾、广东、广西、贵州、云南。湖南省内产沅陵、新晃、洪江、会同、宁远、东安、武冈、通道、城步、道县、桂东、宜章。

【性 味 归 经】味苦、涩,性凉。

【功 用 主 治】疏风解表、活血散瘀、清热解毒;主治感冒、发热、月经不调、风湿痹痛、跌打损伤、淋巴结炎、疮疖、湿疹。

【用 法 用 量】内服:煎汤,6~15 g;或泡酒。外用:适量,捣敷;或煎水洗。

(1)治外感风热:南方荚蒾茎30 g,紫苏15 g,虎杖根30 g,水灯心草15 g,白牛胆15 g,铁马鞭15 g。煎水兑酒服。孕妇去铁马鞭。

(2)治小儿疳积:南方荚蒾茎或叶15~30 g,芡实3~15 g。水煎服。

(3)治湿疹:用南方荚蒾根、茎30~60 g。水煎外洗。

(4)治风火牙痛,疮疖肿毒:将南方荚蒾茎燃烧后,靠近铁刀面。使冷凝成油液,涂患处。

(5)治淋巴腺炎(丝虫病引起):南方荚蒾、鲜满山红根各30 g。水煎服。

(6)治过敏性皮炎、疖:鲜南方荚蒾叶适量,水煎,温洗患处。

787. 茶荚蒾

【药 材 名 称】鸡公柴。

【学名及分类】*Viburnum setigerum* Hance,为荚蒾科荚蒾属植物。

【俗　　　名】鸡公柴、垂果荚蒾、糯米树、糯树、汤饭子。

【习性及生境】生于海拔200~1 600 m的林下或灌木丛中。

【识别特征】落叶灌木,高达4 m;芽及叶干后变黑色;当年小枝浅灰黄色,多少有棱角,二年生小枝灰色,灰褐色。叶纸质,卵状矩圆形至卵状披针形,顶端渐尖,基部圆形,边缘基部除外疏生尖锯齿,近基部两侧有少数腺体,侧脉6~8对。复伞形式聚伞花序,有极小红褐色腺点;萼齿卵形,顶钝形;花冠白色;雄蕊与花冠几等长,花药圆形,极小。果序弯垂,果实红色,卵圆形;核甚扁,卵圆形。花期4—5月,果熟期9—10月。

【药 用 部 位】根、果实。

【采 收 加 工】根:秋后采挖,洗净,切片晒干。果实:秋季果实成熟时采收,晒干。

【产地及分布】国内分布于华中、华南、西南及江苏、安徽、浙江等地。湖南全省广布。

【性 味 归 经】根:味微苦,性平。果实:味甘,性平。

【功 用 主 治】根:清热利湿、活血止血;主治小便白浊、肺痈、吐血、热瘀经闭。果实:健脾;主治消化不良、食欲不振。

【用 法 用 量】根内服:煎汤,15~30 g。果实内服:煎汤,10~15 g。

788. 烟管荚蒾

【药材名称】 羊屎条。

【学名及分类】 *Viburnum utile* Hemsl.，为荚蒾科荚蒾属植物。

【俗　　名】 烟管荚蒾、有用荚蒾、黑汉条、羊屎柴。

【习性及生境】 生于海拔300~1 200 m的石灰岩山地灌木丛中。

【识别特征】 常绿灌木，高达2 m。叶革质，卵圆状矩圆形，顶端圆至稍钝，基部圆形，全缘，边稍内卷，侧脉5~6对，近缘前互相网结，上面略凸，下面稍隆。聚伞花序，总花梗粗壮，第一级辐射枝5条，花通常生于第二至第三级辐射枝上；萼筒筒状，萼齿卵状三角形；花冠白色；雄蕊与花冠裂片儿等长，花药近圆形；花柱与萼齿近于等长。果实红色，后变黑色，椭圆状矩圆形；核稍扁，椭圆形，有2条极浅背沟和3条腹沟。花期3—4月，果熟期8月。

【药用部位】 枝叶、根、花。

【采收加工】 枝叶：春、夏季采收，鲜用或晒干。根：全年均可采挖，洗净，切片晒干。花：夏、秋季采收，烘干。

【产地及分布】 国内分布于陕西西南部、湖北西部、四川、贵州。湖南省内产石门、桑植、慈利、桃源、张家界、永顺、沅陵、泸溪、凤凰。

【性味归经】 味苦、涩，性平，归脾、大肠、肝经。

【功用主治】 根：利湿解毒、活血通络；主治痢疾、脱肛、痔疮下血、白带、风湿痹痛、跌打损伤、痈疽、湿疮。花：解毒、和络；主治羊毛疔、跌打损伤。

【用法用量】 枝叶外用：适量，研末敷。枝叶内服：煎汤，15~60 g。根内服：煎汤，15~30 g，或泡酒。根外用：适量，捣敷；或煎水洗。花外用：适量，研末捣敷。

枝叶：

(1)接骨：羊屎条叶、水冬瓜根皮、小种三七各适量。打末调苦浓茶外涂。

(2)治刀伤：羊屎条茎上嫩绒毛放于伤口处。

(3)预防流感：羊屎条茎叶60 g。煎水服。

根：

(1)治下血如倾水：(羊屎柴)生根一斤，生白酒二斗，煮一斗，空心随量饮。

(2)治风湿关节疼痛：黑汉条根30 g加水适量，酒30 g。熬水服，每日1次。

789. 直角荚蒾

【药材名称】 直角荚蒾。

【学名及分类】 *Viburnum foetidum* var. *rectangulatum* (Graebn.) Rehder，为荚蒾科荚蒾属植物。

【习性及生境】 生于海拔300~1 500 m的山地灌木丛、疏林中。

【识别特征】 落叶灌木。植株直立或攀缘状；枝披散，侧生小枝甚长而呈蜿蜒状，常与主枝呈直角或近直角开展。叶厚纸质至薄革质，卵形、菱状卵形，椭圆形至矩圆形，全缘，下面偶有棕色小腺点，侧脉直达齿端或近缘前互相网结，基部一对较长而常作离基3出脉状。总花梗通常极短或几缺；第一级辐射枝通常5条。花期5—7月，果熟期10—12月。

【药用部位】 根、叶。

【采收加工】 枝叶：春、夏季采收，鲜用或晒干。根：全年均可采挖，洗净，切片晒干。

【产地及分布】 国内分布于华中、华南、西南及陕西等地。湖南全省广布。

【性味归经】 味苦、辛,性平,归肝经。

【功用主治】 收敛止痛、清热解表、疏风止咳;主治外伤疼痛、出血。

【用法用量】 枝叶外用:适量,研末敷。枝叶内服:煎汤,15~60 g。根内服:煎汤,15~30 g,或泡酒。根外用:适量,捣敷;或煎水洗。

790. 金佛山荚蒾

【药材名称】 金佛山荚蒾。

【学名及分类】 *Viburnum chinshanense* Graebn.,为荚蒾科荚蒾属植物。

【俗　　　名】 金山荚蒾、贵州荚蒾。

【习性及生境】 生于海拔100~1 900 m山坡疏林或灌丛中。

【识别特征】 灌木,高达5 m;幼叶下面、叶柄和花序均被由灰白色或黄白色簇状毛组成的绒毛;小枝浑圆。叶纸质至厚纸质,披针状矩圆形,顶端稍尖,基部圆形,全缘,上面暗绿色,老叶下面变灰褐色,侧脉7~10对。聚伞花序,总花梗第一级辐射枝通常5~7条,花通常生于第二级辐射枝上,有短柄;萼筒矩圆状卵圆形,萼齿宽卵形,顶钝圆;花冠辐状;裂片圆卵形;雄蕊略高出花冠,花药宽椭圆形;花柱红色。果实先红色后变黑色,长圆状卵圆形;核甚扁,有2条背沟和3条腹沟。花期4—5月,果熟期7月。

【药用部位】 根、叶。

【采收加工】 枝叶:春、夏季采收,鲜用或晒干。根:全年均可采挖,洗净,切片晒干。

【产地及分布】 国内分布于华中、华南、西南及陕西等地。湖南全省广布。

【性味归经】 味苦、辛,性平,归肝经。

【功用主治】 收敛止痛、清热解表、疏风止咳;主治外伤疼痛、出血。

【用法用量】 枝叶外用:适量,研末敷。枝叶内服:煎汤,15~60 g。根内服:煎汤,15~30 g,或泡酒。根外用:适量,捣敷;或煎水洗。

791. 蝴蝶戏珠花

【药材名称】 蝴蝶荚蒾。

【学名及分类】 *Viburnum plicatum* f. *tomentosum* (Miq.) Rehder,为荚蒾科荚蒾属植物。

【俗　　　名】 蝴蝶荚迷、蝴蝶树、蝴蝶花、蝴蝶荚蒾、苦酸汤。

【习性及生境】 生于海拔200~1 600 m的山地林下、灌丛丛中,常有栽培。

【识别特征】 落叶灌木。叶较狭,宽卵形或矩圆状卵形,有时椭圆状倒卵形,两端有时渐尖,下面常带绿白色,侧脉10~17对。花序外围有4~6朵白色、大型的不孕花,具长花梗;花冠辐状,黄白色,裂片宽卵形,长约等于筒,雄蕊高出花冠,花药近圆形。果实先红色后变黑色,宽卵圆形或倒卵圆形;核扁,两端钝形,有1条上宽下窄的腹沟,背面中下部还有1条短的隆起之脊。花期4—5月,果熟期8—9月。

【药用部位】 根或茎。

【采收加工】 全年均可采,晒干或鲜用。

【产地及分布】 国内分布于陕西、河南、湖北、安徽、浙江、江西、福建、台湾、广东、广西、四川、贵州、云南。湖南全省广布。

【性味归经】 味苦、辛、酸,性平。

【功用主治】 清热解毒、健脾消积、祛风止痛;主治疮毒、淋巴结炎、小儿疳积、风热感冒、风湿痹痛。

【用法用量】 内服:煎汤,3~9 g。外用:适量,烧存性研末调敷。

(1)治淋巴结炎:蝴蝶荚蒾根和茎适量,烧存性研细粉水调,外敷患处。

(2)治小儿疳积:苦酸汤茎9 g。煨水服。

792. 日本珊瑚树

【药材名称】 珊瑚树。

【学名及分类】 *Viburnum awabuki* K. Koch,为忍冬科荚蒾属植物。

【俗　　名】 法国冬青。

【习性及生境】 生于海拔1 000 m以下的山地疏林中、溪边。

【识别特征】 常绿乔木。叶倒卵状矩圆形至矩圆形,长7~13(~16)cm,顶端钝,基部宽楔形,边缘常有较规则的波状浅钝锯齿,侧脉6~8对。圆锥花序通常生于具两对叶的幼枝顶;花冠筒长3.5~4.0 mm,裂片长2~3 mm;花柱较细,柱头常高出萼齿。果核通常倒卵圆形至倒卵状椭圆形。其他性状同珊瑚树。花期5—6月,果熟期9—10月。

【药用部位】 叶、树皮、根。

【产地及分布】 国内分布于湖北、江西、浙江、广东、广西、海南、四川、贵州、云南。湖南省内产张家界、通道、绥宁、江华、永兴、沅陵、洪江。

【性味归经】 味辛,性温。

【功用主治】 祛风除湿、通经活络;主治感冒、风湿痹痛、跌打肿痛、骨折。

【用法用量】 内服:煎汤,10~30 g。

793. 接骨草

【药材名称】 陆英。

【学名及分类】 *Sambucus javanica* Reinw. ex Blume,为忍冬科接骨木属植物。

【俗　　名】 臭草、八棱麻、陆英、蒴藋、青稞草、走马箭、七叶星、蒴藿、顺筋枝。

【习性及生境】 生于海拔40~1 500 m的林下、沟边或山坡草丛中,也有栽培。

【识别特征】 高大草本或半灌木,高1~2 m;茎有棱条,羽状复叶的托叶叶状或有时退化成蓝色的腺体;小叶互生或对生,狭卵形,先端长渐尖,基部钝圆,两侧不等,边缘具细锯齿,无托叶,复伞形花序顶生,大而疏散,总花梗基部托以叶状总苞片,纤细,可孕性花小;萼筒杯状,萼齿三角形;花冠白色,花药黄色或紫色;果实红色,近圆形,表面有小疣状突起。花期4—5月,果熟期8—9月。

【药用部位】 茎叶、根。

【采收加工】 陆英:7—10月采收,切段,鲜用或晒干。陆英根:10—11月挖根,鲜用或切片晒干。

【产地及分布】 国内分布于河北、陕西、甘肃、青海、湖北、江苏、安徽、浙江、江西、福建、台湾、广东、广西、四川、贵州、云南、西藏。湖南全省广布。

【性味归经】 茎叶:味甘、微苦,性平。根:味甘、酸,性平。

【功用主治】　茎叶:祛风、利湿、舒筋、活血;主治风湿痹痛、腰腿痛、水肿、黄疸、跌打损伤、产后恶露不行、风疹瘙痒、丹毒、疮肿。根:祛风、利湿、活血、散瘀、止血;主治风湿疼痛、头风、腰腿痛、水肿、淋证、白带、跌打损伤、骨折、咯血、吐血、风疹瘙痒、疮肿。

【用法用量】　陆英内服:煎汤,9~15 g,鲜品60~120 g。陆英外用:捣敷;或煎水洗;或研末调敷。陆英根内服:煎汤,9~15 g,鲜品30~60 g。陆英根外用:捣敷;或煎水洗。

 选方

陆英:

(1)治风湿性关节炎:顺筋枝茎枝15~30 g。水煎服。

(2)治偏枯冷痹,缓弱疼重,或腰痛挛脚重痹:蒴藋叶火燎,厚安席上,及热眠上,冷复燎之。冬月取根,春取茎熬,卧之佳。其余薄熨不及蒴藋蒸也。诸处风湿,亦用此法。

(3)治卒患肿满(曾有人忽脚跌肿,渐上至膝,足不得践地,诸疗不瘥):蒴藋茎叶埋热灰中,令极热,以薄肿上,冷又易。一日夜消尽。

(4)治肾炎水肿:陆英全草30~60 g。水煎服。

(5)治打扑伤损及闪肭骨节:用接骨草叶捣烂罨患处。

(6)治产后恶露不行:顺筋枝茎或根30 g。水煎服。

(7)治慢性支气管炎:鲜陆英茎、叶120 g。水煎3次,浓缩,为1日量,分3次服,10 d为1个疗程。

(8)治风瘾疹,百计不差:蒴藋茎叶五斤。细锉,以水五斗,煮至三斗。去滓,看冷热,洗浴。

(9)治小儿五色丹:捣蒴藋叶敷之。

(10)治疥癞,牛皮癣疮:用陆英叶阴干为末,小油调涂。

(11)治痈肿恶肉不尽者:蒴藋灰、石灰。上二味各淋取汁,合煎如膏。膏成敷之。食恶肉,亦去黑子。此药过十日后不中用。

陆英根:

(1)治头风:捣蒴藋根一升,酒二升渍服。汗出止。

(2)治肾炎、全身浮肿:陆英根60 g,金丝草、兖州卷柏各30 g。水煎服。

(3)治五淋:蒴藋鲜根每次90~120 g。合猪赤肉炖服。

(4)治妇人赤白带:蒴藋鲜根每次90 g。合猪小肠炖服,连服3~5次。

(5)治跌打受伤及骨折疼痛:蒴藋根18 g。酒水各半煎滤去渣,加白糖30 g,搅和服。

(6)治打伤或扭筋肿痛:蒴藋鲜根切碎,同连须葱白、酒糟捣烂敷患处,每日换1次。

(7)治暴得症:蒴藋根一小束。净洗沥去水,细切,以醇酒浸之,取淹根三宿,服五合,至一升,日三。若欲速得,可与热灰中温令药味出,服之。

(8)治咯血:陆英根60 g,猪瘦肉适量。水炖服。

(9)治风瘾疹,顽痒:杏叶(切)五斤,蒴藋根(切)一斤。上件药,以水一斗半,煮取二升,去滓,用绵浸药汁揩拭所患处,日三两度。

(10)治红肿痈毒:蒴藋鲜根或叶切碎捣烂,稍加鸡蛋白共捣敷患处。

794. 接骨木

【药材名称】　接骨木。

【学名及分类】　*Sambucus williamsii* Hance,为荚蒾科接骨木属植物。

【俗　　　名】　九节风、续骨草、木蒴藋、东北接骨木、白马桑。

【习性及生境】　生于海拔1 300 m以下的林下、灌木丛中或草坡、村边荒地。

【识别特征】 落叶灌木或小乔木,高5~6 m;老枝具明显的长椭圆形皮孔,髓部淡褐色。羽状复叶,侧生小叶片卵圆形、狭椭圆形,顶端尖,边缘具不整齐锯齿,基部楔形,两侧不对称,顶生小叶卵形,托叶狭带形。花与叶同出,圆锥形聚伞花序顶生,具总花梗;花小而密;萼筒杯状;花冠蕾时带粉红色;雄蕊与花冠裂片等长,开展,花丝基部稍肥大,花药黄色;子房3室,柱头3裂。果实红色,卵圆形。花期一般4—5月,果熟期9—10月。

【药用部位】 茎枝、叶、花、根。

【采收加工】 接骨木:5—7月采收,鲜用或晒干。接骨木叶:5—7月采收,鲜用或晒干。接骨木花:4—5月采收整个花序,加热后花即脱落,晒干。接骨木根:9—10月采挖,切片,鲜用或晒干。

【产地及分布】 国内分布于东北、华中、西南及河北、山西、陕西、甘肃、山东、江苏、安徽、浙江、福建、广东、广西。湖南全省广布。

【性味归经】 茎枝:味甘、苦,性平,归肝经。叶:味苦、辛,性平。花:味辛,性温。根:味苦、甘,性平。

【功用主治】 茎枝:祛风利湿、活血、止血;主治风湿痹痛、痛风、大骨节病、急慢性肾炎、风疹、跌打损伤、骨折肿痛、外伤出血。叶:活血舒筋、止痛、利湿;主治跌打骨折、筋骨疼痛、风湿疼痛、痛风、脚气、烧烫伤。花:发汗利湿;主治感冒、小便不利。根:祛风除湿、活血舒筋、利尿消肿;主治风湿疼痛、痰饮、黄疸、跌打瘀痛、骨折肿痛、急慢性肾炎、烫伤。

【用法用量】 接骨木内服:煎汤,15~30 g;或入丸、散。接骨木外用:捣敷或煎汤熏洗;或研末撒。接骨木叶内服:煎汤,6~9 g;或泡酒。接骨木叶外用:捣敷;或煎水熏洗;或研末调敷。接骨木花内服:煎汤,4.5~9.0 g;或泡茶饮。接骨木根内服:煎汤,15~30 g。接骨木根外用:捣敷;或研粉撒、调敷。

选方

接骨木:

(1)治风湿性关节炎、痛风:鲜接骨木120 g,鲜豆腐120 g。酌加水、黄酒炖服。

(2)预防麻疹:接骨木120 g,水煎服,日服2次。

(3)治湿脚气:(欧接骨木)全株60 g,煎水熏洗。

(4)治产后心闷,手脚烦热,气力欲绝,血运连心头硬及寒热不禁:接骨木破之如算子一握。以水一升,煎取半升,分温两服。

(5)治漆疮:接骨木茎叶120 g,煎汤待凉洗患处。

接骨木叶:

(1)治筋骨折伤:接骨木鲜叶60~150 g,栀子30 g。共捣烂,酌加黄酒适量,炒热,摊布上,将骨复位后,用上药敷伤处,夹缚固定。

(2)治风湿性关节炎,痛风:接骨木茎叶120 g,鲜豆腐120 g。加水及黄酒炖服。

(3)治脚气湿痹、偏瘫:接骨木叶、金银花藤叶各适量,煎水趁热熏洗。

(4)治烫火伤:(白马桑)根皮及叶适量,研粉,以菜油或香油研粉调敷患处。

接骨木根:

(1)治筋骨折伤:鲜接骨木根皮60~150 g,黄栀子30 g。共捣烂,黄酒适量,炒热,按伤处大小摊药于布上,骨折复位后即以上药敷患处,夹板固定。

(2)治烫火伤:接骨木根皮及叶适量,研粉,以菜油或香油调敷患处。

(3)治创伤出血:接骨木研细粉,外敷患处,加压包扎。

忍冬科

795. 半边月

【药 材 名 称】 水马桑。

【学名及分类】 *Weigela japonica* var. *sinica* (Rehder) L. H. Bailey，为忍冬科锦带花属植物。

【俗　　　名】 木绣球、水马桑、琼花。

【习性及生境】 生于海拔500~1 900 m的山坡林下、山顶灌木丛中或沟边。

【识 别 特 征】 落叶灌木，高达6 m。叶片长卵形至卵状椭圆形，顶端渐尖至长渐尖，基部阔楔形至圆形，边缘具锯齿，上面深绿色，下面浅绿色。聚伞花序生于短枝的叶腋或顶端；萼齿条形，花冠白色或淡红色，花开后逐渐变红色，漏斗状钟形，裂片开展，花丝白色，花药黄褐色；花柱细长，果实顶端有短柄状喙；种子具狭翅。花期4—5月。

【药 用 部 位】 根、枝叶。

【采 收 加 工】 9—10月采挖，切片，晒干。

【产地及分布】 国内分布于湖北、安徽、浙江、江西、福建、广东、广西、四川、贵州。湖南全省山地广布。

【性味归经】 根：味甘，性平。枝叶：味苦，性寒。

【功 用 主 治】 根：益气、健脾；主治气虚食少、消化不良。枝叶：清热解毒；主治痈疽、疮疖。

【用 法 用 量】 内服：煎汤，9~15 g；或炖鸡蛋或猪肉。

796. 忍冬

【药 材 名 称】 金银花。

【学名及分类】 *Lonicera japonica* Thunb.，为忍冬科忍冬属植物。

【俗　　　名】 老翁须、鸳鸯藤、蜜桶藤、子风藤、右转藤、二宝藤、二色花藤、银藤、金银藤、金银花、双花。

【习性及生境】 生于海拔1 500 m以下的山坡疏林、灌木丛中或村寨旁、路边，亦有栽培。

【识 别 特 征】 半常绿藤本；幼枝橘红褐色，密被黄褐色、开展的硬直糙毛、腺毛和短柔毛。叶纸质，卵形至矩圆状卵形，顶端尖，基部圆，上面深绿色，下面淡绿色。总花梗通常单生于小枝上部叶腋；苞片大，叶状，卵形至椭圆形；小苞片为萼筒的1/2~4/5；萼齿卵状三角形；花冠白色，唇形，筒稍长于唇瓣，上唇裂片顶端钝形，下唇带状而反曲；雄蕊和花柱均高出花冠。果实圆形，有光泽；种子卵圆形，中部有1凸起的脊，两侧有浅的横沟纹。花期4—6月，果熟期10—11月。

【药 用 部 位】 花蕾。

【采 收 加 工】 金银花加工：将金银花从藤上采摘下来，含苞待放的最好，马上把家里的炒锅擦干净，不要有油渍，然后把锅烧热，放入采回来的金银花炒制，炒到变色，散发出香味，至熟透程度为止。将炒好的金银花放在太阳下晒干，金银花要多晒几次，一次晒干后放置几天再晒，然后密封保存即可。在花蕾上部膨大、由绿变白、尚未开放时采收最适宜。金银花采后应立即晾干或烘干，防止沤花发霉变质。晾干时不宜任意翻动，以防花发黑。烘干温度应控制，初烘30~35 ℃，2 h后升至40 ℃，烘5~10 h，而后控制室温保持45~50 ℃烘10 h后，升温至55~60 ℃，使花迅速干燥。烘时亦不宜任意翻动或未干时停烘。烘干比晾干产量高、质量好。

【产地及分布】 全国（除高寒干旱地区）分布。湖南全省广布，家种药材主要生产区为桂阳、耒阳、新宁、溆浦、隆回、安化、衡阳、攸县、醴陵、桃源、宁乡、汉寿。

【性味归经】 味甘,性寒,归心、肝、胃经。

【功用主治】 祛风除湿、清热消肿、止痛、解毒;主治风湿性关节痛、疗疮肿毒、温病发热、热毒血痢、痈肿、喉痹及多种感染性疾病。

【用法用量】 内服:煎汤,10~20 g;或入丸、散。外用:捣敷。

选方

(1)治太阴温病初起,邪在肺卫,但发热而不恶寒,且口渴者:连翘一两,金银花一两,苦桔梗六钱,薄荷六钱,竹叶四钱,生甘草五钱,芥穗四钱,淡豆豉五钱,牛蒡子六钱。上杵为散,每服六钱,鲜苇根汤煎服。

(2)治太阴暑温,汗后余邪未尽,头感微胀,视物不清:鲜荷叶边二钱,鲜金银花二钱,西瓜翠衣二钱,鲜扁豆花一枝,丝瓜皮二钱,鲜竹叶心二钱。上药用水二杯,煮取一杯,一日二次分服。

(3)治疮疡痛甚,色紫变黑者:金银花连枝、叶(锉)二两,黄芪四两,甘草一两。上细切,用酒一升,同入壶瓶内闭口,重汤内煮三二时辰,取出去滓,顿服。

(4)治发背,恶疮,托里,止痛,排脓:金银花四两,甘草一两(炒)。上为粗末,每服四钱,水、酒各一盏,煎至一盏,去渣,稍热服之。

(5)治痈疽发背初起:金银花半斤,水十碗,煎至二碗,入当归二两,同煎至一碗,一气服之。

(6)治消渴愈后,预防发痈疽,宜先服此:忍冬草根、茎、花、叶皆可,不拘多少,入瓶内,以无灰好酒浸,以糠火煨一宿,取出晒干。入甘草少许,碾为细末,以浸药酒,打面糊丸梧子大。每服五十丸至百丸,汤酒任下。此药不特治痈疽,大能止渴。

(7)治乳岩积久渐大,色赤出水,内溃深洞:金银花、黄芪(生)各五钱,当归八钱,甘草一钱八分,枸橘叶(即臭橘叶)五十片。水酒各半煎服。

797. 大花忍冬

【药材名称】 金银花。

【学名及分类】 *Lonicera macrantha* (D. Don) Spreng.,为忍冬科忍冬属植物。

【俗　　名】 拟大花忍冬、大金银花、左转藤。

【习性及生境】 生于海拔500~1 500 m的山地林缘灌木丛中。

【识别特征】 木质藤本。幼枝或其顶梢及总花梗有薄绒状短糙伏毛。叶革质,卵形、卵状披针形,顶端尖或渐尖,基部圆形、微心形,下面散生暗橘黄色微腺毛,网脉凸起而呈明显蜂窝状。花有香味,圆锥状花序;苞片披针形或条状披针形;小苞片圆卵形或倒卵形,长约为萼筒之半;萼筒常有蓝白色粉,萼齿三角形,比萼筒稍短;花冠白色,后变黄色;雄蕊生于花冠筒顶端。果实黑色,常有蓝白色粉,圆形。花期6月中旬至7月上旬,果熟期10—11月。

【药用部位】 花蕾。

【采收加工】 山银花扦插苗种植后次年开始开花,实生苗种植后第3年开始开花,4~5年进入盛花期。当花蕾呈白色,上部膨大,欲开未开时采下。采收过早,花蕾小,产量低;采收过迟,花已开放,折干率低、品质下降。采收时用竹(藤)篮(筐)等透气性好的容器盛装,采回来的鲜花不宜堆放,应摊薄晾开,以免发热变黑。采收回来的鲜花要及时干燥,防止堆沤发酵。干燥方法有多种,如晒干法、烘干法和杀青烘干法等。

【产地及分布】 国内分布于华东(除江苏)、华南及湖北、四川、贵州。湖南全省山地散见,产隆回、石门、桑植、花垣、新晃、芷江、通道、洞口、武冈、新宁、江永,家种药材主要生产区为桂阳、耒阳、新宁、溆浦、隆回、安化、衡阳、攸县、醴陵、桃源、宁乡、汉寿。

【性味归经】 味甘、淡,性寒,归肺、肝、胃经。

【功用主治】 祛风除湿、清热止痛、解毒;主治感冒咳嗽、咽喉肿痛、目赤肿痛、肺痈、乳痈、湿疮、风湿性关节痛、劳伤、疔疮肿毒。

【用法用量】 内服:煎汤,10~20 g;或入丸、散。外用:捣敷。

同忍冬。

798. 菰腺忍冬

【药材名称】 金银花。

【学名及分类】 *Lonicera hypoglauca* Miq.,为忍冬科忍冬属植物。

【俗　　名】 山银花、大叶金银花、大金银花、大银花、红腺忍冬、净花菰腺忍冬。

【习性及生境】 生于海拔300~700 m的灌木丛或疏林中。

【识别特征】 落叶木质藤本;幼枝、叶柄、叶下面和上面中脉及总花梗均密被上端弯曲的淡黄褐色短柔毛。叶纸质,卵形至卵状矩圆形,顶端渐尖,基部近圆形,有无柄或具极短柄的黄色至橘红色蘑菇形腺。双花单生至多朵集生于侧生短枝上;苞片条状披针形,与萼筒几等长,外面有短糙毛和缘毛;小苞片圆卵形或卵形,顶端钝,长约为萼筒的1/3,有缘毛,萼齿三角状披针形,长为筒的1/2~2/3;花冠白色,后变黄色。果实熟时黑色,近圆形,有时具白粉;种子淡黑褐色,椭圆形。花期4—5月,果熟期10—11月。

【药用部位】 花蕾。

【采收加工】 把采回的鲜花摊薄在石块上或竹席上置于太阳下曝晒,边晒边翻动,晒至足干为度。当天晾晒干的花,色白,色泽好。

【产地及分布】 国内分布于湖北、安徽、浙江、江西、福建、台湾、广东、广西、四川、贵州、云南。湖南省内产通道、洞口、城步、宜章、桂阳、耒阳、新宁、溆浦。

【性味归经】 味甘、淡,性寒,归肺、肝、胃经。

【功用主治】 祛风、清热、解毒;主治感冒咳嗽、咽喉肿痛、目赤肿痛、肺痈、乳痈、湿疮、温病发热、热毒血痢、痈肿、疔疮、喉痹及多种感染性疾病。

【用法用量】 内服:煎汤,10~20 g;或入丸、散。外用:捣敷。

同忍冬。

799. 败酱

【药材名称】 败酱。

【学名及分类】 *Patrinia scabiosifolia* Fisch. ex Trevir.,为忍冬科败酱属植物。

【俗　　名】 黄花龙牙、黄花苦菜、苦菜、山芝麻、麻鸡婆、将军草、野黄花、野芹。

【习性及生境】 生于海拔400~800 m的山坡沟谷灌木丛边、林缘草地或半湿草地。

【识别特征】 多年生草本,高30~100 cm;茎直立,基生叶丛生,花时枯落,卵形、椭圆形或椭圆状披针形,顶端钝或尖,基部楔形,边缘具粗锯齿,上面暗绿色,背面淡绿色,茎生叶对生,宽卵形至披针形,顶生裂片卵形、椭圆形,花序为聚伞花序组成的大型伞房花序,顶生,总苞线形,苞片小;花小,萼齿不明显;花冠钟形,黄色,花冠裂片卵形,花丝不等长,花药长圆形,瘦果长圆形,扁平种子。花期7—9月。

【药用部位】 全草。

【采收加工】 7—9月采收全株,切段,晒干。

【产地及分布】 全国(除沙漠区)广布。湖南全省山地广布。

【性味归经】 味辛、苦,性微寒,归胃、大肠、肝经。

【功用主治】 清热解毒、活血排脓;主治肠痈、肺痈、痈肿、痢疾、产后瘀滞腹痛。

【用法用量】 内服:煎汤,10~15 g。外用:鲜品捣敷患处。

选方

(1)治肠痈之为病,其身甲错,腹皮急,按之濡,如肿胀,腹无积聚,身无热,脉数,此为肠内有痈脓:薏苡仁十分,附子二分,败酱五分。上三味,杵为末,取方寸匕,以水二升,煎减半,顿服,小便当下。

(2)治吐血、衄血,因积热妄行者:败酱二两,黑山栀三钱,怀熟地五钱,灯心草一钱。水煎,徐徐服。

(3)治产后腹痛如锥刺者:败酱五两。水四升,煮二升,每服二合,日三服。

(4)治无名肿毒:鲜败酱全草30~60 g。酒水各半煎服;渣捣烂敷患处。

(5)治赤白痢疾:鲜败酱草60 g,冰糖15 g。开水炖服。

(6)治蛇咬:败酱草250 g,煎汤炖服。另用败酱草杵细外敷。

800. 攀倒甑

【药材名称】 败酱。

【学名及分类】 *Patrinia villosa* (Thunb.) Juss.,为忍冬科败酱属植物。

【俗　　名】 白花败酱、毛败酱、败酱、苦斋、胭脂麻、苦菜、萌菜、苦斋草。

【习性及生境】 生于海拔500~1 700 m的荒山草地、林缘灌木丛中。

【识别特征】 多年生草本,高50~100(120)cm;地下根状茎长而横走,偶在地表匍匐生长;茎密被白色倒生粗毛。基生叶丛生,叶片卵形、宽卵形或卵状披针形至长圆状披针形。由聚伞花序组成顶生圆锥花序或伞房花序,分枝达5~6级。瘦果倒卵形,与宿存增大苞片贴生。花期8—10月,果期9—11月。

【药用部位】 全草。

【采收加工】 7—9月采收全株,切段,晒干。

【产地及分布】 国内分布于华中、华东、华南及四川、贵州等地。湖南全省山地广布。

【性味归经】 味辛、苦,性微寒,归胃、大肠、肝经。

【功用主治】 清热解毒、活血排脓;主治肠痈、肺痈、痈肿、痢疾、产后瘀滞腹痛。

【用法用量】 内服:煎汤,10~15 g。外用:鲜品捣敷患处。

801. 少蕊败酱

【药材名称】 败酱。

【学名及分类】 *Patrinia monandra* C. B. Clarke,为忍冬科败酱属植物。

【俗　　名】 细样苦斋、马竹霄、无心草。

【习性及生境】 生于海拔(100~)400~1 300(~1 600) m的山坡草丛或疏林下、溪边、路旁。

【识别特征】 二年生或多年生草本,高150~200 cm;常无匍匐根茎,主根系粗壮。单叶对生,纸质,不分裂,先端钝,基部楔形下延,边缘具不整齐粗钝齿。聚伞花序组成顶生疏散伞房花序;苞叶卵形、长圆形,具钝齿。花梗极短;萼齿5,钝齿状;花冠钟状,淡黄色,裂片稍不等形;雄蕊4,二强,伸出,花药长圆形,花粉粒圆形;3室,2不育子室肥厚;柱头截头状。瘦果倒卵状椭圆形;种子扁椭圆形。翅状果苞干膜质,卵形。花期7—10月,果期8—10月。

【药用部位】 全草。

【采收加工】 夏、秋季采收全草,干燥,切碎,贮存备用。

【产地及分布】 国内分布于辽宁、山东、河南、陕西、甘肃、安徽、江苏、浙江、江西、湖南、湖北、四川、重庆、贵州、云南、台湾、广西。湖南省内分布于南岳、武冈、宜章、永顺。

【性味归经】 味苦、辛,性凉。

【功用主治】 清热利湿、解毒排脓、活血祛瘀;主治肝炎、目赤红肿、泄泻、肠痈、产后瘀滞腹痛、痈肿疔疮。

【用法用量】 内服:煎汤,10~20 g;外用:研末涂或鲜品捣敷。

选方

(1)阑尾脓肿:全草、银花、蒲公英、紫花地丁、马齿苋、制大黄各五钱,水煎服。

(2)盆腔脓肿:全草、大血藤各四钱,水煎服。连服12剂至排黄水为止;若排血要继续服药,一般在经期前三至五天开始服药。

(3)转氨酶增高:全草一两半,白英、六月雪各一两,水煎服。

(4)多发性脓肿:鲜全草二至四两水煎,冲黄酒服。或配大血藤二两,马鞭草一两,水煎服。

(5)肾盂肾炎:全草、车前草、苄各四钱,金银花、灯芯草、鱼腥草各五钱,芦竹根一两,杨柳根三钱,水煎服。

(6)肠炎:全草四两,水煎服。

802. 缬草

【药材名称】 缬草。

【学名及分类】 *Valeriana officinalis* L.,为忍冬科缬草属植物。

【俗　　名】 小救贺、大救贺、五里香、满坡香、满山香、珍珠香、香草、媳妇菜、拔地麻、欧缬草、广州拔地麻、宽叶缬草。

【习性及生境】 生于海拔500~1 800 m的山坡草地林下、沟边。

【识别特征】 多年生高大草本,高可达100~150 cm;根状茎粗短呈头状,须根簇生;茎中空。匍枝叶、基出叶和基部叶在花期常凋萎。茎生叶卵形至宽卵形,羽状深裂;裂片披针形,顶端渐窄,基部下延,全缘。花序顶生,成伞房状三出聚伞圆锥花序;小苞片中央纸质,两侧膜质。花冠淡紫红色或白色,花冠裂片椭圆形,雌雄蕊约与花冠等长。瘦果长卵形。花期5—7月,果期6—10月。

【药用部位】 根。

【采收加工】 9—10月间采挖,去掉茎叶及泥土,晒干。

【产地及分布】 国内东北至西南广布。湖南省内产桑植、沅陵、龙山、洪江、城步。

【性味归经】 味辛、苦,性温,归心、肝经。

【功用主治】 安心神、祛风湿、行气血、止痛;主治心神不安、心悸失眠、癫狂、脏燥、风湿痹痛、脘腹胀痛、痛经、经闭、跌打损伤。

【用法用量】 内服:煎汤,3~9 g,或研末;或浸酒。外用:研末调敷。

选方

(1)治神经衰弱,心悸:缬草6 g,水煎服;或缬草30 g,浸于白酒150 ml,48 h后分服(本方为1星期量)。

(2)治神经衰弱,失眠:缬草9 g,煎服。或缬草、合欢皮、石菖蒲各9 g。煎服。

(3)治癔病:①缬草9 g,陈皮30 g。水煎服。②缬草、甘草各9 g,大枣5枚。煎服。

(4)治胃神经症:缬草、木香、吴茱萸各6 g。煎服。

(5)治腰痛、腿痛、跌打损伤:缬草3 g。研末水冲服或加童便冲服。

803. 柔垂缬草

【药 材 名 称】 蛇头细辛。

【学名及分类】 *Valeriana flaccidissima* Maxim.,为忍冬科缬草属植物。

【俗　　　名】 蜘蛛香、水臭草、阿计欧、岩边香。

【习性及生境】 生于海拔1 000~3 600 m林缘、草地、溪边等水湿条件较好的草地。

【识 别 特 征】 细柔草本,高20~80 cm;植株稍多汁;根茎细柱状,具明显的环节。基生叶与匍枝叶同形,钝头,波状圆齿或全缘。茎生叶卵形,羽状裂片3~7枚;顶端裂片卵形,钝头或渐尖,边缘具疏齿,侧裂片与顶裂片同形而依次渐小。花序顶生,伞房状聚伞花序;苞片和小苞片线形至线状披针形。花淡红色,花冠裂片长圆形至卵状长圆形,花冠裂片较花冠筒为短;雌雄蕊常伸出于花冠之外。瘦果线状卵形,光秃。花期4—6月,果期5—8月。

【药 用 部 位】 根、根茎。

【采 收 加 工】 夏、秋季采挖,除去茎叶,洗净,鲜用或晒干。

【产地及分布】 国内分布于陕西、台湾、湖北、四川、贵州、云南。湖南省内分布于麻阳、洪江、新化、花垣。

【性 味 归 经】 味辛、微甘,性温

【功 用 主 治】 祛风、散寒、除湿、消食;主外感风寒、风湿痹痛、食积腹胀。

【用 法 用 量】 内服:煎汤,9~15 g。

选方

(1)治感冒风寒:蛇头细辛9~15 g。煎水服。

(2)治风湿痛:蛇头细辛、牛膝、木通各9 g。煎水服。

(3)治小儿白口疮:蛇头细辛适量,捣烂搽患处。

桔梗科

804. 半边莲

【药 材 名 称】 半边莲。

【学名及分类】 *Lobelia chinensis* Lour.,为桔梗科半边莲属植物。

【俗　　　名】 半边莲、急解索、细米草、瓜仁草。

【习性及生境】 生于海拔1 000 m以下的水田边、路沟边及潮湿的阴坡荒地。

【识 别 特 征】 多年生草本。茎细弱,匍匐,节上生根,分枝直立。叶互生,无柄或近无柄,椭圆状披针形至条形,先端急尖,基部圆形至阔楔形,全缘。花通常1朵,生分枝的上部叶腋;花梗细;花萼筒倒长锥状;花冠粉红色,背面裂至基部,裂片全部平展于下方,呈一个平面,2侧裂片披针形,较长,中间3枚裂片椭圆状披针形;雄蕊花丝中部以上连合。蒴果倒锥状。种子椭圆状,稍扁压,近肉色。花果期5—10月。

【药用部位】 带根全草。

【采收加工】 7—9月生长茂盛时,选晴天,带根拔起,鲜用,随采随用。

【产地及分布】 国内分布于湖北、江苏、安徽、浙江、江西、福建、台湾、广东、广西、四川、贵州、云南。湖南全省广布。

【性味归经】 味甘,性平,归心、肺、小肠经。

【功用主治】 清热解毒、利水消肿;主治毒蛇咬伤、痈肿疔疮、扁桃体炎、湿疹、足癣、跌打损伤、湿热黄疸、阑尾炎、肠炎、肾炎、肝硬化腹水及多种癌症。

【用法用量】 内服:煎汤,15~30 g,或捣汁。外用:捣敷,或捣汁调涂,或滴耳。

选方

(1)治毒蛇伤:半边莲15 g,鸡冠花蕊30 g。用米酒适量捣烂过滤,将药汁内服,药渣外敷伤口。

(2)治肝癌:半边莲、半枝莲、黄毛耳草、薏苡仁各30 g,天胡萝60 g。水煎服。也作肌内注射(每1 ml含生药3 g),每日1~2次,每次3~4 ml。

(3)治鼻腔癌:半边莲60 g,鲜老鹳草60 g。水煎服。

(4)治喉蛾:鲜半边莲如鸡蛋大一团,放在瓷碗内,加好烧酒90 g,同擂极烂,绞取药汁,分3次口含,每次含10~20 min吐出。

(5)治时行赤眼或起星翳:鲜半边莲,洗净,揉碎作一小丸,塞入鼻腔,患左眼塞右鼻,患右眼塞左鼻。3~4 h换1次。

(6)治黄疸,水肿,小便不利:半边莲30 g,白茅根30 g。水煎,分2次用白糖调服。

(7)治肾炎:半边莲60 g,六月雪根、虎刺根、乌豆各30 g。水煎服,忌盐,每日1剂。

(8)治湿疹(包括香港脚):半边莲、蛇总管、蛇退步、秋苦瓜各等份。共研细末,用茶油或白醋调搽患处。

(9)治呕泻:半边莲15 g,水杨柳12 g,车前草30 g,萝卜12 g。捣烂,开水冲服。

(10)治偏头痛:半边莲、五爪风、梨头草各9 g。水煎兑酒服。

(11)治呴喘:用半边莲草、雄黄各二钱。二味捣为泥,放铜器内,用碗覆之,待其青色,饭糊为丸,如梧桐子大,每服九丸,空心盐汤送下。

(12)治百日咳:半边莲30 g。煎汤,煮猪肺1个,吃汤和肺。

805. 江南山梗菜

【药材名称】 江南山梗菜。

【学名及分类】 *Lobelia davidii* Franch.,为桔梗科半边莲属植物。

【俗　　名】 节节花、苦菜、广西大将军、四川山梗菜、广西山梗菜。

【习性及生境】 生于海拔300~1 600 m的山地林边或沟边较阴湿处。

【识别特征】 多年生草本,高可达180 cm。主根粗壮,侧根纤维状。茎直立,分枝或不分枝。叶螺旋状排列;叶片卵状椭圆形至长披针形,先端渐尖,基部渐狭成柄;叶柄两边有翅,向基部变窄。总状花序顶生。苞片卵状披针形,比花长;花梗有极短的毛和很小的小苞片;花萼筒倒卵状;花冠紫红色或红紫色,近二唇形;雄蕊在基部以上连合成筒。蒴果球状。种子黄褐色,稍压扁,椭圆状,一边厚而另一边薄,薄边颜色较淡。花果期8—10月。

【药用部位】 根或全草。

【采收加工】 夏、秋季采收。洗净,鲜用或晒干。

【产地及分布】 国内分布于西南及湖北、安徽、浙江、江西、福建、广东、广西。湖南全省广布。

【性味归经】 味辛、甘,性平,小毒,归肺、肾经。

【功用主治】 宣肺化痰、清热解毒、利尿消肿;主治咳嗽痰多、水肿、痈肿疮毒、下肢溃烂、蛇虫咬伤。

【用法用量】 内服:煎汤,3~9 g。外用:鲜品适量,捣敷。

806. 党参

【药材名称】 党参。

【学名及分类】 *Codonopsis pilosula*（Franch.）Nannf.,为桔梗科党参属植物。

【俗　　　名】 缠绕党参、素花党参。

【习性及生境】 生于海拔 1 560~3 100 m 的山地林边及灌丛中。全国各地有大量栽培。

【识别特征】 多年生草质藤本。茎基具多数瘤状茎痕,根常肥大呈纺锤状或纺锤状圆柱形,茎缠绕,不育或先端着花,黄绿色或黄白色,叶在主茎及侧枝上的互生,叶片卵形或狭卵形,边缘具波状钝锯齿,上面绿色,下面灰绿色,花单生于枝端,与叶柄互生或近于对生,花冠上位,阔钟状,裂片正三角形,花药长形,种子多数,卵形,无翼,细小,棕黄色,光滑无毛。花果期7—10月。

【药用部位】 根。

【采收加工】 9—10月,将根挖出,晒4~6 h,然后用绳捆起,揉搓使根充实,经反复3~4次处理后,即可扎成小捆。贮藏期间宜放于凉爽干燥处,避免虫蛀。

【产地及分布】 国内分布于东北、华北及陕西、宁夏、甘肃、青海、河南、四川、云南、西藏。湖南省内林区常见栽培或逸生。

【性味归经】 味甘,性平,归脾、肺经。

【功用主治】 健脾补肺、益气生津;主治脾胃虚弱、食少便溏、四肢乏力、肺虚喘咳、气短自汗、气血两亏诸证。

【用法用量】 内服:煎汤,6~15 g;或熬膏、入丸、散。生津、养血宜生用;补脾益肺宜炙用。

选方

(1)清肺气,补元气,开声音,助筋力:党参一斤(软甜者,切片),沙参半斤(切片),桂圆肉四两。水煎浓汁,滴水成珠,用瓷器盛贮。每用一酒杯,空心滚水冲服,冲入煎药亦可。

(2)治小儿自汗症:每日用党参30 g,黄芪20 g。水煎成50 ml,分3次服,1岁以内减半。

(3)治服寒凉峻剂,以致损伤脾胃,口舌生疮:党参(焙)、黄芪(炙)各二钱,茯苓一钱,甘草(生)五分,白芍七分。白水煎,温服。

(4)治小儿口疮:党参30 g,黄柏15 g。共为细末,吹撒患处。

(5)治脱肛:党参30 g,升麻9 g,甘草6 g。水煎2次,早晚各1次。

(6)抑制或杀灭麻风杆菌:党参、重楼(蚤休)、刺包头根皮(楤木根皮)各等量。将党参、重楼研成细粉;再将刺包头根皮加水适量煎煮3次,将3次煎液浓缩成一定量(能浸湿党参、重楼细粉)的药液,加蜂蜜适量,再将重楼、党参细粉倒入捣匀作丸,每丸重9 g;亦可做成膏剂。日服3次,每次1丸,开水送服。

807. 川党参

【药材名称】 党参。

【学名及分类】 *Codonopsis pilosula* subsp. *tangshen*（Oliv.）D. Y. Hong,为桔梗科党参属植物。

【俗　　　名】 上党人参、黄参、防党参、上党参、狮头参、中灵草。

【习性及生境】 生于海拔 1 000~1 700 m 的山地林边灌木丛中,现有人量栽培。

【识别特征】 多年生草本。茎基微膨大,具多数瘤状茎痕,根常肥大呈纺锤状,较少分枝,上端有稀或较密的环纹。茎缠绕,长有多数分枝,具叶,不育,淡绿色、黄绿色或下部微带紫色,叶在主茎及侧枝上的互生,在小枝上的近于对生。花单生于枝端;花有梗;花萼几乎完全不贴生于子房上;花冠上位,钟状,淡黄绿色而内有紫斑;花丝基部微扩大;子房对花冠言为下位。蒴果下部近于球状,上部短圆锥状。种子多数,椭圆状,棕黄色。花果期7—10月。

【药用部位】 根。

【采收加工】 秋季地上茎叶开始枯黄至次年早春土壤解冻后萌芽前均可采挖,最佳采收期为秋季。采收时选择晴天,完整挖出党参根。党参根嫩脆,易破皮断裂,要尽量避免伤根,党参根挖出后,先在地上晾晒,抖净泥土,再运回加工。将挖出的党参去净残茎,洗净泥沙,晾晒至三四成干时,党参皮略起润发软,一把一把地用手或木板反复揉搓。揉搓时若党参太干,可蘸点水,揉搓至党参皮肉相连,内部充实。如此反复3~5次,至手感觉干时(约九成干),扎成小把,堆起来压紧,过3~5 d再晒干,即可储藏。贮藏期间宜放于凉爽干燥处,避免虫蛀。

【产地及分布】 国内分布于陕西、湖北、四川、贵州。湖南省内产桑植、石门、永顺。

【性味归经】 味甘,性平,归脾、肺经。

【功用主治】 健脾补肺、益气生津;主治脾胃虚弱、食少便溏、四肢乏力、肺虚喘咳、气短自汗、气血两亏诸证。

【用法用量】 内服:煎汤,6~15 g;或熬膏、入丸、散。生津、养血宜生用;补脾益肺宜炙用。

同党参。

808. 羊乳

【药材名称】 山海螺。

【学名及分类】 *Codonopsis lanceolata* (Siebold et Zucc.) Trautv.,为桔梗科党参属植物。

【俗　　名】 轮叶党参、羊奶参、四叶参、山海螺、奶党。

【习性及生境】 生于海拔500~1 500 m的山野沟洼潮湿处及灌木丛中。

【识别特征】 多年生缠绕草本。植株全体光滑无毛。茎基略近于圆锥状,表面有多数瘤状茎痕,根常肥大呈纺锤状,表面灰黄色。茎缠绕,常有多数短细分枝,黄绿而微带紫色。叶在主茎上的互生,披针形,细小;在小枝顶端通常2~4叶簇生,叶柄短小,叶片菱状卵形,顶端尖或钝,基部渐狭。花单生或对生于小枝顶端;花萼贴生至子房中部,筒部半球状,裂片湾缺尖狭,裂片卵状三角形;花冠阔钟状,浅裂;花盘肉质,深绿色;花丝钻状,基部微扩大;子房下位。蒴果下部半球状。种子多数,卵形,有翼。花果期7—8月。

【药用部位】 根。

【采收加工】 8—9月采挖,鲜用或切片晒干。

【产地及分布】 全国(除西北)分布。湖南全省各地散见,产桑植、永顺、洪江、武冈、新宁、宜章、长沙、南岳。

【性味归经】 味甘、辛,性平,归脾、肺经。

【功用主治】 益气养阴、解毒消肿、排脓、通乳;主治神疲乏力、头晕头痛、肺痈、乳痈、肠痈、疮疖肿毒、喉蛾、瘰疬、产后乳少、白带、毒蛇咬伤。

【用法用量】 内服:煎汤,15~60 g;鲜45~120 g。外用:鲜品捣敷。

(1)治身体虚弱,头晕头痛:奶党60 g。水煎取汁,用汁煮鸡蛋2个,食蛋服汤。

(2)治咳嗽吐痰:山海螺60 g,桔梗、木贼草各9 g。水煎服。

(3)治乳蛾,肠痈,肺痈:山海螺、蒲公英各15 g。煎服。

(4)治各种痈疽肿毒及乳痈、瘰疬:(山海螺)鲜根120 g。水煎服,连服3~7 d。

(5)通乳:山海螺60 g,通草、木通各9 g。煮肉食。

(6)治阴虚头痛,妇人白带:羊乳45 g,用猪瘦肉120 g。炖汤,以汤煎药服。

(7)治毒蛇咬伤:鲜羊乳根120 g。切碎,水煎服,每日2次。另用龙胆草根加水捣烂外敷。

809. 金钱豹

【药材名称】 土党参。

【学名及分类】 *Campanumoea javanica* Blume,为桔梗科金钱豹属植物。

【俗　　名】 土人参、算盘果、野党参果、土党参。

【习性及生境】 生于海拔1 500 m以下的向阳草坡或丛林中。

【识别特征】 多年生草质缠绕藤本,具乳汁,具胡萝卜状根。茎无毛,多分枝。叶对生,极少互生的,具长柄,叶片心形或心状卵形,边缘有浅锯齿,极少全缘的。花单朵生叶腋,花萼与子房分离,5裂至近基部,裂片卵状披针形;花冠上位,白色或黄绿色,内面紫色,钟状,裂至中部;雄蕊5枚;柱头4~5裂,子房和蒴果5室。浆果黑紫色,紫红色,球状。种子不规则,面有网状纹饰。花期8—9月。

【药用部位】 根。

【采收加工】 9—10月采挖,晒干。

【产地及分布】 国内分布于湖北、安徽、浙江、江西、福建、台湾、广东、广西、四川、贵州。湖南全省山地散见,产桑植、石门、沅陵、永顺、保靖、凤凰、芷江、武冈、新宁、宜章。

【性味归经】 味甘,性平,归脾、肺经。

【功用主治】 健脾益气、补肺止咳、下乳;主治虚劳内伤、气虚乏力、心悸、多汗、脾虚泄泻、白带、乳汁稀少、小儿疳积、遗尿、肺虚咳嗽。

【用法用量】 内服:煎汤,15~30 g;干品9~15 g外用:鲜品捣烂敷。

选方

(1)治脾胃虚弱、倦怠:金钱豹根15~60 g。水煎服。

(2)治虚劳:土党参60 g,糯米300 g。水煎服。

(3)治多汗、心悸:土党参15 g。水煎服。

(4)治脾虚泄泻:土党参15~30 g,大枣9~15 g。水煎服。

(5)治小儿疳积:鲜土党参30 g,白糖适量,水煎服,或取汤冲鲜鸡蛋1枚服。土党参15 g,仙茅4~6 g,猪瘦肉60 g。炖服。

(6)治小儿遗尿:土党参根60~120 g,猪瘦肉120 g。水炖,服汤食肉。

(7)治白带(气虚证):金钱豹根30 g,胭脂花根、扁豆各15 g。炖肉服。

(8)治肺痿声哑:土党参鲜根90 g,猪肺一具。炖服。

(9)治寒咳:土党参根60 g,白胡椒、艾叶各15 g。水煎服。

(10)治乳汁少:土党参30 g。煮猪脚食。

(11)治痈疽难溃:鲜土党参60 g,冰糖6 g。水煎服。渣捣烂敷患处。

(12)治神经衰弱:金钱豹60 g。煎水加冰糖少许,冲服。

(13)治外伤出血:土党参适量。研末撒于患处。

810. 轮钟草

【药材名称】 长叶轮钟草。

【学名及分类】 *Cyclocodon lancifolius* (Roxb.) Kurz,为桔梗科轮钟草属植物。

【俗　　名】 山荸荠、肉算盘。

【习性及生境】 生于海拔500~1 400 m以下的林下、草地或灌木丛中。

【识别特征】 多年生直立或蔓性草本,有乳汁。茎高可达3 m,中空,分枝多而长,平展。叶对生,具短柄,叶片卵形,顶端渐尖,边缘具细尖齿,锯齿。花通常单朵顶生兼腋生,花梗中上部或在花基部有一对丝状小苞片。花萼裂片5枚,相互间远离,丝状,边缘有分枝状细长齿;花冠白色或淡红色,管状钟形,裂片卵形;雄蕊花丝与花药等长,花丝基部宽而成片状。浆果球状,熟时紫黑色。种子极多数。花期7—10月。

【药用部位】 根。

【采收加工】 夏、秋季采挖,洗净,鲜用或晒干。

【产地及分布】 国内分布于西南及湖北、浙江、福建、台湾、广东、广西。湖南全省山地散见,产龙山、桑植、石门、永顺、凤凰、沅陵、芷江、洪江、通道、城步、江华、宜章。

【性味归经】 味甘、微苦,性平,归肺经。

【功用主治】 补虚益气、祛痰止痛;主治劳倦气虚乏力、跌打损伤、肠绞痛。

【用法用量】 内服:煎汤,15~30 g,或泡酒服。外用:适量,捣敷。

811. 桔梗

【药材名称】 桔梗。

【学名及分类】 *Platycodon grandiflorus* (Jacq.) A. DC.,为桔梗科桔梗属植物。

【俗　　名】 铃铛花、包袱花。

【习性及生境】 生于海拔300~1 400 m的山地草坡、林缘,亦有栽培。

【识别特征】 多年生草本。茎高20~120 cm,通常无毛,偶密被短毛,不分枝,极少上部分枝。叶全部轮生,部分轮生至全部互生,无柄,叶片卵形,卵状椭圆形至披针形。花单朵顶生,或数朵集成假总状花序,或有花序分枝而集成圆锥花序;花萼筒部半圆球状或圆球状倒锥形,被白粉,裂片三角形,或狭三角形;花冠大,蓝色或紫色。蒴果球状,或球状倒圆锥形,或倒卵状。花期7—9月。

【药用部位】 根。

【采收加工】 秋季地上部分枯萎时挖根,洗净泥土,趁鲜用碗片或竹片刮去外皮,放清水中浸2~3 h,捞起,晒干;或去芦切片,晒干。

【产地及分布】 我国产东北、华北、华东、华中各省以及广东、广西(北部)、贵州、云南东南部(蒙自、砚山、文山)、四川(平武、凉山以东)、陕西。湖南全省各地散见。

【性味归经】 味苦、辛,性平,归肺、胃经。

【功用主治】 宣肺、祛痰、利咽、排脓;主治咳嗽痰多、咽喉肿痛、肺痈吐脓、胸满胁痛、痢疾腹痛、小便癃闭。

【用法用量】 内服:煎汤,3~10 g;或入丸、散。外用:烧灰研末敷。

选方

(1)治风痰壅盛,咳嗽不已:桔梗(炒)、防己、白矾(枯)各一两,雄黄半两(研)。上为末,水浸,蒸饼,丸如鸡头大,每服一粒,绵裹含化。

(2)治肺痈,咳而胸满,振寒脉数,咽干不渴,时出浊唾腥臭,久久吐脓如米粥者:桔梗一两,甘草二两。上二味,以水三升,煮取一升,分温再服。

(3)治痘疮已靥未靥之间,风热咳嗽,咽膈不利:桔梗、甘草、防风各等份。水煎服。

(4)治肺虚声音不出:桔梗一两(切,用蜜拌,于饭上蒸三日),诃黎勒(去核)四个(二个炮,二个生用,趁热捣),甘草一两(半生半炙)。上三味为末,每服二钱匕,用马勃同砂糖少许,拌和为丸,含化咽津。

(5)治寒实结胸,无热证者:桔梗三分,巴豆一分(去皮、心,熬黑,研如脂),贝母三分。上三味为散,以白饮和服,强人半钱匕,羸者减之。病在膈上必吐,在膈下必利。不利,进热粥一杯;利过不止,进冷粥一杯。

(6)治伤寒痞气,胸满欲死:桔梗、枳壳(炙,去瓤)各一两。上锉如米豆大,用水一升半,煎减半,去滓,分二服。

(7)治伤寒腹胀,阴阳不和:桔梗、半夏、陈皮各三钱,姜五片。水二钟,煎一钟服。

(8)治牙疳臭烂:桔梗、茴香等份。烧研敷之。

(9)治妊娠中恶,心腹疼痛:桔梗一两(锉)。水一钟,生姜三片,煎六分,温服。

(10)治霍乱吐利已定,汗出厥冷,四肢拘急,腹中痛不解,脉欲绝:桔梗(锉、炒)一两,甘草(炙)、附子(炮裂,去皮、脐)各二两,干姜(炮)一两。上四味,锉如麻豆。每服三钱匕,水一盏,煎至七分,去滓温服。

812. 蓝花参

【药材名称】 蓝花参。

【学名及分类】 *Wahlenbergia marginata*(Thunb.)A. DC.,为桔梗科蓝花参属植物。

【俗　　名】 细叶沙参、毛鸡腿、拐棒参、娃儿菜、牛奶草。

【习性及生境】 生于海拔800 m以下的田边、路边或低山草丛中。

【识别特征】 多年生草本,有白色乳汁。根细长,外面白色,细胡萝卜状。茎自基部多分枝,直立。叶互生,无柄或具短柄,常在茎下部密集,下部的匙形,倒披针形,上部的条状披针形,边缘波状,全缘。花梗极长,细而伸直;花萼部倒卵状圆锥形,裂片三角状钻形;花冠钟状,蓝色,分裂达2/3,裂片倒卵状长圆形。蒴果倒圆锥状或倒卵状圆锥形,有10条不甚明显的肋。种子矩圆状,光滑,黄棕色。花果期2—5月。

【药用部位】 根或全草。

【采收加工】 夏、秋季采收。洗净,鲜用或晒干。

【产地及分布】 国内分布于华中、华东、华南。湖南全省各地散见,产龙山、沅陵、花垣、永顺、芷江、洪江、洞口、宜章、株洲、南岳。

【性味归经】 味甘、微苦,性平,归脾、肺经。

【功用主治】 益气健脾、止咳祛痰、止血;主治虚损劳伤、自汗、盗汗、小儿疳积、妇女白带、感冒、咳嗽、衄血、疟疾、瘰疬。

【用法用量】 内服:煎汤,15~30 g,鲜品30~60。外用:适量,捣敷。

813. 杏叶沙参

【药材名称】 沙参。

【学名及分类】 *Adenophora petiolata* subsp. *Hunanensis*(Nannf.)D. Y. Hong & S. Ge,为桔梗科沙参属植物。

【俗　　名】 宽裂沙参。

【习性及生境】 生于海拔2 000 m以下的山坡草丛中。

【识别特征】 多年生草本。茎高60~120 cm,不分枝。茎生叶至少下部的具柄,叶片卵圆形,卵形至卵状披针形,基部常楔状渐尖,沿叶柄下延,顶端急尖至渐尖,边缘具疏齿。花序分枝长,几乎平展,常组成大而疏散的圆锥花序。花梗极短而粗壮;花萼筒部倒圆锥状,裂片卵形至长卵形,基部通常彼此重叠;花冠钟状,蓝色、紫色,裂片三角状卵形,为花冠长的1/3;花盘短筒状;花柱与花冠近等长。蒴果球状椭圆形。种子椭圆状,有一条棱。花期7—9月。

【药用部位】 根。

【采收加工】 播种后2~3年采收,秋季挖取根部,除去茎叶及须根,洗净泥土,趁新鲜时用竹片刮去外皮,切片,晒干。

【产地及分布】 国内分布于山西、陕西、河北、河南、湖北、江西西部、广东、广西、四川、贵州。湖南全省各地散见,产桑植、永顺、芷江、武冈、新宁。

【性味归经】 味甘、微苦,性微寒,归肺、胃经。

【功用主治】 养阴清热、润肺化痰、益胃生津;主治阴虚久咳、痨嗽痰血、燥咳痰少、虚热喉痹、津伤口渴。

【用法用量】 内服:煎汤,10~15 g,鲜品15~30 g,或入丸、散。

选方

(1)治肺热咳嗽:沙参半两,水煎服之。

(2)治慢性支气管炎,咳嗽,痰不易吐出,口干:南沙参9 g,麦冬9 g,生甘草6 g,玉竹9 g。水煎服。

(3)治诸虚之症:沙参一两,嫩鸡一只去肠,入沙参在鸡腹内,用砂锅水煎烂食之。

(4)治赤白带下,皆因七情内伤,或下元虚冷:米饮调沙参末服。

(5)治产后无乳:杏叶沙参根12 g,煮猪肉食。

814. 铜锤玉带草

【药材名称】 铜锤玉带草。

【学名及分类】 *Lobelia nummularia* Lam.,为桔梗科半边莲属植物。

【俗　　　名】 地茄子草、翳子草、地浮萍、扣子草、马莲草、铜锤草、红头带、土油甘、白路桥、三脚丁。

【习性及生境】 生于海拔100 m以下的田边路旁及丘陵、低山草坡或疏林中的潮湿地。

【识别特征】 多年生草本,有白色乳汁。茎平卧,长12~55 cm,被开展的柔毛,不分枝或有长或短的分枝,节上生根。叶互生,叶片圆卵形、心形或卵形。花单生叶腋;花萼筒坛状,裂片条状披针形,伸直,雄蕊在花丝中部以上连合。果为浆果,紫红色,椭圆状球形。种子多数,近圆球状,稍压扁,表面有小疣突。在热带地区整年可开花结果。

【药用部位】 全草。

【采收加工】 7—9月采收,鲜用或晒干。

【产地及分布】 国内分布于华中、华东、西南、华南等地。湖南全省山地散见,产永顺、保靖、洪江、邵阳、洞口、城步、道县。

【性味归经】 味辛、苦,性平。

【功用主治】 祛风除湿、活血、解毒;主治风湿疼痛、跌打损伤、月经不调、目赤肿痛、乳痈、无名肿毒。

【用法用量】 内服:煎汤,9~15 g;研末吞服,每次0.9~1.2 g;或浸酒。外用:捣敷。

选方

(1)治风湿痹痛、跌打损伤:地茄子全草120 g,泡酒500 g。浸2~5 d,每服10~15 ml,每日服3次。

(2)治小儿急性肾炎:铜锤玉带草、白茅根、米仁根各9 g,车前子6 g。水煎服。

（3）治遗精、白带：铜锤玉带草果实、金樱子、白果根、紫茉莉根各9g。水煎服。

（4）治膀胱疝气：地茄子30g，川楝子、小茴香各12g。水煎服。

菊科

815. 东风草

【药材名称】东风草。

【学名及分类】*Blumea megacephala*（Randeria）C. C. Chang & Y. Q. Tseng in Y. Ling，为菊科艾纳香属植物。

【俗　　名】大头艾纳香、毛千里光、白头婆。

【习性及生境】生于海拔300~500 m的林缘、山坡、丘陵或灌木丛中。

【识别特征】攀缘状草质藤本或基部木质。茎圆柱形，长1~3 m或更长，基部被疏毛或后脱毛。下部和中部叶片卵形、卵状长圆形或长椭圆形，边缘有疏细齿或点状齿；小枝上部的叶较小，具短柄，边缘有细齿。头状花序疏散，通常1~7个在腋生小枝顶端排列成总状或近伞房状花序，再排成大型具叶的圆锥花序；花序柄长1~3 cm；总苞半球形；总苞片5~6层，外层厚质，卵形；花托平，被白色密长柔毛。花黄色，细管状；两性花花冠管状。瘦果圆柱形，被疏毛，长约1.5 mm。冠毛白色，糙毛状。花期8—12月。

【药用部位】全草。

【采收加工】夏、秋季采收。鲜用或切断晒干。

【产地及分布】国内分布于西南、江西、福建、台湾、广东、广西、海南。湖南省内分布于江华、宜章。

【性味归经】味苦、微辛，性凉，归肝、胃经。

【功用主治】清热明目、祛风止痒、解毒消肿；主治目赤肿痛、翳膜遮睛、风疹、疥疮、皮肤瘙痒、痈肿疮疖、跌打红肿。

【用法用量】内服：煎汤，10~15 g。外用：适量，煎水洗；或捣烂敷。

选方

（1）治风疹：东风草、夜交藤各9g，十大功劳叶12g。水煎服。

（2）治疥疮：东风草、五匹风、白地黄瓜各9g。水煎服。

816. 馥芳艾纳香

【药材名称】香艾。

【学名及分类】*Blumea aromatica* DC.，为菊科艾纳香属植物。

【俗　　名】山风。

【习性及生境】生于海拔800 m以下的低山林缘荒坡或山谷路旁。

【识别特征】粗壮草本或亚灌木状。茎直立，高0.5~3.0 m，基部径约1 cm或更粗，木质，有分枝，具粗沟纹，被粘绒毛或上部花序轴被开展的密柔毛，杂有腺毛，叶腋常有束生的白色或污白色糙毛，有时绒毛多少脱落，节间长约5 cm。头状花序多数，径1.0~1.5 cm，无柄或有长1.0~1.5 cm的柄，花序柄被柔毛。瘦果圆柱形,有12条棱,长约1 mm,被柔毛。冠毛棕红色至淡褐色,糙毛状,长7~9 mm。花期10月至翌年3月。

【药 用 部 位】 全草。

【采 收 加 工】 8—10月采收,鲜用或切断晒干。

【产地及分布】 国内分布于华南、西南、福建、台湾、江西。湖南省内主要分布丁宜章、东安。

【性 味 归 经】 味辛、微苦,性温,归肺经。

【功 用 主 治】 祛风、除湿、止痒、止血;主治风寒湿痹、关节疼痛、风疹、湿疹、皮肤瘙痒、外伤出血。

【用 法 用 量】 内服:煎汤,6~12 g;或浸酒。外用:煎水洗;或捣敷;或研末撒。

治风湿性关节痛:香艾9~15 g。浸酒或水煎冲酒服。

817. 小蓬草

【药 材 名 称】 小飞蓬。

【学名及分类】 *Erigeron canadensis* L.,为菊科飞蓬属植物。

【俗　　　名】 祁州一枝蒿、蛇舌草、竹叶艾、鱼胆草、苦蒿、破布艾、臭艾、小山艾。

【习性及生境】 常生长于旷野、荒地、田边和路旁,为一种常见的杂草。

【识 别 特 征】 一年生草本,根纺锤状。茎直立,高50~100 cm或更高,圆柱状,叶密集,基部叶花期常枯萎,下部叶倒披针形,近无柄或无柄,头状花序多数,小,花序梗细,总苞近圆柱状,总苞片淡绿色,线状披针形或线形,花托平,雌花多数,舌状,白色,舌片小,稍超出花盘,线形,两性花淡黄色,花冠管状,瘦果线状披针形,被贴微毛;冠毛污白色,花期5—9月。

【药 用 部 位】 全草。

【采 收 加 工】 5—7月采收,鲜用或切断晒干。

【产地及分布】 国内分布于北京、天津、河北、山西、辽宁等地。湖南省内散布。

【性 味 归 经】 微苦、辛,凉。

【功 用 主 治】 清热利湿、解毒消肿;主治痢疾、肠炎、肝炎、胆囊炎、中耳炎、结膜炎、跌打损伤、风湿骨痛、疮疖肿痛、外伤出血、湿疹、牛皮癣。

【用 法 用 量】 内服:煎汤,15~30 g。外服:鲜用:鲜品捣敷,或捣汁点眼,或捣汁滴耳,或煎水洗,或揉搽。

(1)治菌疾,肠炎:小飞蓬全草30 g。水煎服。

(2)治结膜炎:小飞蓬鲜叶,捣汁滴眼。

(3)治中耳炎:小飞蓬鲜叶捣汁,加鳝鱼血滴耳。每日2次。

(4)治热性牙痛:小飞蓬鲜全草,捣烂含于牙痛处。

(5)治牛皮癣:小飞蓬鲜叶揉擦患处,每日1~2次;如是脓疱型,先用全草水煎外洗,待好转后,改用鲜叶外搽;厚痂型,当痂皮软化剥去后,用鲜叶涂搽。

(6)治肾囊风:小飞蓬100 g。煎水洗患处。

818. 白酒草

【药材名称】 白酒草。

【学名及分类】 *Eschenbachia japonica*（Thunb.）J. Kost.，为菊科白酒草属植物。

【俗　　　名】 酒药草、小白酒草、假蓬、毛老虎。

【习性及生境】 生于海拔500~1 000 m的山坡草丛或林缘。

【识别特征】 一至二年生草本。根斜上，不分枝。茎直立，高(15)20~45 cm，全株被白色长柔毛或短糙毛。叶呈莲座状，基部叶倒卵形或匙形，叶片长圆形或椭圆状长圆形，或倒披针形，两面被白色长柔毛；中部叶疏生，倒披针状长圆形或长圆状披针形，上部叶渐小，披针形或线状披针形，两面被长贴毛。头状花序较多数，通常在茎及枝端密集成球状或伞房状；花序梗纤细，密被长柔毛；总苞半球形；总苞片3~4层，覆瓦状。花全部结实，黄色，花冠丝状；花托半球形，具短齿。瘦果长圆形，黄色，有微毛；冠毛污白色或稍红色，糙毛状。花期5—9月。

【药用部位】 根。

【采收加工】 7—9月采收，切断，晒干。

【产地及分布】 国内分布于浙江、江西、福建、台湾、广东、广西、四川、云南、西藏。湖南省内主要分布于岳塘、湘潭、衡阳、邵阳、桂阳、永兴、临武、汝城、道县、蓝山、江华、中方、辰溪、会同、洪江、娄星、泸溪、古丈、衡东、涟源。

【性味归经】 苦、辛，寒。归肺经。

【功用主治】 清热止痛、祛风化痰；主治肋膜炎、肺炎、咽喉肿痛、小儿惊风。

【用法用量】 内服：煎汤，9~15 g。

（1）治肋膜炎：白酒草根15 g，杏叶防风12 g。水煎服。

（2）治小儿肺炎：白酒草须根1.5~3.0 g，竹叶5片，红糖1.5 g。水煎，香油5滴为引。

（3）治小儿惊风：白酒草9 g，生姜3 g，靛蓝0.3 g。水煎服。

819. 苍耳

【药材名称】 苍耳。

【学名及分类】 *Xanthium strumarium* L.，为菊科苍耳属植物。

【俗　　　名】 苍子、喝起草、稀刺苍耳、菜耳、猪耳、野茄、胡苍子、痴头婆、抢子、青棘子、羌子裸子、绵苍浪子、苍浪子、刺八裸、道人头、敝子、野茄子、老苍子、苍耳子、虱马头、粘头婆、息耳、告发子、刺苍耳、蒙古苍耳、偏基苍耳、近无刺苍耳。

【习性及生境】 生于海拔1 000 m以下的平原、丘陵、低山、荒野、路边、沟旁、田边、草地、村旁。

【识别特征】 高20~90 cm。根纺锤状，茎下部圆柱形，上部有纵沟，叶片三角状卵形或心形，近全缘，边缘有不规则的粗锯齿，上面绿色，下面苍白色，被糙伏毛。雄性的头状花序球形，总苞片长圆状披针形，花托柱状，托片倒披针形，花冠钟形，花药长圆状线形；雌性的头状花序椭圆形，外层总苞片小，披针形，喙坚硬，锥形，瘦果倒卵形。7—8月开花，9—10月结果。

【药用部位】 全草、花、果实、根。

【采收加工】 5—7月割取全草，切段晒干或鲜用。

【产地及分布】 国内分布于北京、天津、河北、山西、内蒙古、辽宁、江西等地。湖南省内散布。

【性味归经】 苦、辛、微寒、小毒，归肺、脾、肝经。

【功用主治】 全草：祛风、散热、除湿、解毒；主治感冒、头风、头晕、鼻渊、目赤、目翳、风湿痹痛、拘挛麻木、疯癫、疔疮、疥癣、皮肤瘙痒、痔疮、痢疾。花：祛风、除湿、止痒；主治白癜顽痒、白痢；果实：散风寒、通鼻窍、祛风湿、止痒；主治鼻渊、风寒头痛、风湿痹痛、风疹、湿疹、疥癣。根：清热解毒、利湿；主治疔疮、痈疽、丹毒、缠喉风、阑尾炎、宫颈炎、痢疾、肾炎水肿、乳糜尿、风湿痹痛。

【用法用量】 内服：煎汤，6~12 g，大剂量30~60 g；或捣汁；或熬膏；或入丸、散。外用：捣敷，或烧存性研末调敷；或煎水洗；或熬膏敷。

选方

(1)治中风伤寒头痛，又疗肿困重：生捣苍耳根叶，小儿尿绞取汁，冷服一升，日三度。

(2)治齿风动痛：苍耳一握，以浆水煮，入盐含漱。

(3)治妇人血风攻脑，头旋闷绝，忽死倒地，不知人事：喝起草嫩心，阴干为末，以酒服一大钱。

(4)治目上星翳：鲜苍耳草，捣烂涂膏药上，贴太阳穴。

(5)治大风及诸风疾：苍耳不以多少，碾为细末，用大风(子)油为丸，如梧桐子大。每服三十丸至四十丸，用荆芥茶送下，不拘时候服。

(6)治癫：嫩苍耳、荷叶各等份。为末，每服二钱，温酒调下。

(7)治赤白汗斑：苍耳嫩叶尖和青盐擂烂。五六月间擦之，五七次。

(8)治妇人风瘙隐疹，身痒不止：苍耳花、叶、子等份。捣细箩为末，每服，以豆淋酒调下二钱。

(9)治淋巴结核，无名肿毒：苍耳全草适量。切碎，用水煮，去渣，将水再熬，直至熬成黑膏。将膏涂布上，贴患处，每7日换1次。

820. 白术

【药材名称】 白术。

【学名及分类】 *Atractylodes macrocephala* Koidz.，为菊科苍术属植物。

【俗　　名】 乞力伽、山蓟、山芥、天蓟、平术、大叶白术、小叶白术、中叶白术、于术。

【习性及生境】 生于海拔600~1 400 m的山地草丛中、林下。

【识别特征】 多年生草本，高20~60 cm，结节状根状茎。茎直立，全部光滑无毛。叶互生，叶片羽状全裂，侧裂片倒披针形、椭圆形或长椭圆形，顶裂片比侧裂片大，全部叶质地薄，纸质，两面绿色，无毛，头状花序单生茎枝顶端，苞叶绿色，针刺状羽状全裂。总苞宽钟状，顶端紫红色。瘦果倒圆锥状，8—10月开花结果。

【药用部位】 根、茎。

【采收加工】 10月下旬至11月上旬待地上部分枯萎后，选晴天，挖掘根部，剪去茎秆，将根茎烘干。

【产地及分布】 国内分布于湖北、浙江、江西、四川等地。湖南省内主要分布于桑植、新晃、新宁、溆浦、隆回、洪江、怀化、浏阳、武冈、洞口、邵东、龙山、古丈。

【性味归经】 味苦、甘，性温，归脾、胃经。

【功用主治】 健脾益气、燥湿利水、止汗、安胎；主治脾气虚弱、神疲乏力、食少腹胀、大便溏薄、水饮内停、小便不利、水肿、痰饮眩晕、湿痹酸痛、气虚自汗、胎动不安。

【用法用量】 内服：煎汤，3~15 g；或熬膏；或入丸、散。利水消肿、固表止汗、除湿治痹宜生用；健脾和胃宜炒用；健脾止泻宜炒焦用。

《选方》

(1)治脾虚胀满:白术二两,橘皮四两。为末,酒糊丸,梧子大。每食前木香汤送下三十丸。

(2)脾虚泄泻:白术一两,芍药半两(冬月不用芍药,加肉豆蔻,泄者炒丸服)。上为末,粥丸。

(3)治嘈杂:白术四两(土炒),黄连二两(姜汁炒)。上为末,神曲糊丸,黍米大。每服百余丸,姜汤下。

(4)治心下坚,大如盘,边如旋盘,水饮所作:枳实七枚,白术二两。上二味,以水五升,煮取三升,分温三服。

(5)治伤寒八九日,风湿相搏,身体疼烦,不能自转侧,不呕不渴,脉浮虚而涩,大便坚,小便自利者:白术二两,附子一枚半(炮,去皮),甘草一两(炙),生姜一两半(切),大枣六枚。上五味,以水三升,煮取一升去滓。分温三服,一服觉身痹,半日许,再服,三服都尽,其人如冒状,勿怪,即是术、附并走皮中,逐水气未得除故耳。

(6)肘臂痛:片子姜黄四两,白术二两(炒),羌活一两,甘草一两。上为粗末。每服三钱,水一盏半,煎至七分,食后服。

(7)治自汗不止:白术末,饮服方寸匕,日二服。

(8)治妊娠七八月后,两脚肿甚者:白术、白茯苓各二两,防己、木瓜各三两。上为细末。每服一钱,食前沸汤调下,日三服,肿消止药。

821. 翅果菊

【药材名称】 山莴苣。

【学名及分类】 *Lactuca indica* L.,为菊科莴苣属植物。

【俗　　名】 山莴苣、苦莴苣、山马草、野莴苣。

【习性及生境】 生于海拔400~1 000 m的河边、山坡草地、田间。

【识别特征】 二年生草本。根垂直直伸,生多数须根。茎直立,单生,高0.4~2.0 m,基部直径3~10 mm,上部圆锥状或总状圆锥状分枝,全部茎枝无毛。全部茎叶线形,中部茎叶长达21 cm或过之,宽0.5~1.0 cm。头状花序果期卵球形,多数沿茎枝顶端排成圆锥花序或总状圆锥花序。瘦果椭圆形,长3~5 mm,宽1.5~2.0 mm。花果期4—11月。

【药用部位】 根、全草。

【采收加工】 9—10月采收,切段,鲜用或晒干。

【产地及分布】 国内分布于北京、天津、河北、山西、辽宁等地。湖南省内主要分布于长沙、邵东、洞口、新宁、武冈、湘阴、石门、宜章、东安、芷江。

【性味归经】 味苦,性寒,有小毒,归肺、肝经。

【功用主治】 清热解毒、活血祛瘀;主治扁桃体炎、血崩、乳痈子宫颈炎、疖肿、皮肤皲裂。

【用法用量】 内服:煎汤,9~15 g。外用:鲜品捣敷。

《选方》

(1)治子宫颈炎:山莴苣30 g,猪膀胱1个。水煎,分3次服。

(2)治扁平疣(瘊子):山莴苣全草研末,醋调涂患处。或用山莴苣鲜草的乳汁涂患处,保持到翌日再洗掉重涂,连续数日则疣瘤脱落。

(3)治肺结核咯血:山莴苣10~20 g。水煎,久服。

822. 台湾翅果菊

【药材名称】 山莴苣。
【学名及分类】 *Lactuca formosana* Maxim.，为菊科翅果菊属植物。
【俗　　名】 台湾山苦荬、细喙翅果菊。
【习性及生境】 生于海拔500~1 000 m的山地疏林下、湿草丛中。
【识别特征】 高0.5~1.5 m。根分枝常呈萝卜状。茎直立，上部伞房花序状分枝。下部及中部茎叶全形椭圆形、长椭圆形、披针形或倒披针形，羽状深裂或几全裂，有长达5 cm的翼柄；上部茎叶与中部茎叶同形并等样分裂或不裂而为披针形；全部叶两面粗糙，下面沿脉有小刺毛。头状花序多数，在茎枝顶端排成伞房状花序。总苞果期卵球形；总苞片4~5层。舌状小花约21枚，黄色。瘦果椭圆形，长4 mm，宽2 mm，压扁，棕黑色，边缘有宽翅。冠毛白色，几为单毛状，长约8 mm。花果期4—11月。
【药用部位】 全草。
【采收加工】 9—10月采收，切段，鲜用或晒干。
【产地及分布】 国内分布于华东、华南、陕西、河南、湖北、贵州、云南等地。湖南省内主要分布于洪江、南岳、长沙。
【性味归经】 味苦，性平，小毒。
【功用主治】 开胸利气、通乳、利尿、清热解毒、排脓生肌；主治咳嗽、疮疖痈肿、蛇咬伤。
【用法用量】 内服：煎汤，9~15 g。外用：鲜品捣敷。

同翅果菊。

823. 大丽花

【药材名称】 大理菊。
【学名及分类】 *Dahlia pinnata* Cav.，为菊科大丽花属植物。
【俗　　名】 天竺牡丹、大理花、西番莲。
【习性及生境】 适于花坛、花径丛栽，另有矮生品种适于盆栽。
【识别特征】 多年生草本。有巨大棒状块根。茎直立，多分枝，高1.5~2.0 m，粗壮。叶1~3回羽状全裂，上部叶有时不分裂，裂片卵形或长圆状卵形，下面灰绿色，两面无毛。头状花序大，有长花序梗，常下垂，宽6~12 cm。总苞片外层约5个，卵状椭圆形，叶质，内层膜质，椭圆状披针形。舌状花1层，白色，红色，或紫色，常卵形，顶端有不明显的3齿，或全缘；管状花黄色，有时在栽培中全部为舌状花。瘦果长圆形，长9~12 mm，宽3~4 mm，黑色，扁平，有2个不明显的齿。花期6—12月，果期9—10月。
【药用部位】 块根。
【采收加工】 8—9月挖根，晒干或鲜用。
【产地及分布】 国内分布于北京、山西、辽宁、上海、江苏等地。湖南省内广布。
【性味归经】 味辛、甘，性平，归肝、胃经。
【功用主治】 清热解毒、散瘀止痛；主治腮腺炎、龋齿疼痛、无名肿痛、跌打损伤。
【用法用量】 内服：煎汤，6~12 g。外用：捣烂。

824. 稻槎菜

【药材名称】 稻槎菜。

【学名及分类】 *Lapsanastrum apogonoides*（Maxim.）Pak & K. Bremer，为菊科稻槎菜属植物。

【俗　　　名】 鹅里腌、回荠。

【习性及生境】 生于海拔500 m以下的田野、荒地、溪边、路旁。

【识别特征】 高7~20 cm。茎细，自基部发出多数或少数的簇生分枝及莲座状叶丛；全部茎枝柔软，被细柔毛或无毛。基生叶全形椭圆形、长椭圆状匙形或长匙形。头状花序小，果期下垂或歪斜，在茎枝顶端排列成疏松的伞房状圆锥花序，花序梗纤细，总苞椭圆形或长圆形。舌状小花黄色，两性。瘦果淡黄色，稍压扁，有12条粗细不等细纵肋。花果期1—6月。

【药用部位】 全草。

【采收加工】 春、夏季采收。洗净，鲜用或晒干。

【产地及分布】 国内分布于华中、华东、华南、陕西、贵州。湖南省内广布。

【性味归经】 味苦，性平，归肺、胃、大肠经。

【功用主治】 解毒消痈、透疹清热；主治咽喉肿痛、痢疾、疮疡肿毒、蛇咬伤、麻疹透发不畅。

【用法用量】 内服：煎汤，15~30 g；或捣汁。外用：适量，鲜品捣敷。

选方

（1）治喉炎：稻槎菜全草60 g。捣烂绞汁，冲蜂蜜服，每日3~4次。

（2）治痢疾：稻槎菜鲜全草捣烂，酌加米泔水，布包绞汁1杯，煮沸，冲蜂蜜服。

（3）治乳痈初起：稻槎菜全草30 g，鸭蛋1只。加水煮熟，食蛋服汁；另取鲜全草适量，加米饭捣烂外敷。

（4）治小儿麻疹：稻槎菜全草6~9 g水煎代茶。能促使早透，防止并发症。

825. 一年蓬

【药材名称】 一年蓬。

【学名及分类】 *Erigeron annuus*（L.）Pers.，为菊科飞蓬属植物。

【俗　　　名】 千层塔、治疟草、田边菊、路边青、飞来鹤、土旋覆花、大白草、根饮崴、姬女菀、野蒿。

【习性及生境】 生于山坡、路边及田野中。

【识别特征】 一年生或二年生草本，茎粗壮，高30~100 cm，直立。基部叶长圆形或宽卵形。头状花序数个或多数，排列成疏圆锥花序，总苞半球形，总苞片3层，草质，披针形，背面密被腺毛和疏长节毛；外围的雌花舌状，2层，线形，宽0.6 mm，顶端具2小齿，花柱分枝线形；中央的两性花管状，黄色，檐部近倒锥形，裂片无毛；瘦果披针形，长约1.2 mm；冠毛异形，雌花的冠毛极短，膜片状连成小冠，两性花的冠毛2层，外层鳞片状。花期6—9月。

【药用部位】 全草。

【采收加工】 5—8月采收，鲜用或晒干。

【产地及分布】 国内分布于华北、华南、吉林、山东、河南、湖北、江苏、安徽、浙江、江西、福建、四川、西藏。湖南省内散布。

【性味归经】 味甘、苦，性凉，归胃、大肠经。

【功用主治】 消食止泻、清热解毒、截疟；主治消化不良、胃肠炎、齿龈炎、疟疾、毒蛇咬伤。

【用法用量】 内服：煎汤，15~30 g。外用：捣敷。

（1）治淋巴结炎：一年蓬基生叶90~120 g,加黄酒30~60 ml,水煎服。

（2）治齿龈炎：鲜一年蓬捣烂绞汁涂患处,每日2~3次。

（3）治血尿：鲜一年蓬、旱莲草各30 g,水煎服。

（4）治蛇伤：一年蓬根捣烂,与雄黄调匀外敷。

826. 风毛菊

【药材名称】 青竹标。

【学名及分类】 *Saussurea japonica*（Thunb.）DC.,为菊科风毛菊属植物。

【俗　　名】 草续断。

【习性及生境】 生于海拔700~1 500 m的山坡草地、山谷草地或山脚路旁。

【识别特征】 二年生草本。茎直立,粗壮,具纵棱,疏被细毛和腺毛。基生叶具长柄,叶片长椭圆形,通常羽状深裂;茎生叶由下自上渐小,椭圆形或线状披针形,羽状分裂或全缘,基部有时下延成翅状。头状花序密集成伞房状;总苞筒状;花管状,紫红色,顶端5裂。瘦果呈椭圆形,外层较短,糙毛状,内层羽毛状。花期6—8月。

【药用部位】 全草。

【采收加工】 7—8月间采集。洗净泥土,切段晒干或鲜用。储藏在阴凉通风、干燥处保存。

【产地及分布】 国内分布于东北、华北、华中、华东、华南、西南、甘肃、陕西。湖南省内主要分布于吉首、凤凰、芷江、洪江、新宁、东安。

【性味归经】 味苦、辛,性平,归肝、肺经。

【功用主治】 祛风除湿、散瘀止痛;主治风湿痹痛、跌打损伤、咳嗽。

【用法用量】 内服:煎汤,9~15 g;或浸酒。外用:适量,捣敷;或煎水洗。

（1）治风湿关节痛：青竹标三至五钱,煎水服。

（2）治跌打损伤：青竹标一两,泡酒服。

（3）治麻风：青竹标、炒米柴、毛桐各等量,煎水常洗。

827. 鬼针草

【药材名称】 鬼针草。

【学名及分类】 *Bidens pilosa* L.,为菊科鬼针草属植物。

【俗　　名】 鬼针草、三叶鬼针草、虾钳草、蟹钳草、对叉草、粘身草、粘连子、一包针、引线包、豆渣草、豆渣菜、盲肠草。

【习性及生境】 生于海拔1 000 m以下的村旁、路边以及荒坡。

【识别特征】 一年生草本,茎直立,钝四棱形。茎下部叶较小,很少为具小叶的羽状复叶,两侧小叶椭圆形或卵状椭圆形。头状花序直径8~9 mm。总苞基部被短柔毛,条状匙形,上部稍宽。无舌状花,盘花筒状,冠檐5齿裂。瘦果黑色,条形,略扁,具棱,上部具稀疏瘤状突起及刚毛,顶端芒刺3~4枚,具倒刺毛。

【药用部位】 全草。

【采收加工】 8—9月开花盛期,收割地上部分,鲜用或晒干。

【产地及分布】 国内分布于华中、华东、华南、西南、陕西、河北。湖南省内广布。

【性味归经】 味苦,性微寒。

【功用主治】 清热解毒、利湿、健脾;主治流行感冒、喉咙肿痛、黄疸肝炎、暑湿吐泻、肠炎、痢疾、小儿疳积、血虚黄肿、痔疮、蛇虫咬伤。

【用法用量】 内服:煎汤,15~30 g,鲜品倍量;或捣汁。外用:捣敷或取汁涂;或煎熏洗。

选方

(1)治急性肠胃炎:鬼针草15~30 g,车前草。水煎服。呕吐加生姜5片,腹痛加酒曲2个。

(2)治小儿单纯性消化不良:鬼针草鲜草3~5株。水煎浓汁,连渣放在桶内,趁热熏洗患儿双脚,一般熏洗3~4次,每次熏洗约5 min。1~5岁熏洗脚心,6~15岁熏洗到脚面,腹泻严重者,熏洗部位可适当上升至腿。

(3)治急性黄疸型传染性肝炎:鬼针草100 g,连钱草60 g。水煎服。

(4)治急性肾炎:鬼针草叶15 g(切细)。煎汤,和鸡蛋一个,加适量茶油或麻油煮熟食之,每日服一次。

(5)治阑尾炎:鬼针草15~30 g(鲜草45 g)。煎液内服;或加冰糖、蜂蜜。如加牛乳180 g同服,疗效更佳。

(6)治气性坏疽:鲜鬼针草全草,冷水洗净,水煎汤熏洗。

(7)治风湿性关节炎、类风湿关节炎:臭梧桐、粘身草各120 g,做水丸。每服9 g,开水送服,每日2次。

(8)治胃气痛:鲜鬼针草全草45 g。和猪肉120 g同炖,调黄酒少许,饭前服。

(9)治偏头疼:鬼针草30 g,大枣3枚。水煎温服。

(10)治跌打损伤:鲜鬼针草全草30~60 g(干的减半)。水煎,另加黄酒30 g,湿服,每日服1次,一般连服3次。

828. 狼耙草

【药材名称】 狼杷草。

【学名及分类】 *Bidens tripartita* L.,为菊科鬼针草属植物。

【俗　　名】 郎耶草、鬼针草、三叶郎、黑姜端、苦菜、鸦婆针、土风壳菜、叉子草、一包针、老蟹叉。

【习性及生境】 生于海拔1 000 m以下的路边荒野及水边湿地。

【识别特征】 一年生草本。茎高20~150 cm,圆柱状或具钝棱而稍呈四方形,由基部分枝,无毛。叶对生,茎顶部的叶小,有时不分裂,茎中、下部的叶片羽状分裂或深裂;裂片3~5,卵状披针形至狭披针形;稀近卵形,基部楔形,稀近圆形,先端尖或渐尖,边缘疏生不整齐大锯齿,顶端裂片通常比下方者大;叶柄有翼。头状花序顶生,球形或扁球形;总苞片2列,内列披针形,干膜质,与头状花序等长或稍短,外列披针形或倒披针形,比头状花序长,叶状;花皆为管状,黄色;柱头2裂。

【药用部位】 全草。

【采收加工】 8—9月割取地上部分,晒干或鲜用。

【产地及分布】 国内分布于云南、四川、河北、陕西、新疆等地区。湖南省内散布。

【性味归经】 味甘、微苦,性凉,归心、肺、大肠经。

【功用主治】 清热解毒、利湿、通经;主治肺热咳嗽、咯血、咽喉肿痛、赤白痢疾、黄疸、月经不调、闭经、小儿疳积、瘰疬结核、湿疹鲜疮、毒蛇咬伤。

【用法用量】 内服:煎汤,15~30 g;鲜用加倍;或捣汁饮。外用:适量,捣敷;研末撒;或调敷。

选方

(1)治感冒,急性气管炎,百日咳:狼杷草15 g。水煎服。风寒感冒加姜、葱。

(2)治肺结核咯血、盗汗:狼耙草12 g,墨莲12 g,红枣4个。炖汤服。

(3)治肾结核尿血:狼耙草30 g,川牛膝9 g,三七茎叶15 g。煎服。

(4)治白喉、咽喉炎、扁桃体炎:鲜狼耙草90~120 g,加鲜橄榄6个,或马兰鲜根15 g。水煎服。

(5)治血痢:狼耙草二斤,捣绞取汁一小升,纳白面半鸡子许,和之调令匀,空腹顿服之。若无生者,但收取苗阴干,捣为散,患痢者取散一方寸匕,和蜜水半盏服之。

(6)治体虚乏力,盗汗:狼耙草30 g,仙鹤草15 g,麦门冬、五味子各6 g。煎服。

829. 黄花蒿

【药材名称】青蒿。

【学名及分类】*Artemisia annua* L.,为菊科蒿属植物。

【俗　　名】草蒿、青蒿、臭蒿、犾蒿、黄蒿、臭黄蒿、苘蒿、黄香蒿、野苘蒿、秋蒿、香苦草、野苦草、鸡虱草、假香菜、香丝草、酒饼草、苦蒿。

【习性及生境】生于海拔300~1 000 m的山地草丛、荒坡中。

【识别特征】一年生草本;植株有浓烈的挥发性香气。根单生,垂直,狭纺锤形;茎单生,高100~200 cm,有纵棱,幼时绿色;叶纸质,绿色;茎下部叶宽卵形,绿色,两面具细小脱落性的白色腺点及细小凹点,三回栉齿状羽状深裂;中部叶二回栉齿状羽状深裂。头状花序球形;总苞片3~4层;花深黄色,花冠狭管状,檐部具2裂齿,外面有腺点,花柱线形,伸出花冠外,先端2叉,叉端钝尖;两性花10~30朵,结实或中央少数花不结实,花冠管状,花药线形,上端附属物尖。瘦果小,椭圆状卵形。花果期8—11月。

【药用部位】全草、果实。

【采收加工】花蕾期采收,切碎,晒干。

【产地及分布】全国分布。湖南全省广布。

【性味归经】全草:味苦、微辛,性寒,归肝、胆经。果实:味甘,性凉。

【功用主治】全草:清热、解暑、除蒸、截疟;主治暑热、暑湿、湿温、阴虚发热、疟疾、黄疸。果实:清热杀虫;主治劳热骨蒸、痢疾、恶疮、疥癣、风疹。

【用法用量】内服:煎汤,6~15 g,治疟疾可用20~40 g,不宜久煎;鲜品用量加倍,水浸绞汁饮;或入丸、散。外用:研末调敷;或鲜品捣敷;或煎水洗。

选方

(1)治中暑:用青蒿嫩叶捣烂,手捻成丸,黄豆大。新汲水吞下,数丸立愈。

(2)治暑毒热痢:青蒿叶一两,甘草一钱。水煎服。

(3)治劳瘦:青蒿嫩者(细锉)一升。以水三升,童子小便五升,同煎成膏,丸如梧桐子大。每服十丸,温酒下,不以时。

(4)治急劳,骨蒸烦热:青蒿一握(细研),猪胆一枚(取汁),杏仁二十七粒(大者,汤浸,去皮、尖、双仁,麸炒微黄)。上件药一处,以童子小便一大盏,煎至五分,去滓,空心温服。

(5)治虚劳,盗汗、烦热、口干:青蒿一斤。取汁熬膏,入人参末、麦冬末各一两,熬至可丸,丸如梧桐子大。每食后米饮下二十丸。

(6)治温病夜热早凉,热退无汗,热自阴来者:青蒿二钱,鳖甲五钱,细生地四钱,知母二钱,丹皮三钱。水五杯,煮取二杯,日再服。

(7)治温疟痰甚,但热不寒:青蒿二两(童子小便浸,焙),黄丹半两。为末。每服二钱,白汤调下。

(8)治少阳三焦湿遏热郁,气机不畅,胸痞作呕,寒热如疟者:青蒿脑钱半至二钱,淡竹茹三钱,仙半夏钱半,赤茯苓三钱,青子芩钱半至三钱,生枳壳钱半,陈广皮钱半,碧玉散(包)三钱。水煎服。

(9)治酒痔便血:青蒿(用叶不用茎,用茎不用叶)为末,粪前(便血用)冷水、粪后(便血用)水酒调服。

(10)治鼻中衄血:青蒿捣汁服之,并塞鼻中。

(11)治聤耳脓血出不止:青蒿捣末,绵裹纳耳中。

(12)治牙齿肿痛:青蒿一握,煎水漱之。

(13)治日晒疮:青蒿(捣碎)一两,以冷水冲之,取汁饮之;将渣敷疮上。如不愈,另用柏黛散(黄柏、青黛各二钱,各研末,以麻油调搽)敷之。

(14)治瘊子:新汲水挼青蒿汁,调蛤粉敷之。

(15)治蜂螫人:嚼青蒿敷之。

830. 青蒿

【药材名称】青蒿。

【学名及分类】*Artemisia caruifolia* Buch.-Ham. ex Roxb.,为菊科蒿属植物。

【俗　　名】青蒿、草蒿、廪蒿、茵陈蒿、邪蒿、香蒿、苹蒿、黑蒿。

【习性及生境】生于海拔300~1 800 m的山谷林缘、湿地、河滩沙地。

【识别特征】一年生草本;植株有香气。主根单一,垂直,侧根少。茎单生,高30~150 cm,上部多分枝,幼时绿色,有纵纹,下部稍木质化,纤细。叶两面青绿色;基生叶与茎下部叶三回栉齿状羽状分裂;中部叶长圆形,二回栉齿状羽状分裂,第一回全裂,基部有小型半抱茎的假托叶;上部叶与苞片叶一回栉齿状羽状分裂。头状花序半球形或近半球形,具短梗;总苞片3~4层;花序托球形;花淡黄色;雌花10~20朵,花冠狭管状,檐部具2裂齿,花柱伸出花冠管外,先端2叉,叉端尖;两性花30~40朵,孕育或中间若干朵不孕育,花柱与花冠等长或略长于花冠。瘦果长圆形至椭圆形。花果期6—9月。

【药用部位】全草。

【采收加工】花蕾期采收,切碎,晒干。

【产地及分布】全国(除西北荒漠区)分布。湖南全省广布。

【性味归经】味苦、微辛,性寒,归肝、胆经。

【功用主治】解暑退蒸、凉血止血、抗疟杀虫、清热退黄、防癌抗癌;主治暑湿感冒、血症、疟疾、黄疸等症。

【用法用量】内服:煎汤,6~15 g,治疟疾可用20~40 g,不宜久煎;鲜品用量加倍,水浸绞汁饮;或入丸、散。外用:研末调敷;或鲜品捣敷;或煎水洗。

同黄花蒿。

831. 五月艾

【药材名称】五月艾。

【学名及分类】*Artemisia indica* Willd.,为菊科蒿属植物。

【俗　　名】艾、野艾蒿、生艾、鸡脚艾、草蓬、白蒿、白艾、黑蒿、狭叶艾、艾叶、指叶艾。

【习性及生境】生于海拔100~1500 m的林缘、路边、草坡或灌木丛中。

【识别特征】半灌木状草本,植株具浓烈的香气。主根明显,侧根多;根状茎稍粗短,直立。茎单生,高80~150 cm,褐色,纵棱明显。基生叶与茎下部叶卵形,二回羽状分裂;苞片叶3全裂。头状花序,具短梗及小苞叶,在分枝上排成穗状花序式的总状花序;总苞片3~4层,外层总苞片略小;雌花4~8朵,花冠狭管状,檐部紫红色,具2~3裂齿,外面具小腺点,花柱伸出花冠外,先端2叉,叉端尖;两性花8~12朵;花药线形,先端附属物尖,长三角形,基部圆钝,花柱略比花冠长,先端2叉,花后反卷,叉端扁,扇形,并有睫毛。瘦果长圆形或倒卵形。花果期8—10月。

【药用部位】 全草。

【采收加工】 夏、秋间枝叶茂盛时采收。割取地上部分,晒干或阴干。

【产地及分布】 全国(除西北高寒地区)分布。湖南全省广布。

【性味归经】 味辛、微苦,性微温;归脾、肝、肾经。

【功用主治】 止痰、化痰、祛风。

【用法用量】 内服:煎汤,1~3钱;入丸、散或捣汁。外用:捣茸作炷或制成艾条熏炙,捣敷、煎水熏洗或炒热温熨。

选方

(1)治卒心痛:白艾成熟者三升,以水三升,煮取一升,去滓,顿服之。若为客气所中者,当吐出虫物。

(2)治脾胃冷痛:白艾末煎汤服二钱。

(3)治肠炎、急性尿道感染、膀胱炎:艾叶二钱,辣蓼二钱,车前一两六钱。水煎服,每天一剂,早晚各服一次。

(4)治气痢腹痛,睡卧不安:艾叶(炒)、陈橘皮(汤浸去白,焙)等份。上二味捣罗为末,酒煮烂饭和丸,如梧桐子大。每服二十丸,空心。

(5)治湿冷下痢脓血,腹痛,妇人下血:干艾叶四两(炒焦存性),川白姜一两(炮)。上为末,醋煮面糊丸,如梧子大。每服三十丸,温米饮下。

(6)治忽吐血一二口,或心蚵,或内崩:熟艾三鸡子许,水五升,煮二升服。

(7)治鼻血不止:艾灰吹之,亦可以艾叶煎服。

(8)治粪后下血:艾叶、生姜。煎浓汁,服三合。

(9)治妇人崩中,连日不止:熟艾如鸡子大,阿胶(炒为末)半两,干姜一钱。水五盏,先煮艾、姜至二盏半,入胶烊化,分三服,空腹服,一日尽。

(10)治功能性子宫出血,产后出血:艾叶炭一两,蒲黄、蒲公英各五钱。每日一剂,煎服二次。

(11)治妇人白带淋沥:艾叶(杵如绵,扬去尘末并梗,酒煮一周时)六两,白术、苍术各三两(俱米泔水浸,晒干炒),当归身(酒炒)二两,砂仁一两。共为末,每早服三钱,白汤调下。

(12)治妊娠卒胎动不安,或但腰痛,或胎转抢心,或下血不止:艾叶一鸡子大,以酒四升,煮取二升,分为二服。

(13)治产后腹痛欲死,因感寒起者:陈蕲艾二斤,焙干,捣铺脐上,以绢覆住,熨斗熨之,待口中艾气出,则痛自止。

(14)治盗汗不止:熟艾二钱,白茯神三钱,乌梅三个。水一钟,煎八分,临卧温服。

(15)治痈疽不合,疮口冷滞:以北艾煎汤洗后,白胶熏之。

(16)治头风面疮,痒出黄水:艾二两,醋一升,砂锅煎取汁,每薄纸上贴之,一日二三上。

(17)治湿疹:艾叶炭、枯矾、黄柏等份。共研细末,用香油调膏,外敷。

832. 牡蒿

【药材名称】 牡蒿。

【学名及分类】 *Artemisia japonica* Thunb. Subf. angustissima（Nakai）Pamp., 为菊科蒿属植物。

【俗　　　名】 蔚、齐头蒿、水辣菜、土柴胡、油蒿、花等草、布菜、铁菜子、日本牡蒿、假柴胡、菊叶柴胡、流水蒿、香蒿、茼蒿、鸡肉菜、脚板蒿、青蒿、香青蒿、油艾、花艾草、六月雪、熊掌草、白花蒿、细艾、匙叶艾。

【习性及生境】　生于海拔1 600 m以下的林缘、山坡、空地、路边。

【识别特征】　多年生草本;植株有香气。主根稍明显,侧根多,常有块根;根状茎稍粗短,直立。茎单生,紫褐色。叶纸质;基生叶与茎下部叶倒卵形,自叶上端斜向基部羽状深裂,具短柄;叶基部楔形,渐狭窄,常有小型、线形的假托叶;苞片叶长椭圆形,先端不分裂。头状花序多数,卵球形,无梗,基部具线形的小苞叶;总苞片3~4层;雌花3~8朵,花冠狭圆锥状,檐部具2~3裂齿,花柱伸出花冠外;两性花不孕育。瘦果小,倒卵形。花果期7—10月。

【药用部位】　全草。

【采收加工】　7—9月采收全草,晒干。

【产地及分布】　全国(除极干寒地区)广布。湖南全省广布。

【性味归经】　味苦、微甘,性平。

【功用主治】　清热、解毒、凉血、消暑;主治夏季感冒、肺结核潮热、咯血、小儿疳热、衄血、便血、带下、黄疸型肝炎、毒蛇咬伤。

【用法用量】　内服:煎汤,10~15 g,鲜品加倍。外用:煎水洗;或鲜品捣烂敷。

 选方

(1)治肺结核潮热,低热不退:牡蒿、枸杞根各15 g。水煎服。

(2)治痨伤咯血:齐头蒿60 g,石枣子30 g。炖肉服。

(3)治妇人血崩:牡蒿30 g,母鸡1只。炖熟后去滓,食鸡肉与汁。

(4)治白带:齐头蒿叶15 g,研末,蒸绿壳鸭蛋服。

(5)治黄疸型肝炎:牡蒿25~50 g,煎水服。

(6)治急性丹毒:先用韭菜适量,水煎洗后,再用鲜牡蒿30 g,鲜地龙适量,捣烂敷患处。

833. 白苞蒿

【药材名称】　鸭脚艾。

【学名及分类】　*Artemisia lactiflora* Wall. ex DC.,为菊科蒿属植物。

【俗　　名】　四季菜、大力王、白花蒿、珍珠花菜、广东刘寄奴、野芫荽。

【习性及生境】　生于林下、林缘、路旁、山坡草地及灌木丛中。

【识别特征】　多年生草本。主根明显,侧根细而长;根状茎短。茎通常单生,直立,绿褐色,纵棱稍明显;上半部生头状花序分枝。叶薄纸质;中部叶卵圆形,裂片形状变化大,先端渐尖,边缘常有细裂齿,中轴微有狭翅,基部具细小的假托叶;上部叶与苞片叶略小。头状花序长圆形,无梗,茎上端组成开展或略开展的圆锥花序,稀为狭窄的圆锥花序;总苞片3~4层,半膜质;雌花3~6朵,花冠狭管状;两性花冠管状,花药椭圆形,花柱近与花冠等长,先端2叉。瘦果倒卵形。花果期8—11月。

【药用部位】　根或全草。

【采收加工】　7—10月割取地上部分,晒干或鲜用。秋季挖根,鲜用或晒干。

【产地及分布】　国内分布于华中、华东、华南、西南及甘肃、陕西等地。湖南全省广布。

【性味归经】　味辛、微苦,性微温。

【功用主治】　活血散瘀、理气化湿;主治血瘀痛经、经闭、产后瘀腹痛、慢性肝炎、肝脾肿大、食积腹胀、寒湿泄泻、疝气、脚气、阴疽肿痛、跌打损伤、水火烫伤。

【用法用量】　内服:煎汤,10~15 g,鲜品加倍;或捣汁饮。外用:捣烂敷或绞汁涂;研末撒或调敷。

（1）治经闭或经前腹痛：鲜鸭脚艾60 g。酒水煎,调红糖服。

（2）治黄疸：四季菜15 g,茵陈9 g。煎汤服。

（3）治大小便出血：鸭脚艾、旱莲草、狗肝菜各60 g,车前草30 g。捣烂,加二流米水90 g取汁,冲白糖服,每日1次,连服2~3 d。

（4）治阴疽肿痛：鲜鸭脚艾60~90 g。酒水煎服;渣打烂外敷。

834. 茵陈蒿

【药材名称】 茵陈。

【学名及分类】 *Artemisia capillaris* Thunb.,为菊科蒿属植物。

【俗　　名】 因尘、马先、茵陈、茵陈蒿、石茵陈、绵茵陈、菊花连、黄花蒿、碎叶蒿、土陈蒿、香蒿、野兰蒿、青蒿子、小青蒿、狗毛青蒿、西茵陈、牛尾茵陈、杀虫药。

【习性及生境】 生于海拔800 m以下的草丛、荒坡中。

【识别特征】 半灌木状草本,植株有浓烈的香气。主根明显木质,茎单生或少数,高可达120 cm,红褐色或褐色,基生叶密集着生,常呈莲座状;叶片卵圆形或卵状椭圆形,二至三回羽状全裂,每侧有裂片,小裂片狭线形或狭线状披针形,通常细直,头状花序卵球形,有短梗及线形的小苞叶,总苞片草质,卵形或椭圆形,背面淡黄色,有绿色中肋,花序托小,凸起;花柱细长,伸出花冠外,花冠管状,花药线形,长三角形,瘦果长圆形或长卵形。7—10月开花结果。

【药用部位】 地上部分。

【采收加工】 春季幼苗高6~10 cm时采收或秋季长成时采割,除去杂质及老茎,晒干。

【产地及分布】 国内分布于华中、华东、华南、辽宁、河北、陕西、四川等地。湖南省内主要分布于湘潭、隆回、洞口、绥宁、武冈、平江、桃源、桑植、桂阳、宜章、江华、怀化、辰溪、新晃、芷江、靖州、洪江、泸溪、花垣、古丈、永顺。

【性味归经】 微苦、微辛、微寒,归脾、胃、膀胱经。

【功用主治】 清热利湿、退黄;主治黄疸、小便不利、湿疮瘙痒。

【用法用量】 内服:煎汤,6~15 g;或入丸、散。外用:适量,煎水洗。

选方

（1）治阳明病,但头汗出,身无汗,齐颈而还,小便不利,渴饮水浆,淤热在里,身发黄者:茵陈蒿六两,栀子十四枚(擘),大黄二两(去皮)。以水一斗二升,先煮茵陈,减六升,内二味,煮取三升,去滓分三服。小便当利,尿如皂角汁状。

（2）治黄疸,遍身悉黄,小便如浓栀子汁:茵陈四两,黄芩三两,枳实(炙)二两,大黄三两。四味捣筛蜜丸如梧子大。空腹,以米饮服二十丸,日一服,渐加至二十五丸,微利为度。忌热面、蒜、荞麦、黏食、陈臭物。

（3）治大便自利而灰:茵陈蒿三钱,栀子、黄连各二钱。水二盏,煎至八分,去滓服。

（4）治发黄,脉沉细迟,肢体逆冷,腰以上自汗:茵陈二两,附子一个作八片,干姜(炮)一两半,甘草(炙)一两。上为粗末。分作四帖,水煎服。

（5）治一切胆囊感染:茵陈30 g,蒲公英12 g,忍冬藤30 g,川军10 g。水煎服。

（6）治热病发斑:茵陈二两,川大黄(锉碎,微炒)、玄参各一两,栀子仁一分,生甘草半两。捣筛为散。每服四钱,以水一中盏,煎至六分,去滓,不计时候服。

（7）治疬疡：茵陈蒿两握，以水一斗五升，煮取七升，（先）以皂荚汤洗疬疡上令伤，然后以汤洗之，汤冷更温洗，可作三四度洗，隔日一佳，不然恐痛难忍。

（8）治风瘙瘾疹，遍身皆痒，搔之成疮：茵陈五两（生用），苦参五两。上细锉。用水一斗，煮取二升，温热得所，蘸绵拭之，日五七度。

（9）治慢性肝炎：茵陈200 g，当归200 g，郁金（醋）200 g，枳实（炒）150 g，败酱草250 g。以上五味，茵陈、败酱草按煎煮法煎煮，其余三味共研细粉，制成褐色水丸，口服，每次6 g，每日3次。

835. 艾

【药 材 名 称】	艾叶。
【学名及分类】	*Artemisia argyi* H. Lév. & Vaniot，为菊科蒿属植物。
【俗　　　　名】	冰台、艾蒿、医草、灸草、蕲艾、黄草、家艾、北艾、草蓬、艾蓬、狼尾蒿子、香艾、野莲头、五月艾、家艾叶、野艾、堕落艾、黑淫葳、团鱼蒿。
【习性及生境】	生于海拔1 000 m以下荒地、林缘。
【识 别 特 征】	多年生草本或略成半灌木状，植株有浓烈香气。主根明显，略粗长，直径达1.5 cm，侧根多。茎单生或少数，高80~150(~250)cm。叶厚纸质，上面被灰白色短柔毛，并有白色腺点与小凹点。头状花序椭圆形，直径2.5~3.0(~3.5)mm，无梗或近无梗。瘦果长卵形或长圆形。花果期7—10月。
【药 用 部 位】	叶、果实。
【采 收 加 工】	6月花未开时割取地上部分，摘取叶片嫩梢，晒干。
【产地及分布】	国内分布于北京、天津、河北、山西、辽宁、吉林等地。湖南省内分布于新宁、武冈、宜章、洪江、吉首、泸溪、花垣。
【性味归经】	味辛、苦，性温，归肝、脾、肾经。
【功用主治】	温经止血、散寒止痛、祛湿止痒；主治吐血、衄血、咯血、便血、崩漏、妊娠下血、月经不调、痛经、胎动不安、心腹冷痛、泄泻久痢、霍乱转筋、带下、湿疹、疥癣、痔疮、痈疡。
【用法用量】	内服：煎汤，3~10 g；或入丸、散；或捣汁。外用：适量，捣烂作炷或制成艾条熏灸；或捣敷；或煎水熏洗；或炒热温熨。

选方

（1）治妇人经行后，余血未尽，腹痛：熟艾（揉极细作饼，焙）四两，香附（醋酒同煎，捣）六两。以上二味，同姜汁和神曲为丸，砂仁汤服。

（2）治妊娠卒下血不止，胎上逼心，手足逆冷欲死：生艾叶（捣，绞取汁）一盏，阿胶（炙令燥）半两，蜜一合。上三味，取艾叶汁一盏，入阿胶及蜜一合，煎取一盏，去滓。分为二服，温温服之。

（3）治产后污血不止：干艾叶半两（炙熟），老生姜半两。浓煎汤，一服便止。

（4）治伤寒衄血及吐血，连目不绝，欲死：艾叶半两（细锉，炒微黄），生干地黄半两，阿胶一分（杵碎，炒令黄燥，为末）。上件药，都和令匀，分为二服，每服以水一中盏，煎至五分，去滓，下赤马通汁一合半，搅令匀，不计时候，放温顿服，以差为度。

（5）治妊娠卒胎动不安，或但腰痛，或胎转抢心，或下血不止：艾叶一鸡子大，以酒四升，煮取二升，分为二服。

（6）治妊娠心气痛：艾叶、茴香、川楝子（俱炒）等份。醋煎服。

（7）治冷痢：干姜（末）、熟艾。上二味等份，作面馄饨，如酸枣大，煮熟，服四五十枚，日二服。腹胀者，炙厚朴煮汁服药。

（8）治转筋吐泻：艾叶、木瓜各半两，盐二钱。水盏半，煎一盏，待冷饮。

(9)治妇人白带淋沥:艾叶(杵如棉,扬去尘末并梗,酒煮一周时)六两,白术、苍术各三两(俱米泔水浸,晒干炒),当归身(酒炒)二两,砂仁一两。共为末,每早服三钱,白汤调下。

(10)治湿气两腿作痛:艾叶二两,葱头根(捣烂),生姜一两五钱(捣烂)。上用布共为一包,蘸极热烧酒擦患处,以痛止为度。

(11)治膝风:陈艾、菊花。二味作护膝内,久自除患。

(12)治偏头痛:蕲艾四两,白菊花四两。小袋盛,放枕内,睡久不发。

(13)治咽喉不利,肿塞,气道不通:以生艾叶捣烂,敷肿上,随手即消。冬月以熟艾,和水捣汁敷之亦佳。

(14)治眼赤肿痛:艾灰、黄连各半两。捣匀,煎汤一盏,入龙脑少许温洗。

(15)治癣:醋煎艾涂之。

(16)治白癞:干艾叶浓煮,以渍曲作酒如常法,饮之令醺醺。

(17)治黄水疮:蕲艾一两。烧灰存性,为末,痒加枯矾五分,掺上即愈。

(18)治痈疽不合,疮口冷滞:以北艾煎汤洗白,白胶熏之。

(19)治漏疮:艾叶、五倍子、白胶香、苦楝根。上件各等份为末,作香柱放在长桶内坐熏疮处。

(20)治寻常疣、扁平疣:采新鲜艾叶,揉至出汗,在疣表面摩擦至皮肤微热或微红(但不要擦破皮肤),每日2次。

836. 黄鹌菜

【药材名称】 黄鹌菜。

【学名及分类】 *Youngia japonica*（L.）DC.,为菊科黄鹌菜属植物。

【俗　　　名】 黄瓜菜、野青菜、黄花枝香草。

【习性及生境】 生于海拔300~1 500 m的路旁、溪边、林内或草丛中。

【识别特征】 一年生草本。茎直立,叶基生,倒披针形,提琴状羽裂。裂片有深波状齿,叶柄微具翅。头状花序有柄,排成伞房状、圆锥状和聚伞状;总苞圆筒形,外层总苞片远小于内层,花序托平;全为舌状花,花冠黄色。瘦果纺锤状,稍扁,冠毛白色。花果期4—10月。

【药用部位】 根、全草。

【采收加工】 春季采收全草,秋季采根。鲜用或切段晒干。

【产地及分布】 国内分布于华东、华南、西南、陕西、甘肃、河北、河南、湖北等地。湖南省内主要分布于桑植、沅陵、永顺、龙山、芷江、洞口、新宁、宜章、祁阳、长沙。

【性味归经】 味甘、微苦,性凉,归肺、胃、心、肝经。

【功用主治】 清热解毒、利尿消肿;主治感冒、咽痛、眼结膜炎、乳痈、疮疖肿痛、毒蛇咬伤、痢疾、肝硬化腹水、急性肾炎、淋浊、血尿、白带、风湿关节炎、跌打损伤。

【用法用量】 内服:煎汤,9~15 g,鲜品30~60 g;或捣汁。外用:适量,鲜品捣敷;或捣汁含漱。

选方

(1)治咽喉炎:鲜黄鹌菜,洗净,捣汁,加醋适量含漱(治疗期间忌食油腻食物)。

(2)治乳腺炎:鲜黄鹌菜30~60 g,水煎,酌加酒服,渣捣烂加热外敷患处。

(3)治鹅口疮:鲜黄鹌菜根6~7个,用二次淘米水洗,捣烂取汁调蜜服。

(4)治急性肾炎:鲜黄鹌菜2~3株,烤干研末,和鸡蛋炒食。

(5)治跌打伤:黄鹌菜鲜全草30 g(干品15 g),加酒水各半,适量,煎,去渣,每日分2次服。

(6)治痢疾:黄鹌菜鲜全草60 g,捣烂绞汁冲蜜糖服。

(7)治狂犬咬伤:鲜黄鹌菜30~60 g,绞汁泡开水服,渣外敷。

(8)治肸胀:鲜黄鹌菜30~60 g,水酒各半煎服,渣外敷。

837.异叶黄鹌菜

【药材名称】黄鹌菜。

【学名及分类】 *Youngia heterophylla*(Hemsl.)Babc. & Stebbins,为菊科黄鹌菜属植物。

【俗　　名】黄狗头。

【习性及生境】生于海拔300~1 500 m的路旁、溪边、林内或草丛中。

【识别特征】一年生草本。高30~100 cm。根垂直直伸,有多数须根。茎直立,单生或簇生,上部伞房花序状分枝。基生叶或椭圆形,顶端圆或钝,边缘有凹尖齿;全部叶或仅基生叶下面紫红色,上面绿色。头状花序多数在茎枝顶端排成伞房花序。总苞圆柱状,长6~7 mm;总苞片4层,卵形,长1 mm,宽0.7 mm,顶端急尖,内层及最内层披针形,顶端急尖。舌状小花黄色,花冠管外面有稀疏的短柔毛。瘦果黑褐紫色,纺锤形,长3 mm,向顶端渐窄。冠毛白色,长3~4 mm,糙毛状。花果期4—10月。

【药用部位】根、全草。

【采收加工】春季采收全草,秋季采根。鲜用或切段晒干。

【产地及分布】国内分布于华东、华南、西南、陕西、甘肃、河北、河南、湖北等地。湖南省内主要分布于桑植、沅陵、永顺、龙山、芷江、洞口、新宁、宜章、祁阳、长沙。

【性味归经】味甘、微苦,性凉,归肺、胃、心、肝经。

【功用主治】清热解毒、利尿消肿;主治感冒、咽痛、眼结膜炎、乳痈、疮疖肿痛、毒蛇咬伤、痢疾、肝硬化腹水、急性肾炎、淋浊、血尿、白带、风湿关节炎、跌打损伤。

【用法用量】内服:煎汤,9~15 g,鲜品30~60 g;或捣汁。外用:适量,鲜品捣敷;或捣汁含漱。

同黄鹌菜。

838.藿香蓟

【药材名称】胜红蓟。

【学名及分类】 *Ageratum conyzoides* L.,为菊科藿香蓟属植物。

【俗　　名】青鱼胆、下田菊、突菜、竹林草、飞蹦密、胜红蓟、白花草、广马草。

【习性及生境】生于山谷、山坡、林下、林缘、荒坡草地。

【识别特征】一年生草本,高50~100 cm。无明显主根。茎粗壮,基部径4 mm。全部茎枝淡红色,或上部绿色,被白色尘状短柔毛或上部被稠密开展的长绒毛。叶对生,有时上部互生,卵形或长圆形。头状花序4~18个在茎顶排成通常紧密的伞房状花序,总苞钟状或半球形,宽5 mm。总苞片2层。花冠长1.5~2.5 mm,外面无毛或顶端有尘状微柔毛,檐部5裂,淡紫色。瘦果黑褐色,5棱。花果期全年。

【药用部位】全草。

【采收加工】夏、秋季采收。除去根部,鲜用或切段晒干。

【产地及分布】 国内分布于山西、黑龙江、上海、江苏、浙江、安徽等地。湖南全省广布。

【性味归经】 味辛、微苦,性凉,归肺、肝、脾、膀胱经。

【功用主治】 清热解毒、利咽消肿、祛风止痛、利尿排石、止血生肌;主治感冒发热、咽喉肿痛、白喉、口舌生疮、咯血、衄血、崩漏、急性胃肠炎、脘腹疼痛、肾结石、膀胱结石、风湿痹痛、跌打损伤、外伤出血、痈肿疮毒、湿疹瘙痒、疔疮、鹅口疮、下肢溃疡、中耳炎、烧伤、烫伤。

【用法用量】 内服:煎汤,10~30 g,鲜品加倍;或研末;或鲜品捣汁。外用:适量,捣敷;研末吹喉或调敷。

选方

(1)治感冒发热:白花草60 g。水煎服。

(2)治喉症(包括白喉):胜红蓟鲜叶30~60 g,洗净,绞汁。调冰糖服,日服3次。或取鲜叶晒干,研为末,作吹喉散。

(3)治肺结核咳嗽痰中带血:胜红蓟、矮茶风、麦冬、叶上珠(青荚叶)各15 g。水煎服。

(4)治小腿溃疡:桉树叶适量,水煎洗患处,然后用胜红蓟、红糖各适量,捣烂敷患处。

(5)治胃溃疡,急慢性腹痛:胜红蓟煅存性,研末装瓶备用。每服1.5 g,每日1次,嚼服。在30 min之内不喝水。镇痛作用良好。

(6)治风湿疼,骨折(复位固定后):鲜广马草打烂敷患处。

(7)治痈疽肿毒:胜红蓟全草洗净,和酸饭粒、食盐少许,共捣烂敷患处。

(8)治鱼口便毒:胜红蓟鲜叶120 g,茶饼15 g。共捣烂,加热温敷。

839. 刺儿菜

【药材名称】 小蓟。

【学名及分类】 *Cirsium arvense* var. *integrifolium* Wimm. & Grab.,为菊科蓟属植物。

【俗　　名】 大刺儿菜、野红花、大小蓟、小蓟、大蓟、小刺盖、蓟蓟芽、刺刺菜。

【习性及生境】 生于海拔1 700 m下的山坡、河旁或荒地、田间。

【识别特征】 多年生草本。地下部分常大于地上部分,有长根茎。茎直立,幼茎被白色蛛丝状毛,有棱,高30~80(100~120)cm,基部直径3~5 mm。有时可达1 cm,上部有分枝,花序分枝无毛或有薄绒毛。叶互生,基生叶花时凋落,下部和中部叶椭圆形或椭圆状披针形,长7~10 cm,宽1.5~2.2 mm,表面绿色,背面淡绿色,两面有疏密不等的白色蛛丝状毛,顶端短尖或钝,基部窄狭或钝圆,近全缘或有疏锯齿,无叶柄。花果期5—9月。

【药用部位】 全草、根。

【采收加工】 5—6月盛花期,割取全草晒干或鲜用。

【产地及分布】 国内分布于北京、天津、河北、山西、辽宁。湖南省内主要分布于石门、永顺、张家界、龙山。

【性味归经】 味甘、微苦,性凉,归肝、脾经。

【功用主治】 凉血止血、清热消肿;主治咯血、吐血、衄血、尿血、血淋、便血、血痢、崩中漏下、外伤出血、痈疽肿毒。

【用法用量】 内服:煎汤,5~10 g;鲜品可用30~60 g,或捣汁。外用:捣敷。

选方

(1)治九窍出血:用小蓟一握,捣汁,水半盏和顿服。如无青者,以干蓟末,冷水调三钱匕服。

(2)治青竹蛇咬伤:小蓟根9~15 g,徐长卿3~9 g。水煎服。外用鲜根适量,捣烂,敷患处。

(3)治呕血、咯血:大蓟、小蓟、荷叶、扁柏叶、茅根、茜草、山栀、大黄、牡丹皮、棕榈皮各等份。烧灰成性,研极细末,用纸包,碗盖于地上一夕,出火毒。用时先将白藕汁或萝卜汁磨墨半碗,调服五钱,食后下。

（4）治下焦结热，尿血成淋：生地黄、小蓟根、通草、滑石、山栀仁、蒲黄（炒）、淡竹叶、当归、藕节、甘草各等份。上嚼咀，每服半两，水煎，空心服。

（5）治崩中下血：小蓟茎叶（洗、切）研汁一盏，入地黄汁一盏，白术半两，煎减半，温服。

（6）治妊娠胎坠后出血不止：小蓟根叶（锉碎）、益母草（去根茎，切碎）各五两。以水三大碗，煮二味烂熟，去滓，至一大碗，将药于铜器中煎至一盏，分作二服，日内服尽。

（7）治一切极痛下疳：鲜小蓟、鲜地骨皮各五两。煎浓汁浸之，不三四日即愈。

（8）治小儿浸淫疮，疼痛不可忍，发寒热：小蓟末，新水调敷，干即易。

（9）治高血压病：小蓟、夏枯草各15 g。煎水代茶饮。

（10）治急性肾炎、泌尿系感染、尿疼浮肿：小蓟15 g，生地9 g，茅根60 g。水煎服。

840. 蓟

【药 材 名 称】 大蓟。

【学名及分类】 *Cirsium japonicum* Fisch. ex DC.，为菊科蓟属植物。

【俗　　　　名】 毛兄菜、毛凶菜、小蓟、牛屎菜、大吉、打丽丽菜、大合鸡婆、六月雪、拉白姜、刺萝卜、大刺家菜、千口针、裂婆兜、刺芥菜、牛口刺、刺蓟菜、刺刺菜。

【习性及生境】 生于山坡林中、林缘、灌丛中、草地、荒地、田间、路旁或溪旁，海拔400~2 100 m。

【识 别 特 征】 多年生草本，块根纺锤状或萝卜状，直径达7 mm。茎直立，30(100) ~80(150)cm，分枝或不分枝，全部茎枝有条棱，被稠密或稀疏的多细胞长节毛，接头状花序下部灰白色，被稠密绒毛及多细胞节毛。基生叶较大，全形卵形、长倒卵形、椭圆形或长椭圆形，长8~20 cm，宽2.5~8.0 cm，羽状深裂或几全裂，基部渐狭成短或长翼柄，柄翼边缘有针刺及刺齿；侧裂片6~12对，中部侧裂片较大，向下及向下的侧裂片渐小，全部侧裂片排列稀疏或紧密，卵状披针形、半椭圆形、斜三角形、长三角形或三角状披针形，宽狭变化极大，或宽达3 cm，或狭至0.5 cm，边缘有稀疏大小不等小锯齿，或锯齿较大而使整个叶片呈现较为明显的二回状分裂状态，齿顶针刺长可达6 mm，齿缘针刺小而密或几无针刺；顶裂片披针形或长三角形。自基部向上的叶渐小，与基生叶同形并等样分裂，但无柄，基部扩大半抱茎。全部茎叶两面同色，绿色，两面沿脉有稀疏的多细胞长或短节毛或几无毛。头状花序直立，少有下垂的，少数生茎端而花序极短，不呈明显的花序式排列，少有头状花序单生茎端的。总苞钟状，直径3 cm。总苞片约6层，覆瓦状排列，向内层渐长，外层与中层卵状三角形至长三角形，顶端长渐尖，有长1~2 mm的针刺；内层披针形或线状披针形，顶端渐尖呈软针刺状。全部苞片外面有微糙毛并沿中肋有粘腺。瘦果压扁，偏斜楔状倒披针状，顶端斜截形。小花红色或紫色，不等5浅裂，细管部长9 mm。冠毛浅褐色，多层，基部联合成环，整体脱落；冠毛刚毛长羽毛状，长达2 cm，内层向顶端纺锤状扩大或渐细。花果期4—11月。

【药 用 部 位】 地上部分、根。

【采 收 加 工】 9—10月挖根，晒干。6—9月盛花时割取地上部分，鲜用或晒干。

【产地及分布】 国内分布于河北、陕西、山东、河南、湖北、江苏、浙江、江西、福建、台湾、广东、广西、四川、贵州、云南等地。湖南省内广布。

【性 味 归 经】 味甘、微苦，性凉，归心、肝经。

【功 用 主 治】 凉血止血、行瘀消肿；主治吐血、咯血、衄血、便血、尿血、妇女崩漏、外伤出血、疮疡肿痛、瘰疬、湿疹、肝炎、肾炎。

【用法用量】 内服:煎汤下,5~10 g;鲜品可用30~60 g。外用:捣敷。用于止血宜炒炭。

 选方

(1)治呕、吐、咯血:大蓟、小蓟、荷叶、扁柏叶、茅根、茜草、山栀、大黄、牡丹皮、棕榈皮各等份。烧灰存性,研极细末,用纸包,碗盖于地上一夕,出火毒,用时先将白藕汁或萝卜汁磨墨半碗,调服五钱,食后下。

(2)治鼻衄:大蓟根一两,相思子半两。上二味,粗捣筛,每服三钱,水一盏,煎至七分,去滓,放冷服。

(3)治舌上出血:刺蓟一握。上一味,研绞取汁,以酒半盏调服,如无生汁,只捣干者为末,冷水调下三钱匕,兼治大衄。

(4)治热结血淋:大蓟鲜根30~90 g。洗净,捣碎,酌冲开水炖1 h,饭前服,日服3次。

(5)治外伤出血:大蓟根,研成极细末,敷患处。

(6)治乳腺炎:大蓟根、夏枯草根、白茅根(均为鲜品)各等份。取适量捣烂为泥,做成2~3 cm厚之饼状敷患处(直径以超过硬块4~5 cm为宜)。盖上塑料纸,固定,每日换药1次,重症每日换药2次。

(7)治漆疮:大蓟鲜根一握。洗净,加些桐油捣烂,用麻布包,炖热,绞汁,涂抹,日三四次。

(8)治烫火烫伤:大蓟新鲜根,以冷开水洗净后,捣烂,包麻布炖热,绞汁,涂抹,日二三次。

(9)治带状疱疹:大蓟、小蓟、鲜牛乳各适量。将大小蓟放在鲜牛乳中,泡软后,捣成膏,外敷。

(10)治妇女干血痨或肝痨,恶寒发热,头疼,形体消瘦,精神短少:新鲜大蓟二两,黄牛肉四两。共入罐内煮烂,天明吃毕后,复熟睡。忌盐。

(11)治热结瘰疬:大蓟根一斤,捣罗为散。每服三钱匕,食后温酒调下,日再服。

(12)治鼻窦炎:鲜大蓟根90 g,鸡蛋2~3枚。二味同煎,吃蛋喝汤。忌吃辛辣等刺激性食物。

841. 尖裂假还阳参

【药材名称】 抱茎小苦荬。

【学名及分类】 *Crepidiastrum sonchifolium* (Bunge) Pak & Kawano,为菊科假还阳参属植物。

【俗　　　名】 苦蝶子、抱茎苦荬菜、苦荬菜、秋苦荬菜、盘尔草、鸭子食。

【习性及生境】 生于海拔1 600 m以下的荒野、山坡路旁及疏林下。

【识别特征】 多年生草本,高可达60 cm。根垂直直伸,根状茎极短。茎单生,直立,茎枝无毛。基生叶莲座状,匙形、长倒披针形或长椭圆形,边缘有锯齿,侧裂片,半椭圆形、三角形或线形,边缘有小锯齿;全部叶片两面无毛。头状花序多数或少数,在茎枝顶端排成伞房花序或伞房圆锥花序,含舌状小花。总苞圆柱形,苞片外层及最外层短,卵形或长卵形,舌状小花黄色。瘦果黑色,纺锤形,喙细丝状,冠毛白色,微糙毛状,3—5月开花结果。

【药用部位】 全草。

【采收加工】 5—7月间采收,洗净,鲜用或晒干。

【产地及分布】 国内分布于辽宁、河北、山西、内蒙古、陕西、甘肃、山东、江苏、浙江、河南、湖北、四川、贵州等地。湖南省内分布于沅陵、城步等地。

【性味归经】 味苦、辛,性寒。

【功用主治】 止痛消肿、清热解毒;主治头痛、牙痛、胃痛、手术后疼痛、跌打伤痛、阑尾炎、肠炎、肺脓肿、咽喉肿痛、痈肿疮疖。

【用法用量】 内服:煎汤,9~15 g;或研末。外用:适量,水煎熏洗,或研末调敷;或捣敷。

 选方

(1)治阑尾炎:抱茎苦荬菜五钱,薏苡一两,附子二钱。水煎,日服二次。

(2)治黄水疮:抱茎苦荬菜。研末,香油调敷。

(3)治痔疮:抱茎苦荬菜。切碎,煎水熏洗。

842. 红凤菜

【药材名称】 红凤菜。

【学名及分类】 *Gynura bicolor* (Roxb. ex Willd.) DC.,为菊科菊三七属植物。

【俗　　　名】 两色三七草、红菜、玉枇杷、金枇杷、白背三七。

【习性及生境】 生于山坡林下、岩石上或河边湿处,海拔600~1 500 m。

【识别特征】 多年生草本,高50~100 cm。茎直立。叶具柄或近无柄。叶片倒卵形或倒披针形,稀长圆状披针形,长5~10 cm,宽2.5~4.0 cm。头状花序多数直径10 mm,在茎、枝端排列成疏伞房状;花序梗细,有1~2(3)丝状苞片。总苞狭钟状,基部有7~9个线形小苞片;总苞片1层,线状披针形或线形,边缘干膜质。小花橙黄色至红色,管部细,长10~12 mm;裂片卵状三角形;花药基部圆形;花柱分枝钻形,被乳头状毛。瘦果圆柱形,淡褐色,无毛;冠毛丰富,白色,绢毛状,易脱落。花果期5—10月。

【药用部位】 全草。

【采收加工】 全年均可采收,鲜用或晒干。

【产地及分布】 国内分布于云南、贵州、四川、广西、广东、台湾。湖南省内主要分布于华容、鼎城、宜章、汝城、冷水滩、洪江、芷江、祁阳、株洲、常宁、浏阳、沅陵。

【性味归经】 味辛、甘,性凉。

【功用主治】 清热凉血、活血、止血、解毒消肿;主治咯血、崩漏、外伤出血、痛经、痢疾、疮疡肿毒、跌打损伤、溃疡久不收敛。

【用法用量】 内服:煎汤,10~30 g,鲜品30~90 g。外用:适量,鲜品捣敷;或研末撒。

治咯血:鲜红凤菜60~120 g,水煎服。

843. 菊三七

【药材名称】 土三七。

【学名及分类】 *Gynura japonica* (Thunb.) Juel,为菊科菊三七属植物。

【俗　　　名】 三七草、土三七、散血草、菊叶三七。

【习性及生境】 生于海拔600~1 200 m的山地山谷湿草丛、林下。

【识别特征】 高大多年生草本植物,高可达150 cm,或更高。根粗大成块状,纤维状根茎直立,中空,基部木质,多分枝,小枝斜升。基部叶在花期常枯萎。叶片椭圆形或长圆状椭圆形,羽状深裂,顶裂片大,倒卵形,长圆形至长圆状披针形,侧生裂片椭圆形,长圆形至长圆状线形,头状花序多数,花茎枝端排成伞房状圆锥花序;花序梗细,被短柔毛,总苞狭钟状或钟状,小花多个,花冠黄色或橙黄色,管部细,裂片卵形,顶端尖;花药基部钝;瘦果圆柱形,棕褐色,冠毛丰富,白色,易脱落。8—10月开花结果。

【药用部位】 根、全草。

【采收加工】 7—8月间生长茂盛时采,或随用随采。

【产地及分布】 国内分布于河北、陕西、湖北、江苏、安徽、浙江、江西、台湾、广东、广西、四川、贵州、云南等地。湖南省内主要分布于新宁、武冈、桃源、桑植。

【性味归经】 味甘、微苦,性温。

【功用主治】 止血、散瘀、消肿止痛、清热解毒;主治吐血、咯血、便血、崩漏、外伤出血、痛经、产后瘀血腹痛、跌打损伤、风湿痛、疮痈疔疗、蛇虫咬伤。

【用法用量】 根内服:煎汤 3~15 g;或研磨,1.5~3.0 g。全草或叶内服:煎汤 10~30 g。全草或叶外用:适量鲜品捣敷,或研末敷。

选方

(1)治跌打,风痛:土三七鲜根二至三钱。黄酒煎服。

(2)治吐血:土三七根,捣碎调童便服。

(3)治痨伤后腰痛:土三七煎蛋吃。

(4)治产后血气痛:土三七捣细,泡开水加酒兑服。

(5)治蛇咬伤:三七草根捣烂敷患处。

844. 野菊

【药材名称】 野菊。

【学名及分类】 *Chrysanthemum indicum* L.,为菊科菊属植物。

【俗　　名】 野黄菊、路边菊、石艾九月菊、山菊。

【习性及生境】 生于海拔 1 500 m 以下的山坡草地、灌木丛中、河边水湿地、石灰岩荒坡。

【识别特征】 多年生草本,高 0.25~1.00 m,有地下长或短匍匐茎。茎直立或铺散,分枝或仅在茎顶有伞房状花序分枝。茎枝被稀疏的毛。中部茎叶卵形、长卵形或椭圆状卵形。基部截形或稍心形或宽楔形,叶柄长 1~2 cm。两面同色或几同色,淡绿色,有稀疏的短柔毛。头状花序直径 1.5~2.5 cm,多数在茎枝顶端排成疏松的伞房圆锥花序或少数在茎顶排成伞房花序。总苞片约 5 层。全部苞片边缘白色或褐色宽膜质,顶端钝或圆。舌状花黄色,舌片长 10~13 mm,顶端全缘或 2~3 齿。瘦果长 1.5~1.8 mm。花期 6—11 月。

【药用部位】 花。

【采收加工】 夏、秋间采收,鲜用或晒干。

【产地及分布】 国内分布于北京、天津、河北、辽宁、吉林、广东等地。湖南省内散布。

【性味归经】 味苦、辛,性寒,归肺、肝、心、大肠经。

【功用主治】 清热解毒;主治感冒、肝炎、气管炎、原发性高血压、痈肿、疔疮、痢疾、瘰疬、目赤肿痛、湿疹。

【用法用量】 内服:煎汤,6~12 g,鲜品 30~60 g;或捣汁。外用:适量,捣敷;或煎水洗;或熬膏涂。

选方

(1)治风热感冒:野菊花、积雪草各 15 g,地胆草 9 g,水煎服。

(2)治痈疽疔肿,一切无名肿毒:野菊花茎叶、苍耳草各一握。共捣,加入酒一碗,绞汁服,取汗,以滓敷之。

(3)治结膜炎:野菊花、谷精草各 15 g,水煎服;或加冬桑叶 9 g,叶下珠 18 g,水煎分两半,一半熏眼(熏时以布遮之以防泄气),一半内服。

(4)治瘰疬疮肿不破者:野菊花根,捣烂煎酒服之,仍将煎过菊花根为末敷贴。

(5)治湿疹,脓疱疮:野菊花根,水煎 2 次,滤取汁,慢火浓缩成膏,涂搽或贴敷患处。

845. 菊花

【药材名称】 菊花。

【学名及分类】 *Chrysanthemum × morifolium*（Ramat.）Hemsl.，为菊科菊属植物。

【俗　　名】 节华、日精、女节、女华、女茎、更生、周盈、傅延年、阴成、甘菊、真菊、金精、金蕊、馒头菊、簪头菊、甜菊花、药菊。

【习性及生境】 喜充足阳光，但也稍耐阴。较耐干，最忌积涝。喜地势高燥、土层深厚、富含腐殖质、肥沃而排水良好的砂壤土。

【识别特征】 多年生草本，高60~150 cm。茎直立，被柔毛。叶互生，有短柄，叶片卵形至披针形。头状花序单生或数个集生于茎枝顶端，直径2.5~20.0 cm，单个或数个集生于茎枝顶端；因品种不同，差别很大。总苞片多层，条形，边缘膜质，外面被柔毛；舌状花白色、红色、紫色或黄色。花色则有红、黄、白、橙、紫、粉红、暗红等各色，培育的品种极多，头状花序多变化，形色各异，形状因品种而有单瓣、平瓣、匙瓣等多种类型，当中为管状花，常全部特化成各式舌状花；花期9—11月。

【药用部位】 头状花序、幼嫩茎叶、叶、根。

【采收加工】 10月下旬至11月上旬待花瓣平展，有80%的花心散开时，选晴天露水干后分批采收。

【产地及分布】 国内分布于北京、天津、江苏、辽宁、四川、贵州等地。湖南省内主要分布于桑植、沅陵、洪江、芷江。

【性味归经】 甘、苦，微寒，归肺、肝经。

【功用主治】 头状花序：疏风清热、平肝明目、解毒消肿；主治外感风热或风湿初起、发热头痛、眩晕、目赤肿痛、疔疮肿毒；幼嫩茎叶：清肝明目；主治头风眩晕、目生翳膜；叶：清肝明目、解毒消肿；主治头风、目眩、疔疮、痈肿；根：利小便、清热解毒；主治癃闭、咽喉肿痛、痈肿疔毒。

【用法用量】 内服：煎汤，10~15 g；或入丸、散；或泡茶。外用：煎水洗；或捣烂敷。

选方

（1）治太阴温病，但咳，身不甚热，微渴者：杏仁二钱，连翘一钱五分，薄荷八分，桑叶二钱五分，菊花一钱，苦桔梗二钱，甘草八分，苇根二钱。水二杯，煮取一杯，每日三服。

（2）治偏正头疼：甘菊花、石膏、川芎各三钱。为末，每服三钱，茶清调下。

（3）治风头旋：甘菊花（开者），上件药九月九日取曝干者作末，以糯米饭中蒸熟。每一斗米，用五两菊花末，溶拌如常酝法，多用细曲为良。候酒熟，即压去滓，每暖一小盏服。

（4）治热毒风上攻，目赤头旋，眼花面肿：菊花（焙）、排风子（焙）、甘草（炮）各一两。上三味，捣罗为散，夜卧时温水调下三钱匕。

（5）治肝肾不足，虚火上炎，目赤肿痛，久视昏暗，迎风流泪，怕日羞明，头晕盗汗，潮热足软：枸杞子、甘菊花、熟地黄、山萸肉、怀山药、白茯苓、牡丹皮、泽泻。炼蜜为丸。

（6）治腰痛：菊花二升，芫花二升，羊踯躅二升。上三味，以醋拌令湿润，分为两剂，内布囊中蒸之，如饮一斗米许顷，适寒温，隔衣熨之，冷即易熨，痛处定即差。

（7）治肿毒疔疮，即时消散：白菊花四两，甘草四钱。水三碗煎一碗，冲热黄酒服。

（8）治阴疮，痒：菊花、榴根皮，上煎汤蒸洗。

846. 苣荬菜

【药材名称】 苣荬菜。

【学名及分类】 *Sonchus wightianus* DC.，为菊科苦苣菜属植物。

【俗　　名】 小蓟、荬菜、苦葛麻、苦荬菜、取麻菜、苣菜、曲麻菜、苦苦菜、败酱菜。

【习性及生境】 生于海拔250~1 000 m的溪边、田间杂草、山地草丛中。

【识别特征】 多年生草本。根垂直直伸,茎直立,高可达150 cm,有细条纹,基生叶多数,叶片偏斜半椭圆形、椭圆形、卵形、偏斜卵形、偏斜三角形、半圆形或耳状,顶裂片稍大,长卵形、椭圆形或长卵状椭圆形;头状花序在茎枝顶端排成伞房状花序。总苞钟状,苞片外层披针形,舌状小花多数,黄色。瘦果稍压扁,长椭圆形,冠毛白色,1—9月开花结果。

【药用部位】 全草。

【采收加工】 夏季开花前采收,鲜用或晒干。

【产地及分布】 国内分布于华中、西南、新疆、宁夏、陕西、福建、广西等地。湖南省内分布于衡山、邵东、洞口、龙山、湘西。

【性味归经】 苦,寒。

【功用主治】 清热解毒、利湿排脓、凉血止血;主治咽喉肿痛、咽喉炎、急性痢疾、阑尾炎、乳腺炎、肠炎、遗精、白浊、吐泻、肺脓疡、吐血、衄血、咯血、尿血、便血、崩漏。

【用法用量】 内服:煎汤,9~15 g;或鲜品绞汁。外用:煎汤熏洗,或捣敷。

选方

(1)治急性咽炎:鲜苣荬菜30 g,灯心草3 g。水煎服。

(2)治疮毒痈肿:苣荬菜、紫花地丁各25 g。水煎服。

(3)治肺脓疡,咯脓血:苣荬菜、鲜芦根各30 g。水煎服。

(4)治吐血:苣荬菜50 g,生地50 g。水煎服,日服2次。

(5)治大便下血:生苣荬菜180 g,蜜30 g(患儿酌减)。将败酱草洗净,切碎,用水两大碗,煎取8分,调入蜜,分2次空腹服。

847. 苦苣菜

【药材名称】 苦菜。

【学名及分类】 *Sonchus oleraceus* L.,为菊科苦苣菜属植物。

【俗　　名】 荼草、游冬、野苦菜、苦马菜、苦苣、苦荬、天香菜、老鸦苦荬、滇苦荬。

【习性及生境】 生于海拔200~1 500 m的山地草丛、溪边、田间。

【识别特征】 一年生草本。根圆锥状,垂直直伸,有多数纤维状的须根。茎直立,单生。基生叶羽状深裂,全形长椭圆形或倒披针形。头状花序少数在茎枝顶端排成紧密的伞房花序或总状花序或单生茎枝顶端。全部总苞片顶端长急尖,外面无毛或外层或中内层上部沿中脉有少数头状具柄的腺毛。舌状小花多数,黄色。瘦果褐色,长椭圆形或长椭圆状倒披针形,压扁,每面各有3条细脉,肋间有横皱纹,顶端狭,无喙,冠毛白色,长7 mm,单毛状,彼此纠缠。花果期5—12月。

【药用部位】 全草。

【采收加工】 夏季开花前采收,鲜用或晒干。

【产地及分布】 国内分布于华北、西北、华中、华南、西南、辽宁、广西等地。湖南省内散布。

【性味归经】 味苦,性寒,归心、肝、胃、大肠经。

【功用主治】 清热解毒、凉血止血;主治肠炎、痢疾、黄疸、淋证、咽喉肿痛、痈疮肿毒、乳腺炎、痔瘘、吐血、衄血、咯血、尿血、便血、崩漏。

【用法用量】 内服:煎汤,15~30 g。外用:鲜品捣敷;或煎汤熏洗;或取汁涂搽。

（1）治暴热身黄，大便闭塞：苦苣菜煮汁服之。

（2）治肝硬化：苦苣菜、酢浆草各30 g。用猪肉炖服。

（3）治对口恶疮：野苦菜擂汁一钟，入姜汁一匙。和酒服，以渣敷。

（4）治吐血，鼻衄，咯血：苦苣菜、韭菜各等量。榨取自然汁20 ml，陈石灰烧后浸水，取20 ml，兑入上药剂中服用。

（5）治大肠下血：苦苣菜根15 g，草血竭15 g，五叶草根15 g。水煎服。

848. 鳢肠

【药材名称】 旱莲草。

【学名及分类】 *Eclipta prostrata* (L.) L.，为菊科鳢肠属植物。

【俗　　名】 麦尖菜、墨草、泥秋草、墨兜菜、墨斗草、密航、水旱莲、莲子草、墨烟草、金陵草、猪牙草、猢狲头、冰冻草、鳢肠、鸡肠草等。

【习性及生境】 生于海拔1 000 m以下的路边、湿地、沟边或田间。

【识别特征】 一年生草本。茎直立，高可达60 cm，叶片长圆状披针形或披针形，无柄或有极短的柄，两面被密硬糙毛。头状花序，有细花序梗；总苞球状钟形，总苞片绿色，草质，长圆形或长圆状披针形，外围的雌花，舌状，舌片短，花冠管状，白色，花柱分枝钝，花托凸，托片中部以上有微毛；瘦果暗褐色，雌花的瘦果三棱形，两性花的瘦果扁四棱形，6—9月开花。

【药用部位】 全草。

【采收加工】 夏、秋季割取全草，阴干或晒干。鲜用，可随采随用。

【产地及分布】 国内分布于北京、天津、河北、山西、内蒙古、辽宁、江苏、浙江等地。湖南省内广布。

【性味归经】 味甘、酸，性凉，归肝、肾经。

【功用主治】 补益肝肾、凉血止血；主治肝肾不足、头晕目眩、须发早白、吐血、咯血、衄血、便血、血痢、崩漏、外伤出血。

【用法用量】 内服：煎汤；9~30 g；或熬膏；或捣汁；或入丸、散。外用：捣敷；或捣茸塞鼻；或研末敷。

（1）清上补下，又能变白为黑，理腰膝，壮筋骨，强阴不足，酒色痰火人服之更奇效：冬至日取冬青不拘多少，阴干，以蜜酒拌透，盒一昼夜，粗布袋擦去皮，晒干，为末，新瓦瓶收贮；待夏日取旱莲草数十斤，捣自然汁熬膏，和煎药末为丸，如梧桐子大。每服百丸，临卧时酒送下。

（2）治虚损百病，久服发白再黑，返老还童：旱莲蓬取汁，桑椹子取汁，各以瓷盘晒为膏，冬青子酒浸，九蒸九晒为末。上各等份，炼蜜为丸梧子大，每服六七丸，空心淡盐汤送下。

（3）固齿：七月取旱莲草（连根）一斤，用无灰酒洗净。用青盐四两，食盐一两腌三宿，晒干。将无油锅内炒存性，把原汁渐倾入炒干为末，擦牙咽下亦妙。

（4）治各种出血：旱莲草30 g，檵木花12 g。水煎服。

（5）治吐血成盆：旱莲草和童便、徽墨春汁，藕节汤开服。

（6）治咯血、便血：旱莲草、白及各10 g。研末，开水冲服。

（7）治胃、十二指肠溃疡出血：旱莲草、灯心草各30 g。水煎服。

（8）治肠风脏毒，下血不止：旱莲草子，瓦上焙，研末。每服二钱，米饮下。

（9）治血痢：旱莲草、铁苋菜各15 g。煎服。

（10）治血淋：旱莲子、芭蕉根（细锉）各二两。上二味，粗捣筛。每服五钱匕，水一盏半，煎至八分，去滓温服，日二服。

849. 裸柱菊

【药材名称】 裸柱菊。
【学名及分类】 *Soliva anthemifolia* (Juss.) R. Br.，为菊科裸柱菊属植物。
【俗　　名】 座地菊。
【习性及生境】 见于荒地、田野。
【识别特征】 一年生矮小草本，茎极短，平卧。叶互生，有柄，长5~10 cm，二至三回羽状分裂，裂片线形，全缘或3裂，被长柔毛或近于无毛。头状花序近球形，无梗，生于茎基部，直径6~12 mm；总苞片2层，矩圆形或披针形，边缘干膜质；边缘的雌花多数，无花冠；中央的两性花少数，花冠管状，黄色，长约1.2 mm，顶端3裂齿，基部渐狭，常不结实。瘦果倒披针形，扁平，有厚翅，长约2 mm，顶端圆形，有长柔毛，花柱宿存，下部翅上有横皱纹。花果期全年。
【药用部位】 全草。
【采收加工】 全年均可采，鲜用或晒干。
【产地及分布】 国内分布于广东、台湾、福建、江西等地。湖南省内主要分布于湘阴、益阳、桃江、安化。
【性味归经】 味辛、性温、小毒。
【功用主治】 解毒散热；主治痈疮疖肿、风毒流注、瘰疬、痔疮。
【用法用量】 内服：煎汤6~15 g。外用：适量捣敷。

(1)治风毒流注：鲜裸柱菊适量，米饭少许。共捣烂，外敷。
(2)治痔疮出血、发炎：裸柱菊、朱蕉、杠板归、马齿苋各15 g。水煎服。

850. 马兰

【药材名称】 马兰。
【学名及分类】 *Aster indicus* L.，为菊科紫菀属植物。
【俗　　名】 鸡油儿、田蒿子、剪刀草、蓝菊花、剪彩刀草、马兰头、田边菊、山黄菊、飞来鹤、鸡儿肠、泥鳅串。
【习性及生境】 生于海拔1 500 m以下的路边、田野、山坡上。
【识别特征】 多年生草本。根状茎有匍枝，茎直立，高可达70 cm，上部有短毛，基部叶在花期枯萎；茎部叶倒披针形或倒披状矩圆形，全部叶稍薄质，头状花序单生于枝端并排列成疏伞房状。总苞半球形，总苞片覆瓦状排列；外层倒披针形，内层倒披针状矩圆形，上部草质，有疏短毛，边缘膜质，花托圆锥形。舌状花，舌片浅紫色，瘦果倒卵状矩圆形，极扁，5—9月开花，8—10月结果。
【药用部位】 全草、根。
【采收加工】 夏、秋季采收。鲜用或晒干。
【产地及分布】 国内分布于北京、河北、辽宁、山西、江苏、浙江等地。湖南省内广布。
【性味归经】 味辛，性凉，归肺、肝、胃、大肠经。
【功用主治】 凉血止血、清热利湿、解毒消肿；主治吐血、衄血、血痢、崩漏、创伤出血、黄疸、水肿、淋浊、感冒、咳嗽、咽痛喉痹、痔疮、痈肿、丹毒、小儿疳积。
【用法用量】 内服：煎汤10~30 g，鲜品30~60 g；或捣汁。外用：适量，捣敷；或煎水熏洗。

(1)治吐血：鲜白茅根四两(白嫩去心)，马兰头四两(连根)，湘莲子四两，红枣四两。先将茅根、马兰头洗净，同入锅内浓煎二三次，滤去渣，再加入湘莲、红枣入罐内，用文火炖之。晚间临睡时取食一两。

(2)治痞积:马兰根十数斤。烧净水一大锅,熬五炷香,去根,再熬至四五碗,入铜锅,再熬至半碗,退火入阿魏三钱、麝香一钱,搅匀为度,以瓷器收贮。量积大小摊贴,听其自落。

(3)治紫癜症:马兰、地锦草各15 g。煎服。

(4)治急性睾丸炎:马兰鲜根60~90 g,荔枝核10枚。水煎服。

(5)治诸疟寒热:赤脚马兰捣汁,入水少许,发日早服,或入砂糖即可。

(6)治喉痹口紧:马兰根或叶捣汁,入米醋少许,滴鼻孔中或灌喉中,取痰自开。

(7)治腮腺炎:马兰、板蓝根各18 g。煎服。另用鲜马兰叶捣烂外敷,干则更换。

851. 毛连菜

【药材名称】 毛连菜、毛柴胡。
【学名及分类】 *Picris hieracioides* L.,为菊科毛连菜属植物。
【俗　　　名】 粗糠草。
【习性及生境】 生于海拔500~1 800 m的山坡、田边、林缘、林下及沟谷中。
【识别特征】 二年生草本,高16~120 cm。根垂直直伸,粗壮。茎直立。基生叶花期枯萎脱落;下部茎叶长椭圆形或宽披针形,长8~34 cm,宽0.5~6.0 cm;中部和上部茎叶披针形或线形;最上部茎小,全缘;全部茎叶两面特别是沿脉被亮色的钩状分叉的硬毛。头状花序较多数,在茎枝顶端排成伞房花序或伞房圆锥花序。总苞圆柱状钟形;总苞片3层;全部总苞片外面被硬毛和短柔毛。舌状小花黄色,冠筒被白色短柔毛。瘦果纺锤形,长约3 mm。冠毛白色,外层极短,糙毛状,内层长,羽毛状,长约6 mm。花果期6—9月。
【药用部位】 花序。
【采收加工】 夏季花开时采收,晒干。
【产地及分布】 国内分布于华北、西北、华东、华中、西南、吉林。湖南省内主要分布于石门、桑植、永顺、花垣、沅陵、城步、武冈、新宁。
【性味归经】 味苦、咸,性微温,归肺、心经。
【功用主治】 理肺止咳、化痰平喘、宽胸;主治咳嗽痰多、咳喘、嗳气、胸腹闷胀。
【用法用量】 内服:煎汤,3~9 g。

(1)治无名肿毒,发高烧:毛柴胡15 g,大鹅儿肠根9 g。煨水服。

(2)治跌打损伤:毛柴胡根30 g,煨酒服,并取渣外搽。

852. 泥胡菜

【药材名称】 泥胡菜。
【学名及分类】 *Hemisteptia lyrata* (Bunge) Fisch. & C. A. Mey.,为菊科泥胡菜属植物。
【俗　　　名】 癞子菜、白力屎、山菊蒿、高脚蒲公英、野苦麻、大青、剪刀菜。
【习性及生境】 生于海拔1 500 m以下的路旁、荒草丛中或水沟边。
【识别特征】 一年生草本。高可达100 cm。茎单生,通常纤细,被稀疏蛛丝毛,基生叶长椭圆形或倒披针形,花期通常枯萎;全部叶大头羽状深裂或几全裂,侧裂片倒卵形、长椭圆形、匙形、倒披针形或披针形,顶裂片大,长菱形、三角形或卵形,全部茎叶质地薄,两面异色,上面绿色,下面灰白色,头状花序在茎枝顶端排成疏松伞房花序,总苞片多层,覆瓦状排列,最外层长三角形,全部苞片质地薄,草质,内层苞片顶端长渐尖,上方染红色,小花紫色或红色,花冠裂片线形,瘦果小,楔状或偏斜楔形,深褐色。花果期3—8月。

【药用部位】 全草、根。

【采收加工】 7—10月采集,鲜用或晒干。

【产地及分布】 国内分布于北京、河北、江苏、福建、湖北等地。湖南省内主要分布于衡山、宜章、祁阳、龙山。

【性味归经】 辛、苦,寒。

【功用主治】 清热解毒、散结消肿;主治痔漏、痈肿疔疮、乳痈、淋巴结炎、风疹瘙痒、外伤出血、骨折。

【用法用量】 内服:煎汤,9~15 g。外用:捣敷;或煎水洗。

选方

(1)治各种痔疮:泥胡菜、蒲公英各30 g。水煎服。

(2)治乳痈:泥胡菜叶、蒲公英各适量。捣茸外敷。

(3)治颈淋巴结炎:鲜泥胡菜全草或鲜叶适量,或加食盐少许。捣烂敷患处。

(4)治刀伤出血:泥胡菜叶适量。捣茸敷伤处。

(5)治骨折:泥胡菜叶适量。捣茸包骨折处。

(6)治牙痛,牙龈炎:泥胡菜9 g,水煎漱口,每日数次。

853. 牛蒡

【药材名称】 牛蒡子、牛蒡根。

【学名及分类】 *Arctium lappa* L.,为菊科牛蒡属植物。

【俗　　名】 鼠粘子、黍粘子、牛子、野大力、牛疗疮、大力子、鼠粘子根、野大力根。

【习性及生境】 生于海拔500~1 000 m的山坡次生灌草丛中。

【识别特征】 二年生草本,具粗大的肉质直根,长达15 cm,径可达2 cm,有分枝支根。茎直立,高达2 m,粗壮,基部直径达2 cm,通常带紫红或淡紫红色,有多数高起的条棱,分枝斜升,多数,全部茎枝被稀疏的乳突状短毛及长蛛丝毛并混杂以棕黄色的小腺点。基生叶宽卵形,长达30 cm,宽达21 cm,边缘稀疏的浅波状凹齿或齿尖,基部心形,有长达32 cm的叶柄,两面异色,上面绿色,有稀疏的短糙毛及黄色小腺点,下面灰白色或淡绿色,被薄绒毛或绒毛稀疏,有黄色小腺点,叶柄灰白色,被稠密的蛛丝状绒毛及黄色小腺点,但中下部常脱毛。茎生叶与基生叶同形或近同形,具等样的及等量的毛被,接花序下部的叶小,基部平截或浅心形。头状花序多数或少数在茎枝顶端排成疏松的伞房花序或圆锥状伞房花序,花序梗粗壮。总苞卵形或卵球形,直径1.5~2.0 cm。总苞片多层,多数,外层三角状或披针状钻形,中内层披针状或线状钻形;全部苞近等长,长约1.5 cm,顶端有软骨质钩刺。小花紫红色,花冠长1.4 cm,外面无腺点,花冠裂片长约2 mm。瘦果倒长卵形或偏斜倒长卵形,两侧压扁,浅褐色,有多数细脉纹,有深褐色的色斑或无色斑。冠毛多层,浅褐色;冠毛刚毛糙毛状,不等长,基部不联合成环,分散脱落。花果期6—9月。

【药用部位】 成熟果实、茎叶、根。

【采收加工】 牛蒡子:采集,7—8月果实呈灰褐色时,分批采摘。堆积2~3 d,曝晒,脱粒,扬净,再晒至全干。

【产地及分布】 国内分布于北京、天津、河北、山西、辽宁、吉林、内蒙古等地。湖南省内主要分布于花垣、新晃、武冈、江华、炎陵。

【性味归经】 牛蒡子:味辛、苦,性寒,归肺、胃经。牛蒡根:味苦、微甘,性凉,归肺、心经。

【功用主治】 果实:疏散风热、宣肺透疹、利咽散结、解毒消肿;主治风热咳嗽、咽喉肿痛、斑疹不透、风疹瘙痒、疮疡肿毒。茎叶:清热除烦、消肿止痛;主治风热头痛、心烦口干、咽喉肿痛、小便涩少、痈肿疮疖、皮肤风痒、白屑风。根:散风热、消肿毒;主治风热感冒、头痛、咳嗽、热毒面肿、咽喉肿痛、齿龈肿痛、风湿痹痛、积块、痈疖恶疮、痔疮脱肛。

【用法用量】 牛蒡子内服:煎汤,5~10 g;或入散剂。牛蒡子外用:适量,煎汤含漱。牛蒡根内服:煎汤,6~15 g;或捣汁;或研末;或浸酒。牛蒡根外用:适量,捣敷;或熬膏涂;或煎水洗。

选方

(1)治喉痹:牛蒡子六分,马蔺子八分。上二味捣为散。每空腹以暖水服方寸匕,渐加至一匕半,日再。

(2)治风热闭塞咽喉,遍身浮肿:牛蒡子一合,半生半熟,杵为末。热酒调下一钱匕。

(3)治妇人月水滞涩不通,结成症块,腹胁胀大欲死:牛蒡根二斤,细锉,蒸三遍,用生绢袋盛,以酒二斗浸五日。每于食前,暖一小盏服之。

(4)治疮疹壮热,大便坚实,或口舌生疮,咽喉肿痛:牛蒡子四两(炒香),甘草(炙)、升麻、射干各一两。上为粗散。每服三钱,水一大盏,煎至六分,去滓,温服。

(5)治皮肤风热,遍身瘾疹:牛蒡子、浮萍等份。以薄荷汤调下二钱,日二服。

(6)治风肿斑毒作痒:牛蒡子、玄参、僵蚕、薄荷各五钱。为末。每服三钱,白汤调下。

(7)治斑疹时毒及疟腮肿痛:牛蒡子、柴胡、连翘、川贝母、荆芥各二钱。水煎服。

(8)治瘟疫并大头:牛蒡子、防风各等份。共为末。每用五钱,黄酒一大盅,同煎,空心温服,盖被出汗。

(9)治时气余热不退,烦躁发渴,四肢无力,不能饮食:牛蒡根捣绞取汁,服一小盏。

(10)治头面忽肿,热毒风内攻,或手足头面赤肿,触着痛:牛蒡子根洗净研烂,酒煎成膏,摊在纸上,贴肿处,仍热酒调,下一服,肿止痛减。

(11)治喉中热肿:牛蒡子(切)一升。以水五升,煮取三升,分温三四服。忌蒜、面。

(12)治老人风湿久痹,筋挛骨痛,服此壮肾,润皮毛,益气力:牛蒡根(切)一升,生地黄(切)一升,大豆(炒)二升。以绢袋盛浸一斗酒中,五六日。任性空心温服二三盏,日二服。

(13)治项下瘰疾:牛蒡子根一升,水三升,煮取一升半,分三服;或为末,蜜丸常服之。

854. 牛膝菊

【药 材 名 称】 牛膝菊。

【学名及分类】 *Galinsoga parviflora* Cav.,为菊科牛膝菊属植物。

【俗　　　名】 铜锤草、珍珠草、向阳花、辣子草。

【习性及生境】 生于海拔1 000~1 800 m的田边、路旁、庭园空地及荒坡上。

【识别特征】 一年生草本。高10~80 cm。茎纤细,叶对生,叶片卵形或长椭圆状卵形,有叶柄,头状花序半球形,有长花梗,总苞半球形或宽钟状,总苞片外层短,内层卵形或卵圆形,舌状花,舌片白色,筒部细管状,托片纸质,瘦果常压扁,7—10月开花结果。

【药 用 部 位】 全草。

【采 收 加 工】 夏、秋季采收。洗净,鲜用或晒干。

【产地及分布】 国内分布于浙江、江西、四川、贵州、云南、西藏等地区。湖南省内广布。

【性味归经】 味淡,性平,归心、肝、肺经。

【功用主治】 清热解毒、止咳平喘、止血;主治扁桃体炎、咽喉炎、黄疸型肝炎、咳喘、肺结核、疔疮、外伤出血。

【用法用量】 内服:煎汤,30~60 g。外用:适量,研末撒。

855. 蒲儿根

【药 材 名 称】 蒲儿根。

【学名及分类】 *Sinosenecio oldhamianus*（Maxim.）B. Nord.，为菊科蒲儿根属植物。

【俗　　　名】 犁花草、土班椒、石棉草、路边菊、三月菊、蜘蛛香、野麻叶、犁头草。

【习性及生境】 生于海拔300~1 200 m的山地草丛中、旷野。

【识别特征】 多年生或二年生草本。根状茎木质。茎单生。基部叶在花期凋落，具长叶柄；下部茎叶具柄，叶片卵状圆形或近圆形；叶柄长3~6 cm，被白色蛛丝状毛，基部稍扩大。头状花序多数排列成顶生复伞房状花序；花序梗细，长1.5~3.0 cm。总苞宽钟状；总苞片约13，1层，紫色，草质，具膜质边缘。舌状花无毛，舌片黄色。瘦果圆柱形，长1.5 mm，舌状花瘦果无毛，管状花被短柔毛；冠毛在舌状花缺，管状花冠毛白色，长3.0~3.5 mm。花期1—12月。

【药 用 部 位】 全草。

【采 收 加 工】 夏季采收。洗净，鲜用或晒干。

【产地及分布】 国内分布于山西、浙江、安徽、福建、江西、广东、广西。湖南省内分布于桑植、石门、沅陵、永顺、洪江、会同、洞口、双牌、南岳、祁阳、城步、长沙。

【性味归经】 味辛、苦，性凉，有小毒，归脾、肝、膀胱经。

【功用主治】 清热解毒、利湿、活血消肿；主治痈疮肿毒、泌尿系统感染、湿疹、跌打损伤、金疮、烧伤、烫伤。

【用法用量】 内服：煎汤，9~15 g，鲜全草大剂可用60~90 g。外用：适量，鲜品捣敷。

选方

（1）治疮疖：蒲儿根鲜叶适量，加等量紫花地丁。捣烂敷患处。

（2）治疮毒化脓：蒲儿根、枇杷树皮各适量。捣烂，敷患处。

856. 蒲公英

【药 材 名 称】 蒲公英。

【学名及分类】 *Taraxacum mongolicum* Hand.-Mazz.，为菊科蒲公英属植物。

【俗　　　名】 矮脚蒲公英、芮奔赛、黄花地丁、乳汁草、马舌子、黄黄苗、苦菜。

【习性及生境】 生于海拔800 m以下的山坡草地、路旁、河岸沙地及田间。

【识别特征】 多年生草本。根圆柱状，黑褐色，粗壮。叶倒卵状披针形、倒披针形或长圆状披针形，长4~20 cm，宽1~5 cm，先端钝或急尖，边缘有时具波状齿或羽状深裂，有时倒向羽状深裂或大头羽状深裂，顶端裂片较大，三角形或三角状戟形，全缘或具齿，每侧裂片3~5片，裂片三角形或三角状披针形，通常具齿，平展或倒向，裂片间常夹生小齿，基部渐狭成叶柄，叶柄及主脉常带红紫色，疏被蛛丝状白色柔毛或几无毛。花葶1至数个，与叶等长或稍长，高10~25 cm，上部紫红色，密被蛛丝状白色长柔毛；头状花序直径约30~40 mm；总苞钟状，长12~14 mm，淡绿色；总苞片2~3层，外层总苞片卵状披针形或披针形，边缘宽膜质，基部淡绿色，上部紫红色，先端增厚或具小到中等的角状突起；内层总苞片线状披针形，先端紫红色，具小角状突起；舌状花黄色，舌片长约8 mm，宽约1.5 mm，边缘花舌片背面具紫红色条纹，花药和柱头暗绿色。瘦果倒卵状披针形，暗褐色，上部具小刺，下部具成行排列的小瘤，顶端逐渐收缩为长约1 mm的圆锥至圆柱形喙基，喙长6~10 mm，纤细；冠毛白色，长约6 mm。花期4—9月，果期5—10月。

【药 用 部 位】 全草。

【采收加工】 4—5月开花前或刚开花时连根挖取,晒干。

【产地及分布】 国内分布于北京、河北、山西、内蒙古、辽宁、吉林等地。湖南省内主要分布于衡山、邵阳、邵东、隆回、城步、平江、桃源、张家界、桑植、益阳、桂阳、宜章、永顺。

【性味归经】 味苦、甘,寒,归肝、胃经。

【功用主治】 清热解毒消肿、利尿除湿;主治乳痈、肺痈、肠痈、疔腮、瘰疬、疔毒疮肿、目赤肿痛、感冒发热、咳嗽、咽喉肿痛、胃炎、肠炎、痢疾、肝炎、胆囊炎、尿路感染、蛇虫咬伤。

【用法用量】 内服:煎汤,10~30 g,大剂量60 g;或捣汁;或入散剂。外用:捣敷。

(1)乌须生发:蒲公英净四两(炒),血余洗净四两,青盐四两(研)。上用瓷罐一个,盛蒲公英一层,血余一层,青盐一层,盐泥封固,淹,春秋五日,夏三日,冬七日,桑柴火煅,令烟尽为度,候冷取出,碾为末。每服一钱,侵晨酒调服。

(2)治骨髓炎:蒲公英60 g,全蝎1条,蜈蚣1条。研粗粉,白酒250 ml浸泡3~5 d。分数次服用。

(3)治疳疮疔毒:蒲公英捣烂覆之,别更捣汁,和酒煎服,取汗。

(4)治痈疽发背或生头项,或生手足臂腿、腰脐之间、前阴粪门之际:蒲公英一两,金银花四两,当归二两,玄参一两。水煎,饥服。此方既善攻散诸毒,又不耗损真气。可多服久服,俱无碍也。即治肺痈、大小肠痈,无不神效。

(5)治上中下三背发及三手搭,并乳发:蒲公英、忍冬藤各二钱。以好酒煮热,尽量饮之醉,仍以生葱一根,灌蜜入内要满,以灰火煨热压酒,以被盖睡取汗,汗出而愈。

(6)治天蛇头(手中指头结毒,焮赤肿痛):蒲公英(如菊花者)草取干与苍耳草二味等份为末,以好醋浓煎浸洗。

(7)治急性结膜炎:蒲公英30 g,菊花9 g,薄荷6 g(后下),车前子12 g(布包)。煎服。

(8)治肠风:蒲公英(连根打烂,青盐腌一宿,晒干,收尽无汁)、槐角子(炒)、柿饼(炙焦存性)、木耳(煅焦存性),神曲丸,白汤下二钱。

(9)治噎膈:拣蒲公英高尺许者,掘下数尺,择根大如拳者,捣汁和酒服。

(10)治急性黄疸型肝炎:蒲公英、茵陈蒿、土茯苓、白茅根、田基黄各25 g。水煎服。

(11)治慢性胃炎,胃溃疡:①蒲公英干根、地榆根各等份。研末,每服6 g,每日3次,生姜汤送服。②蒲公英根90 g,青藤香、白及、鸡蛋壳各30 g。研末,每次3 g,开水吞服。

(12)治胃弱,消化不良,慢性胃炎,胃胀痛:蒲公英30 g(研细粉),橘皮18 g(研细粉),砂仁9 g(研细粉)。混合共研。每服6~9 g,每日数回,食后开水送服。

(13)治口腔炎:蒲公英适量(焙炭存性),枯矾、冰片各少许。共研极细末,取少许吹入患部,每日数次。

(14)固齿:蒲公英连根洗捣一斤,青盐、食盐各二两腌,槐角子(炒)四两。晒干为末,每日清晨擦牙,滚汤咽下。

857. 林荫千里光

【药材名称】 黄菀。

【学名及分类】 *Senecio nemorensis* L.,为菊科千里光属植物。

【俗　　名】 黄菀。

【习性及生境】 生于海拔500~1 500 m的山地阔叶林下。

【识别特征】 多年生草本。根状茎短粗,具多数被绒毛的纤维状根。茎单生或有时数个,直立,高达1 m,花序下不分枝,被疏柔毛或近无毛。基生叶和下部茎叶在花期凋落;中部茎叶多数,近无柄,披针形或长圆状披针形,长10~18 cm,宽2.5~4.0 cm,顶端渐尖或长渐尖,基部楔状渐狭或多少半抱茎,边缘具密锯齿,稀粗齿,纸质,两面被疏短柔毛或近无毛,羽状脉,侧脉7~9对,上部叶渐小,线状披针形至线形,无柄。头状花序具舌状花,多数,在茎端或枝端或上部叶腋排成复伞房花序;花序梗细,长1.5~3.0 mm,具3~4小苞片;小苞片线形,长5~10 mm,被疏柔毛。总苞近圆柱形,具外层苞片;苞片线形,短于总苞。总苞片顶端三角状渐尖,被褐色短柔毛,草质,边缘宽干膜质,外面被短柔毛。舌状花8~10,管部长5 mm;舌片黄色,线状长圆形,顶端具3细齿,具4脉;管状花15~16,花冠黄色,檐部漏斗状,裂片卵状三角形,长1 mm,尖,上端具乳头状毛。花药基部具耳;附片卵状披针形;颈部略粗短,基部稍膨大;花柱分枝截形,被乳头状毛。瘦果圆柱形,无毛;冠毛白色。花期6—12月。

【药用部位】 全草。

【采收加工】 8—9月采收。洗净,鲜用或晒干。

【产地及分布】 国内分布于北京、天津、河北、山西、吉林。湖南省内主要分布于桑植、洪江、浏阳。

【性味归经】 味苦、辛,性寒,归心、肝、胃、大肠经。

【功用主治】 清热解毒;主治热痢、眼肿、痈疖疔毒。

【用法用量】 内服:煎汤,6~12 g。外用:鲜品捣服。

(1)治肠炎、痢疾:黄菀、山泽兰、旱莲草各20 g,水煎服。

(2)治肝炎、结膜炎:黄菀配龙胆草或獐芽菜,水煎服。

858. 千里光

【药材名称】 千里光。

【学名及分类】 *Senecio scandens* Buch.-Ham. ex D. Don,为菊科千里光属植物。

【俗　　名】 天青红、白苏杆、千里急、九里明、王位、成邻鲜、走牙疳、九负刚、花王拉、九里宫、短子九里光、鹅菜深根。

【习性及生境】 生于海拔500~1 300 m的路旁疏林下草丛中、村边荒地。

【识别特征】 多年生攀援草本,根状茎木质。茎伸长,弯曲。叶具柄,叶片卵状披针形至长三角形;羽状脉,侧脉7~9对;叶柄长0.5~1.0(~2.0)cm。头状花序有舌状花,多数,在茎枝端排列成顶生复聚伞圆锥花序;分枝和花序梗被密至疏短柔毛;花序梗长1~2 cm,具苞片,小苞片通常1~10,线状钻形。总苞圆柱状钟形;苞片约8,线状钻形。总苞片12~13。舌状花8~10,管部长4.5 mm。花药长2.3 mm,基部有钝耳;花柱分枝顶端截形,有乳头状毛。瘦果圆柱形,被柔毛;冠毛白色。

【药用部位】 全草。

【采收加工】 采集:9—10月收割全草。晒干或鲜用。

【产地及分布】 国内分布于华中、华东、华南、西南、陕西、甘肃。湖南省内广布。

【性味归经】 味苦、辛,性寒,归肺、肝、胃、大肠、膀胱经。

【功用主治】 清热解毒、明目退翳、杀虫止痒;主治时行感冒、上呼吸道感染、咳嗽、肺痈、乳蛾、痄腮、腹痛吐泻、痢疾、淋症、目赤肿痛、翳障、痈肿疔毒、丹毒、湿疹、干湿癣疮、阴痒阴肿、烧烫伤。

【用法用量】 内服:煎汤,15~30 g;鲜用加倍。外用:适量,捣烂敷患处;或捣取汁点眼。或熬膏搽患处;或煎水外洗。

(1)治风热感冒：鲜千里光全草30 g,六角仙(爵床)、野菊鲜全草各30 g,水炖。分三次服,每日1剂。

(2)治下肢慢性溃疡：千里光90 g(研末),豆腐3片,桐油120 g。将千里光、豆腐入桐油煎熬,俟油沸后,离火,下冰片3 g搅匀摊布上。贴患处,每日换药1次。

(3)治梅毒：千里光30 g,土茯苓60 g。水煎浓缩成膏,外搽。

(4)治急性泌尿系统感染：千里光、穿心莲各30 g,煎服。

(5)治烫火伤：千里光8份,白及2份。水煎浓汁,外搽。

(6)治月经过多,崩漏：千里光60 g,小苦麻30 g,蒲公英30 g。共捣汁,兑红糖服。

(7)治毒蛇咬伤：千里光鲜全草60 g,雄黄3 g。共捣烂,敷患处。另取鲜全草适量,水煎洗伤口处;鲜根60 g,水煎代茶饮。

(8)治鹅掌风,头癣,干湿癣疮：千里光、苍耳草全草各等份。煎汁浓缩成膏,搽或擦患处。

859. 山莴苣

【药材名称】　山莴苣。

【学名及分类】　*Lactuca sibirica* (L.) Benth. ex Maxim.,为菊科莴苣属植物。

【俗　　　名】　白龙草、苦疗菜、苦菜、野莴苣、苦麻、驴干粮、苦马菜、野大烟。

【习性及生境】　生于海拔400~1 000 m的河边、山坡草地、田间。

【识别特征】　多年生草本。高50~130 cm。茎直立,被柔毛,上部分枝。叶互生,呈椭圆状披针形,长10~30 cm,宽1.5~5.0 cm,不裂,或边缘锯齿裂或羽裂;上面绿色,下面白绿色,叶缘略带暗紫色;无柄,基部抱茎;茎上部的叶呈长披针形。头状花序顶生,排列成圆锥状;总苞下部膨大,苞片多列,呈覆瓦状排列;舌状花淡黄色,日中正开,傍晚闭合;雄蕊5;子房下位,花柱纤细,柱头2裂。瘦果卵形而扁,黑色,喙短,喙端有白色冠毛一层。花果期7—9月。

【药用部位】　根或全草。

【采收加工】　9—10月采收,切断,鲜用或晒干。

【产地及分布】　国内分布于天津、河北、山西、吉林、黑龙江、福建等地。湖南省内主要分布于衡山、双清、邵东、隆回、洞口、武冈、湘阴、株洲、湘乡、衡东、慈利、桂东县、安仁、溆浦、涟源。

【性味归经】　味苦,性寒,有小毒,归肺、肝经。

【功用主治】　清热凉血、消肿解毒;主治扁桃体炎、血崩、乳痈、子宫颈炎、疔肿、皮肤皲裂。

【用法用量】　内服:煎汤,9~10 g。外用:鲜品捣敷。

(1)治子宫颈炎：山莴苣30 g,猪膀胱1个。水煎,分3次服。

(2)治扁平疣(瘊子)：山莴苣全草研末,醋调涂患处。或用鲜草的乳汁涂患处,保持到翌日再洗掉重涂,连续数日则疣瘤脱落。

(3)治肺结核咯血：山莴苣10~20 g。水煎,久服。

860. 云南蓍

【药材名称】　云南蓍。

【学名及分类】　*Achillea wilsoniana* Heimerl ex Hand.-Mazz.,为菊科蓍属植物。

【俗　　　名】　一枝蒿、飞天蜈蚣、蓍草。

【习性及生境】	生于海拔500~1 600 m的山坡草地、田间湿地、屋宅旁。
【识别特征】	多年生草本,有短的根状茎。茎直立,高35~100 cm。叶无柄,下部叶在花期凋落,中部叶矩圆形,二回羽状全裂,一回裂片多数,椭圆状披针形,叶上面绿色;叶轴全缘。头状花序多数,集成复伞房花序;总苞宽钟形;托片披针形。舌片白色,顶端具深或浅的3齿,管部与舌片近等长,翅状压扁,具少数腺点;管状花淡黄色或白色,管部压扁具腺点。瘦果矩圆状楔形,具翅。花果期7—9月。
【药用部位】	全草。
【采收加工】	夏、秋季采收全草,晒干。
【产地及分布】	国内分布于山西、陕西、甘肃、湖南、湖北、四川、贵州、云南。湖南省内分布于炎陵、新宁、桑植、宜章、新晃、保靖、永顺。
【性味归经】	味辛麻、苦,性微温,有毒。
【功用主治】	祛风除湿、散瘀止痛、解毒消肿;主治风湿疼痛、胃痛、牙痛、跌打瘀肿、经闭腹痛、痈肿疮毒、蛇虫咬伤。
【用法用量】	内服:水煎服,1.5~3.0 g;或研末服;或浸酒服。外用:适量,捣烂敷患处;或研末撒于患处。孕妇禁服。不可过量服用。

861. 蓍

【药材名称】	千叶蓍。
【学名及分类】	*Achillea millefolium* L.,为菊科蓍属植物。
【俗　　名】	白蜈蚣、雪花菊、千年蓍。
【习性及生境】	生于湿草地、荒地及铁路沿线一带。
【识别特征】	多年生草本植物,匍匐根茎细。茎直立,高可达100 cm,有细条纹,叶无柄,叶片二至三回羽状全裂,头状花序多数,总苞矩圆形或近卵形,疏生柔毛;总苞片覆瓦状排列,托片矩圆状椭圆形,膜质,舌片近圆形,白色、粉红色或淡紫红色,盘花两性,管状,黄色,瘦果矩圆形,7—9月开花结果。
【药用部位】	全草。
【采收加工】	夏、秋季采收。鲜用或切断晒干。
【产地及分布】	国内分布于北京、天津、河北、山西、辽宁、广东等地。湖南省内主要分布于石门、宁乡、湘潭、江华、新宁、洞口、凤凰、桑植。
【性味归经】	味辛、微苦,性凉,有毒,归肺、胃经。
【功用主治】	祛风、活血、止痛、解毒;主治风湿痹痛、跌打损伤、血瘀痛经、痈肿疮毒、痔疮出血。
【用法用量】	内服:煎汤,5~10 g;或浸酒。外用:适量,煎水洗;或捣敷。

选方

(1)治跌打损伤、疔疮肿毒:千叶蓍15 g,土当归9 g,水煎服。并取千叶蓍适量,煎水熏洗患处。

(2)治风湿疼痛:千叶蓍,骆驼蓬等份,煎水熏洗患处。

(3)治痔疮出血,经痛,外伤出血:千叶蓍19 g,紫参6 g,水煎服。

862. 石胡荽

【药材名称】 石胡荽。

【学名及分类】 *Centipeda minima*（L.）A. Braun & Asch.，为菊科石胡荽属植物。

【俗　　名】 鹅不食草、球子草。

【习性及生境】 生于海拔500~1 000 m的路旁荒野、田埂及湿草地上。

【识别特征】 一年生小草本。茎多分枝，高5~20 cm，匍匐状，微被蛛丝状毛或无毛。叶互生，楔状倒披针形，长7~18 mm，边缘有少数锯齿，无毛或背面微被蛛丝状毛。头状花序小，扁球形，直径约3 mm，单生于叶腋，无花序梗或极短；总苞半球形；总苞片2层，椭圆状披针形，绿色，边缘透明膜质，外层较大；边缘花雌性，多层，花冠细管状，长约0.2 mm，淡绿黄色，顶端2~3微裂；盘花两性，花冠管状，长约0.5 mm，顶端4深裂，淡紫红色，下部有明显的狭管。瘦果椭圆形，长约1 mm，具4棱，棱上有长毛，无冠状冠毛。花果期6—10月。

【药用部位】 全草。

【采收加工】 9—11月开花时采收，鲜用或晒干。

【产地及分布】 国内分布于东北、华北、华中、华东、华南、西南。湖南省内主要分布于长沙、南岳、新宁、武冈、道县、新晃、芷江、洪江、凤凰。

【性味归经】 味辛，性温，归肺、肝经。

【功用主治】 祛风通窍、解毒消肿，主治感冒、头痛、鼻渊、鼻息肉、咳嗽、哮喘、喉痹、耳聋、目赤翳膜、疟疾、痢疾、风湿痹痛、跌打损伤、肿毒、疥癣。

【用法用量】 内服：煎汤，5~9 g；或捣汁。外用：适量，捣敷；或捣烂塞鼻。

选方

(1)治伤风头痛、鼻塞、目翳：石胡荽（鲜或干均可）搓揉，嗅其气，即打喷嚏，每日二次。

(2)治寒痰齁喘：石胡荽研汁和酒服。

(3)治脑漏：鲜石胡荽捣烂，塞鼻孔内。

(4)治单双喉蛾：石胡荽一两，糯米一两。将石胡荽捣烂，取汁浸糯米磨浆，给患者徐徐含咽。

(5)治目病肿胀红赤，昏暗羞明，隐涩疼痛。风痒，鼻塞，头痛，脑酸，外翳攀睛，眵泪稠黏：石胡荽二钱，青黛一钱，川芎一钱。为细末，先噙水满口，每用米许搐入鼻内，以泪出为度。不拘时候。

863. 鼠曲草

【药材名称】 鼠曲草。

【学名及分类】 *Pseudognaphalium affine*（D. Don）Anderb.，为菊科鼠曲草属植物。

【俗　　名】 白艾、粑粑菜、天青地血、棉菜、清明菜、水蚊子、鼠耳草、鼠密艾、水蒿、黄花菜、粑菜、佛耳菜、佛耳草、白头菜。

【习性及生境】 生于海拔1 100 m以下的田埂、荒地、路旁。

【识别特征】 茎高可达40 cm或更高，不分枝，有沟纹，叶无柄，叶片匙状倒披针形或倒卵状匙形，上面常较薄，叶脉下面不明显。头状花序较多或较少数，花黄色至淡黄色；总苞钟形，总苞片金黄色或柠檬黄色，膜质，有光泽，外层倒卵形或匙状倒卵形，花托中央稍凹入，无毛。雌花多数，花冠细管状，花冠顶端扩大，裂片无毛。三角状渐尖，瘦果倒卵形或倒卵状圆柱形，1—4月开花，8—11月结果。

【药用部位】 全草。

【采收加工】 4—6月开花时采收,晒干,储藏干燥处,或随采随用。

【产地及分布】 国内分布于华中、华东、华南、西南、甘肃、陕西、河北等地。湖南省内广布。

【性味归经】 味甘,性平,归肺经。

【功用主治】 调中益气、化痰止咳、平喘、祛风湿、散寒、强筋壮骨、降压;主治感冒咳嗽、气喘、蚕豆病、筋骨疼痛、白带、风湿痹病、肺炎、疳积、吐血、跌打损伤、创伤出血、毒蛇咬伤、高血压。

【用法用量】 内服:煎汤,6~15 g;或研末;或浸酒。外用:煎水洗;或捣敷。

(1)治一切咳嗽,不问新旧,喘顿不止,昼夜无时:款冬花二百枚,熟地黄(干)二两,佛耳草五十枚。上药焙干,碾为粗末。每次二钱,装猛火于香炉中烧之,用纸作筒子,一头大,一头小,如粽样,安在炉上,以口吸烟尽为度,即以清茶咽下,有痰涎吐之。

(2)治支气管炎,哮喘:鼠曲草、款冬花各60 g,胡桃肉、松子仁各120 g。水煎混合浓缩,用白蜂蜜50 g作膏。每次服1食匙,每日3次。

(3)治筋骨痛,脚膝肿痛,跌打损伤:鼠曲草30~60 g。水煎服。

(4)治脾虚浮肿:鲜鼠曲草60 g。水煎服。

(5)治赤白带下:鼠曲草、凤尾草、灯心草各15 g,土牛膝9 g。水煎服。

(6)预防肝炎:鲜鼠曲草30 g。水煎,加红糖15 g。于每年春初服。

(7)治无名肿毒,对口疮:鲜鼠曲草30 g。水煎服。另取鲜叶调米饭捣烂敷患处。

(8)治高血压:鼠曲草12 g,钩藤9 g,桑寄生9 g。水煎。日服2次。

(9)治风疹:鼠曲草240 g。水煎汁。擦身。

864. 秋鼠曲草

【药材名称】 秋鼠曲草。

【学名及分类】 *Pseudognaphalium hypoleucum* (DC.) Hilliard & B. L. Burtt,为菊科鼠曲草属植物。

【俗　　名】 鼠曲草、白艾、下白曲草、火草、白头风、宝菜、小棉菜、天青地白、小火车、秋鼠曲、密蒙花、化骨草、白水蚁、花公子、大叶青花、大白艾、青节草、毛鼠肉、野火草、雷公青、水杨花杆、大水牛草。

【习性及生境】 生于海拔1 500 m以下的山地草坡、林缘或路旁。

【识别特征】 一年生草本。粗壮草本。茎直立。下部叶线形,无柄;中部和上部叶较小。头状花序多数,径约4 mm,在枝端密集成伞房花序;花黄色;总苞球形,径约4 mm,长4~5 mm;总苞片4层。雌花多数,花冠丝状。两性花较少数,花冠管状,长约4 mm,两端向中部渐狭,裂片卵状渐尖,无毛。瘦果卵形或卵状圆柱形,顶端截平,无毛,长约0.4 mm。冠毛绢毛状,粗糙,污黄色,易脱落,长3~4 mm,基部分离。花期8—12月。

【药用部位】 全草。

【采收加工】 夏、秋季采收。洗净,鲜用或晒干。

【产地及分布】 国内分布于华东、华中、华南、西南、陕西、甘肃等地。湖南省内主要分布于新邵、新宁、石门、桑植、宜章、沅陵、新晃、芷江、保靖、永顺。

【性味归经】 味甘、苦,性凉,归肺、胃、肝经。

【功用主治】 祛风止咳、清热利湿;主治感冒、肺热咳嗽、潮疾、淋巴结核、气喘、鱼骨梗、小儿急惊风、体虚痰多、吐血。

【用法用量】 内服:煎汤,6~15 g;或研末;或浸酒。外用:煎水洗;或捣敷。

865. 细叶湿鼠曲草

【药材名称】 细叶湿鼠曲草。

【学名及分类】 *Gnaphalium japonicum* Thunb.，为菊科湿鼠曲草属植物。

【习性及生境】 生于海拔1 500 m以下的山坡草地、路旁及田埂上。

【识别特征】 一年生细弱草本。茎梢直立，不分枝或自基部发出数条匍匐的小枝，高8~27 cm，基部径约1 mm。基生叶在花期宿存，呈莲座状，线状剑形或线状倒披针形。头状花序少数，径2~3 mm，无梗，在枝端密集成球状，作复头状花序式排列，花黄色。瘦果纺锤状圆柱形，长约1 mm，密被棒状腺体。冠毛粗糙，白色，长约4 mm。花期1—5月。

【药用部位】 全草。

【采收加工】 4—6月开花时采收，晒干，储藏干燥处，或随采随用。

【产地及分布】 国内分布于华东、华中、西南等地。湖南全省广布。

【性味归经】 味甘、淡，性微寒。

【功用主治】 疏风清热、利湿、解毒；主治风湿感冒、咳嗽、咽喉痛、目赤肿痛、淋浊、带下、疮疡疔毒、蛇伤、跌打损伤。

【用法用量】 内服：煎汤，6~15 g；或研末；或浸酒。外用：煎水洗；或捣敷。

 选方

同鼠曲草。

866. 烟管头草

【药材名称】 杓儿菜。

【学名及分类】 *Carpesium cernuum* L.，为菊科天名精属植物。

【俗　　名】 挖耳草、芸香草、毛叶草野烟、牛儿草、牛牛草、金挖耳、大白泡草、倒提壶、野葵花、六氏草、毛叶芸香草、野朝阳柄。

【习性及生境】 生于海拔1 000 m以下的路边，山坡草地及森林边缘。

【识别特征】 多年生草本。茎高50~100 cm。基叶于开花前凋萎，稀宿存，茎下部叶较大，具长柄。头状花序单生茎端及枝端，开花时下垂；苞叶多枚，大小不等。瘦果长4.0~4.5 mm。

【药用部位】 全草、根。

【采收加工】 秋季初开时采收，鲜用或切断晒干。

【产地及分布】 国内分布于北京、天津、河北、山西、辽宁、吉林、黑龙江、江苏、浙江、安徽、福建、江西、山东等地。湖南省内散布。

【性味归经】 味苦、辛，性寒。

【功用主治】 全草：清热解毒、消肿止痛；主治感冒发热、高热惊风、咽喉肿痛、痄腮、牙痛、尿路感染、淋巴结结核、疮疡疖肿、乳腺炎。根：清热解毒；主治痢疾、牙痛、乳蛾、子宫脱垂、脱肛。

【用法用量】 内服：煎汤，6~15 g，鲜品15~30 g；或鲜品捣汁。外用：鲜品捣敷；煎水含漱或洗。

选方

(1)治伤风头疼发热：杓儿菜一钱，苏叶一分，白芷三分，川芎一钱。姜皮为引，煎汤服。

(2)治喉痹：杓儿菜捣烂，取汁服。

(3)治小儿乳蛾，痄腮红肿疼痛，热核：杓儿菜二钱，白头翁一钱，赤芍一钱。水煎，点酒服。

(4)治腮腺炎:杓儿菜叶15 g,大葱头4个。酒糟捣烂,炒热外敷。

(5)治阳明实火,牙根肿痛,风火虫牙:杓儿菜三钱,花椒十五粒。煎汤频频漱口或点酒服。或用根,嚼牙上。

(6)治痈疽红肿,有脓者溃,无脓者散:杓儿菜不拘多少。煎水,点水酒服。

(7)治溃疡:鲜杓儿菜15 g,生姜3 g。捣烂敷患处。

(8)治疥疮:杓儿菜煎水洗患处。

(9)治小儿急惊,角弓反张,发搐,手足蹬摇:杓儿菜水煎,点水酒服;或加朱砂一分、蚯蚓二条,点水酒服。

867. 天名精

【药 材 名 称】 天名精。

【学名及分类】 *Carpesium abrotanoides* L.,为菊科天名精属植物。

【俗　　　名】 谈婆婆、野烟、野烟草、杜牛膝、皱面草、臭花娘子、癞斯草、地菘、鹤虱。

【习性及生境】 生于海拔300~1 400 m的山坡、路旁或草坪。

【识别特征】 多年生草本。高50~100 cm。茎直立。叶互生。头状花序多数,沿茎枝腋生,有短梗或近无梗,直径6~8 mm,平立或梢下垂;总苞钟状球形,总苞片3层,外层极短,卵形,先端尖,有短柔毛,中层和内层长圆形,先端圆钝,无毛;花黄色,外围的雌花花冠丝状,3~5齿裂,中央的两性花花冠筒状,先端5齿裂。瘦果条形,具细纵条,先端有短喙,有腺点,无冠毛。花期6—8月,果期9—10月。

【药 用 部 位】 全草。

【采 收 加 工】 7—8月采收。洗净,鲜用或晒干。

【产地及分布】 国内分布于华中、华东、华南、西南、陕西、河北。湖南省内散布。

【性味归经】 味苦、辛,性寒,归肝、肺经。

【功用主治】 清热化痰、解毒杀虫、破瘀止血;主治乳蛾喉痹、急慢惊风、牙痛、疔疮肿毒、痔瘘、皮肤痒疹、毒蛇咬伤、虫积、血瘕、吐血、衄血、血淋、创伤出血。

【用法用量】 内服:煎汤,9~10 g,或研末,3~6 g;或捣汁;或入丸、散。外用:适量,捣敷;或煎水熏洗及含漱。

(1)治咽喉肿塞,痰涎壅滞,喉肿水不可下者:天名精捣汁,鹅翎扫入,去痰最妙。

(2)治疔疮肿毒:天名精叶、浮酒糟。同捣敷。

(3)治疟疾:天名精全草60 g,龙芽草18 g,爵床15 g。水煎,早、晚饭前各服1次。

(4)治瘰疬:天名精五六枝,同鲫鱼煮熟,饮汁,数次自愈。

(5)治吐血疾:天名精,不以多少,为细末。每服一二钱,用茅花泡汤调服,不以时候。

868. 杏香兔儿风

【药 材 名 称】 杏香兔儿风。

【学名及分类】 *Ainsliaea fragrans* Champ.,为菊科兔儿风属植物。

【俗　　　名】 杏香兔耳风、红背兔儿风。

【习性及生境】 生于海拔900 m以下的山坡灌木林下、沟边草丛中。

【识别特征】 多年生草本。根状茎短或伸长,有时可离地面近2 cm,圆柱形,直或弯曲,具簇生细长须根。茎直立,单一,不分枝。叶聚生于茎的基部,莲座状,叶片厚纸质,卵形,顶端钝,基部深心形,边全缘,上面绿色,下面淡绿色或有时多少带紫红色,脉上尤甚;基出脉5条。头状花序通常有小花3朵;总苞圆筒形;总苞片约5层。花全部两性,白色,花冠管纤细,冠檐显著扩大,于管口上方5深裂;花药顶端钝,基部箭形的尾部长约2 mm;花柱分枝伸出药筒之外,顶端钝头。瘦果棒状圆柱形,栗褐色,略压扁,被8条显著的纵棱。冠毛多数,淡褐色,羽毛状,基部联合。花期11—12月。

【药用部位】　全草。

【采收加工】　夏秋采收,洗净,鲜用或晒干备用。

【产地及分布】　国内分布于湖北、江苏、浙江、江西、福建、台湾、广东、四川。湖南全省各地散见,产桑植、永顺、凤凰、芷江、洪江、会同、新宁、江华、宜章。

【性味归经】　味甘、微苦,性凉,归肺、肝经。

【功用主治】　清热补虚、凉血止血、利湿解毒;主治虚劳骨蒸、肺痨咯血、妇女崩漏、湿热黄疸、水肿、痈疽肿毒、瘰疬结核、跌打损伤、毒蛇咬伤。

【用法用量】　内服:煎汤,9~15 g。外用适量,鲜全草捣烂敷患处。

869. 阿里山兔儿风

【药材名称】　灯台兔儿风。

【学名及分类】　*Ainsliaea macroclinidioides* Hayata,为菊科兔儿风属植物。

【俗　　　名】　杏香兔耳风、雨珍红、兔耳一枝箭、百日回阳。

【习性及生境】　生于海拔600~1 500 m的山坡、山谷及林下阴湿处。

【识别特征】　多年生草本。根状茎短,直或屈膝状,直径4~6 mm。茎直立或有时下部平卧,高25~65 cm。叶聚生于茎的上部呈莲座状,或在叶丛下面有数片散生,叶片纸质。头状花序具花3朵,无梗或有短梗;总苞圆筒形,直径3~4 mm;总苞片约6层;花托平,无毛。瘦果近圆柱形,基部稍狭,有纵棱,略被短柔毛,长约4 mm。冠毛1层,污白色,羽毛状,基部联合,长约9 mm。花期8—11月。

【药用部位】　全草。

【采收加工】　春、夏季采收。切段晒干。

【产地及分布】　国内分布于湖北、安徽、浙江、江西、福建、台湾、广东。湖南省内主要分布于石门、桑植、永顺、沅陵、洞口、城步、新宁、宜章、南岳。

【性味归经】　味微辛,性凉,归胃经。

【功用主治】　清热解毒;主治鹅口疮。

【用法用量】　内服:煎汤,15~30 g。

870. 鹿蹄橐吾

【药材名称】　鹿蹄橐吾。

【学名及分类】　*Ligularia hodgsonii* Hook.,为菊科橐吾属植物。

【习性及生境】　生于海拔800~1 200 m的山地湿林下。

【识别特征】　多年生草本。根肉质,多数。茎直立,高达100 cm,上部及花序被白色蛛丝状柔毛和黄褐色有节短柔毛,下部光滑,具棱,被枯叶柄纤维包围。丛生叶及茎下部叶具柄,柄细瘦,长10~30 cm,基部具窄鞘,叶片肾形或心状肾形,长(2)5~8 cm,宽4.5~13.5 cm,先端圆形,边缘具三角状齿或圆齿,齿端具软骨质小尖头,齿间具睫毛,基部弯缺宽或近似平截,叶质厚,两面光滑,叶脉掌状,网

脉明显;茎中上部叶少,具短柄或近无柄,鞘膨大,宽约1 cm,叶片肾形,较下部者小。头状花序
辐射状,单生至多数,排列成伞房状或复伞房状花序,分枝长6~12 cm,丛生或紧缩;苞片舟形;
花序梗长0.5~2.5 cm;小苞片线状钻形,极短;总苞宽钟形,长大于宽,基部近平截或圆形,总苞
片8~9,2层,排列紧密,背部隆起,两侧有脊,长圆形,先端宽三角形,有时具短尖头,紫红色,被
褐色睫毛,背部光滑或有白色蛛丝状柔毛,内层具宽膜质边缘。舌状花黄色,舌片长圆形,先端
钝,有小齿;管状花多数,伸出总苞之外,冠毛红褐色,与花冠等长。瘦果圆柱形,光滑,具肋。花
果期7—10月。

【药用部位】 根或根状茎。

【采收加工】 夏秋季采收,除去茎叶,洗净,晒干。

【产地及分布】 国内分布于西南、陕西、甘肃、湖北、广西。湖南省内主要分布于桑植、通道。

【性味归经】 味苦,性微温。

【功用主治】 活血行瘀、温肺、下气、消痰、止咳。

【用法用量】 内服:煎汤,6~9 g。

871. 万寿菊

【药材名称】 蜂窝菊。

【学名及分类】 *Tagetes erecta* L.,为菊科万寿菊属植物。

【俗　　名】 金鸡菊、绸子花、小泽。

【习性及生境】 栽培植物。

【识别特征】 一年生草本。高50~150 cm。茎直立,粗壮,具纵细条棱,分枝向上平展。叶羽状分裂;沿叶缘
有少数腺体。头状花序单生;总苞杯状,顶端具齿尖;舌状花黄色或暗橙色;管状花花冠黄色。
瘦果线形,基部缩小,黑色或褐色,被短微毛;冠毛有1~2个长芒和2~3个短而钝的鳞片。花期
7—9月。

【药用部位】 花。

【采收加工】 7—9月采花,鲜用或晒干。

【产地及分布】 国内分布于天津、河北、山西、上海、江西、云南。湖南省内广布。

【性味归经】 味苦、微辛,性凉,归肺、肝、心经。

【功用主治】 清热解毒、化痰止咳;主治上呼吸道感染、百日咳、结膜炎、口腔炎、牙痛、咽炎、眩晕、小儿惊风、
经闭、血瘀腹痛、痈疮肿毒。

【用法用量】 内服:煎汤,3~9 g。外用:适量,煎水熏洗;或研细末调敷;或鲜品捣敷。

(1)治百日咳:蜂窝菊15朵。煎水兑红糖服。

(2)治气管炎:鲜蜂窝菊30 g,水朝阳9 g,紫菀6 g。水煎服。

(3)治腮腺炎,乳腺炎:蜂窝菊、重楼、银花。共研末。醋调外敷患部。

872. 莴苣

【药材名称】 莴苣。

【学名及分类】 *Lactuca sativa* L.,为菊科莴苣属植物。

【俗　　　名】	莴苣菜、生菜、千金菜、莴笋、莴菜、蕂菜。
【习性及生境】	全国各地栽培,亦有野生。
【识别特征】	一年生草本。高25~100 cm。茎直立,单生,基生叶及下部茎叶大,不分裂,倒披针形、椭圆形或椭圆状倒披针形,顶端急尖、短渐尖或圆形,无柄,圆锥花序分枝下部的叶及圆锥花序分枝上的叶极小,卵状心形,无柄。头状花序多数或极多数,在茎枝顶端排成圆锥花序。瘦果倒披针形,压扁,浅褐色,顶端急尖成细喙,喙细丝状,与瘦果几等长,花果期2—9月。
【药用部位】	全株。
【采收加工】	春季嫩茎肥大时采收。多鲜用。
【产地及分布】	国内主要分布于北京、河北、山西、内蒙古、江苏、浙江等地。湖南省内广布。
【性味归经】	味苦、甘,性凉,归胃、小肠经。
【功用主治】	利尿、通乳、清热解毒;主治小便不利、尿血、乳汁不通、虫蛇咬伤、肿毒。
【用法用量】	内服:煎汤,30~60 g。外用:适量,捣敷。

选方

(1)治小便不下:莴苣捣成泥,作饼贴脐中。

(2)治小便尿血:莴苣,捣敷脐上。

(3)治产后无乳:莴苣三枚。研作泥,好酒调服。

(4)治蚰蜒入耳:莴苣叶一分(干者),雄黄一分。捣罗为末,用面糊和丸,如皂角子大。以生油少许,化破一丸,倾在耳中,其虫自出。

(5)治阴疝肿缩疼痛:莴苣(切)半斤,皂荚(锉碎)三梃,蜀椒(去目及闭口者,炒出汗)一两。上三味,少用水煮,令相得,不可太稀。趁热用布三两重裹,熨肿处,冷即易,频熨自消。

873. 腺梗豨莶

【药材名称】	腺梗豨莶。
【学名及分类】	*Sigesbeckia pubescens* Makino,为菊科豨莶属植物。
【俗　　　名】	火莶、猪膏莓、虎膏、狗膏、火杴草、豨莶草等。
【习性及生境】	生于海拔500~1 500 m的山坡、草地、灌木丛中、林下或路旁。
【识别特征】	一年生草本。茎直立,粗壮,高30~110 cm,被开展的灰白色长柔毛和糙毛。基部叶卵状披针形;中部叶卵圆形或卵形,开展,长3.5~12.0 cm,宽1.8~6.0 cm;上部叶渐小,披针形或卵状披针形;全部叶上面深绿色,下面淡绿色,基出三脉。头状花序径约18~22 mm;花梗较长,密生紫褐色头状具柄腺毛和长柔毛;总苞宽钟状;总苞片2层。舌状花花冠管部长1.0~1.2 mm;两性管状花长约2.5 mm,冠檐钟状,先端4~5裂。瘦果倒卵圆形,4棱,顶端有灰褐色环状突起。花期5—8月,果期6—10月。
【药用部位】	地上部分。
【采收加工】	夏季开花前或花期均可采收。割取地上部分,晒至半干时,放置干燥通风处,晾干。
【产地及分布】	国内分布于西南、吉林、辽宁、河北、山西、甘肃、河南、湖北、江苏、安徽、浙江、江西等地。湖南省内主要分布于桑植、永顺、凤凰、芷江、洞口、新宁。
【性味归经】	味苦、辛,性寒,消毒,归肺、肾经。
【功用主治】	祛风湿、通经络、清热解毒;主治风湿痹痛、筋骨不利、腰膝无力、半身不遂、高血压、疟疾、痈肿疮毒、虫兽咬伤。
【用法用量】	内服:煎汤,9~12 g,大剂量30~60 g;捣汁或入丸、散。外用:捣敷;或研末撒;或煎水熏洗。

(1)治风、寒、湿三气着而成痹,以致血脉凝涩,肢体麻木,腰膝酸疼,二便燥结,无论痛风、痛痹、湿痰、风热,宜于久服,预防中风痿痹之病:豨莶草不拘多寡,去梗取叶,晒干,陈酒拌透,蒸过晒干,再拌再蒸,如法九次,晒燥,为细末,贮听用。蜜丸,早空心温酒吞服四五钱。

(2)治感受风湿,或人嗜饮冒风,内湿外邪,传于四肢脉络,壅塞不舒,以致两足软酸疼痛,不能步履,或两手牵绊,不能仰举。凡辛劳之人,常患此症,状似风瘫:地梧桐(俗谓臭梧桐,不论花、叶、梗、子俱可用,切碎晒干,炒,磨末子)一斤,豨莶草(炒,磨末子)八两。上二味,和匀,炼蜜丸,如桐子大。早晚以白滚汤送下四钱。忌食猪肝、羊血、番茄等物。

(3)治中风口眼㖞斜,时吐痰涎,语言塞涩,四肢缓弱,骨节疼痛,腰膝无力,亦能行大肠气,治三十五般风:豨莶草,五月五日、七月七日、九月九日收采,洗去土,摘其叶,不拘多少,曝干,铺入甑中,用好酒和蜜,层层匀洒,蒸之,复晒,如此九次。为末,炼蜜丸如桐子大。每服四十丸或五十丸,空心无灰酒下。

(4)治高血压病:豨莶草、臭梧桐、夏枯草各9 g。水煎服,每日1次。

(5)治发背丁疮:豨莶草、五叶草(即五爪龙)、野红花(即小蓟)、大蒜等份。擂烂,入热酒一碗,绞取汁,得汗效。

(6)治痈疽肿毒,一切恶疮:豨莶草(端午采者)一两,乳香一两,白矾(烧)半两。为末。每服二钱,热酒调下,毒重者连进三服,得汗妙。

(7)治风气行于肠胃泄泻:火杴草,为末,醋糊丸,梧子大。每服三十丸,白汤下。

(8)治翻胃及脾间诸疾,腹痛泄泻:皱面地葱花(即火杴草花)不以多少。焙干,为细末,蜜煮面糊为丸,如梧桐子大。每服五十丸,白汤送下,不拘时候。

(9)治急性黄疸型传染性肝炎普通型:豨莶草30 g,山栀子9 g,车前草、广金钱草各15 g。加水1 000 ml,煎至300 ml,分2次服,每日1剂。

(10)治慢性肾炎:豨莶草30 g,地耳草15 g。水煎冲红糖服。

(11)治神经衰弱:豨莶草、丹参各15 g。煎服。

(12)治肠风下血:豨莶叶,酒蒸为末,炼蜜丸。每服9 g,白汤下。

(13)治风热上攻,牙齿疼痛:豨莶草,霜后收之,晒干为粗末。每用三钱,以滚汤泡,任意漱之,醋煎尤妙。

874. 毛梗豨莶

【药材名称】 豨莶。

【学名及分类】 *Sigesbeckia glabrescens* Makino,为菊科豨莶属植物。

【俗　　名】 火莶、猪膏莓、虎膏、狗膏、火杴草。

【习性及生境】 生于海拔1 000 m以下的山坡、路旁、草地及灌木丛中。

【识别特征】 一年生草本。茎直立,较细弱,高30~80 cm,被平伏短柔毛。中部叶卵圆形、三角状卵圆形或卵状披针形;上部叶渐小,卵状披针形;全部叶两面被柔毛,基出三脉,叶脉在叶下面稍突起。多数头状花序在枝端排列成疏散的圆锥花序;花梗纤细,疏生平伏短柔毛。总苞钟状;总苞片2层;外层苞片5枚,线状匙形,长6~9 mm,内层苞片倒卵状长圆形,长3 mm。托片倒卵状长圆形,背面疏被头状具柄腺毛。瘦果倒卵形,4棱,长约2.5 mm,有灰褐色环状突起。花期4—9月,果期6—11月。

【药用部位】 地上部分。

【采收加工】 夏季开花前或花期均可采收。割取地上部分,晒至半干时,放置干燥通风处,晾干。

【产地及分布】 国内分布于湖北、江苏、安徽、浙江、江西、福建、广东、四川、贵州、云南。湖南省内主要分布于茶陵、邵东、武冈、桃源、桂阳、江永、江华、鹤城、辰溪、麻阳、靖州、洪江、吉首、花垣、永顺、常宁、桑植、沅陵、凤凰。

【性味归经】 味苦、辛,性寒,小毒,归肝、肾经。

【功用主治】 祛风湿、通经络、清热解毒;主治风湿痹痛、筋骨不利、腰膝无力、半身不遂、疟疾、黄疸、痈肿疮毒、风疹湿疮、虫兽咬伤等。

【用法用量】 内服:煎汤,9~12 g,大剂量30~60 g;捣汁或入丸、散。外用:捣敷;或研末撒;或煎水熏洗。

(1)治风、寒、湿三气着而成痹,以致血脉凝涩,肢体麻木,腰膝酸疼,二便燥结,无论痛风、痛痹、湿痰、风热,宜于久服,预防中风痿痹之病:豨莶草不拘多寡,去梗取叶,晒干,陈酒拌透,蒸过晒干,再拌再蒸,如法九次,晒燥,为细末,贮听用。蜜丸,早空心温酒吞服四五钱。

(2)治感受风湿,或人嗜饮冒风,内湿外邪,传于四肢脉络,壅塞不舒,以致两足软酸疼痛,不能步履,或两手牵绊,不能仰举。凡辛劳之人,常患此症,状似风瘫:地梧桐(俗谓臭梧桐,不论花、叶、梗、子俱可用,切碎晒干,炒,磨末子)一斤,豨莶草(炒,磨末子)八两。上二味,和匀,炼蜜丸,如桐子大。早晚以白滚汤送下四钱。忌食猪肝、羊血、番茄等物。

(3)治中风口眼㖞斜,时吐痰涎,语言蹇涩,四肢缓弱,骨节疼痛,腰膝无力,亦能行大肠气,治三十五般风:豨莶草,五月五日、七月七日、九月九日收采,洗去土,摘其叶,不拘多少,曝干,铺入甑中,用好酒和蜜,层层匀洒,蒸之,复晒,如此九次。为末,炼蜜丸如桐子大。每服四十丸或五十丸,空心无灰酒下。

(4)治高血压病:豨莶草、臭梧桐、夏枯草各9 g。水煎服,每日1次。

(5)治发背丁疮:豨莶草、五叶草(即五爪龙)、野红花(即小蓟)、大蒜等份。擂烂,入热酒一碗,绞取汁,得汗效。

(6)治痈疽肿毒,一切恶疮:豨莶草(端午采者)一两,乳香一两,白矾(烧)半两。为末。每服二钱,热酒调下,毒重者连进三服,得汗妙。

875. 下田菊

【药材名称】 下田菊。

【学名及分类】 *Adenostemma lavenia* (L.) Kuntze,为菊科下田菊属植物。

【俗 名】 猪耳朵叶、白龙须、胖婆娘、风气草、汗苏麻、水胡椒、牙桑西哈。

【习性及生境】 生于水边、路旁、沼泽地及林下阴湿处。

【识别特征】 一年生草本,高30~100 cm。茎直立,单生。基部的叶花期生存或凋萎;中部的茎叶较大,长椭圆状披针形;上部和下部的叶渐小,有短叶柄。头状花序小,少数在假轴分枝顶端排列成松散伞房状或伞房圆锥状花序。花序分枝粗壮。总苞半球形;总苞片2层,质地薄,几膜质,绿色。花冠长约2.5 mm,被柔毛。瘦果倒披针形。冠毛约4枚,长约1 mm,棒状,基部结合成环状,顶端有棕黄色的黏质的腺体分泌物。花果期:8—10月。

【药用部位】 全草。

【采收加工】 夏、秋采收,洗净晒干。

【产地及分布】 国内分布于华中、华东、华南、西南等地。湖南省内主要分布于桑植、永顺、凤凰、芷江、洪江、会同、武冈、新宁、宜章。

【性味归经】 苦、寒。

【功用主治】 清热解毒、祛风除湿;主治感冒发热、黄疸、肝炎、肺热咳嗽、咽喉肿痛、风湿痹痛、乳痈、痈肿疮疖、毒蛇咬伤。

【用法用量】 内服:煎服:9~15 g。外敷:捣烂敷。

876. 向日葵

【药材名称】向日葵子、向日葵叶、向日葵壳、向日葵花、向日葵根。

【学名及分类】 *Helianthus annuus* L.，为菊科向日葵属植物。

【俗　　　名】 天葵子、葵子、葵花、葵花根、向阳花根、朝阳花根。

【习性及生境】 全国各地均有栽培。

【识别特征】 一年生高大草本。高1.0~3.5 m，最高可达9 m。茎直立，圆形多棱角，质硬被白色粗硬毛。广卵形的叶片通常互生，先端锐突或渐尖，有基出3脉，边缘具粗锯齿，两面粗糙，被毛，有长柄。头状花序，直径10~30 cm，单生于茎顶或枝端。总苞片多层，叶质，覆瓦状排列，被长硬毛，夏季开花，花序边缘生中性的黄色舌状花，不结实。花序中部为两性管状花，棕色或紫色，能结实。矩卵形瘦果，果皮木质化，灰色或黑色，称葵花籽。花期7-9月，果期8-9月。

【药用部位】 果实、花盘、叶、茎内髓心、根。

【采收加工】 向日葵种子：9—11月果实成熟后，割取花盘，晒干，打下果实，再晒干。向日葵叶：5—9月采收，鲜用或晒干。向日葵花：6—7月开花时采摘，鲜用或晒干。向日葵根：7—10月采挖，鲜用或晒干。

【产地及分布】 国内分布于北京、天津、河北、山西等地。湖南省内广布。

【性味归经】 甘，平。

【功用主治】 果实：透疹、止痢、透痈脓；主治疹发不透、血痢、慢性骨髓炎。花：祛风、平肝利湿；主治头晕、耳鸣、小便淋沥。花盘：清热、平肝、止痛、止血；主治高血压、头痛、头晕、耳鸣、脘腹痛、痛经、子宫出血、疮疹。叶：降压、截疟、解毒；主治高血压、疟疾、疔疮。茎内髓心：清热、利尿、止咳；主治淋浊、白带、乳糜尿、百日咳、风疹。根：清热利湿、行气止痛；主治淋浊、水肿、带下、疝气、脘腹胀痛、跌打损伤。

【用法用量】 向日葵子内服：15~30 g，捣碎或开水炖。向日葵子外用：捣敷或榨油涂。向日葵叶内服：煎汤，25~30 g，鲜者加倍。向日葵叶外用：捣敷。向日葵壳内服：煎汤，3~5钱。向日葵花内服：煎汤15~30 g。向日葵根内服：煎汤，9~15 g，鲜者加倍；或研末。向日葵根外用：捣敷。

选方

(1)治虚弱头风：黑色葵花子(去壳)30 g。蒸猪脑髓吃。

(2)治小儿麻疹不透：向日葵种子1小酒杯。捣碎，开水冲服。

(3)治血痢：向日葵子30 g。冲开水炖1 h，加冰糖服。

(4)治疗慢性骨髓炎：向日葵子生熟各半，研粉，调蜂蜜外敷。

(5)治高血压病：向日葵叶30 g，土牛膝30 g。水煎服。

(6)治疟疾：葵花叶30 g。煨水服(每次发疟前1 h服)；并取葵花叶垫枕头睡。

(7)治痔疮：向日葵鲜叶榨取白汁(乳状白汁)滴涂患处。

(8)治肝肾虚头晕：鲜向日葵花30 g。炖鸡服。

(9)治一切疮：葵花、栀子、黄连、黄柏各等份。为末，冷水调，贴痛处。

(10)治浮肿：葵花根、冬瓜皮或叶等份。炕干研末，米酒为丸。每日3次，每次10 g，连服5 d。

(11)治白带：向日葵根60 g，苍耳根30 g。酒炒，水炖服。

(12)治胃痛：向日葵根15 g，小茴香9 g。水煎服。

(13)治疝气：鲜葵花根30 g。加红糖煎水服。

(14)治脚转筋：鲜向日葵根60 g，伸筋草30 g。炖猪蹄子服。

(15)治淋病阴茎涩痛：向日葵根30 g。水煎数沸服(不宜久煎)。

877. 菊芋

【药 材 名 称】 菊芋。

【学名及分类】 *Helianthus tuberosus* L.,为菊科向日葵属植物。

【俗　　　名】 洋姜、番羌。

【习性及生境】 栽培植物。

【识 别 特 征】 多年生草本,高1~3 m,有块状的地下茎及纤维状根。茎直立,有分枝,被白色短糙毛或刚毛。叶通常对生,有叶柄,但上部叶互生;下部叶卵圆形或卵状椭圆形。头状花序较大,少数或多数,单生于枝端,有1~2个线状披针形的苞叶,直立,舌状花通常12~20个,舌片黄色,开展,长椭圆形,管状花花冠黄色,长6 mm。瘦果小,楔形,上端有2~4个有毛的锥状扁芒。花期8—9月。

【药 用 部 位】 块茎、茎叶。

【采 收 加 工】 9—10月采挖块茎,7—10月采收茎叶,鲜用或晒干。

【产地及分布】 国内分布于北京、天津、河北、山西、辽宁、江西、山东等地。湖南省内主要分布于长沙、新邵、新宁、平江、南县、宜章、东安、芷江、洪江、永顺。

【性味归经】 味甘、微苦,性凉,归大肠、小肠、肝经。

【功用主治】 清热凉血、消肿;主治热病、肠热出血、骨折肿痛、跌打损伤。

【用法用量】 内服:煎汤,10~15 g;或块根1个,生嚼服。外用:适量,鲜茎叶捣敷。

(1)治热病唇焦舌绛,肠热泻下:菊芋鲜块茎1只,生嚼服。

(2)治跌打损伤:菊芋鲜茎叶适量,捣敷。

878. 小苦荬

【药 材 名 称】 小苦荬。

【学名及分类】 *Ixeridium dentatum* (Thunb.) Tzvelev,为菊科小苦荬属植物。

【习性及生境】 生于山坡、山坡林下、潮湿处或田边。海拔380~1 050 m。

【识 别 特 征】 多年生草本植物,高可达50 cm。根壮茎短缩,生等粗细根。茎直立,单生,全部茎枝无毛。基生叶叶片长倒披针形、长椭圆形、椭圆形,边缘全缘,但通常中下部边缘或仅基部边缘有稀疏的缘毛状或长尖头状锯齿,基部渐狭成长或宽翼柄,翼柄极少羽状浅裂或深裂,头状花序多数,在茎枝顶端排成伞房状花序,花序梗细。总苞圆柱状,总苞片外层宽卵形,内层长,长椭圆形,舌状小花,黄色,少白色。瘦果纺锤形,稍压扁,褐色,喙细丝状,上部沿脉有微刺毛。冠毛麦秆黄色或黄褐色,微糙毛状。4—8月开花结果。

【药 用 部 位】 全草或根。

【采 收 加 工】 早春采收,洗净,鲜用或晒干。

【产地及分布】 国内分布于江苏、浙江、福建、安徽、江西、湖北、广东等地。湖南省内分布于炎陵、绥宁。

【性味归经】 味辛、苦,微寒,归肝、胃、大肠经。

【功用主治】 清热解毒、凉血、消痈排脓、祛瘀止痛;主治肠痈、肺痈高热、咳吐脓血、热毒疮疔、疮疖痈肿、胸腹疼痛、阑尾炎、肠炎、痢疾、产后腹痛、痛经。

【用法用量】 内服:煎汤,9~15 g(鲜者60~120 g);外用捣敷。

879. 旋覆花

【药材名称】旋覆花。

【学名及分类】*Inula japonica* Thunb.，为菊科旋覆花属植物。

【俗　　名】盛椹、戴椹、飞天蕊、金钱花、野油花、滴滴金、夏菊、石酒草、日本旋覆花、独脚黄菊花、黄白花草、吊杆草、全菊花、黄菊花、驴儿草、百叶草。

【习性及生境】生于海拔1 200 m以下的山坡路旁、湿润草地、河岸或田埂上。

【识别特征】多年生草本。根状茎短，横走或斜生，有多少粗壮的须根。茎单生，有时2~3个簇生，直立，高30~70 cm，有时基部具不定根，基部径3~10 mm，有细沟，被长伏毛，或下部有时脱毛，上部有上升或开展的分枝，全部有叶；节间长2~4 cm。基部叶常较小，在花期枯萎；中部叶长圆形，长圆状披针形或披针形，长4~13 cm，宽1.5~3.5稀4 cm，基部多少狭窄，常有圆形半抱茎的小耳，无柄，顶端稍尖或渐尖，边缘有小尖头状疏齿或全缘，上面有疏毛或近无毛，下面有疏伏毛和腺点；中脉和侧脉有较密的长毛；上部叶渐狭小，线状披针形。头状花序径3~4 cm，多数或少数排列成疏散的伞房花序；花序梗细长。总苞半球形，总苞片约6层，线状披针形，近等长，但最外层常叶质而较长；外层基部革质，上部叶质，背面有伏毛或近无毛，有缘毛；内层除绿色中脉外干膜质，渐尖，有腺点和缘毛。舌状花黄色，较总苞长2.0~2.5倍；舌片线形，长10~13 mm；管状花花冠长约5 mm，有三角披针形裂片；冠毛1层，白色有20余个微糙毛，与管状花近等长。瘦果长1.0~1.2 mm，圆柱形，有10条沟，顶端截形，被疏短毛。花期6—10月，果期9—11月。

【药用部位】花序、根。

【采收加工】7—10月份分批采收花序，晒干。

【产地及分布】国内分布于东北、华北、华东、华中、华南、四川、贵州等地。湖南省内主要分布于邵东、新宁、桃源、桃江、东安、辰溪、洪江、吉首、永顺。

【性味归经】味苦、辛、咸、微温，归肺、胃、大肠经。

【功用主治】花序：消痰行水、降气止呕；主治咳嗽痰黏、呕吐噫气、胸痞胁痛。根：祛风湿、平咳喘、解毒生肌；主治风湿痹痛、喘咳、疔疮。

【用法用量】内服：煎汤(纱布包煎或滤去毛)，3~10 g。

选方

(1)治伤寒中脘有痰，令人壮热，项筋紧急，时发寒热，皆类伤风，但不头痛为异：前胡三两、荆芥四两、半夏一两(洗、姜汁浸)、赤芍药二两、细辛一两、甘草一两(炙)、旋覆花三两。上捣罗为末，每服二钱，水一盏，生姜五片，枣子一枚，同煎至六分，去滓，热服，未知再服。

(2)治咳嗽气逆：旋覆花9 g，半夏6 g，前胡6 g，苏子9 g，生姜9 g。水煎服。

(3)治风痰呕逆，饮食不下，头目眩闷：旋覆花、枇杷叶、川芎、细辛、赤茯苓各一钱，前胡一钱五分。姜、枣水煎服。

(4)治中脘伏痰，吐逆眩晕：旋覆花(去梗)、半夏(汤泡七次)、橘红、干姜(炮)各一两，槟榔、人参、甘草(炙)、白术各半两。上哎咀，每服四钱，水一盏半，生姜七片，煎至七分，去滓温服，不拘时候。

(5)治痰饮在胸膈，呕不止，心下痞硬者：旋覆花、半夏、茯苓、青皮。水煎服。

(6)治伤寒发汗，若吐若下解后，心下痞硬，噫气不除者：旋覆花三两，人参二两，生姜五两，代赭石一两，甘草三两(炙)，半夏半升(洗)，大枣十二枚(擘)。上七味，以水一斗，煮取六升，去滓，再煎取三升，温服一升，日三服。

(7)治肝着，亦治妇人半产漏下：旋覆花三两，葱十四茎，新绛少许。以水三升，煮取一升，顿服之。

(8)治伏暑、湿温，胁痛，或咳或不咳，无寒，但潮热或竟寒热为疟状：生香附三钱，旋覆花三钱(绢包)，苏子霜三钱，广橘皮二钱，半夏五钱，茯苓块三钱，薏仁五钱。水八杯，煮取三杯，分三次温服。

(9)治风湿痰饮上攻,头目眩胀眵瞙:旋覆花、天麻、甘菊花各等份,为末,每晚服二钱,白汤下。

(10)治如胶漆稠黏,咽喉不利:用旋覆花为末,每服二三钱,水煎,时时呷服。

(11)治小便不行,因痰饮留闭者:旋覆花一握。捣汁,和生白酒服。

(12)治老人春时多偏正头疼,男子女人通用:旋覆花二两(焙),白僵蚕二两(炒),石青二分(细研)。上杵为末,以葱煨熟,和根同杵为丸,桐子大。急用,葱茶下二丸。慢痛,不过二服。

880. 羊耳菊

【药材名称】 白牛胆。

【学名及分类】 *Duhaldea cappa*(Buch.-Ham. ex DC.) Anderb.,为菊科羊耳菊属植物。

【俗　　名】 白面风、毛满山香、大样粑粑草、明蒙花、毛秀才、白毛公、毛老虎、大麻香、毛柴胡、公白头、羊耳朵、白都和、土蒙花、大力王。

【习性及生境】 生于海拔600 m以下的山地山谷疏林、草丛中。

【识别特征】 亚灌林。根状茎粗壮,多分枝。茎直立,高70~200 cm,粗壮。叶长圆形或长圆状披针形。头状花序倒卵圆形,宽5~8 mm,多数密集于茎和枝端成聚伞圆锥花序。总苞近钟形,长5~7 mm;总苞片约5层,线状披针形。小花长4.0~5.5 mm;边缘的小花舌片短小;中央的小花管状,上部有三角卵圆形裂片;冠毛污白色,具20余个糙毛。瘦果长圆柱形,长约1.8 mm,被白色长绢毛。花期6—10月,果期8—12月。

【药用部位】 全草。

【采收加工】 全年均可采收,鲜用或晒干。

【产地及分布】 国内分布于浙江、江西、福建、广东、四川、贵州、云南。湖南省内散布。

【性味归经】 味辛、甘、微苦,性温,归肺、肝、胃经。

【功用主治】 祛风除湿、行气散寒、解毒消肿;主治风寒感冒、咳嗽、风湿关节炎、泻痢、肝炎、乳痈、湿疹、疥癣痒疮。

【用法用量】 内服:煎汤,15~30 g。外用:适量,捣敷;或煎水洗。

选方

(1)治感冒头痛:(白牛胆)全草15 g,一枝黄花15 g,金银花9 g。水煎服。

(2)治肺结核:(白牛胆)全草45~60 g,猪排骨120 g。煮熟,食肉服汤。

(3)治腰腿痛:羊耳菊30 g,胡枝子根18 g,大风藤9 g。当归18 g。水煎,每日2次分服。

(4)治黄水疮:(白牛胆)鲜全草适量,紫金皮(长柄南五味子)鲜根60 g,明矾6 g,猪油60 g。水煎洗患处,每日2次。

(5)治跌打瘀积,风湿骨痛:白牛胆90 g,大叶南五味90 g,八角王60 g,浸酒1.5 kg。每日服2次,每次服15~30 g,并擦患处。

(6)治毒蛇咬伤后伤口溃烂:白牛胆、假葡萄藤、铺地粘各适量。水煎,洗患处,每日3~5次。

881. 野茼蒿

【药材名称】 野木耳菜。

【学名及分类】 *Crassocephalum crepidioides*(Benth.) S. Moore,为菊科野茼蒿属植物。

【俗　　　名】假茼蒿、冬风菜、飞机菜、满天飞。

【习性及生境】山坡路旁、水边、灌丛中常见杂草,海拔300~1 800 m。

【识别特征】直立草本,高20~120 cm,茎有纵条棱,无毛。叶膜质,椭圆形或长圆状椭圆形,长7~12 cm,宽
4~5 cm,顶端渐尖,基部楔形,边缘有不规则锯齿或重锯齿,或有时基部羽状裂,两面无或近无毛;
叶柄长2.0~2.5 cm。头状花序数个在茎端排成伞房状,直径约3 cm,总苞钟状,长1.0~1.2 cm,基部
截形,有数枚不等长的线形小苞片;总苞片1层,线状披针形,等长,宽约1.5 mm,具狭膜质边缘,
顶端有簇状毛,小花全部管状,两性,花冠红褐色或橙红色,檐部5齿裂,花柱基部呈小球状,分
枝,顶端尖,被乳头状毛。瘦果狭圆柱形,赤红色,有肋,被毛;冠毛极多数,白色,绢毛状,易脱
落。花期7—12月。

【药用部位】全草。

【采收加工】6—7月采收,鲜用或晒干。

【产地及分布】国内分布于江西、福建、湖南、湖北、广东、广西、贵州、云南、四川、西藏。湖南省内散布。

【性味归经】微苦、辛,平。

【功用主治】有健脾、消肿之功效。主治消化不良、脾虚浮肿等症。

【用法用量】内服:煎汤,30~60 g;或绞汁。外用:捣敷。

治小儿腹泻:野木耳菜、车前草各适量,水煎服。

882. 一点红

【药材名称】一点红。

【学名及分类】*Emilia sonchifolia* (L.) DC. in Wight,为菊科一点红属植物。

【俗　　　名】红背叶、羊蹄草、野木耳菜、花古帽、牛奶奶、红头草、叶下红、片红青、红背果、紫背叶。

【习性及生境】生于路边、树林、田园和潮湿野草丛中。

【识别特征】一年生草本。根垂直。茎直立,无毛或被疏短毛,灰绿色。叶质较厚,顶生裂片大,宽卵状三角
形,具不规则的齿,侧生裂片长圆形,具波状齿,上面深绿色,下面常变紫色;中部茎叶疏生,较
小,无柄;上部叶少数,线形。头状花序在开花前下垂,花后直立;花序梗细,无苞片,总苞圆柱
形;总苞片黄绿色,约与小花等长,背面无毛。小花粉红色或紫色,管部细长;冠毛丰富,白色,细
软。花果期7—10月。

【药用部位】全草。

【采收加工】全年可采。洗净,鲜用或晒干。

【产地及分布】国内分布于陕西、江苏、湖北、浙江、江西、福建、广东、广西、海南、台湾、四川、贵州、云南等地。
湖南省内主要分布于永顺、新宁。

【性味归经】味苦,性凉,归肝、胃、肺、大肠、膀胱经。

【功用主治】清热解毒、散瘀消肿;主治风热咳嗽、口舌生疮、肿痈、乳痈、腹痛吐泻、痢疾、淋证、疮疖痈肿、湿
疹、跌打损伤。

【用法用量】内服:煎汤,9~18 g,鲜品15~30 g;或捣汁含咽。外用:适量,煎水洗;或捣敷患处。

(1)治小儿上呼吸道感染,急性扁桃体炎:一点红、古羊藤各等量,每斤煎取浓液500 ml。3个月至3岁,每次
20~40 ml;三岁以上酌增。

(2)治大叶性肺炎:一点红、岗梅各1两,十大功劳0.5~1.0两。水煎,分2次服,每日1剂。

(3)治泌尿系感染,睾丸炎:一点红、狗肝菜各1斤,车前草半斤。加水1 500 ml,煎成500 ml。每服20 ml,每日3次。

(4)治麦粒肿:一点红、千里光、野菊花各5钱。水煎,分2次服,每日1剂。

(5)治疔,蜂窝组织炎,脓肿,乳腺炎,甲沟炎:一点红、穿心莲、白花蛇舌草、鸡骨香、两面针各50 g,共研细粉。高压消毒后,加凡士林至1 000 g,即成25%的药膏。敷患处,每日一次。

(6)接断趾:一点红、千里光各等量。捣烂,加红糖少许外敷。治疗前首先清创,正确复位,皮肤缝合,小夹板固定,每日换药1次。换药时用25%穿心莲溶液清洗伤口。

883. 一枝黄花

【药材名称】 一枝黄花。

【学名及分类】 *Solidago decurrens* Lour.,为菊科一枝黄花属植物。

【俗　　　名】 苋子草、小白龙须、黄花马兰、大败毒、华泽兰、朝天一炷香。

【习性及生境】 生于海拔300~1 700 m的山坡草地、林下、灌木丛中。

【识别特征】 多年生草本,高(9)35~100 cm。茎直立,通常细弱,单生或少数簇生,不分枝或中部以上有分枝。中部茎叶椭圆形,长椭圆形、卵形或宽披针形,叶两面、沿脉及叶缘有短柔毛或下面无毛。头状花序较小,长6~8 mm,宽6~9 mm,多数在茎上部排列成紧密或疏松的长6~25 cm的总状花序或伞房圆锥花序,少有排列成复头状花序的。舌状花舌片椭圆形,长6 mm。瘦果长3 mm,无毛,极少有在顶端被稀疏柔毛的。花果期4—11月。

【药用部位】 全草。

【采收加工】 6—9月割取地上部分,或挖取根部,鲜用或晒干。

【产地及分布】 国内分布于华东、华南、西南、陕西、湖北等地。湖南省内散布。

【性味归经】 味辛、苦,性凉,归肝、脾经。

【功用主治】 疏风泄热、解毒消肿;主治风热感冒、头痛、咽喉肿痛、肺热咳嗽、黄疸、泄泻、热淋、痈肿疮疖、毒蛇咬伤等症。

【用法用量】 内服:煎汤,9~15 g,鲜品20~30 g。外用:适量,鲜品捣敷;或煎汁搽。

选方

(1)预防感冒:一枝黄花、忍冬藤、一点红各适量,水煎服。

(2)治急性扁桃体炎:一枝黄花15 g,土牛膝、威灵仙各9 g,水煎服,亦可单味水煎服。

(3)治肺痈:一枝黄花根15 g,猪肺1具,水炖,服汤食肺,每日1剂。

(4)治肺结核咯血:一枝黄花60 g,冰糖适量,水煎服,每日1剂,分2次服。

(5)治黄疸:一枝黄花45 g,水丁香15 g,水煎服。

(6)治急性肾炎:一枝黄花全草60~90 g,大蓟根(鲜)30 g,水煎服;另取天名精适量加食盐少许,捣敷鸠尾、神阙2穴,连续1~2个星期。

(7)治痈疖疮毒:一枝黄花、蒲公英、紫花地丁各15 g,水煎服;另用鲜蚤休、鲜佛甲草各适量,共捣烂敷患处,干则更换。

(8)治毒蛇咬伤:一枝黄花鲜根、薯蓣鲜根各等量,捣烂外敷。

(9)治鹅掌风,灰指甲,脚癣:一枝黄花,每日用30~60 g,煎取浓汁,浸洗患部,每次30 min,每日1~2次,7 d为1个疗程。

884. 鱼眼草

【药材名称】鱼眼草。

【学名及分类】*Dichrocephala integrifolia*（L. f.）Kuntze，为菊科鱼眼草属植物。

【俗　　名】地胡椒、蚯疽草、茯苓菜、野胡仔、黑胡椒、黑胡仔、白花草、白花菜、山胡椒菊。

【习性及生境】生于海拔300~1 400 m的山坡、山谷、山坡、林下或水沟边。

【识别特征】一年生草本。直立或铺散，高12~50 cm。茎通常粗壮，基部径2~5 mm。叶卵形，椭圆形或披针形；中部茎叶长3~12 cm，宽2.0~4.5 cm。基部叶通常不裂，常卵形。全部叶边缘重粗锯齿或缺刻状，叶两面被稀疏的短柔毛。叶簇或小枝被较密的绒毛。头状花序小，球形，多数头状花序在枝端或茎顶排列成疏松或紧密的伞房状花序或伞房状圆锥花序；花序梗纤细。总苞片1~2层，膜质，长圆形或长圆状披针形。外围雌花多层；中央两性花黄绿色。瘦果倒披针形，边缘脉状加厚。无冠毛。花果期全年。

【药用部位】全草。

【采收加工】夏、秋季采收，鲜用或晒干。

【产地及分布】国内分布于湖北、陕西、浙江、福建、台湾、广东、广西、四川、贵州、云南。湖南全省主要分布于桑植、永顺、新晃、洞口、宜章。

【性味归经】味苦、辛，性平，归肝、胃经。

【功用主治】活血调经、解毒消肿；主治月经不调、扭伤肿痛、疗毒、毒蛇咬伤。

【用法用量】内服：煎汤，9~15 g；研末，3~6 g。外用：适量，鲜草捣敷。

选方

（1）治小儿感冒高热：鱼眼草15 g，水煎服。

（2）治小儿绿便：鱼眼草6 g，甘草3 g，橘皮3 g，水煎服。

（3）治小儿白口疮：鱼眼草适量，冰片适量。共研细撒患处。

（4）治婴儿胎毒：鱼眼草1.5 g。水煎，兑水入乳服。并用山楂（鲜、干均可）捣烂外包患处。

（5）治子宫脱垂、脱肛：鱼眼草捣烂加淘米水、猪油，用芭蕉叶包裹后，置于炭火上，烘熏患部，10 min后，待药稍冷后再包敷于患者处。

885. 多须公

【药材名称】六月雪。

【学名及分类】*Eupatorium chinense* L.，为菊科泽兰属植物。

【俗　　名】斑骨相思、六月霜、白须公、石辣、六月雪、白花姜、白花败酱草、斑草、逢风密、鱼鳞菜、飞机草。

【习性及生境】生于海拔300~1 500 m的山坡、路旁、林缘、林下及灌木丛中。

【识别特征】多年生草本。高70~100 cm，全部茎草质。全株多分枝；全部茎枝被污白色短柔毛。叶对生，无柄或几无柄；中部茎叶卵形、宽卵形，长4.5~10.0 cm，宽3~5 cm，基部圆形，顶端渐尖或钝，全部茎叶边缘有规则的圆锯齿。头状花序多数在茎顶及枝端排成大型疏散的复伞房花序。总苞钟状，长约5 mm，有5个小花；总苞片3层，覆瓦状排列。花白色、粉色或红色；花冠长5 mm，外面被稀疏黄色腺点。瘦果淡黑褐色，椭圆状，长3 mm，有5棱，散布黄色腺点。花果期6—11月。

【药用部位】根、全草。

【采收加工】秋季采挖。洗净，切段，晒干。

【产地及分布】 国内分布于陕西、甘肃、山东、河南、湖北、安徽、浙江、江西、福建、广东、广西、海南、四川、贵州、云南。湖南省内广布。

【性味归经】 味苦、甘,性凉,有毒,归肺、胃经。

【功用主治】 清热解毒利咽、凉血散瘀、消肿止痛;主治咽肿、白喉、血淋、赤白痢疾、跌打肿痛、痈疮肿毒、毒蛇咬伤、水火烫伤。

【用法用量】 内服:煎汤,10~20 g,鲜品30~60 g。外用:适量,捣敷;或煎水洗。

选方

(1)治喉痛、单双喉蛾:六月雪鲜根250 g。捣烂榨取自然汁,加盐少许;或和熊胆皮、甘草适量,煎浓汁。缓缓吞咽,并留一部分含漱。

(2)预防白喉:六月雪根粗末9~15 g。经3次水煎,收集过滤浓缩成为浓缩液。分1~3次服,连服4 d为一个预防用量。如疫情未扑灭,药后15 d,可服第二个预防用量。

(3)治血淋:六月雪60 g,加少量米酒,水煎服。

(4)治蛇缠指头(瘭疽):六月雪鲜根30 g,斑蝥虫10只。米酒90 g,水1碗,同煮成浓汁。待温浸患指,冷则换浸温液,至痛止为止。

(5)治烫火伤:六月雪煎取浓汁。冷敷患处。

886. 佩兰

【药材名称】 佩兰。

【学名及分类】 *Eupatorium fortunei* Turcz.,为菊科泽兰属植物。

【俗　　名】 兰草、香草、八月白、失力草、铁脚升麻、背影草。

【习性及生境】 生于海拔900 m以下的湿润的山坡、草地或溪旁。

【识别特征】 多年生草本。高40~100 cm。根茎横走,淡红褐色。茎直立,花序分枝及花序梗上的毛较密。中部茎叶较大,三全裂或三深裂,中裂片较大,长椭圆形或长椭圆状披针形或倒披针形,全部茎叶两面光滑,羽状脉,头状花序多数在茎顶及枝端排成复伞房花序,总苞钟状,总苞片覆瓦状排列,外层短,卵状披针形,中内层苞片渐长,长椭圆形;全部苞片紫红色,花白色或带微红色,瘦果黑褐色,长椭圆形,7—11月开花结果。

【药用部位】 全草。

【采收加工】 夏季开花之前,选晴天中午收割,晒至全干。

【产地及分布】 国内分布于北京、天津、上海、江苏、浙江、安徽等地。湖南省内主要分布于衡山、新宁、桃源、桑植、桃江、桂阳、桂东、东安、沅陵、靖州、泸溪、古丈。

【性味归经】 味辛,性平,归脾、胃经。

【功用主治】 解暑化湿、辟秽和中;主治感受暑湿、寒热头痛、湿浊内蕴、脘痞不饥、恶心呕吐、口中甜腻、消渴。

【用法用量】 内服:煎汤,6~10 g;鲜品可用15~30 g。

选方

(1)治中暑头痛:佩兰、青蒿、菊花各9 g,绿豆衣12 g。水煎服。

(2)治温暑初起,身大热,背微恶寒,继则但热无寒,口大渴,汗大出,面垢齿燥,心烦懊侬:藿香叶一钱,薄荷叶一钱,佩兰叶一钱,荷叶一钱。先用枇杷叶一两,水芦根一两,鲜冬瓜二两,煎汤代水。

(3)治唇疮:用佩兰叶取汁洗之,日三上,瘥。

(4)治风齿疼痛颊肿及治血出不止:用佩兰草五两,水一斗,煮取五升,热含吐之,一日尽。

887. 三脉紫菀

【药材名称】山白菊。

【学名及分类】 *Aster ageratoides* Turcz.,为菊科紫菀属植物。

【俗　　名】 野白菊花、山白菊、山雪花、白升麻、三脉叶马兰、鸡儿肠。

【习性及生境】 生于海拔1 200 m以下的林下、林缘及路边湿地。

【识别特征】 多年生草本,根状茎粗壮。茎直立,高40~100 cm,细或粗壮。下部叶叶片宽卵圆形;中部叶椭圆形或长圆状披针形;上部叶渐小,有浅齿或全缘,网脉常显明。头状花序径1.5~2.0 cm,排列成伞房或圆锥伞房状。总苞倒锥状或半球状;总苞片3层,覆瓦状排列,下部近革质或干膜质,上部绿色或紫褐色,有短缘毛。舌状花约十个,紫色,浅红色或白色,管状花黄色;花柱附片长达1 mm。冠毛浅红褐色或污白色,长3~4 mm。瘦果倒卵状长圆形,灰褐色,长2.0~2.5 mm,被短粗毛。花果期7—12月。

【药用部位】 全草、根。

【采收加工】 夏、秋季采收。洗净,鲜用或扎把晒干。

【产地及分布】 国内分布于山西、内蒙古、吉林、黑龙江、广东等地。湖南省内主要分布于桑植、石门、永顺、花垣、保靖、凤凰、芷江、洞口、武冈、新宁。

【性味归经】 味苦、辛,性凉,归肺、胃、肝、胆、大肠经。

【功用主治】 清热解毒、祛痰镇咳、凉血止血;主治感冒发热、扁桃体炎、支气管炎、肝炎、肠炎、痢疾、热淋、血热吐衄、痈肿疔毒、蛇虫咬伤。

【用法用量】 内服:煎汤,15~60 g。外用:适量,鲜品捣烂敷患处。

(1)治支气管炎,扁桃体炎:山白菊30 g。水煎服。

(2)治小儿肠炎,热痢:山白菊30 g,马齿苋、车前草各15 g。水煎服。

(3)治吐血,鼻衄,大便下血及出血性紫斑病:鲜山白菊根60~90 g(干品30 g)。水煎服。

(4)治肿毒,疔疮,扭伤,刀伤,蜂螫:山白菊嫩叶适量。加食盐少许,捣烂,敷患处。

(5)治蕲蛇、蝮蛇咬伤:小槐花鲜根、山白菊鲜根各30 g。捣烂绞汁服。另取上药捣烂外敷伤口,每日2次。

888. 钻叶紫菀

【药材名称】钻叶紫菀。

【学名及分类】 *Symphyotrichum subulatum*（Michx.）G. L. Nesom,为菊科联毛紫菀属植物。

【俗　　名】 钻形紫菀、泥鳅草、西真草、借拱伸觅、瑞连草、白菊花、土柴胡、九龙箭。

【习性及生境】 生于潮湿含盐的土壤中。

【识别特征】 一年生草本,主根圆柱状,向下渐狭,茎单一,直立,茎和分枝具粗棱,光滑无毛,基生叶在花期凋落;茎生叶多数,叶片披针状线形,极稀狭披针形,两面绿色,光滑无毛,中脉在背面凸起,侧脉数对,头状花序极多数,花序梗纤细、光滑,总苞钟形,总苞片外层披针状线形,内层线形,边缘膜质,光滑无毛。雌花花冠舌状,舌片淡红色、红色、紫红色或紫色,线形,两性花花冠管状,冠管细,瘦果线状长圆形,稍扁,6—10月开花结果。

【药用部位】 全草。

【采收加工】 秋季采收。切断,鲜用或晒干。置阴凉干燥处。

【产地及分布】 国内分布于河北、上海、江苏、浙江、安徽等地。湖南省内分布于南岳、衡山、邵阳、东安。

【性味归经】 味苦、酸，性凉，归肺经。

【功用主治】 清热解毒；主治痈肿、湿疹。

【用法用量】 内服：煎汤，10~13 g。外用：适量，捣敷。

选方

(1)治湿疹：钻叶紫菀全草30 g，九里光15 g，水煎服。

(2)治肿毒：钻叶紫菀全草、七叶一枝花各等量。捣烂，敷患处。

泽泻科

889. 慈姑

【药材名称】 慈姑。

【学名及分类】 *Sagittaria trifolia* subsp. *leucopetala*（Miq.）Q. F. Wang，为泽泻科慈姑属植物。

【俗　　名】 茨菇、张古叉、水慈姑、剪刀架、芮务、白地力、水萍、石姑头酱刀杂、燕尾草、水慈菰。

【习性及生境】 生于海拔500 m以下的沼泽、水塘，常栽培于水田。

【识别特征】 多年生直立水生草本。植株高大，粗壮；叶片宽大，肥厚，顶裂片先端钝圆，卵形至宽卵形；匍匐茎末端膨大呈球茎，球茎卵圆形或球形；圆锥花序高大，长20~60 cm，有时可达80 cm以上，着生于下部，具1~2轮雌花，主轴雌花3~4轮，位于侧枝之上；雄花多轮，生于上部，组成大型圆锥花序，果期常斜卧水中；果期花托扁球形，直径4~5 mm，高约3 mm。种子褐色，具小凸起。

【药用部位】 球茎。

【采收加工】 秋季初霜后，茎叶黄枯，球茎充分成熟，自此至翌春发芽前，可随时采收。采收后，鲜用或晒干用。

【产地及分布】 国内分布于北京、天津、山西、河北、辽宁等地。湖南省内分布于长沙、湘潭、洞口、安乡、资阳、祁阳、东安、芷江、株洲、石门、慈利、安仁县。

【性味归经】 甘、微苦、微辛，微寒，归肝、肺、脾、膀胱经。

【功用主治】 活血凉血、止咳通淋、散结解毒；主治产后血闷、胎衣不下、带下、崩漏、衄血、呕血、咳嗽痰血、淋浊、疮肿、目赤肿痛、角膜白斑、瘰疬、睾丸炎、骨膜炎、毒蛇咬伤。

【用法用量】 内服：煎汤，15~30 g；或绞汁。外用：捣敷；或磨汁沉淀后点眼。

选方

(1)治产后胞衣不出：慈姑60~120 g。洗净捣烂绞汁温服。

(2)治崩漏带下：慈姑9 g，生姜6 g。煎汁半碗，日服2次。

(3)治肺虚咯血：生慈姑数枚（去皮捣烂），蜂蜜二钱。米汤沫同拌匀，饭上蒸熟，热服效。

(4)治胃气痛：慈姑9 g，莱菔子6 g，土川芎6 g。水煎，兑酒服。

(5)治小儿疳积：慈姑粉3 g，朱砂0.3 g。饭内蒸食。

(6)治脱肛：慈姑5枚，去皮，放入猪直肠内，炖熟食2~3次。

(7)治石淋：鲜野慈姑球根30~90 g。捣烂绞汁，开水冲服，每日2次。

(8)治淋浊：慈姑块根180 g。加水适量煎服。

(9)治无名肿毒，红肿热痛：鲜慈姑捣烂，加入生姜少许搅和，敷于患部，每日更换2次。

(10)治赤眼肿痛:慈姑根去皮晒干,磨水,沉淀后用水点眼。

(11)治乳腺结核:慈姑30 g,核桃仁3粒。共捣烂,日分2次,白酒送服。

(12)治毒蛇咬伤:鲜慈姑捣烂敷于伤口,2 h更换1次。并用全草捣汁服。

(13)治睾丸炎:慈姑40 g。酒水各半,炖后取汤煮鸡蛋服。

890. 剪刀草

【药材名称】剪刀草。

【学名及分类】*Sagittaria trifolia* L. var. *trifolia* f. *longiloba* (Turcz.) Makino,为泽泻科慈姑属植物。

【俗　　名】散子菜、蚊子菜、小花草。

【习性及生境】生于海拔1 100 m以下的路旁、空旷草地、沟边、林缘及灌木丛中。

【识别特征】多年生草本。纤细草本。茎多数,自匍匐茎生出,柔弱,上升,不分枝或基部具分枝,高8~30 cm,径约1.5 mm,四棱形,具槽,被倒向的短柔毛。基生叶条状披针形,长8~22 cm,宽6~13 mm,先端渐尖,基部狭窄成柄,全缘,稀羽状分裂;茎生叶椭圆状披针形,抱茎。头状花序密集成伞房状或近伞房状,具细梗;总苞长6~8 mm;外层总苞小,卵形,内层总苞片8,卵状披针形,长5~8 mm;舌状花黄色,长8~9 mm,先端5齿裂。瘦果成熟时黄棕色,纺锤形,长3~4 mm,具翅棱,先端有短尖头,喙长约1 mm,冠毛白色。花期6—8月,果期8—10月。

【药用部位】全草。

【采收加工】6—8月采收。洗净,晒干或鲜用。

【产地及分布】国内分布于西南、陕西、河南、江苏、江西、福建、台湾、湖北、广东、广西。湖南省内散布。

【性味归经】味苦、辛,性凉,归肺、大肠经。

【功用主治】祛风清热、行气活血、解毒消肿;主治感冒发热、食积腹痛、呕吐、泄泻、痢疾、白喉、咽喉肿痛、痈肿丹毒、荨麻疹、毒蛇咬伤、跌打肿痛、外伤出血。

【用法用量】内服:煎汤,15~30 g,鲜品,30~60 g;或捣汁。外用:适量,捣敷;或煎水洗。

(1)治感冒头痛:剪刀草30 g,煎服。或光风轮9 g,淡豆豉12 g,薄荷6 g(后下),葱白3根,煎服。

(2)治中暑腹痛:剪刀草15 g,青木香根6 g。水煎服,每日1剂。

(3)治菌痢,肠炎:①剪刀草30 g,叶下珠(大戟科)、爵床各15 g。水煎服。②剪刀草36 g,龙芽草6 g。水煎服。

(4)治妇人血崩(属血热者):剪刀草30 g,生地黄、侧柏叶各15 g,入冰糖少许。水煎服,日2次。

(5)治毛囊炎,蜂窝织炎:剪刀草、蕺菜、千里光叶,各取鲜草等量,食醋捣烂,敷患处,日换2次。

891. 泽泻

【药材名称】泽泻。

【学名及分类】*Alisma plantago-aquatica* L.,为泽泻科泽泻属植物。

【俗　　名】水泻、芒芋、鹄泻、泽芝、及泻、禹孙、天鹅蛋、天秃。

【习性及生境】生于沼泽边缘或栽培。

【识别特征】多年生水生或沼生草本。块茎直径1.0~3.5 cm。叶通常多数;沉水叶条形或披针形;挺水叶宽披针形、椭圆形至卵形。花两性,花梗长1.0~3.5 cm;外轮花被片广卵形,长2.5~3.5 mm,宽2~3 mm,内轮花被片近圆形,白色,粉红色或浅紫色;心皮17~23枚,排列整齐,花柱直立,长7~15 mm;花丝长 1.5~1.7 mm,基部宽约 0.5 mm,花药长约 1 mm,椭圆形,黄色,或淡绿色;花托平凸,高约 0.3 mm,近圆形。瘦果椭圆形,或近矩圆形,长约 2.5 mm,宽约 1.5 mm。种子紫褐色,具凸起。花果期5—10月。

【药 用 部 位】 块茎。

【采 收 加 工】 于移栽当年12月下旬,大部分叶片枯黄时收获,挖出块茎。

【产地及分布】 国内分布于黑龙江、吉林、辽宁、内蒙古、河北、山西、陕西、新疆、云南。湖南省内主要分布于攸县、醴陵、石鼓、武陵、安乡、石门、慈利、新化、涟源、常宁。

【性味归经】 甘、淡,寒,归肾、膀胱经。

【功用主治】 利水渗湿、泄热通淋;主治小便不利、热淋涩痛、水肿胀满、泄泻、痰饮眩晕、遗精。

【用法用量】 内服:煎汤,6~12 g;或入丸、散。

选方

(1)治臌胀水肿:白术、泽泻各半两。上为细末,煎服三钱,茯苓汤调下。或丸亦可,服三十丸。

(2)治妊娠气壅,身体腹胁浮肿,喘息促,大便难,小便涩:泽泻一两,桑根白皮一两(锉),木通一两(锉),枳壳一两(麸炒微黄,去瓤),赤茯苓一两,槟榔一两。上件药,捣粗罗为散,每服四钱,以水一中盏,入生姜半分,煎至六分。去滓,每于食前温服,以稍利为效。

(3)治心下支饮,其人苦冒眩:泽泻五两,白术二两。以水二升,煮取一升。分温再服。

(4)治湿热黄疸,面目身黄:茵陈、泽泻各一两,滑石三钱。水煎服。

(5)治急性肠炎:泽泻15 g,猪苓9 g,白头翁15 g,车前子6 g。水煎服。

(6)治冒暑伏热,霍乱呕吐,小便不利,头目昏眩:泽泻、白术、白茯苓等份。锉细,每服四钱,水一盏,姜五片,灯心十茎,煎八分。不拘时服。

(7)治一切疝疾疼痛,并阴囊大如斗,小便淋沥:泽泻一斤(分作四分,童便、盐水、醋、酒各浸七日,放日中晒干,炒),吴茱萸(炒)二两。上为末,老米打糊丸,每服三钱,空心盐汤下。

(8)治肾脏风生疮:泽泻、皂荚,水煮烂,焙干为末,炼蜜为丸,如桐子大。空心以温酒下十五至二十丸。

(9)治眼赤疼痛:甘草二钱,泽泻五钱,黄连五钱,草决明一钱。共为末,每服二钱,灯心汤调下。

眼子菜科

892. 眼子菜

【药 材 名 称】 眼子菜。

【学名及分类】 *Potamogeton distinctus* A. Benn.,为眼子菜科眼子菜属植物。

【俗　　　名】 水案板、水塔皮、塘木叶子、滑油月、澶木叶、偷油波草、滑油丹、塘茅草、绸兰草、油婆草、兔耳风。

【习性及生境】 生于海拔700 m以下的水田、池沼、浅水池泽中。

【识别特征】 多年生水生草本。根茎发达,白色,直径1.5~2.0 mm。茎圆柱形,直径1.5~2.0 mm,通常不分枝。浮水叶革质,披针形、宽披针形至卵状披针形,长2~10 cm,宽1~4 cm,具5~20 cm长的柄;叶脉多条,顶端连接;沉水叶披针形至狭披针形,草质;托叶膜质,长2~7 cm,顶端尖锐,呈鞘状抱茎。穗状花序顶生;花序梗稍膨大,粗于茎,花时直立,花后自基部弯曲,长3~10 cm;花小,被片4,绿色;雌蕊2枚。果实宽倒卵形,长约3.5 mm,背部明显3脊,中脊锐,于果实上部明显隆起,侧脊稍钝,基部及上部各具2凸起,喙略下陷而斜伸。花果期5—10月。

【药用部位】 全草、嫩根。

【采收加工】 3—4月采收。洗净、晒干或鲜用。

【产地及分布】 国内分布于北京、天津、河北、山西、内蒙古、辽宁等地。湖南省内主要分布于桑植、洪江、永顺、新宁、宜章、衡山、凤凰、双牌、蓝山、洞口、祁阳。

【性味归经】 味苦,性寒,归肝、胆、膀胱经。

【功用主治】 全草:清热解毒、利湿通淋、止血、驱蛔;主治湿热痢疾、黄疸、热淋、带下、鼻衄、痔疮出血、蛔虫病、疮痈肿毒。嫩根:理气和中、止血;主治气痞腹痛、腰痛、痔疮出血。

【用法用量】 内服:煎汤,9~15 g,鲜者30~60 g。外用:适量,捣敷。

选方

(1)治赤白痢疾日久者:眼子菜、山楂各等份,砂糖6 g,同煎服。

(2)治肠风下血(内痔出血):眼子菜30 g,红椿根皮15 g,槐角15 g,装入猪直肠中炖吃。

(3)治吐血、咯血:眼子菜全草15~30 g,煮猪精肉食。

(4)治目赤肿痛:眼子菜、螃蟹,共捣烂,敷病眼周围。

百合科

893. 牛尾菜

【药材名称】 牛尾菜。

【学名及分类】 *Smilax riparia* A. DC,为百合科菝葜属植物。

【俗　　　名】 马尾伸根、过江蕨、老龙须、金刚豆藤、鲤鱼须、山豇豆、摇边竹、白须公等。

【习性及生境】 多年生草质藤本。生于海拔1500 m以下的山沟、山坡草丛、灌木丛中。

【识别特征】 茎长1~2 m,中空,有少量髓,干后凹瘪并具槽。叶比上种厚,形状变化较大,长7~15 cm,宽2.5~11 cm,下面绿色,无毛;叶柄长7~20 mm,通常在中部以下有卷须。伞形花序总花梗较纤细,长3~5(~10)cm;小苞片长1~2 mm,在花期一般不落;雌花比雄花略小,不具或具钻形退化雄蕊。浆果直径7~9 mm。花期6—7月,果期10月。

【药用部位】 根、根茎。

【采收加工】 7—10月采挖,晾干。

【产地及分布】 国内分布于广东、北京、海南、重庆、台湾等地。湖南省内广布。

【性味归经】 甘、微苦,平,归肝、肺经。

【功用主治】 祛风通络、祛痰止咳、补气;主治风湿痹证、劳伤腰痛、跌打损伤、咳嗽气嘴、气虚浮肿。

【用法用量】 内服:煎汤,9~15 g,大量可用至30~60 g;浸酒或炖肉吃。外用:捣敷。

选方

(1)治风湿关节痛,跌打损伤:摇边竹根30 g,虎刺、水龙骨、八角枫各15 g,朱砂根9 g,草乌3 g,酒浸服。每日2次,每次10 ml,不能过量。

(2)治肾虚腰腿痛:牛尾菜根15~30 g。炖猪脚吃。

(3)治气虚浮肿:牛尾菜、毛蜡烛、地洋参各9 g,水高粱根6 g,葵花秆心3 g。绿豆为引,炖肉吃。

(4)治头痛头晕:牛尾菜根60 g;娃儿藤根15 g,鸡蛋2个。水煎,服汤食蛋。

(5)治慢性气管炎,淋巴结炎:牛尾菜根9~15 g,小叶三点金30 g。水煎服。

(6)治肾虚咳嗽:牛尾菜根、饿蚂蟥根、大火草根、土枸杞根各9 g,扑地棕根3 g。蒸鸡吃。

(7)治咯血:牛尾菜、大山羊、岩百合、观音草各9 g,一朵云6 g。煨水服。

894. 野百合

【药材名称】 野百合。

【学名及分类】 *Lilium brownii* F. E. Br. ex Miellez,为百合科百合属植物。

【俗　　名】 佛指甲、花生子草、野芝麻、农吉莉、金钟草、凤仙花、磨弄溜见、铁茄子、光豆毛、倒天灯龙、白毛大金、野茄灯、化草。

【习性及生境】 生于海拔300~1 400 m的山坡、灌木丛下、路边、溪边、石缝中。

【识别特征】 多年生草本。鳞茎球形,直径2.0~4.5 cm;鳞片披针形,长1.8~4.0 cm,宽0.8~1.4 cm,无节,白色。茎高0.7~2.0 m,有的有紫色条纹。叶散生,具5~7脉,全缘,两面无毛。花单生或几朵排成近伞形;花喇叭形,有香气,乳白色,外面稍带紫色,无斑点,向外张开或先端外弯而不卷。蒴果矩圆形,有棱,具多数种子。花期5—6月,果期9—10月。

【药用部位】 鳞茎。

【采收加工】 夏秋季全集采收。鲜用或切段晒干。

【产地及分布】 国内分布于华中、华东、华南、西南及陕西、甘肃。湖南省内产石门、慈利、桑植、张家界、永顺、花垣、新晃、洪江、城步、江华、宜章。

【性味归经】 味甘、淡,性平,有毒,归肺、肝、大肠经。

【功用主治】 养阴润肺、清心安神;主治阴虚久咳、痰中带血、热病后期、余热未清或情志不遂所致的虚烦惊悸和失眠多梦、精神恍惚、痈肿、湿疮。

【用法用量】 内服:煎汤,15~60 g。外用:适量,研末调敷;或撒敷;或鲜品捣敷;或煎水洗。

(1)治疖子:野百合鲜全草加糖捣烂,或晒干研粉外敷;或水煎外洗。亦可配紫花地丁、金银花各五钱,水煎服。

(2)治小儿黄疸、疳积:野百合全草一两,水煎服。

(3)治毒蛇咬伤:野百合鲜全草捣烂外敷。

895. 百合

【药材名称】 百合。

【学名及分类】 *Lilium brownii* var. *viridulum* Baker,为百合科百合属植物。

【俗　　名】 药百合、野百合、洋球蒜、黑括逢、山百合、竹叶百合、白百合、红百合、节节乡、黄鳝七。

【习性及生境】 生于海拔300~1 500 m的山坡草丛、石缝中,多有栽培。

【识别特征】 多年生草本。高60~100 cm。鳞茎球状,白色,肉质,长3.5~5.0 cm,直径3~4 cm,下面着生多数须根。茎直立,圆柱形。叶4~5列互生;无柄;叶片线状披针形至长椭圆状披针形,长4.5~10 cm,宽8~20 mm,先端渐尖,基部渐狭,全缘或微波状,叶脉5条,平行。花大,单生于茎顶;花梗长达3~10 cm;花被6片,乳白色或带淡棕色,倒卵形;雄蕊6,花药线形;雌蕊1,子房圆柱形,3室,每室有多数胚珠,柱头膨大,盾状。蒴果长卵圆形,室间开裂,绿色;种子多数。花期6—8月。果期9月。

【药用部位】 鳞茎、花、种子。

【采收加工】 秋季植株地上部分茎叶完全枯萎后,选晴天进行采挖。去掉茎秆、须根,将小鳞茎选留做种,将大鳞茎洗净,从基部横切一刀,使鳞片分开,然后于开水中烫5~10 min,当鳞片边缘变软,背面有微裂时,迅速捞起,放清水冲洗去黏液,薄摊晒干或炕干。

【产地及分布】 国内分布于北京、天津、山西、江苏、广州。湖南省内主要分布于衡山、新宁、石门、桑植、洪江、芷江。

【性味归经】 味甘、微苦,性微寒,归心、肺经。

【功用主治】 鳞茎:养阴润肺、清心安神;主治阴虚久咳、痰中带血,热病后期余热未清或情志不遂所致的虚烦惊悸和失眠多梦、精神恍惚,痈肿、湿疮。花:清热润肺、宁心安神;主治咳嗽痰少或黏、眩晕、心烦、夜寐不发、天疱湿疹。种子:清热止血;主治肠风下血。

【用法用量】 内服:煎汤,6~12 g;或入丸、散;亦可蒸食、煮粥。外用:适量,捣敷。

选方

(1)治肺脏壅热烦闷:新百合四两,用蜜半盏,拌和百合,蒸令软,时时含如枣大,咽津。

(2)治咳嗽不已,或痰中有血:款冬花、百合(焙,蒸)等份。上为细末,炼蜜为丸,如龙眼大。每服一丸,食后临卧细嚼,姜汤咽下,噙化尤佳。

(3)治肺痈:白花百合,或煮或蒸,频食,拌蜜蒸更好。

(4)治百合病发汗后者:百合七枚(擘),知母三两(切)。上先以水洗百合,渍一宿,当白沫出,去其水,更以泉水二升,煎取一升,去渣;别以泉水二升煎知母,取一升,去渣后,合和煎取一升五合,分温再服。

(5)治百合病吐之后者:百合七枚(擘),鸡子黄一枚。上先以水洗百合,渍一宿,当白沫出,去其水,更以泉水二升,煎取一升,去渣,内鸡子黄,搅匀,煎五分,温服。

(6)治百合病不经吐下发汗,病形如初者:百合七枚(擘),生地黄汁一升。上以水洗百合,渍一宿,当白沫出,去其水,更以泉水二升煎取一升,去渣,内地黄汁煎取一升五合,分温再服,中病勿更服,大便当如漆。

(7)治百合病变发热者:百合一两(炙),滑石三两。上为散,饮服方寸匕,日三服,当微利者止服,热则除。

(8)治神经衰弱,心烦失眠:百合15 g,酸枣仁15 g,远志9 g。水煎服。

(9)治心口痛,服诸热药不效者:百合一两,乌药三钱。水二杯,煎七分服。

(10)治疮肿不穿:野百合同盐捣泥敷之良。

(11)治耳聋、耳痛:干百合为末,温水服二钱,日二服。

896. 卷丹

【药材名称】 百合。

【学名及分类】 *Lilium lancifolium* Ker Gawl.,为百合科百合属植物。

【俗　　名】 卷丹百合、河花。

【习性及生境】 生于海拔400~1 000 m的山缘路旁及山坡草地。

【识别特征】 多年生草本。鳞茎近宽球形,高约3.5 cm,直径4~8 cm;鳞片宽卵形,长2.5~3.0 cm,宽1.4~2.5 cm,白色。茎高0.8~1.5 m,带紫色条纹,具白色绵毛。叶散生,矩圆状披针形或披针形,两面近无毛,有5~7条脉。花3~6朵或更多;苞片叶状,卵状披针形;花下垂,花被片披针形,反卷,橙红色,有紫黑色斑点。蒴果狭长卵形,长3~4 cm。花期7—8月,果期9—10月。

【药用部位】 鳞茎。

【采收加工】 于移栽的第二年,9—10月茎叶枯萎后采挖。

【产地及分布】 国内分布于北京、天津、山西、辽宁、吉林等地。湖南省内主要分布于新宁、桑植、宁远、新晃、湘西。

【性味归经】 味甘,微苦,微寒,归心、肺经。

【功用主治】 鳞茎:养阴润肺、清心安神;主治阴虚久咳、痰中带血,热病后期余热未清或情志不遂所致的虚烦惊悸和失眠多梦,痈肿、湿疮。

【用法用量】 内服:煎汤,6~12 g;或入丸、散;亦可蒸食、煮粥。外用:适量,捣敷。

897. 大百合

【药材名称】 水百合。

【学名及分类】 *Cardiocrinum giganteum*(Wall.)Makino,为百合科大百合属植物。

【俗　　名】 山菠萝根、山芋头、土百合、天荷芋、合叶七。

【习性及生境】 生于海拔700~1 800 m的山坡林间草丛中。

【识别特征】 多年生高大草本。小鳞茎卵形,高3.5~4.0 cm,直径1.2~2.0 cm,干时淡褐色。茎直立,中空,高1~2 m,直径2~3 cm,无毛。叶纸质,网状脉;基生叶卵状心形或近宽矩圆状心形,茎生叶卵状心形,叶柄长15~20 cm,向上渐小,靠近花序的几枚为船形。总状花序有花10~16朵,无苞片;花狭喇叭形,白色,里面具淡紫红色条纹;花被片条状倒披针形;雄蕊长6.5~7.5 cm;花丝向下渐扩大,扁平;花药长椭圆形;子房圆柱形;花柱长5~6 cm,柱头膨大,微3裂。蒴果近球形,红褐色,具6钝棱和多数细横纹,3瓣裂。种子呈扁钝三角形,红棕色。花期6—7月,果期9—10月。

【药用部位】 鳞茎。

【采收加工】 春、夏季采挖。洗净,鲜用或晒干。

【产地及分布】 国内分布于陕西、广西、四川、西藏。湖南省内主要分布于武冈、洪江、永顺。

【性味归经】 味苦、微甘,性凉,归肺、胃经。

【功用主治】 清肺止咳、解毒消肿;主治感冒、肺热咳嗽、咯血、鼻渊、聤耳、乳痈、无名肿毒。

【用法用量】 内服:煎汤,6~15 g。外用:适量,捣烂绞汁,滴鼻、耳;或捣敷。

选方

(1)治感冒:(水百合)鳞茎、芫荽各30 g。水煎服。

(2)治鼻渊:水百合适量,捣烂包头顶部;另用山丹15 g,天麻、刺梨花各9 g。水煎服。

(3)治灌耳心:水百合15 g,捣烂包耳后;或用山丹汁与螺蛳水滴入耳内。

898. 荞麦叶大百合

【药材名称】 水百合。

【学名及分类】 *Cardiocrinum cathayanum*(E. H. Wilson)Stearn,为百合科大百合属植物。

【俗　　名】 野百合、观音莲、连桥、奶头草、百合莲。

【习性及生境】 生于海拔200~1 800 m的较阴湿的山谷、水沟旁或树林中。

【识别特征】 多年生高大草本。小鳞茎高2.5 cm,直径1.2~1.5 cm。茎高可达150 cm,除基生叶外,茎基部25 cm处开始有茎生叶,最下面的几枚常聚集在一处,其余散生;叶纸质,叶片卵状心形或卵形,先端急尖,基部近心形,上面深绿色,下面淡绿色;叶柄基部扩大。总状花序;花梗短而粗,向上斜伸,苞片矩圆形,花狭喇叭形,乳白色或淡绿色,内具紫色条纹;花被片条状倒披针形,外轮的先端急尖,内轮的先端稍钝;子房圆柱形,柱头膨大,蒴果近球形,种子扁平,红棕色,周围有膜质翅。7—8月开花,8—9月结果。

【药用部位】 鳞茎。

【采收加工】 春、夏季采挖。洗净,鲜用或晒干。

【产地及分布】 国内分布于陕西、贵州、河南、江苏、浙江等地。湖南省内主要分布于衡阳、洞口、临湘、石门、慈利、桑植、宜章、湘西。

【性味归经】 味苦、微甘,性凉,归肺、胃经。

【功用主治】 清热止咳、解毒消肿;主治感冒、肺热咳嗽、咯血、鼻渊、聤耳、乳痈、无名肿毒。

【用法用量】 内服:煎汤,6~15 g。外用:适量,捣烂绞汁,滴鼻、耳;或捣敷。

选方

(1)治感冒:(水百合)鳞茎、芫荽各30 g。水煎服。

(2)治鼻渊:水百合适量,捣烂包头顶部;另用山丹15 g,天麻、刺梨花各9 g。水煎服。

(3)治灌耳心:水百合15 g,捣烂包耳后;或用山丹汁与螺蛳水滴入耳内。

899. 油点草

【药材名称】 油点草。

【学名及分类】 *Tricyrtis macropoda* Miq.,为百合科油点草属植物。

【俗　　　名】 立竹根、山黄瓜、黄瓜草、大黄瓜香、瓜米菜。

【习性及生境】 生于海拔600~1 200 m的山地林下、草丛中或石缝隙中。

【识别特征】 多年生草本。植株高可达1 m。叶片卵状椭圆形、矩圆形至矩圆状披针形,两面疏生短糙伏毛,二歧聚伞花序顶生或生于上部叶腋,花序轴和花梗生有淡褐色短糙毛,并间生有细腺毛;苞片很小;花疏散;花被片绿白色或白色,内面具多数紫红色斑点,卵状椭圆形至披针形,雄蕊约等长于花被片,花丝中上部向外弯垂,具紫色斑点;每裂片上端又二深裂,密生腺毛。蒴果直立,6—10月开花结果。

【药用部位】 根、全草。

【采收加工】 7—9月采收,捆成把晒干或鲜用。

【产地及分布】 国内分布于甘肃、陕西、云南、贵州、四川等地。湖南全省广布。

【用法用量】 内服:煎汤,9~15 g;或用酒磨汁。

【性味归经】 味甘、淡,性平。

【功用主治】 补肺止咳;主治肺虚咳嗽。

【用法用量】 内服:煎汤,12~18 g。

选方

(1)治劳伤:油点草9 g,红三七6 g,红毛七3 g。水煎加黄酒服。

(2)治风疹瘙痒:油点草捣烂取汁,调酒擦患处。

900. 黄花油点草

【药材名称】 黑点草。

【学名及分类】 *Tricyrtis pilosa* Wall.,为百合科油点草属植物。

【俗　　　名】 立竹根、山黄瓜、黄瓜草、大黄瓜香、瓜米菜。

【习性及生境】 生于海拔300~1 500 m的山坡林下、路旁等处。

【识别特征】 多年生草本。根状茎短或稍长,横走。茎直立,圆柱形,有时分枝。植株高可达1 m。叶片卵状椭圆形、矩圆形至矩圆状披针形,先端渐尖或急尖,两面疏生短糙伏毛,二歧聚伞花序顶生或生于上部叶腋,花序轴和花梗生有淡褐色短糙毛,并间生有细腺毛;苞片很小;花疏散,通常黄绿色;花被片向上斜展或近水平伸展,但决不向下反折,卵状椭圆形至披针形,外轮较内轮为宽,雄蕊约等长于花被片,花丝中上部向外弯垂,具紫色斑点;蒴果直立,7—9月开花结果。

【药用部位】 根、全草。

【采收加工】 7—9月采收,捆成把晒干或鲜用。

【产地及分布】 国内分布于香港、甘肃、云南、西藏、天津等地。湖南省内主要分布于桑植、石门、永顺、新晃、芷江、洪江、衡阳。

【性味归经】 味甘,性微寒。

【功用主治】 清热除烦、活血消肿;主治胃热口渴、烦躁不安、劳伤、水肿。

【用法用量】 内服:煎汤,9~15 g;或用酒磨汁。

选方

(1)治劳伤:黑点草9 g,红三七6 g,红毛七3 g。水煎加黄酒服。

(2)治风疹瘙痒:黑点草捣烂取汁,调酒擦患处。

菝葜科

901. 菝葜

【药材名称】 菝葜。

【学名及分类】 *Smilax china* L.,为菝葜科菝葜属植物。

【俗　　名】 王瓜草、金刚根、金刚骨、山梨儿、铁刷子、铁菱角、金刚刺、金刚头、假草薢、山菱角、霸王引、沟谷刺、金巴斗、豺狗刺、马甲、硬饭头、冷饭头、饭巴铎、冷饭巴、金刚鞭。

【习性及生境】 生于海拔2 000 m以下的路旁、河谷、山坡、林下或灌木丛中。

【识别特征】 攀缘灌木;根状茎粗厚,坚硬,为不规则的块状。叶薄革质或坚纸质,圆形、卵形或其他形状,下面通常淡绿色,较少苍白色。伞形花序生于叶尚幼嫩的小枝上,具十几朵或更多的花,常呈球形,花绿黄色,雄花中花药比花丝稍宽,常弯曲;雌花与雄花大小相似,有6枚退化雄蕊。浆果熟时红色,有粉霜。花期2—5月,果期9—11月。

【药用部位】 根茎。

【采收加工】 2月或8月采挖根茎,切片晒干。

【产地及分布】 国内分布于山西、辽宁、广东、广西、台湾、香港等地。湖南省内广布。

【性味归经】 味甘酸,性平,归肝、肾经。

【功用主治】 祛风利湿、解毒消肿疗痈;主治风湿痹痛、淋浊带下、泄泻、痢疾、痈肿疮毒、顽癣、烧烫伤。

【用法用量】 内服:煎汤10~30 g;或浸酒;或入丸、散。

选方

(1)治患脚,积年不能行,腰脊挛痹及腹屈内紧急者:菝葜洗净,锉之,一斛,以水三斛,煮取九斗,以渍曲及煮去滓,取一斛渍饭,酿之如酒法,熟即取饮。多少任意。

(2)治沙石淋重者:菝葜二两,捣罗为细散,每服一钱匕,米饮调下。服毕,用地椒煎汤,浴连腰浸,须臾即通。

(3)治乳糜尿:菝葜根状茎、楤木根各30 g,水煎服,每日1剂。

(4)治血尿:菝葜根、算盘子根各30 g,煎服。

(5)治小便多,滑数不禁:菝葜为末,以好酒调三钱,服之。

(6)治银屑病(牛皮癣):鲜菝葜根茎60 g,煎汤内服,连服20~30 d。或本品60~120 g,乌梅30 g,甘草15 g,浸24 h后煎服,每日1剂,连服40~60 d。

(7)治崩漏:菝葜根、棕榈炭各30 g,煎服。

(8)治闭经:菝葜根15~30 g,水煎兑甜酒服。

(9)治肺脓疡:菝葜根60 g,水煎服。或加鱼腥草全草15~30 g,羊乳根30 g,水煎服。

(10)治下痢赤白:菝葜根和好腊茶等份,为末,白梅肉丸和鸡头大,每服五丸至七丸,小儿三丸。

(11)治黄疸型肝炎:菝葜根状茎、金樱子根各60 g,半边莲15 g,水煎服。

(12)治流火:菝葜根30~60 g,牛藤根6~9 g,水煎服。

902. 土茯苓

【药 材 名 称】 土茯苓。

【学名及分类】 *Smilax glabra* Roxb.,为菝葜科菝葜属植物。

【俗　　　　名】 禹余粮、白余粮、草禹余粮、刺猪苓、过山龙、硬饭、冷饭团、仙遗粮、土萆薢、山猪粪、山地栗、过冈龙、山牛、冷饭头、山归来、久老薯、毛尾薯、地胡苓、狗老薯、饭团根、土苓、狗朗头、尖光头。

【习性及生境】 生于海拔1 500 m以下的河岸、山谷、林下或灌木丛中,也见于林缘与疏林中。

【识别特征】 攀缘灌木。根状茎粗厚,块状,常由匍匐茎相连接,粗2~5 cm。茎长1~4 m,枝条光滑,无刺。叶薄革质,狭椭圆状披针形至狭卵状披针形,下面通常绿色,有时带苍白色;叶柄长5~15(~20)mm,有卷须。伞形花序通常具10余朵花;总花梗长1~5(~8)mm;花序托膨大;花绿白色,六棱状球形;雄花外花被片近扁圆形;内花被片近圆形,边缘有不规则的齿;雄蕊靠合;雌花具3枚退化雄蕊。浆果直径7~10 mm,熟时紫黑色,具粉霜。花期7—11月,果期11月至次年4月。

【药用部位】 根茎。

【采收加工】 8—10月采挖,浸漂,切片晒干;或放开水中煮数分钟后,切片晒干。

【产地及分布】 国内分布于江西、江苏、海南、贵州、浙江等地。湖南省内广布。

【性味归经】 甘、淡、平,归肝、肾、脾、胃经。

【功用主治】 清热除湿、泄浊解毒、通利关节;主治梅毒、淋浊、泄泻、筋骨挛痛、脚气、痈肿、疮癣、瘰疬、瘿瘤及汞中毒。

【用法用量】 内服:煎汤,10~60 g。外用:研磨调敷。

选方

(1)治钩端螺旋体病:土茯苓60 g,甘草9 g。水煎服,每日1剂。病情较重而体质较好者,土茯苓可加至150 g。

(2)治杨梅疮,鱼口,肾疳:土茯苓四两,黄柏二两,生黄芪二两,生甘草一两。水煎服。

(3)治风湿骨痛,疮疡肿毒:土茯苓500 g。去皮,和猪肉炖烂,分数次连滓服。

(4)治瘰疬溃烂:冷饭团,切片或为末,水煎服。或入粥内食之,须多食为妙。忌铁器、发物。

(5)治膁疮:土茯苓、樱皮、忍冬、甘草、樹木皮各等份。水煎服。

(6)治漆过敏:土茯苓、苍耳子各15 g。水煎,泡六一散30 g服。

(7)治黄褐斑:土茯苓100 g。水煎分2次服用,2日服1剂。治疗期间避免日晒。

（8）治小儿疳积,面黄肌瘦,肚子大,烦躁爱哭,啼哭无声,不想吃东西,大便失调,皮肤粗糙:土茯苓9g,野棉花根9g。研细末,加猪肝60g与水炖服,或米汤冲服。

903. 尖叶牛尾菜

【药材名称】尖叶牛尾菜。
【学名及分类】*Smilax riparia* var. *acuminata*（C. H. Wright）F. T. Wang & Tang,为菝葜科菝葜属植物。
【俗　　名】马尾伸根、过江蕨、老龙须、金刚豆藤、鲤鱼须、山豇豆、摇边竹、白须公。
【习性及生境】生于海拔1 500 m以下的山沟、山坡草丛、灌木丛中。
【识别特征】多年生草质藤本。茎长1~2 m,中空,有少量髓,干后凹瘪并具槽。叶形状变化较大,长7~15 cm,宽2.5~11.0 cm,下面绿色,脉上具乳突状微柔毛,通常叶的先端长渐尖或近尾状;叶柄长7~20 mm,通常在中部以下有卷须。伞形花序总花梗较纤细,长3~5(~10)cm;小苞片长1~2 mm,在花期一般不落;雌花比雄花略小,具6枚钻形退化雄蕊。浆果直径7~9 mm。花期6—7月,果期10月。
【药用部位】根及根茎。
【采收加工】7—10月采挖,晾干。
【产地及分布】国内除内蒙古、宁夏、青海、新疆、西藏以及四川、云南高山地区外均有分布。湖南省内产桑植、石门、沅陵、溆浦、新晃、芷江、洪江、新宁、绥宁、江华、江永、岳阳。
【性味归经】甘、微苦,平,归肝、肺经。
【功用主治】祛风通络、祛痰止咳、补气;主治风湿痹证、劳伤腰痛、跌打损伤、咳嗽气喘、气虚浮肿。
【用法用量】内服:煎汤,9~15 g,大量可用至30~60 g;浸酒或炖肉吃。外用:捣敷。

同牛尾菜。

904. 肖菝葜

【药材名称】白土茯苓。
【学名及分类】*Smilax japonica*（Kunth）P. Li & C. X. Fu,为菝葜科菝葜属植物。
【俗　　名】粘鱼须、牛尾松今、松筋烧、金刚刺、金刚藤、白土茯苓。
【习性及生境】生于海拔500~1 500 m的山地林缘或灌木丛中。
【识别特征】攀缘灌木。小枝有钝棱。叶纸质,卵形、卵状披针形或近心形,长6~20 cm,宽2.5~12.0 cm,先端渐尖或短渐尖,有短尖头,基部近心形,支脉网状,在两面明显;叶柄长1~3 cm。伞形花序有20~50朵花,生于叶腋或生于褐色的苞片内;总花梗扁,长1~3 cm;花序托球形,直径2~4 mm;花梗纤细,长2~7 mm;雄花:花被筒矩圆形或狭倒卵形,长3.5~4.5 mm,顶端有3枚钝齿;雄蕊3枚,花丝约一半合生成柱;雌花:花被筒卵形,长2.5~3.0 mm,子房卵形,柱头3裂。浆果球形而稍扁,长5~10 mm,宽6~10 mm,熟时黑色。花期6—8月,果期7—11月。
【药用部位】根状茎。
【采收加工】春秋二季采挖,切片,晒干。
【产地及分布】国内分布于台湾、陕西、西藏、浙江、广东等地。湖南全省广布。
【性味归经】味甘、微苦、涩、淡,性平,归肝、胃、膀胱经。
【功用主治】清热利湿、解毒消肿;主治小便淋涩、白浊、带下、痈肿疮毒。

【用法用量】 内服:煎汤,15~30 g。

(1)治疗疮疖肿毒:白土茯苓、金银花、芙蓉枝等量。水煎服。

(2)治阳痿:白土茯苓(老茎)30 g,金樱子30 g,女贞子15 g。水煎服。

石蒜科

905. 韭

【药材名称】 韭菜。

【学名及分类】 *Allium tuberosum* Rottler ex Spreng.,为石蒜科葱属植物。

【俗　　名】 丰本、草钟乳、起阳草、懒人菜、长生韭、壮阳草、扁菜。

【习性及生境】 栽培植物。

【识别特征】 多年生草本。具倾斜的横生根状茎。鳞茎簇生,近圆柱状;鳞茎外皮暗黄色至黄褐色,破裂成纤维状,叶片条形,扁平,实心,比花葶短,花葶圆柱状,下部被叶鞘;总苞单侧开裂,宿存;伞形花序半球状或近球状,小花梗基部具小苞片,花白色;花被片常具绿色或黄绿色的中脉,外轮的常较窄,矩圆状卵形至矩圆状披针形,花丝等长,基部合生并与花被片贴生,分离部分狭三角形,内轮的稍宽;子房倒圆锥状球形,具3圆棱,外壁具细的疣状突起。7—9月开花结果。

【药用部位】 叶、根、种子。

【采收加工】 叶:当植株长到5片叶时收割,根据需要可连续收割5~6刀,鲜用。

【产地及分布】 国内分布于北京、天津、河北、黑龙江等地。湖南省内广布。

【性味归经】 味辛,性温,归肾、胃肺、肝经。

【功用主治】 叶:补肾、温中、行气、散瘀、解毒;主治肾虚阳痿、里寒腹痛、噎嗝反胃、胸痹疼痛、衄血、吐血、尿血、痢疾、痔疮、痈疮肿毒、漆疮、跌打损伤。根:温中、行气、散瘀、解毒;主治里寒腹痛、食积腹胀、胸痹疼痛、赤白带下、衄血、吐血、漆疮、疮癣、跌打损伤。种子:补益肝肾、壮阳固精;主治肾虚阳痿、腰膝酸软、遗精、尿频、尿浊、带下清稀。

【用法用量】 内服:捣汁,60~120 g;或煮粥、炒熟、作羹。外用:捣敷;煎水熏洗;热熨。

(1)治阳虚肾冷,阳道不振,或腰膝冷疼,遗精梦泄:韭菜白八两,胡桃肉(去皮)二两。同脂麻油炒熟,日食之,服一月。

(2)治霍乱上吐下泻:用韭菜捣汁一盏,重汤煮熟,热服之,立止。

(3)治一切翻胃噎膈:韭汁二两,牛乳一盏,生姜半两(取汁),竹沥半两,童便一盏。上五味和匀,顿暖服,或加入煎剂内,尤为至效。

(4)治食郁久,胃脘有瘀血作痛者:生韭菜捣自然汁一盏,加温酒一二杯服。或先嚼桃仁十余粒,用韭汁送下亦佳。

(5)治胸痹,心中急痛如锥刺,不得俯仰,自汗出,或痛彻背上,不治或至死:生韭或根五斤(洗),捣汁。灌少许,即吐胸中恶血。

(6)治吐血、唾血、呕血、衄血、淋血、尿血及一切血证:韭菜十斤,捣汁,生地黄五斤(切碎)浸韭菜汁内,烈日下晒干,以生地黄黑烂,韭菜汁干为度;入石白内,捣数千下,如烂膏无渣者,为丸,弹子大。每早晚各服二丸,白萝卜煎汤化下。

(7)治痔疮:韭菜不以多少,先烧热汤,以盆盛汤在内,盆上用器具盖之,留一窍,却以韭菜于汤内泡之,以谷道坐窍上,令气蒸熏;候温,用韭菜轻轻洗疮数次。

(8)治脱肛不缩:生韭一斤。细切,以酥拌炒令熟,分为两处,以软帛裹,更互熨之,冷即再易,以入为度。

(9)治过敏性紫癜:鲜韭菜500 g。洗净,捣烂绞汁,加健康儿童尿50 ml。每日1剂,分2次服。

(10)治荨麻疹:韭菜、甘草各15 g。煎服,或用韭菜炒食。

(11)治跌扑打伤,瘀血不散积聚:用韭菜捣汁,令渐呷服之,约尽五斤而散。

(12)治金疮出血:韭汁和风化石灰,日干,每用为末,敷之。

(13)治成人盗汗,肺或淋巴结核:韭菜或韭黄同蚬肉(猪肝或羊肝亦可)一起煮食喝汤。

(14)治小儿聤耳:研韭汁点之,日二三度用之。

(15)治产后血晕:韭菜(切)入瓶内,注热醋,以瓶口对鼻。

(16)治中风失音:用韭菜汁灌之。

906. 蒜

【药材名称】 大蒜。

【学名及分类】 *Allium sativum* L.,为石蒜科葱属植物。

【俗　　　名】 胡蒜、葫、独头蒜、独蒜、青蒜。

【习性及生境】 栽培植物。

【识别特征】 二年生草本。鳞茎球状至扁球状。叶宽条形至条状披针形,扁平,宽可达2.5 cm。花葶实心,圆柱状,高可达60 cm,中部以下被叶鞘;总苞具长7~20 cm的长喙,早落;伞形花序密具珠芽,间有数花;小花梗纤细;小苞片大,卵形,膜质,具短尖;花常为淡红色;花被片披针形至卵状披针形,长3~4 mm,内轮的较短;花丝比花被片短,基部合生并与花被片贴生,内轮的基部扩大,扩大部分每侧各具1齿,齿端成长丝状,长超过花被片,外轮的锥形;子房球状;花柱不伸出花被外。花期7月。

【药用部位】 鳞茎。

【采收加工】 在蒜薹采收后20~30 d即可采挖蒜头。采收的蒜头,置通风处晾干至外皮干燥。

【产地及分布】 国内分布于吉林、江苏、河南、广西、陕西。湖南省内广布。

【性味归经】 味辛,性温,归脾、胃肺、大肠经。

【功用主治】 温中行滞、解毒、杀虫;主治脘腹冷痛、痢疾、泄泻、肺痨、百日咳、感冒、痈疽肿毒、肠痈、癣疮、蛇虫咬伤、钩虫病、带下阴痒、疟疾、喉痹、水肿。

【用法用量】 内服:煎汤,5~10 g;生或煮、煨服食,或捣烂为丸。煮食、煨食,宜较大量。外用:捣敷,作栓剂。取汁涂或切片灸。

选方

(1)治冷症腹痛夜啼:大蒜一枚(煨,研,日干),加乳香半钱。研细捣丸,如芥子大。每服七丸,乳汁下。

(2)治休息痢:大蒜(剥去皮)二颗,鸡子二枚。上先将蒜放铛中,取鸡子打破,沃蒜上,以盏子盖,候蒜熟,空腹食之,下过再服。

(3)治小儿百日咳:大蒜15 g,红糖6 g,生姜少许。水煎服,每日数次。

(4)治瘰疬结聚不散,硬如石:大蒜(捣烂)三枚,麝香(研)半钱匕。上二味和匀,敷于帛上贴之,一日二易,旋捣最好。

(5)治牛皮癣:独头蒜1个,红胶泥1块。共捣如泥,外敷患处,每敷1日,隔日1次,3次可效。

(6)治十二指肠钩虫:榧子(去壳)、使君子肉、蒜瓣各30 g。水煎,每日1剂,分3次温服,连服2~3 d。

(7)治背疽漫肿无头者:用大蒜十颗,淡豉半合,乳香钱许。研烂,置疮上,铺艾灸之,痛者灸令不痛,不痛者灸之令痛。

(8)治咽喉忽觉气塞,喘息不通:独蒜一枚,削去两头,塞鼻中,左患塞右,右患塞左,俟口中血出愈。

(9)治关格胀满,大小便不通:用独蒜烧熟,去皮绵裹纳下部,气立通。

(10)治痔漏:用独蒜一个捣如泥,以软帛包裹,捺入谷道中,坐定觉疼,良久愈,须在僻静处治。

(11)治脑漏鼻渊:大蒜切片,贴足心,取效止。

(12)治鼻衄不止,服药不应:蒜一枚,去皮,研如泥,作钱大饼子,厚一豆许。左鼻出血,贴左足心;右鼻出血,贴右足心,两鼻俱出,俱贴之。血止急以温水洗足心,令去蒜气。

(13)治耳聋:用大蒜一瓣,一头剜一坑子,以好巴豆一粒,去皮,慢火炮令极熟,入在蒜内,以新棉裹定塞耳中。

(14)治头痛不可忍:蒜一颗,去皮,研取自然汁,令病人仰卧垂头,以铜箸点少许,沥入鼻中,急令搐入脑,眼中泪出瘥。

907. 石蒜

【药材名称】 石蒜。

【学名及分类】 *Lycoris radiata*（L'Hér.）Herb.,为石蒜科石蒜属植物。

【俗　　名】 老鸦蒜、乌蒜、银锁匙、独蒜、红花石蒜、龙爪草头、野蒜、山乌毒。

【习性及生境】 生于海拔300~1 200 m的山地阴湿处或林缘、溪边、路旁,庭园也有栽培。

【识别特征】 多年生草本。鳞茎近球形,直径1~3 cm。秋季出叶,叶狭带状,长约15 cm,宽约0.5 cm,顶端钝,深绿色,中间有粉绿色带。花茎高约30 cm;总苞片2枚,披针形,长约35 cm,宽约0.5 cm;伞形花序有花4~7朵,花鲜红色;花被裂片狭倒披针形,长约3 cm,宽约0.5 cm,强度皱缩和反卷,花被筒绿色,长约0.5 cm;雄蕊显著伸出于花被外,比花被长1倍左右。花期8—9月,果期10月。

【药用部位】 鳞茎。

【采收加工】 9—10月将鳞茎挖出,选大者洗净,晒干入药,小者做种。野生者四季均可采挖,鲜用或晒干。

【产地及分布】 国内分布上海、安徽、山东、云南、陕西等地。湖南省分布于湘阴、汨罗、临湘、安乡、桃源、津市、安化、桂阳、宜章、嘉禾、临武、汝城、零陵、冷水滩、祁阳、道县、江永、新田、江华、鹤城、辰溪、麻阳、芷江、靖州、通道、吉首、泸溪、株洲、石门、慈利、桑植、桂东、安仁、浏阳。

【性味归经】 味辛、甘,性温,有毒,归肺、胃、肝经。

【功用主治】 祛痰催吐、解毒散结;主治喉风、单双乳蛾、咽喉肿痛、痰涎壅塞、食物中毒、胸腹积水、恶疮肿毒、痰核瘰疬、痔漏、跌打损伤、风湿关节痛、顽癣、烫火伤、蛇咬伤。

【用法用量】 内服:煎汤,1.5~3 g;或捣汁。外用:捣敷;或绞汁涂,或煎水熏洗。

选方

(1)治双单蛾:老鸦蒜捣汁,生白酒调服。呕吐而愈。

(2)治毒蛇咬伤:鲜石蒜鳞茎60 g,山葡萄根皮30 g,盐少许。共捣烂敷患处,中间留1孔出毒液。

(3)治食物中毒,痰涎壅塞:鲜石蒜1.5~3.0 g。煎服催吐。

(4)治水肿:鲜石蒜8个,蓖麻子(去皮)80粒。共捣烂罨涌泉穴1昼夜,如未愈再罨1次。

(5)治黄疸:鲜石蒜鳞茎1个,蓖麻子7个(去皮)。捣烂敷足心,每日1次。

(6)治腹中痞块:老鸦蒜15 g,切片,蒸瘦肉60 g,吃肉不吃蒜。

(7)治感寒身痛:鲜野蒜60 g,捣烂加鸡蛋白1个,调匀,敷于双脚涌泉穴,每日换药1次。

(8)治产肠脱下:老鸦蒜一把。以水三碗,煎一碗半,去滓熏先。

(9)治痔漏:老鸦蒜、鬼莲蓬,捣碎,不拘多少。好酒煎,置瓶内先熏,待半日汤温,倾出洗之,3次。

(10)治风湿性关节痛:石蒜、生姜、葱各适量。共捣烂敷患处。

(11)治口疮初起:老鸦蒜捣烂,隔纸贴之,干则频换。

(12)治指头疔:鲜独蒜、半边梳各适量。共捣烂,加醋少许,调匀敷患处。

(13)治阴癣:鲜独蒜30 g。捣烂,加醋60 g,浸泡半日,搽患处。

(14)瘰疬:先用针尖浅刺瘰疬表皮数十孔,再将鲜石蒜切片如铜钱厚放瘰疬上,以艾条或香条灸之,至患者感灼热难忍,即换新蒜片再灸。每次更换3片为度,翌日如法再灸,连续1星期。灸后患处如起泡,无妨。其病患年久或程度严重者,加麝香少许放药片上灸,效果更佳。

(15)治腮腺炎:石蒜适量。捣烂敷患处。

908. 忽地笑

【药材名称】 岩大蒜。

【学名及分类】 *Lycoris aurea* (L'Hér.) Herb.,为石蒜科石蒜属植物。

【俗　　名】 岩大蒜、黄龙爪、独脚蒜头、大一枝箭、天蒜、独蒜。

【习性及生境】 生于阴湿山坡、岩石上及石崖下土壤肥沃处。

【识别特征】 多年生草本。鳞茎卵形;叶剑形;伞形花序,有花4~8朵,花黄色;花被裂片背面具淡绿色中肋,雄蕊略伸出于花被外,花丝黄色;蒴果具三棱,室背开裂;种子少数,近球形,直径约0.7 cm,黑色。花期8—9月,果期10月。

【药用部位】 鳞茎。

【采收加工】 10—11月将鳞茎挖出,选大者洗净,鲜用或晒干入药。

【产地及分布】 国内分布于河北、甘肃、陕西、云南、贵州、重庆等地。湖南省内分布于岳麓、长沙、攸县、醴陵、湘潭、衡阳、衡南、衡山、耒阳、邵东、新邵、邵阳、绥宁、武冈、临湘、澧县、桃源、武陵源、桂阳、宜章、汝城、东安、双牌、江永、蓝山、中方、辰溪、会同、麻阳、新晃、芷江、靖州、洪江、冷水江、吉首、泸溪、花垣、古丈、湘乡、平江、石门、慈利、桑植、凤凰、龙山。

【性味归经】 味辛、甘,性微寒,有毒。

【功用主治】 润肺止咳、解毒消肿;主治肺热咳嗽、咯血、阴虚劳热、小便不利、痈肿疮毒、疔疮结核、烫火伤。

【用法用量】 外用:捣敷,或捣汁涂。

选方

(1)治疮疖:岩大蒜15~30 g,凤仙花叶15 g。捣烂敷患处。亦可单用。

(2)治耳下红肿:岩大蒜、菊花叶同捣茸取汁,加入黄桷树浆,和匀涂患处。

(3)治烫火伤:岩大蒜捣茸,鸡蛋清和匀涂患处。

沼金花科

909. 粉条儿菜

【药 材 名 称】 小肺筋草。

【学名及分类】 *Aletris spicata* (Thunb.) Franch.，为沼金花科肺筋草属植物。

【俗　　　名】 蛆婆草、肺风草、肺痈草、金线吊白米、麻里草、曲折草、四季花、牙虫草。

【习性及生境】 生于海拔1 200 m以下的低山地区阳光充足的空旷草地上或山坡、灌木丛边缘。

【识 别 特 征】 多年生草本。植株具多数须根。叶簇生，纸质，条形，长10~25 cm，宽3~4 mm，先端渐尖。花葶高40~70 cm，有棱，密生柔毛；总状花序长6~30 cm，疏生多花；苞片2枚；花梗极短，有毛；花被黄绿色，上端粉红色，外面有柔毛，长6~7 mm；裂片条状披针形；雄蕊着生于花被裂片的基部，花丝短，花药椭圆形；子房卵形，花柱长1.5 mm。蒴果倒卵形或矩圆状倒卵形。花期4—5月，果期6—7月。

【药 用 部 位】 根及全草。

【采 收 加 工】 5—7月采收，鲜用或晒干。

【产地及分布】 国内分布于河北、山西、湖南、四川、台湾、湖北等地。湖南省内广布。

【性 味 归 经】 味甘苦，性平，归肺、肝经。

【功 用 主 治】 清热润肺止咳、活血通经、杀虫；主治咳嗽、咯血、百日咳、喘息、肺痈、乳痈、腮腺炎、经闭、缺乳、小儿疳积、蛔虫病、风火牙痛。

【用 法 用 量】 内服：煎汤，10~30 g；鲜品可用60~120 g。外用：适量，捣敷。

选方

(1)治咳嗽吐血：小肺筋草一两，白茅根各30 g。水煎服。

(2)治百日咳：小肺筋草、五匹风、狗地芽各30 g。煎水和蜜糖服。

(3)治尿血：小肺筋草120 g，砂仁7个。水煎服。

(4)治小便不利：小肺筋草、萹蓄各30 g。煨水服。

(5)治小儿疳积：小肺筋草9~15 g。蒸猪肝60~90 g服，或煮水豆腐60~90 g服。

(6)治风火牙痛：小肺筋草30 g，猪精肉90 g，共煮服。

天门冬科

910. 玉竹

【药 材 名 称】 玉竹。

【学名及分类】 *Polygonatum odoratum* (Mill.) Druce，为天门冬科黄精属植物。

【俗　　　名】 委萎、女萎、葳蕤、王马、节地、虫蝉、乌萎、萎蕤、马熏、尾参、铃铛草。

【习性及生境】 生于海拔500~1 500 m的林下及山坡阴湿处。

【识别特征】多年生草本。根状茎圆柱形,直径5~14 mm。茎高20~50 cm。叶互生,椭圆形至卵状矩圆形,长5~12 cm,宽3~16 cm,先端尖,下面带灰白色,下面脉上平滑至呈乳头状粗糙。花序具1~4花(在栽培情况下,可多至8朵),总花梗(单花时为花梗)长1.0~1.5 cm,无苞片或有条状披针形苞片;花被黄绿色至白色,全长13~20 mm,花被筒较直,裂片长约3~4 mm;花丝丝状,近平滑至具乳头状突起,花药长约4 mm;子房长3~4 mm,花柱长10~14 mm。浆果蓝黑色,直径7~10 mm,具7~9颗种子。花期5—6月,果期7—9月。

【药用部位】根茎。

【采收加工】8—9月采收,割去茎叶,挖取根茎,抖去泥沙,晒或炕到发软时,边搓揉边晒,反复数次,至柔软光滑、无硬心、色黄白时,晒干。或则将鲜玉竹蒸透,边晒边搓,揉至软而透明时,晒干或鲜用。

【产地及分布】国内分布于宁夏、吉林、河北、上海、甘肃等地。湖南全省广布。

【性味归经】味甘,性平,归肺、胃经。

【功用主治】滋阴润肺、养胃生津;主治燥咳、劳嗽、热病阴液耗伤之咽干口渴、内热消渴、阴虚外感、头昏眩晕、筋脉挛痛。

【用法用量】内服:煎汤,6~12 g;熬膏、浸酒或入丸、散。外用:适量,鲜品捣敷;或熬膏涂。阴虚有热宜生用,热不甚者制用。

选方

(1)治虚咳:玉竹12 g,百合9 g。水煎服。

(2)治肺结核咯血:玉竹9 g,大黄炭3 g。地骨皮炭、白及各12 g。煎服。

(3)治发热口干,小便涩:萎蕤五两。煮汁饮之。

(4)治秋燥伤胃阴:玉竹三钱,麦冬三钱,沙参二钱,生甘草一钱。水五杯,煮取二杯,分二次服。

(5)治糖尿病:玉竹、生地、枸杞各500 g。加水7.5 kg,熬成膏。每服1匙,日3次。

(6)治阴虚之体感冒风温,及冬温咳嗽,咽干痰结:生玉竹二至三钱,生葱白二至三枚,桔梗一钱至钱半,东白薇五分至一钱,淡豆豉三至四钱,苏薄荷一钱至钱半,炙草五分,红枣两枚。煎服。

(7)治男妇虚证,肢体酸软,自汗盗汗:玉竹五钱,丹参二钱五分。不用引,水煎服。

(8)治梦遗,滑精:玉竹、莲须、金樱子各9 g,五味子6 g。煎服。

(9)治卒小便淋涩痛:芭蕉根四两(切),玉竹一两(锉)。上药以水二大盏,煎至一盏三分,去滓,入滑石末三钱,搅令匀。食前分为三次服之。

(10)治白喉性心肌炎及末梢神经麻痹:玉竹、麦冬、百合、石斛各9 g。水煎服。

(11)治湿温伤人,久久不已,发热身痛:玉竹一两,茯苓三钱。煎服。

(12)治嗜睡:玉竹25 g,木通10 g。水煎服。

(13)治眼见黑花,赤痛昏暗:玉竹(焙)四两。为粗末,每服二钱匕,水一盏,入薄荷二叶,生姜一片,蜜少许,同煎至七分,去弹,食后临卧服。

(14)治赤眼涩痛:玉竹、当归、赤芍药、黄连等份。煎汤熏洗。

(15)治跌打损伤:玉竹根15 g。泡酒服。

911. 多花黄精

【药材名称】黄精。

【学名及分类】*Polygonatum cyrtonema* Hua,为天门冬科黄精属植物。

【俗　　　名】阳雀蕨、土灵芝、老虎姜、闭眼姜、盐利姜、老虎簾、单叶黄精。

【习性及生境】 生于海拔500~1 500 m的林下、山坡、草地。

【识别特征】 多年生草本。根状茎肥厚,通常连珠状或结节成块,少有近圆柱形,直径1~2 cm。茎高50~100 cm。叶互生,椭圆形、卵状披针形至矩圆状披针形,少有稍作镰状弯曲,长10~18 cm,宽2~7 cm,先端尖至渐尖。花序具(1~)2~7(~14)花,伞形,总花梗长1~4(~6)cm,花梗长0.5~1.5(~3.0)cm;苞片微小,位于花梗中部以下,或不存在;花被黄绿色,全长18~25 mm,裂片长约3 mm;花丝长3~4 mm,两侧扁或稍扁,具乳头状突起至具短绵毛,顶端稍膨大乃至具囊状突起,花药长3.5~4.0 mm;子房长3~6 mm,花柱长12~15 mm。浆果黑色,直径约1 cm,具3~9颗种子。花期5—6月,果期8—10月。

【药用部位】 根茎。

【采收加工】 栽后3年收获。9—10月挖起根茎,去掉茎秆,洗净泥沙,除去须根和烂疤,蒸到透心后,晒干或烘干。

【产地及分布】 国内分布于陕西、山西、云南、贵州。湖南省内广布。

【性味归经】 味甘,性平,归脾、肺、肾经。

【功用主治】 补脾润肺、养胃生津、祛风湿、强筋骨;主治肺结核、干咳无痰、久病津亏口干、倦怠乏力、糖尿病、高血压、冠心病、心绞痛、百日咳、病后虚弱食少、筋骨软弱、风湿疼痛、干瘦、浮肿、腰痛、气血亏损、风癞癣疾、脚气。

【用法用量】 内服:煎汤,10~15 g,鲜品30~60 g;或入丸、散,熬膏。外用:适量,煎汤洗;熬膏涂;或浸酒搽。

选方

(1)治脾胃虚弱,体倦乏力:黄精、党参、淮山药各50 g。炖鸡食。

(2)治慢性肝炎,疲乏无力,腹胀不适,胃口不好,尿量减少,汗多口干:丹参30 g,黄精25 g,糯稻根须25 g,水煎服。

(3)助气固精,保镇丹田:黄精(去皮)、枸杞子各二斤。洗净黄精,控干细锉,与枸杞子相和,杵碎拌匀,阴干,捣罗为细末,炼蜜为丸梧桐子大,每服三五十丸,空心食前温酒下。

(4)治肾虚腰痛:黄精250 g,黑豆60 g。煮食。

(5)治小儿五迟、五软:黄精1 000 g,煨红枣120~180 g。焙干研末,炼蜜为丸,黄豆大。每次6 g,每日3次,开水调服。

(6)治眼,补肝气,明目:蔓菁子一斤(以水淘净)、黄精二斤(和蔓菁子水蒸九次)。上药,捣细罗为散。每服空心以粥饮调二钱,日午晚食后,以温水再调服。

(7)治大风癞病,面赤疹起,手足挛急,身发疮痍,指节已落:黄精(生者)十二斤,白蜜五斤,生地黄(肥者)五斤。上三味,先将黄精、生地黄洗净细锉,以木石杵臼,捣熟复研烂,入水三斗,绞取汁,置银铜器中,和蜜搅匀煎之,成稠膏为度。每用温酒调化二钱匕至三钱匕,日三夜一。

(8)治足癣、体癣:黄精30 g,丁香10 g,百部10 g。煎水外洗。

(9)治神经性皮炎:黄精适量。切片,九蒸九晒。早晚嚼服,每次15~30 g。

912. 滇黄精①

【药材名称】 滇黄精。

【学名及分类】 *Polygonatum kingianum* Collett & Hemsl.,为天门冬科黄精属植物。

【俗　　名】 节节高、仙人饭、大黄精、眼闭姜、小叶黄精、细叶黄精、怀化黄精。

---

① 分布于湖南的滇黄精比较于云南、贵州等地的滇黄精在形态上有一些变异,符合《中国植物志》关于该物种变异较大的描述。

【习性及生境】 生于海拔300~1 300 m林下、灌丛或阴湿草坡,有时生岩石上。

【识别特征】 多年生草本;根状茎近圆柱形,呈肥厚肉质结节块状,直径2~5 cm,最大可达8 cm。茎绿色,直径0.5 cm左右,高1.1~3.1 m。叶轮生,一般每轮叶6~7枚,披针形,长6~17 cm,宽8~20 mm,先端拳卷。花序具3~4花,总花梗下垂,长1.5~2.5 cm,花梗长1 cm,苞片膜质,微小,花被乳白色,顶端紫绿色,长11~15 mm。浆果绿色,直径6~8 mm,成熟后黑色,具4~7颗种子。花期3—5月,果期9—11月。

【药用部位】 根状茎。

【采收加工】 秋、冬二季采挖,除去须根,洗净,置沸水中略烫或蒸至透心,干燥。

【产地及分布】 国内分布于云南、四川、重庆、贵州、湖南等地。湖南省内主要分布于沅陵、洪江、新晃、洞口、桑植等地。

【性味归经】 味甘,性平,归脾、肺、肾经。

【功用主治】 补脾润肺、养胃生津、祛风湿、强筋骨;主治肺结核、干咳无痰、久病津亏口干、倦怠乏力、糖尿病、高血压、冠心病、心绞痛、百日咳、病后虚弱食少、筋骨软弱、风湿疼痛、干瘦、浮肿、腰痛、气血亏损、风癞癣、脚气。

【用法用量】 内服:煎汤,10~15 g,鲜品30~60 g;或入丸、散、熬膏。外用:适量,煎汤洗;熬膏涂;或浸酒搽。

(1)治脾胃虚弱,体倦乏力:黄精、党参、淮山药各50 g。炖鸡食。

(2)治慢性肝炎,疲乏无力,腹胀不适,胃口不好,尿量减少,汗多口干:丹参30 g,黄精25 g,糯稻根须25 g,水煎服。

(3)助气固精,保镇丹田:黄精(去皮)、枸杞子各二斤。洗净黄精,控干细锉,与枸杞子相和,杵碎拌匀,阴干,捣罗为细末,炼蜜为丸梧桐子大,每服三五十丸,空心食前温酒下。

(4)治肾虚腰痛:黄精250 g,黑豆60 g。煮食。

(5)治小儿五迟、五软:黄精1 000 g,煨红枣120~180 g。焙干研末,炼蜜为丸,黄豆大。每次6 g,每日3次,开水调服。

(6)治眼,补肝气,明目:蔓菁子一斤(以水淘净),黄精二斤(和蔓菁子水蒸九次)。上药,捣细罗为散。每服空心以粥饮调二钱,日午晚食后,以温水再调服。

(7)治大风癞病,面赤疹起,手足挛急,身发疮痍,指节已落:黄精(生者)十二斤,白蜜五斤,生地黄(肥者)五斤。上三味,先将黄精、生地黄洗净细锉,以木石杵白,捣熟复研烂,入水三斗,绞取汁,置银铜器中,和蜜搅匀煎之,成稠膏为度。每用温酒调化二钱匕至三钱匕,日三夜一。

(8)治足癣、体癣:黄精30 g,丁香10 g,百部10 g。煎水外洗。

(9)治神经性皮炎:黄精适量。切片,九蒸九晒。早晚嚼服,每次15~30 g。

913. 吉祥草

【药材名称】 吉祥草。

【学名及分类】 *Reineckea carnea*(Andrews)Kunth,为天门冬科吉祥草属植物。

【俗　　名】 解晕草、松寿兰、结实草、竹叶草、佛顶珠、竹叶青。

【习性及生境】 生于海拔400~1 500 m的山地阔叶林地、沟边阴石上。

【识别特征】 多年生草本。茎匍匐于地上,绿色,节上生须根。叶簇生于茎顶或茎节;叶片条形至披针形,长10~38 cm,宽0.5~3.5 cm,先端渐尖,向下渐狭成柄。花葶长5~15 cm;穗状花序长2.0~6.5 cm,上部花有时仅具雄蕊;苞片卵状三角形,膜质,淡褐色或带紫色;花被片合生成短管状,上部6裂,裂片长圆形,长5~7 mm,稍肉质,开花时反卷,粉红色,花芳香;雄蕊6,短于花柱,花丝丝状,花药近长圆形,两端微凹;子房瓶状,3室,花柱丝状,柱头头状,3裂。浆果球形,熟时鲜红色。花、果期7—11月。

【药用部位】全草。

【采收加工】四季均可采收,连根挖起,抖去泥土,洗净,鲜用或晒干。

【产地及分布】国内分布于浙江、福建、江西、河南、湖北等地。湖南省内主要分布于绥宁、石门、桑植、凤凰、芷江、古丈、永顺。

【性味归经】味甘,性凉,归肺、胃、肝经。

【功用主治】清肺止咳、凉血止血、解毒利咽;主治肺热咳嗽、咯血、吐血、衄血、便血、咽喉肿痛、目赤翳障、痈肿疮疖。

【用法用量】内服:煎汤,6~12 g,鲜品30~60 g。外用:适量,捣敷。

(1)治目翳,疳积:吉祥草根9 g,猪肝90 g。同煎汤服。

(2)治急惊:吉祥草根捣汁,加冰片少许,灌下三匙。

(3)治健忘:吉祥草为末,调酒服方寸匕。

(4)治痰湿流注:吉祥草根洗净捣汁半酒杯,和酒冲服,取汗自消,且不生疮毒。

914. 开口箭

【药材名称】开口箭。

【学名及分类】*Rohdea chinensis*(Baker)N. Tanaka,为天门冬科万年青属植物。

【俗　　名】化骨莲、牛尾三七、竹根七、苞谷三七。

【习性及生境】生于海拔600~1 500 m的林下阴湿处、溪边或路旁。

【识别特征】多年生草本。根状茎长圆柱形,多节,绿色至黄色。叶基生,叶片倒披针形、条状披针形、条形或矩圆状披针形,先端渐尖,基部渐狭;披针形或矩圆形,穗状花序直立,密生多花,花短钟状,裂片卵形,先端渐尖,肉质,黄色或黄绿色;花丝基部扩大,其扩大部分有的贴生于花被片上,有的加厚,肉质,花丝上部分离,内弯,花药卵形;子房近球形,花柱不明显,柱头钝三棱形,浆果球形,熟时紫红色,4—6月开花,9—11月结果。

【药用部位】根茎。

【采收加工】全年均可采收。除去叶及须根,洗净,鲜用或切片晒干。

【产地及分布】国内分布于华中、华南及陕西、安徽、浙江、江西、福建、四川、云南等地。湖南省内主要分布于桑植、石门、芷江、宜章。

【性味归经】味苦、辛,性寒,有毒,归心、胃、肝经。

【功用主治】清热解毒、祛风除湿、散瘀止痛;主治白喉、咽喉肿痛、风湿痹痛、跌打损伤、胃痛、痈肿疮毒、毒蛇狂犬咬伤。

【用法用量】内服:煎汤,1.5~3.0 g;研末,0.6~0.9 g。外用:适量,捣敷。

(1)治肝硬化腹水:开口箭根状茎3 g,田基黄、马鞭草各30 g。水煎服。

(2)治胃痛,胆绞痛:开口箭鲜根3 g。生嚼吃;或干根9 g。枳实6 g,共研末,分3次开水送服。

915. 绵枣儿

【药材名称】绵枣儿。

【学名及分类】 *Barnardia japonica*（Thunb.）Schult. & Schult. f.，为天门冬科绵枣儿属植物。

【俗　　名】石枣儿、天蒜、地兰、山大蒜、鲜白头、地枣、独叶芹、催生草、药狗蒜、老鸦葱等。

【习性及生境】生海拔300~2 000 m的山坡、草地、路旁或林缘。

【识别特征】多年生草本。鳞茎卵形或近球形，高2~5 cm，宽1~3 cm，鳞茎皮黑褐色。基生叶通常2~5枚，狭带状，长15~40 cm，宽2~9 mm，柔软。花葶通常比叶长；总状花序长2~20 cm，具多数花；花紫红色、粉红色至白色，小，直径约4~5 mm，在花梗顶端脱落；花梗长5~12 mm；花被片近椭圆形、倒卵形或狭椭圆形。果近倒卵形，长3~6 mm，宽2~4 mm。种子1~3颗，黑色，矩圆状狭倒卵形，长约2.5~5.0 mm。花果期7—11月。

【药用部位】鳞茎、全草。

【采收加工】6—7月采收。洗净，鲜用或晒干。

【产地及分布】国内分布于香港、台湾、广东、陕西、云南等地。湖南省内主要分布于新宁、武冈、宜章、凤凰、溆浦。

【性味归经】味苦、甘，性寒，有毒，归肝、大肠经。

【功用主治】活血止痛、解毒消肿、强心利尿；主治跌打损伤、筋骨疼痛、疮痈肿痛、乳痈、心脏病、水肿。

【用法用量】内服：煎汤，4~9 g。外用：适量，捣敷。

选方

（1）治无名肿毒：绵枣儿适量，捣烂外敷。

（2）治乳腺炎：鲜鳞茎捣烂外敷。

（3）治腰腿痛：绵枣儿全草9 g，水煎服。

916. 山麦冬

【药材名称】土麦冬。

【学名及分类】 *Liriope spicata*（Thunb.）Lour.，为天门冬科山麦冬属植物。

【俗　　名】麦门冬。

【习性及生境】生于海拔1 400 m以下的山野间阴湿处、山谷林下及路旁，也有栽培。

【识别特征】多年生草本。植株有时丛生；根稍粗，直径1~2 mm，有时分枝多，近末端处常膨大成矩圆形、椭圆形或纺锤形的肉质小块根；根状茎短，木质，具地下走茎。叶长25~60 cm，宽4~6 (~8) mm，先端急尖或钝，基部常包以褐色的叶鞘，上面深绿色，背面粉绿色，具5条脉，中脉比较明显，边缘具细锯齿。花葶通常长于或几等长于叶，少数稍短于叶，长25~65 cm；总状花序长6~15(~20)cm，具多数花；花通常(2~)3~5朵簇生于苞片腋内；苞片小，披针形，最下面的长4~5 mm，干膜质；花梗长约4 mm，关节位于中部以上或近顶端；花被片矩圆形、矩圆状披针形，长4~5 mm，先端钝圆，淡紫色或淡蓝色；花丝长约2 mm；花药狭矩圆形，长约2 mm；子房近球形，花柱长约2 mm，稍弯，柱头不明显。种子近球形，直径约5 mm。花期5—7月，果期8—10月。

【药用部位】块根。

【采收加工】立夏或清明前后采挖，剪下块根，晒干。

【产地及分布】国内分布于香港、台湾、甘肃、广东、湖南等地。湖南省内分布于衡阳、南岳、衡山、洞口、绥宁、新宁、武冈、石门、张家界、桑植、郴州、宜章、临武、东安、双牌、沅陵、洪江、湘西、凤凰、花垣、永顺、龙山。

【性味归经】 味甘、微苦,性微寒。

【功用主治】 养阴生津;主治阴虚肺燥、咳嗽痰黏、胃阴不足、口燥咽干、肠燥便秘。

【用法用量】 内服:煎汤,10~15 g。

917. 天门冬

【药材名称】 天门冬。

【学名及分类】 *Asparagus cochinchinensis*（Lour.）Merr.,为天门冬科天门冬属植物。

【俗　　名】 千条蜈蚣、野天门、多仔婆、三百棒、浙藦磨、小三百棒、飞天蜈蚣、十爹崽、七姊妹、天冬。

【习性及生境】 生于海拔1 200 m以下阴湿的山野林边、草丛或灌木丛中,也有栽培。

【识别特征】 攀援植物。根在中部或近末端呈纺锤状膨大,膨大部分长3~5 cm,粗1~2 cm。茎平滑,常弯曲或扭曲,长可达1~2 m,分枝具棱或狭翅。叶状枝通常每3枚成簇,扁平或由于中脉龙骨状而略呈锐三棱形,稍镰刀状,长0.5~8.0 cm,宽约1~2 mm;茎上的鳞片状叶基部延伸为长2.5~3.5 mm的硬刺,在分枝上的刺较短或不明显。花通常每2朵腋生,淡绿色;花梗长2~6 mm,关节一般位于中部,有时位置有变化;雄花:花被长2.5~3 mm;花丝不贴生于花被片上;雌花大小和雄花相似。浆果直径6~7 mm,熟时红色,有1颗种子。花期5—6月,果期8—10月。

【药用部位】 块根。

【采收加工】 秋、冬季割去蔓茎,挖出块根。去掉泥土,洗净。

【产地及分布】 国内分布于华中、华东、华南、西南、河北、甘肃、陕西。湖南省内分布于江永、安化、桃江、澧县、新化、涟源、衡阳、衡南、耒阳、桂阳、临武、永兴、靖州、新晃、石门、永顺、新宁、双牌、江华、宜章、南岳。

【性味归经】 味甘、苦,性寒,归肺、肾经。

【功用主治】 滋阴润燥、清肺降火;主治燥热咳嗽阴虚劳嗽、热病伤阴、内热消渴、肠燥便秘、咽喉肿痛。

【用法用量】 内服:煎汤,6~15 g;熬膏,或入丸、散。外用:适量,鲜品捣敷;或捣烂绞汁涂。

选方

(1)治肺胃燥热,痰涩咳嗽:天门冬(去心)、麦门冬(去心)等份。上两味熬膏,炼白蜜收,不时含热咽之。

(2)治肺痿咳嗽,吐涎沫,心中温温,咽燥而不渴者:生天门冬捣取汁一升,酒一斗,饴一升,紫菀四合,入铜器于汤上煎至可丸。服如杏子大一丸,日可三服。

(3)治血虚肺燥,皮肤拆裂及肺痿咳脓血证:天门冬,新掘者不拘多少,净洗,去心、皮,细捣,绞取汁用砂锅慢火熬成膏。每用一二匙,空心温酒调服。

(4)治妇人喘,手足烦热,骨蒸寝汗,口干引饮,面目浮肿:天门冬十两,麦门冬八两,生地黄三斤(取汁为膏)。上二味为末,膏子和丸如梧子大。每服五十丸,煎逍遥散送下。逍遥散中去甘草加人参。

(5)治诸不足,暖五脏:天门冬、熟地黄、白茯苓各等份。上为细末,炼蜜为丸如弹子大。每服一丸,食远温酒调化服。

(6)治健忘:天冬、远志、茯苓、干地黄各等份。为末,蜜丸。酒服二十丸如梧子,日三服。加至三十丸,常服之勿绝。

(7)治口疮连年不愈:天门冬(去心)、麦门冬(去心)、玄参各等份。共为细末,炼蜜为丸,如弹子大。每服一丸,嚼化。

(8)治面上黑气不退:天门冬和蜜打烂为丸。日日洗面。

918. 短梗天门冬

【药材名称】	天门冬。
【学名及分类】	*Asparagus lycopodineus*（Baker）F. T. Wang & Tang,为天门冬科天门冬属植物。
【俗　　　名】	山百部。
【习性及生境】	生于海拔450~2 600 m的灌丛中或林下。
【识别特征】	直立草本,高45~100 cm。根通常在距基部1~4 cm处成纺锤状膨大,膨大部分一般长1.5~3.5 cm,粗5~8 mm,较少近于不膨大。茎平滑或略有条纹,上部有时具翅,分枝全部有翅。叶状枝通常每3枚成簇,扁平,镰刀状,长(2~)5~12 mm,宽1~3 mm,有中脉;鳞片状叶基近无距。花每1~4朵腋生,白色;花梗很短,长1.0~1.5 mm。雄花:花被长3~4 mm;雄蕊不等长,花丝下部贴生于花被片上。雌花较小,花被长约2 mm。浆果,通常有2颗种子。花期5—6月,果期8—9月。
【药用部位】	块根。
【采收加工】	秋、冬采挖,但以冬季采者质量较好。挖出后洗净泥土,除去须根,按大小分开,入沸水中煮或蒸至外皮易剥落时为度。捞出浸入清水中,趁热除去外皮,洗净,微火烘干。
【产地及分布】	国内产云南(东南部至西部)、广西(西南部)、贵州、四川、湖南(西部)、湖北(西部)、陕西(南部)和甘肃(南部)。湖南省内分布于吉首、花垣、古丈、永顺、凤凰、保靖。
【性味归经】	甘苦、寒,入肺、肾经。
【功用主治】	滋阴、润燥、清肺、降火;主治阴虚发热、咳嗽吐血、肺痿、肺痈、咽喉肿痛、消渴、便秘。
【用法用量】	内服:煎汤,2~4钱;熬膏或入丸、散。

选方

（1）治嗽:人参、天门冬（去心）、熟干地黄各等份。为细末,炼蜜为丸如樱桃大,含化服之。

（2）治吐血咯血:天门冬一两（水泡,去心）,甘草（炙）、杏仁（去皮、尖,炒熟）、贝母（去心,炒）、白茯苓（去皮）、阿胶碎之,蛤粉炒成珠子,各半两。上为细末,炼蜜丸如弹子大,含化一丸咽津,日夜可十丸。

（3）治妇人喘,手足烦热,骨蒸寝汗,口干引饮,面目浮肿:天门冬十两,麦门冬（去心）八两,生地黄三斤（取汁为膏）。上二味为末,膏子和丸如梧子大。每服五十丸,煎逍遥散送下。逍遥散中去甘草加人参。

（4）治肺痿咳嗽,吐涎沫,心中温温,咽燥而不渴者:生天门冬捣取汁一斗,酒一斗,饴一升,紫菀四合,入铜器于汤上煎至可丸,服如杏子大一丸,日可三服。

（5）治血虚肺燥,皮肤拆裂,及肺痿咳脓血证:天门冬,新掘者不拘多少,净洗,去心、皮,细捣,绞取汁用砂锅慢火熬成膏,每用一二匙,空心温酒调服。

（6）治扁桃体炎、咽喉肿痛:天门冬、麦冬、板蓝根、桔梗、山豆根各三钱,甘草二钱,水煎服。

（7）治老人大肠燥结不通:天门冬八两,麦门冬、当归、麻子仁、生地黄各四两。熬膏,炼蜜收。每早晚白汤调服十茶匙。

（8）治疝气:鲜天门冬五钱至一两（去皮）。水煎,点酒为引内服。

（9）催乳:天门冬二两。炖肉服。

919. 万年青

【药材名称】	万年青。
【学名及分类】	*Rohdea japonica*（Thunb.）Roth,为天门冬科万年青属植物。

【俗　　　名】青鱼胆、苞谷漆、竹根七、金世代、开喉剑、蜈蚣七、海带青、鹅不吃、牛大黄。

【习性及生境】生于海拔200~1 500 m的林下、山谷阴湿草地。

【识别特征】多年生常绿植物。根状茎粗1.5~2.5 cm。叶3~6枚，厚纸质，矩圆形、披针形或倒披针形，长15~50 cm，宽2.5~7.0 cm，先端急尖，基部稍狭，绿色，纵脉明显浮凸；鞘叶披针形，长5~12 cm。花葶短于叶，长2.5~4.0 cm；穗状花序长3~4 cm，宽1.2~1.7 cm；具几十朵密集的花；苞片卵形，膜质，短于花，长2.5~6.0 mm，宽2~4 mm；花被长4~5 mm，宽6 mm，淡黄色，裂片厚；花药卵形，长1.4~1.5 mm。浆果直径约8 mm，熟时红色。花期5—6月，果期9—11月。

【药用部位】根、根茎。

【采收加工】全年均可采收，挖根以及根茎。洗净，去根须，鲜用或切片晒干。

【产地及分布】国内分布于上海、江苏、浙江、陕西、云南等地。湖南省内主要分布于桑植、南岳、新宁、永州、古丈。

【性味归经】味苦、微甘，性寒，小毒，归肺、心经。

【功用主治】清热解毒、强心利尿、凉血止血；主治咽喉肿痛、白喉、疮疡肿痛、蛇虫咬伤、心力衰竭、水肿、臌胀、咯血、吐血、崩漏。

【用法用量】内服：煎汤，3~9 g；鲜品可用至30 g；或浸酒；或捣汁。外用：适量，鲜品捣敷；或捣汁涂；或塞鼻；或煎水熏洗。

选方

(1)治咽喉壅闭，发声不出：万年青晒干为末，每服一钱，浓煎薄荷汤调服，不以时，临睡服尤佳。

(2)治单双乳蛾：用万年青根二寸，洗净削去皮，切薄片，捣烂如泥，加真米醋一酒杯，搅匀，含咽数次，俟蛾破，吐出脓血即愈。

(3)治疗疮走黄：万年青根，捣汁1茶杯服之。服后必发寒战寒噤，毒从大便或小便出，其色黄，便后即服姜汁1茶杯，周身肿胀即消，其病若失。亦治疯狗咬伤。

(4)治乳腺炎：鲜万年青根状茎、鲜佛甲草、鲜半边莲等量。捣烂外敷局部。

(5)治痔疮肿痛难行：猪腿骨去两头，同万年青入砂锅内，水煮一炷香，趁热熏，温洗，日三次。

(6)治毒蛇咬伤：鲜万年青根状茎15~30 g。捣汁服。另用鲜万年青根状茎、天南星块茎各适量，捣烂外敷。

(7)治癫狗咬：老万年青根叶捣1碗，生服。如仍痛再服1碗。倘多服不快，用生姜汁，毒亦可解。

(8)治跌打损伤：万年青根状茎1.5 g，棕树根须6 g。水煎，冲红糖、黄酒服。另用万年青鲜叶捣汁涂患处。

(9)治头风：万年青根削尖，蘸朱砂塞鼻孔内，左塞右，右塞左，两边痛者齐塞，取清水鼻涕下，须一周时妙。

920. 麦冬

【药材名称】麦门冬。

【学名及分类】*Ophiopogon japonicus* (L. f.) Ker Gawl.，为天门冬科沿阶草属植物。

【俗　　　名】不死药、禹余粮、沿阶草。

【习性及生境】生于海拔1 400 m以下的山坡阴湿处、林下或溪旁，或栽培。

【识别特征】多年生草本。根较粗，间或近末端常膨大成椭圆形或纺锤形的小块根；小块根长1.0~1.5 cm，或更长些，宽5~10 mm，淡褐黄色；地下走茎细长，直径1~2 mm，节上具膜质的鞘。茎很短，叶基生成丛，禾叶状，长10~50 cm。总状花序长2~5 cm，具几至十几朵花；花单生或成对着生于苞片腋内；苞片披针形，先端渐尖，最下面的长可达7~8 mm；花梗长3~4 mm，关节位于中部以上或近中部；花被片常稍下垂而不展开，披针形，长约5 mm，白色或淡紫色；花药三角状披针形，长2.5~3.0 mm；花柱长约4 mm，较粗，宽约1 mm，基部宽阔，向上渐狭。种子球形，直径7~8 mm。花期5—8月，果期8—9月。

【药用部位】　块根。

【采收加工】　选晴天挖取麦冬,切下块根和须根,洗净泥土,晒干水汽后,揉搓,再晒,再搓,反复4~5次,直到去尽须根后,干燥即得。也可将洗净的块根晒3~5 d,放在箩筐内闷放2~3 d,再翻晒3~5 d。去须根,晒干或鲜用。

【产地及分布】　国内分布于台湾、甘肃、西藏、重庆、广东等地。湖南全省广布。

【性味归经】　甘、微苦、微寒,归肺、胃、心经。

【功用主治】　养阴生津;主治阴虚肺燥、咳嗽痰黏、胃阴不足、口燥咽干、肠燥便秘。

【用法用量】　内服:煎汤,6~15 g;或入丸、散、膏。外用:研末调敷;煎汤涂;或鲜品捣汁搽。

选方

(1)治燥伤肺胃阴分,或热或咳者:沙参三钱,麦冬三钱,玉竹二钱,生甘草一钱,冬桑叶一钱五分,扁豆一钱五分,花粉一钱五分。水五杯,煮取二杯。日再服。

(2)治肺痈涕唾涎沫,吐脓如粥:麦门冬(去心,焙)二两,桔梗(去芦头)五两,甘草(炙,铧)三分。上三味粗捣筛。每服三钱匕,水一盏,青蒿心叶十片,同煎至七分,去滓温服。稍轻者粥饮调下亦得,不计时候。

(3)治骨蒸:麦门冬(去心)一升,小麦二升,枸杞根(切)三升。上三味,以水一斗,煮取三升,煮小麦熟,去滓。分温日三服。

(4)治火逆上气,咽喉不利。止逆下气者:麦门冬七升,半夏一升,人参二两,甘草二两,粳米三合,大枣十二枚。上六味,以水一斗二升,煮取六升。温服一升,日三夜一服。

(5)治消渴,日夜饮水不止,饮下小便即利:麦门冬、黄连、冬瓜干各二两。上为粗末。每服五钱,水一盏,煎至七分,去粗(渣),温服。如无干者,用新冬瓜一枚,重三斤,去皮、瓤、子,分作十二片,为十二服。

(6)治虚热上攻,脾肺有热,咽喉生疮:麦门冬一两,黄连五钱。上为末,蜜丸如梧桐子大。每服三十丸,食前麦门冬汤下。

(7)治阳明温病,无上焦证,数日不大便,当下之,若其人素阴虚,不可行承气者:元参一两,麦冬(连心)八钱,细生地八钱。水八杯,煮取三杯,口干则与饮,令尽,不便,再作服。

(8)治吐血、衄血不止:生麦门冬汁五合,生刺蓟汁五合,生地黄汁五合。相和,于锅中略暖过,每服一小盏,调伏龙肝末一钱服之。

(9)治小便闭淋:鲜沿阶草根90 g(干品30 g)。水煎成半杯,饭前服,日2~3次。

(10)治中耳炎:鲜麦门冬块根捣烂取汁,滴耳。

(11)治热汤滚水泡烂皮肉疼痛呼号者:麦冬半斤,煮汁两碗,用鹅翎扫之,随扫随干,随干随扫,少顷即止痛生肌。

921. 玉簪

【药材名称】　玉簪。

【学名及分类】　*Hosta plantaginea* (Lam.) Asch.,为天门冬科玉簪属植物。

【俗　　名】　白玉簪、白鹤花、玉簪花、玉泡花、白鹤草。

【习性及生境】　生于海拔700~1 500 m的山坡林下、草坡、岩石边、阴湿处,庭园有栽培。

【识别特征】　多年生草本。根状茎粗厚,粗1.5~3.0 cm。叶卵状心形、卵形或卵圆形,长14~24 cm,宽8~16 cm,先端近渐尖,基部心形,具6~10对侧脉;叶柄长20~40 cm。花葶高40~80 cm,具几朵至十几朵花;花的外苞片卵形或披针形,内苞片很小;花单生或2~3朵簇生,长10~13 cm,白色,芬香;花梗长约1 cm;雄蕊与花被近等长或略短,基部约15~20 mm贴生于花被管上。蒴果圆柱状,有三棱,长约6 cm,直径约1 cm。花果期8—10月。

【药用部位】　花、叶或全草、根茎。

【采收加工】 玉簪花:在7—8月份花似开非开时采摘。晒干。玉簪根:秋季采挖。除去茎叶、须根,洗净,鲜用或切片晾干。

【产地及分布】 国内分布于北京、河北、辽宁、上海、浙江等地。湖南省内主要分布于浏阳、新宁、慈利、桑植、宜章、江永、沅陵、洪江。

【性味归经】 玉簪花:味苦、甘,性凉,小毒,归肝、胃经。玉簪根:味苦、辛,性寒,有毒,归胃、肺、肝经。

【功用主治】 花:清热解毒、利水、通经;主治咽喉肿痛、疮痈肿痛、小便不利、经闭。叶和全草:清热解毒、散结消肿;主治乳痈、痈肿疮疡、瘰疬、毒蛇咬伤;根:清热解毒、下骨鲠;主治痈肿疮疡、乳痈、瘰疬、咽喉肿痛、骨鲠。

【用法用量】 玉簪花内服:煎汤,3~6 g。玉簪花外用:适量,捣敷。玉簪根内服:煎汤,3~6 g;鲜品倍量,捣汁。玉簪根外用:适量,捣敷。

选方

(1)治乳腺炎:玉簪全草30 g,菠菜60 g。煎服。

(2)治耳内流脓:玉簪鲜草洗净,捣汁滴耳。

(3)治顽固性溃疡:鲜玉簪叶,洗净后用米汤或开水泡软,贴患处,日换2~3次。

(4)治诸骨鲠喉:玉簪叶加些食盐捣烂捻成丸,含口中。

922. 紫玉簪

【药材名称】 紫玉簪。

【学名及分类】 *Hosta albomarginata*(Hook.)Ohwi,为天门冬科玉簪属植物。

【俗　　　名】 紫鹤、鸡骨丹、红玉簪、石玉簪。

【习性及生境】 生于山坡林下的阴湿地区。

【识别特征】 多年生草本,通常具粗短的根状茎,有时有走茎。叶狭椭圆形或卵状椭圆形,长6~13 cm,宽2~6 cm,先端渐尖或急尖,基部钝圆或近楔形,具4~5对侧脉;叶柄长10~22 cm,最上部由于叶片稍下延而多少具狭翅,翅每侧宽1~2 mm。花葶高33~60 cm,具几朵至十几朵花;苞片近宽披针形,长7~10 mm,膜质;花单生,长约4 cm,盛开时从花被管向上逐渐扩大,紫色;雄蕊稍伸出于花被管之外,完全离生。花期8—9月。

【药用部位】 叶、根。

【采收加工】 紫玉簪叶:夏、秋季采收。洗净,鲜用。紫玉簪根:全年均可采。洗净,鲜用或晒干。

【产地及分布】 国内主要分布于北京、江西等地。湖南省内分布于资兴、江华、新邵、麻阳、凤凰、绥宁、双牌、平江、炎陵、蓝山、桑植、临湘、洞口、长沙、安化等地。

【性味归经】 味苦、微甘,性凉,归肝、胃经。

【功用主治】 紫玉簪叶:凉血止血、解毒、清热利湿;主治崩漏、湿热带下、疮肿、溃疡。紫玉簪根:清热解毒、散瘀止痛、止血、下骨鲠;主治咽喉肿痛、痈肿疮伤、跌打损伤、胃病、牙痛、吐血、崩漏、骨鲠。

【用法用量】 紫玉簪叶内服:煎汤,9~15 g,鲜品倍量。紫玉簪叶外用:适量,捣敷;或用沸水泡软敷。紫玉簪根:内服:煎汤,9~15 g,鲜品倍量。紫玉簪根外用:适量,捣敷。

923. 紫萼

【药材名称】 紫玉簪。

【学名及分类】 *Hosta ventricosa*(Salisb.)Stearn,为天门冬科玉簪属植物。

【俗　　　名】紫玉簪、马蹄消、春照菜、金玉簪、玉丹花、荷崩密、春菠菜、玉簪、小藜芦、老虎耳朵、玉盏花、罗虾草。

【习性及生境】生于林下、草坡或路旁,海拔500~2 400 m。

【识别特征】根状茎粗0.3~1.0 cm。叶卵状心形、卵形至卵圆形,长8~19 cm,宽4~17 cm,先端通常近短尾状或骤尖,基部心形或近截形,极少叶片基部下延而略呈楔形,具7~11对侧脉;叶柄长6~30 cm。花葶高60~100 cm,具10~30朵花;苞片矩圆状披针形,长1~2 cm,白色,膜质;花单生,长4.0~5.8 cm,盛开时从花被管向上骤然作近漏斗状扩大,紫红色;花梗长7~10 mm;雄蕊伸出花被之外,完全离生。蒴果圆柱状,有三棱,长2.5~4.5 cm,直径6~7 mm。花期6—7月,果期7—9月。

【药用部位】花。

【采收加工】夏、秋季采收。晾干。

【产地及分布】国内分布于山西、辽宁、上海、浙江、甘肃等地。湖南省内分布于宁乡、攸县、茶陵、醴陵、新邵、隆回、绥宁、武冈、汨罗、澧县、临澧、津市、桃江、宜章、临武、汝城、冷水滩、双牌、道县、蓝山、溆浦、靖州、新化、永顺、龙山、石门、慈利、安化、桂东、安仁、涟源。

【性味归经】味苦、微甘,性凉,归肝、胃经。

【功用主治】凉血止血、解毒;主治吐血、崩漏、湿热带下、喉咙肿痛。

【用法用量】内服:煎汤,9~15 g。

(1)治白带,崩漏:紫玉簪叶30~60 g,鸡蛋(去壳)1个。水煎服。

(2)治顽固性溃疡:鲜紫玉簪叶洗净,用米汤或开水泡软,敷贴患处,日换3次。

(3)治多骨痈:紫玉簪根捣烂敷上,其骨自出。

924. 蜘蛛抱蛋

【药材名称】蜘蛛抱蛋。

【学名及分类】*Aspidistra elatior* Blume,为天门冬科蜘蛛抱蛋属植物。

【俗　　　名】大伸筋、赶山鞭、牛尾伸筋、扁担伸筋、九龙盘、摇边竹、龙骨草、竹节伸筋、甘心蜈蚣、地蜈蚣、九节龙、蜈蚣草、一寸十八节、蓼叶伸筋、大叶蜈蚣伸筋。

【习性及生境】在我国长江以南地区,常栽培。

【识别特征】多年生常绿草本。根状茎近圆柱形,直径5~10 mm,具节和鳞片。叶单生,彼此相距1~3 cm,矩圆状披针形、披针形至近椭圆形,长22~46 cm,宽8~11 cm,先端渐尖,基部楔形,边缘多少皱波状,两面绿色,有时稍具黄白色斑点或条纹;叶柄明显,粗壮,长5~35 cm。总花梗长0.5~2.0 cm;苞片3~4枚,其中2枚位于花的基部,宽卵形,长7~10 mm,宽约9 mm,淡绿色,有时有紫色细点;花被钟状,外面带紫色或暗紫色,内面下部淡紫色或深紫色,上部(6~)8裂;花被筒长10~12 mm,裂片近三角形,向外扩展或外弯,先端钝,边缘和内侧的上部淡绿色,内面具特别肥厚的肉质脊状隆起,中间的2条细而长,两侧的2条粗而短,中部高达1.5 mm,紫红色;雄蕊(6~)8枚,生于花被筒近基部,低于柱头;花丝短,花药椭圆形,长约2 mm;雌蕊高约8 mm,子房几不膨大;花柱无关节;柱头盾状膨大,圆形,直径10~13 mm,紫红色,上面具(3~)4深裂,裂缝两边多少向上凸出,中心部分微凸,裂片先端微凹,边缘常向上反卷。

【药用部位】根茎。

【采收加工】全年均可采挖,除去须根及地上茎叶,洗净,鲜用或切片晒干。

【产地及分布】 国内分布于北京、河南、广东、海南、四川、陕西等地。湖南省内分布于华容、桃江、会同、靖州、通道、吉首、花垣、古丈、永顺、常宁、慈利、安化、桂东、沅陵、凤凰、保靖、浏阳。

【性味归经】 味辛、甘,微涩,性温,归肝、胃、膀胱经。

【功用主治】 活血止痛、清肺止咳、利尿通淋;主治跌打损伤、风湿痹痛、腰痛、经闭腹痛、肺热咳嗽、砂淋、小便不利。

【用法用量】 内服:煎汤,9~15 g,鲜品 30~60 g。或作酒剂。外用:适量,捣敷。

选方

(1) 治跌打损伤:蜘蛛抱蛋煎水服,可止痛,捣烂后包伤处,能接骨。

(2) 治关节痛:蜘蛛抱蛋根茎 30 g,十大功劳 15 g。酒水各半炖服。

(3) 治多年腰痛:蜘蛛抱蛋 45 g,杜仲 30 g,白浪稿泡 15 g。煎水兑酒服。

(4) 治经闭腹痛:蜘蛛抱蛋根茎 9~15 g。水煎服。

(5) 治肺热咳嗽:鲜蜘蛛抱蛋 30 g。水煎,调冰糖服。

(6) 治砂淋:蜘蛛抱蛋、大通草、木通。煎水服。

(7) 治急性肾炎:蜘蛛抱蛋根基、连钱草各 30 g。水煎服。

925. 竹根七

【药材名称】 竹根七。

【学名及分类】 *Disporopsis fuscopicta* Hance,为天门冬科竹根七属植物。

【俗　　名】 土玉竹、竹叶三七、土葳蕤。

【习性及生境】 生于海拔 500~1 900 m 的林下或山谷中。

【识别特征】 多年生草本。根状茎连珠状,粗 1.0~1.5 cm。茎高 25~50 cm。叶纸质,卵形、椭圆形或矩圆状披针形,先端渐尖,基部钝、宽楔形或稍心形,具柄,两面无毛。花 1~2 朵生于叶腋,白色,内带紫色,稍俯垂;花梗长 7~14 mm;花被钟形,长 15~22 mm;花被筒长约为花被的 2/5,口部不缢缩,裂片近矩圆形;副花冠裂片膜质,与花被裂片互生,卵状披针形,长约 5 mm,先端通常 2~3 齿或二浅裂;花药长约 2 mm;雌蕊长 8~9 mm;花柱与子房近等长。浆果近球形,直径 7~14 mm,具 2~8 颗种子。花期 4—5 月,果期 11 月。

【药用部位】 根茎。

【采收加工】 秋、冬季采收。洗净,蒸后晒干。

【产地及分布】 国内分布于江西、福建、广东、广西、云南、四川、贵州等地。湖南省内分布于湘西、桑植、石门、龙山、永顺、洪江、洞口、新宁、新晃、宜章、南岳、桂东。

【性味归经】 味甘、微辛,性平,归肺、肝经。

【功用主治】 养阴清肺、活血祛瘀;主治阴虚肺燥、咳嗽咽干、产后虚劳、妇女干痨、跌打损伤、骨折。

【用法用量】 内服:煎汤,9~15 g。外用:适量,捣敷。

秋水仙科

926. 万寿竹

【药 材 名 称】百尾笋。

【学名及分类】 *Disporum cantoniense* (Lour.) Merr.，为秋水仙科万寿竹属植物。

【俗　　　名】兰三七、摇边竹、鸡爪参。

【习性及生境】生于海拔1 500 m以下的山坡、林下或草地。

【识 别 特 征】根状茎横出，质地硬，呈结节状；根粗长，肉质。茎高50~150 cm，直径约1 cm，上部有较多的叉状分枝。叶纸质，披针形至狭椭圆状披针形，长5~12 cm，宽1~5 cm，先端渐尖至长渐尖，基部近圆形，有明显的3~7脉，下面脉上和边缘有乳头状突起，叶柄短。伞形花序有花3~10朵，着生在与上部叶对生的短枝顶端；花紫色；花被片斜出，倒披针形，先端尖，边缘有乳头状突起，基部有长2~3 mm的距；雄蕊内藏；子房长约3 mm，花柱连同柱头长为子房的3~4倍。浆果，具2~3(~5)颗种子。种子暗棕色。花期5—7月，果期8—10月。

【药 用 部 位】根、根茎。

【采 收 加 工】夏、秋间采挖。洗净，鲜用或晒干。置通风干燥处保存。

【产地及分布】国内分布于台湾、福建、安徽、湖北、湖南、广东、广西、贵州、云南、四川、陕西和西藏。湖南省内分布于石门、桑植、永顺、龙门、保靖、凤凰、会同、洞口、城步和长沙。

【性 味 归 经】味苦、辛，性凉，归肝、肺经。

【功 用 主 治】祛风湿、舒筋活血、清热祛痰止咳；主治风湿痹症、关节腰腿疼痛、跌打损伤、骨折、虚劳、骨蒸潮热、肺痨咯血、肺热咳嗽、烫伤。

【用 法 用 量】内服：煎汤，9~15 g，或研末；或浸酒。外用：适宜，捣敷，或根熬膏涂。

(1)治咳嗽痰中带血：百尾笋15 g，蒸冰糖服。

(2)治病后体虚遗尿：百尾笋30 g，岩白菜30 g，大苋菜30 g。炖肉吃。

(3)接骨：百尾笋、水冬瓜、野葡萄根、泽兰，加酒，共捣烂，包伤处。

(4)治烧伤，烫伤：百尾笋适量。熬膏外涂。

927. 少花万寿竹

【药 材 名 称】竹林霄。

【学名及分类】 *Disporum uniflorum* Baker ex S. Moore，为秋水仙科万寿竹属植物。

【俗　　　名】观音座莲、大铃兰、九子金、黄鳝七、白龙须、竹杆伸筋、细花百部、高竹参、竹叶胆草、鸡爪参、淡竹化、水瑶边竹、白龙须、竹叶青、淡竹草、筋斗草、摇边竹。

【习性及生境】生于海拔500~1 600 m的林下或灌木丛中。

【识 别 特 征】多年生草本。根状茎肉质，横出，长3~10 cm；根簇生，粗2~4 mm。茎直立，高30~80 cm，上部具叉状分枝。叶薄纸质至纸质，矩圆形、卵形、椭圆形至披针形。花黄色、绿黄色或白色，1~3(~5)朵着生于分枝顶端；花梗长1~2 cm，较平滑。浆果椭圆形或球形，直径约1 cm，具3颗种子。种子直径约5 mm，深棕色。花期3—6月，果期6—11月。

【药用部位】 根、根茎。

【采收加工】 夏、秋季采挖。洗净,鲜用或晒干。

【产地及分布】 国内分布于华东、华中、华东、华南、西南、陕西等地。湖南省内产桑植、沅陵、永顺、龙山、保靖、洪江、洞口、绥宁、江华、宜章、南岳。

【性味归经】 味甘、淡,性平,归肺、肝、胃经。

【功用主治】 润肺止咳、健脾消食、舒筋活络、清热解毒;主治肺热咳嗽、肺痨咯血、食积胀满、风湿痹痛、腰腿痛、骨折、烧烫伤。

【用法用量】 内服:煎汤,9~15 g。外用:适量,鲜品捣敷;或熬膏外擦;或研粉调敷。

选方

(1)治咳嗽痰中带血:竹林霄15 g,蒸冰糖服。

(2)治病后体虚遗尿:竹林霄30 g,岩白菜30 g,大苋菜30 g。炖肉吃。

(3)接骨:竹林霄、水冬瓜、野葡萄根、泽兰,加酒,共捣烂,包伤处。

(4)治烧伤,烫伤:竹林霄适量。熬膏外涂。

阿福花科

928. 萱草

【药材名称】 萱草。

【学名及分类】 *Hemerocallis fulva* (L.) L.,为阿福花科萱草属植物。

【俗　　名】 绿葱兜、水大蒜、皮蒜、地冬、黄花菜。

【习性及生境】 生于海拔1 000 m以下的林下阴湿地,多系栽培。

【识别特征】 多年生草本。根近肉质,中下部有纺锤状膨大;叶一般较宽;花早上开晚上凋谢,无香味,橘红色至橘黄色,内花被裂片下部一般有"∧"形彩斑。这些特征可以区别于本国产的其他种类。花果期为5—7月。

【药用部位】 根、嫩苗。

【采收加工】 萱草根:夏、秋季采挖。除去残茎、须根,洗净泥土,晒干。萱草嫩苗:春季采收。鲜用。

【产地及分布】 国内分布于北京、天津、河北、内蒙古等地。湖南省内分布于石门、沅陵、永顺、洪江、洞口、城步、宁乡、长沙。

【性味归经】 萱草根:味甘,性凉,有毒,归脾、肝、膀胱经。萱草嫩苗:味甘,性凉,归心、脾、肝经。

【功用主治】 根:清热利湿、凉血止血、解毒消肿;主治黄疸、水肿、淋浊、带下、衄血、便血、崩漏、瘰疬、乳痈、乳汁不通。嫩苗:清热利湿;主治胸膈烦热、黄疸、小便短赤。

【用法用量】 萱草根内服:煎汤,6~9 g。萱草根外用:适量,捣敷。萱草嫩苗内服:煎汤,鲜者15~30 g。萱草嫩苗外用:适量,捣敷。

选方

(1)治大便后血:萱草根和生姜,油炒,酒冲服。

(2)治心痛诸药不效:用萱草根一寸,磨醋一杯,温服止。

929. 黄花菜

【药材名称】 黄花菜。

【学名及分类】 *Hemerocallis citrina* Baroni，为阿福花科萱草属植物。

【俗　　名】 蚝猪钻床、铁甲草。

【习性及生境】 常栽培于山坡、山谷、荒地或林缘。

【识别特征】 多年生草本。植株一般较高大；根近肉质，中下部常有纺锤状膨大。叶7~20枚，长50~130 cm，宽6~25 mm。花葶长短不一；苞片披针形，下面的长可达3~10 cm，自下向上渐短，宽3~6 mm；花梗较短，通常长不到1 cm；花多朵，最多可达100朵以上；花被淡黄色，有时在花蕾时顶端带黑紫色；花被管长3~5 cm，花被裂片长(6~)7~12 cm，内三片宽2~3 cm。蒴果钝三棱状椭圆形，长3~5 cm。种子20多个，黑色，有棱，从开花到种子成熟约需40~60 d。花果期5—9月。

【药用部位】 花蕾、根、苗。

【采收加工】 秋季采收，鲜用或晒干。

【产地及分布】 国内分布于北京、天津、河北、上海、江苏等地。湖南省内主要分布于邵东、桑植、永顺、古丈、江永、炎陵。

【性味归经】 味苦、辛，性温，有毒，归肝、膀胱经。

【功用主治】 花蕾：清热利湿、宽胸解郁、凉血解毒；主治小便短赤、黄疸、胸闷心烦、少寐、痔疮便血、疮痈。根：利水、凉血止血、清热；主治水肿、小便不利、淋浊、带下、黄疸、衄血、便血、崩漏、月经不调、腮腺炎、乳少、膀胱炎、胎动不安、腰痛挫伤。苗：利湿热、宽胸、消食；主治胸膈烦热、黄疸、小便赤涩。

【用法用量】 内服：煎汤，6~9 g。外用：适量，捣敷；或煎水洗；或研粉撒敷。

选方

(1)治跌打肿痛，劳伤腰痛：用黄花菜鲜全草捣烂外敷。

(2)治疮疡溃烂：用黄花菜全草水煎外洗，并用全草研粉撒布患处。

(3)治劳伤过度，肢体无力：黄花菜鲜全草30 g，水煎，冲红糖，早晚饭前各服1次；忌食酸、辣、芥菜等物。

藜芦科

930. 七叶一枝花

【药材名称】 蚤休。

【学名及分类】 *Paris polyphylla* Sm.，为藜芦科重楼属植物。

【俗　　名】 重楼、金线重楼、灯台七、铁灯台、蚤休、草河车、白河车、枝花头、海螺七、螺丝七、重台草。

【习性及生境】 生于海拔600~1 800 m的山地沟谷林下。

【识别特征】 多年生草本。植株高35~100 cm，无毛；根状茎粗厚，直径达1.0~2.5 cm。茎通常带紫红色，直径(0.8~)1.0~1.5 cm。叶(5~)7~10枚，矩圆形、椭圆形或倒卵状披针形，长7~15 cm，宽2.5~5.0 cm，先端短尖或渐尖，基部圆形或宽楔形；叶柄明显，长2~6 cm，带紫红色。花梗长5~16(30)cm；外轮花被片绿色，(3~)4~6枚，狭卵状披针形，长(3.0~)4.5~7.0 cm；内轮花被片狭条形，通常比外轮长;雄蕊8~12枚,花药短,长5~8 mm;子房近球形。蒴果紫色,直径1.5~2.5 cm,3~6瓣裂开。种子多数,具鲜红色多浆汁的外种皮。花期4—7月,果期8—11月。

【药用部位】　根状茎。

【采收加工】　春季发芽前或秋季茎叶刚枯萎时采挖。除去残茎及泥土,晒干,撞去须根及粗皮。

【产地及分布】　国内分布于华中、甘肃、广东、广西、西南、西藏、台湾。湖南省内主要分布于桑植、石门、张家界、慈利、沅陵、永顺、凤凰、芷江、新宁、南岳。

【性味归经】　味苦,性微寒,小毒,归肝经。

【功用主治】　清热解毒、消肿止痛、凉肝定惊、平喘止咳;主治痈肿疮毒、咽肿喉痹、乳痈、蛇虫咬伤、跌打伤痛、肝热抽搐。

【用法用量】　内服:煎汤,3~10 g;研末,每次1~3 g。外用:适量,磨汁涂布,研末调敷;或鲜品捣敷。

选方

(1)治风毒暴肿:重台草、木鳖子(去壳)、半夏各一两。上药捣细罗为散,以酽醋调涂之。

(2)治慢性气管炎:七叶一枝花6 g,捣粉,另用地龙9 g,盐肤木30 g,煎汁送服。

(3)治痈疽疔疮,腮腺炎:七叶一枝花9 g,蒲公英30 g。水煎服,另将两药的新鲜全草捣烂外敷。

(4)治妇人乳结不通,红肿疼痛,与小儿吹着(乳):七叶一枝花三钱。水煎,点水酒服。

(5)治乳痈乳岩:七叶一枝花9 g,生姜3 g。水煎兑白酒少许为引服,另用芹菜适量捣烂敷患处。

(6)治一切蛇咬伤:七叶一枝花,以水磨少许敷咬处,又为细末调敷之。

(7)治蛇咬肿毒闷欲死:七叶一枝花六分,续随子七颗(去皮)。为末,酒服方寸匕,及以唾和少许敷咬处。

(8)治脱肛:七叶一枝花,用醋磨汁,外涂患部后,用纱布压送复位,每日可涂2~3次。

(9)治新旧跌打内伤,止痛散瘀:七叶一枝花,童便浸四五十日,洗净晒干研末。每服三分,酒或开水送下。

(10)治小儿急惊抽搐:七叶一枝花焙干研末,每次0.6~0.9 g,用钩藤9 g,薄荷1.5 g,煎水送服,日服2~3次。

931. 华重楼

【药 材 名 称】　蚤休。

【学名及分类】　*Paris polyphylla* var. *chinensis* (Franch.) Hara,为藜芦科重楼属植物。

【俗　　　名】　重楼、七叶一枝花、螺陀三七、一把伞、蚤休、双喜草。

【习性及生境】　生于海拔300~2 000 m的林下阴处或沟谷边的草丛中。

【识别特征】　多年生草本。叶5~8枚轮生,通常7枚,倒卵状披针形、矩圆状披针形或倒披针形,基部通常楔形。内轮花被片狭条形,通常中部以上变宽,宽约1.0~1.5 mm,长1.5~3.5 cm,长为外轮的1/3至近等长或稍超过;雄蕊8~10枚,花药长1.2~1.5(~2.0)cm,长为花丝的3~4倍,药隔突出部分长1.0~1.5(~2.0)mm。花期5—7月。果期8—10月。

【药用部位】　根状茎。

【采收加工】　春季初发芽时或秋季茎叶刚枯萎时采挖。除去残茎及泥土,晒干,撞去须根及粗皮。

【产地及分布】　国内分布于台湾、海南、山西、湖南、广东等地。湖南省内主要分布于石门、桑植、永顺、洪江、新宁、衡阳。

【性味归经】　味苦,性微寒,有小毒,归肝经。

【功用主治】　清热解毒、平喘止咳、散结消肿、活血止痛、凉肝定惊;主治疮毒痈肿、乳痈、喉痹、蛇虫咬伤、跌打伤痛、肝热抽搐。

【用法用量】　内服:煎汤,3~10 g;研末,每次1~3 g。外用:适量,磨汁涂布,研末调敷;或鲜品捣敷。

（1）治风毒暴肿：蚤休、木鳖子（去壳）、半夏各一两。上药捣细罗为散，以酽醋调涂之。

（2）治慢性气管炎：蚤休6g，捣粉，另用地龙9g，盐肤木30g，煎汁送服。

（3）治痈疽疗疮，腮腺炎：蚤休9g，蒲公英30g。水煎服，另将两药的新鲜全草捣烂外敷。

（4）治妇人乳结不通，红肿疼痛，与小儿吹着（乳）：蚤休三钱。水煎，点水酒服。

（5）治乳痈乳岩：蚤休9g，生姜3g。水煎兑白酒少许为引服，另用芹菜适量捣烂敷患处。

（6）治一切蛇咬伤：蚤休，以水磨少许敷咬处，又为细末调敷之。

（7）治蛇咬肿毒闷欲死：蚤休六分，续随子七颗（去皮）。为末，酒服方寸匕，及以唾和少许敷咬处。

（8）治脱肛：蚤休，用醋磨汁，外涂患部后，用纱布压送复位，每日可涂2~3次。

（9）治新旧跌打内伤，止痛散瘀：蚤休，童便浸四五十日，洗净晒干研末。每服1g，酒或开水送下。

（10）治小儿急惊抽搐：蚤休焙干研末，每次0.6~0.9g，用钩藤9g，薄荷1.5g，煎水送服，日服2~3次。

薯蓣科

932. 薯蓣

【药材名称】　山药。

【学名及分类】　*Dioscorea polystachya* Turcz.，为薯蓣科薯蓣属植物。

【俗　　　名】　署预、薯蓣、山芋、诸署、署豫、玉延、薯、山薯、薯药、怀山药、蛇芋、白苕、九黄姜、野白薯、山板薯、扇子薯、佛掌薯。

【习性及生境】　生于海拔400~1 500 m的山坡、山谷林下、溪边、路旁的灌木丛或杂草中，或为栽培。

【识别特征】　缠绕草质藤本。块茎长圆柱形，垂直生长，长可达1 m多，断面干时白色。茎通常带紫红色，右旋，无毛。单叶，在茎下部的互生，中部以上的对生，很少3叶轮生；叶片变异大，卵状三角形至宽卵形或戟形，长3~9(~16)cm，宽2~7(~14)cm，顶端渐尖，基部深心形、宽心形或近截形，边缘常3浅裂至3深裂，中裂片卵状椭圆形至披针形，侧裂片耳状，圆形、近方形至长圆形；幼苗时一般叶片为宽卵形或卵圆形，基部深心形。叶腋内常有珠芽。雌雄异株。雄花序为穗状花序，长2~8 cm，近直立，2~8个着生于叶腋，偶尔呈圆锥状排列；花序轴明显地呈"之"字状曲折；苞片和花被片有紫褐色斑点；雄花的外轮花被片为宽卵形，内轮卵形，较小；雄蕊6。雌花序为穗状花序，1~3个着生于叶腋。蒴果不反折，三棱状扁圆形或三棱状圆形，长1.2~2.0 cm，宽1.5~3.0 cm，外面有白粉；种子着生于每室中轴中部，四周有膜质翅。花期6—9月，果期7—11月。

【药用部位】　块茎。

【采收加工】　秋、冬季采挖，除去泥土，切片，晒干。

【产地及分布】　国内分布于四川、陕西、河南、湖北、台湾等地。湖南省内广布。

【性味归经】　味甘，性平，归脾、肺、肾经。

【功用主治】　补脾、养肺、固肾、益精；主治脾虚泄泻、食少浮肿、肺虚咳喘、消渴、遗精、带下、肾虚尿频，外用治痈肿瘰疬。

【用法用量】　内服：煎汤，15~30 g，大剂量60~250 g；或入丸、散。外用：捣敷。补阴，宜生用；健脾止泻，宜炒黄用。

(1)治脾胃虚弱,(不)思进饮食:山药、白术各一两,人参三分。上三味,捣罗为细末,煮白面糊为丸,如小豆大,每服三十丸,空心食前温米饮下。

(2)治湿热虚泻:山药、苍术等份,饭丸,米饮服。

(3)治噤口痢:干山药一半炒黄色,半生用。研为细末,米饮调下。

(4)治脾肺阴分亏损,饮食懒进,虚热劳嗽,并治一切阴虚之证:生山药二两,生薏米二两,柿霜饼八钱。上三味,先将山药、薏米捣成粗渣,煮至烂熟,再将柿霜饼切碎,调入融化,随意服之。

(5)治痰气喘急:生山药捣烂半碗,入甘蔗汁半碗,和匀,顿热饮之。

(6)治下焦虚冷,小便数,瘦损无力:生山药半斤,刮去皮,以刀切碎,研令细烂。于铛中著酒,酒沸下薯蓣,不得搅,待熟,着少盐、葱白,更添酒,空腹饮三二杯妙。

(7)治耳聋由肺气虚者:山药(炒)三两,白茯苓二两,杏仁(去皮尖,炒)二两五钱,为末。用黄蜡一两,溶(熔)化为丸,弹子大,盐汤嚼下。少气嗌干者,用生脉散,煎汤嚼之。

(8)治虚劳诸不足,风气百疾:山药三十分,当归、桂枝、曲、干地黄、豆黄卷各十分,甘草二十八分,人参七分,芎䓖、芍药、白术、麦门冬、杏仁各六分,柴胡、桔梗、茯苓各五分,阿胶七分,干姜三分,白蔹二分,防风六分,大枣百枚为膏。上二十一味,末之,炼蜜和丸,如弹子大,空腹酒服一丸,一百丸为剂。

(9)治腰脚疼痛及腹内一切冷病:山药一斤,杏仁一升(汤浸,去皮、尖、双仁),牛乳三升。上烂研杏仁,入牛乳绞取汁,以杏仁尽为度,后取薯蓣相和,都入新瓷瓶盛之,密封瓶口,安于釜中,以重汤煮一伏时,乃成,每日空心以温酒调一匙服之。

(10)治妇女赤白带下:生山药一两,生龙骨(捣细)六钱,生牡蛎(捣细)六钱,海螵蛸(去净甲,捣)四钱,茜草三钱。水煎服。

(11)治肿毒:山药、蓖麻子、糯米为一处,水浸研为泥,敷肿处。

(12)治吹乳肿痛不可忍:生山药捣烂,敷上即消,消即去之,迟则肉腐。

(13)治冻疮:山药少许,于新瓦上磨为泥,涂疮口上。

933. 毛胶薯蓣

【药材名称】 牛尾参。

【学名及分类】 *Dioscorea subcalva* Prain & Burk.,为薯蓣科薯蓣属植物。

【俗　　名】 粘山药、粘狗苔、粘芋、黄药、黏粘粘。

【习性及生境】 生于海拔500~1 500 m的山谷、山坡灌木丛中或林缘湿地。

【识别特征】 缠绕草质藤本。块茎圆柱形,垂直生长。茎有曲柔毛。叶片卵状心形或圆心形。花单性,雌雄异株。雄花2~6朵组成小聚伞花序,少数单生,若干小花序再排成穗状花序。雌花序穗状;苞片三角状披针形。蒴果三棱状倒卵形或三棱状长圆形,排列较密;种子2枚,着生于每室中轴中下部,种翅薄膜质,向蒴果顶端延伸成宽翅。花期7—8月,果期9—10月。

【药用部位】 块茎。

【采收加工】 秋季采收,刮去外皮,鲜用。

【产地及分布】 国内分布于广西、四川、贵州、云南等地。湖南省内散布。

【性味归经】 味甘、微辛,性平,归脾、肺、肾经。

【功用主治】 健脾祛湿、补肺益肾;主治脾虚食少、泄泻、肾虚遗精、消渴、肺痨咳嗽、跌打损伤。

【用法用量】 内服:煎汤,9~15 g;或入丸、散。外用:捣敷。

(1)治脾虚食少泄泻:牛尾参15~30 g。水煎服或煨肉吃。

(2)治气血虚弱,伤损:牛尾参5钱,煮鸡蛋、猪肉皆可。

(3)治肺结核:牛尾参根芽10个,百合12 g。共捣烂,加蜂蜜适量蒸吃。

934. 盾叶薯蓣

【药材名称】 盾叶薯蓣。

【学名及分类】 *Dioscorea zingiberensis* C. H. Wright,为薯蓣科薯蓣属植物。

【俗　　名】 火头根、黄姜、黄连参、地黄姜、野芋姜。

【习性及生境】 生于海拔350~1 500 m破坏过的杂木林间或森林、沟谷边缘的路旁,常见于腐殖质深厚的土层中,有时也见于石隙、平地、高山等处。

【识别特征】 缠绕草质藤本。根状茎横生,近圆柱形,指状或不规则分枝,新鲜时外皮棕褐色。茎左旋,光滑无毛,有时在分枝或叶柄基部两侧微突起或有刺。单叶互生;叶片厚纸质,三角状卵形、心形或箭形,通常3浅裂至3深裂。花单性,雌雄异株或同株。雄花无梗,常2~3朵簇生,再排列成穗状。蒴果三棱形,每棱翅状;种子通常每室2枚。花期5—8月,果期9—10月。

【药用部位】 根茎。

【采收加工】 11月下旬植株完全枯萎时即可收获。

【产地及分布】 国内分布于江西、河南、湖北、湖南、重庆。湖南省内主要分布于长沙、南岳、桃源、洪江。

【性味归经】 味苦、微甘,性凉,小毒。

【功用主治】 清肺止咳、利湿通淋、通络止痛、解毒消肿;主治肺热咳嗽、湿热淋痛、风湿腰痛、痈肿恶疮、跌打扭伤、蜂螫虫咬伤。

【用法用量】 内服:煎汤,6~15 g;或浸酒。外用:捣敷。

(1)治泌尿道感染:盾叶薯蓣9 g,木通9 g,滑石15 g,车前草30 g,马齿苋30 g。水煎服。

(2)治老年风湿腰痛:盾叶薯蓣根状茎250 g,浸酒500 g。早晚服1小杯。

(3)治疮疖肿毒:鲜盾叶薯蓣根状茎,配菊叶、苦参捣烂敷(皮肤溃烂者忌用,脓疱已形成无效)。

(4)治跌打损伤:盾叶薯蓣30 g,红花6 g,赤芍12 g。泡酒服。

935. 黄独

【药材名称】 黄药子。

【学名及分类】 *Dioscorea bulbifera* L.,为薯蓣科薯蓣属植物。

【俗　　名】 黄药、黄药根、苦药子、山慈姑、金线掉哈蟆、红药子、黄独根、零余子、黄狗子等。

【习性及生境】 生于海拔300~1 800 m的河谷边、山谷阴沟或杂木林缘。

【识别特征】 缠绕草质藤本。块茎卵圆形或梨形,外皮紫黑色,密布须根,茎左旋,单叶互生,广心状形,基部宽心形,先端长尾状,叶全缘,单性花,雄花序穗状下垂,丛生于叶腋,花小密集,浅绿白色;雌花紧贴中轴,茎中结有若干卵圆形小球,似山药豆。花期7—10月,果期8—11月。

【药用部位】 块茎。

【采收加工】 在冬季采挖,洗去泥土,剪去须根后,横切成厚1 cm的片,晒或炕干,或鲜用。

【产地及分布】 国内分布于山西、上海、江苏、浙江、安徽等地。湖南全省广布。

【性味归经】 味苦,性寒,小毒,归肺、肝经。

【功用主治】 散结消瘿、清热解毒、凉血止血;主治瘿瘤、喉痹、痈肿疮毒、毒蛇咬伤、肿瘤、吐血、衄血、咯血、百日咳、肺热咳喘。

【用法用量】 内服:煎汤,3~9 g;或浸酒;研末1~2 g。外用:鲜品捣敷;或研磨调敷;或磨汁涂。

选方

(1)治瘿气:黄药子一斤。浸洗净,酒一斗浸之,每日早晚常服一盏,忌一切毒物及不得喜怒。

(2)治缠喉风,颐颌肿及胸膈有痰,汤水不下者:黄药子一两。为细末,每服一钱,白汤下。吐出顽痰。

(3)治小儿咽喉肿痛:苦药子、白僵蚕各等份。上二味,捣为细散,每服半钱匕,白矾水调下,量儿大小加减。

(4)治舌肿及重舌:黄药、甘草(炙,锉)各一两。上二味,粗捣筛,每服三钱匕,以水一盏,煎至七分,去滓,食后温服。

(5)治发背痈疽脓尽,四面皮粘,恐再有脓毒攻起:黄药子、白药子各一两,赤小豆一合。上三味为末,水调敷。

(6)治瘰疬:黄独鲜块茎60~90 g,鸭蛋1枚,水煎,调些酒服。

(7)治睾丸炎:黄独根9~15 g,猪瘦肉120 g。水炖,服汤食肉,每日1剂。

(8)治毒蛇咬伤:黄药子9 g,天葵根、生南星各3 g。捣茸敷伤口。

(9)治扭伤:黄独根、七叶一枝花(均鲜用)各等量。捣烂外敷。

(10)治鼻衄不止:黄药子为末,每服二钱匕,煎阿胶汤下。良久以新水调面一匙头服之。

(11)治舌上出血不止:黄药子一两,青黛一分。上为细末,每服一钱匕,食前新汲水调下,日二服。

(12)治腹泻:黄药子研末,每次3 g,开水吞服。

(13)治咳嗽气喘:黄独块茎、胡颓子叶各9 g,甘蔗节2个,水煎服。

936. 薯莨

【药材名称】 薯莨。

【学名及分类】 *Dioscorea cirrhosa* Lour.,为薯蓣科薯蓣属植物。

【俗　　名】 血三七、雄黄七、血葫芦、朱砂七、红药子。

【习性及生境】 生于海拔300~1 800 m的山坡、路旁、河谷边的杂木林、阔叶林、灌木丛中或林边。

【识别特征】 粗壮藤本,块茎圆锥形,长圆形或卵形,表面棕黑色,切面鲜时紫红色、干后紫褐色、茎右旋、无毛、下部具刺,叶在茎下部互生,中上部对生,叶片草质,长椭圆形,宽披尖形至窄披尖形,雄穗状花序腋生,单生的常排成圆锥花序,花淡绿色,雌花序穗状,单生叶腋,疏花,蒴果不反折,呈扁圆状,种子扁平,着生于果实每室中央,周围具膜质宽翅。花期4—6月,果期7月至翌年1月。

【药用部位】 块茎。

【采收加工】 5—8月采挖,捣碎鲜用或切片晒干。

【产地及分布】 国内分布于华中及浙江、福建、台湾、广东、广西、贵州、四川、云南、西藏。湖南省内分布于沅陵、通道等地。

【性味归经】 味苦,性凉,小毒。

【功用主治】 活血止血、理气止痛、清热解毒;主治咯血、呕血、衄血、尿血、便血、崩漏、月经不调、痛经、经闭、产后腹痛、脘腹胀痛、痧胀腹痛、热毒血痢、水泻、关节痛、跌打肿痛、疮疖、带状疱疹、外伤出血。

【用法用量】 内服:煎汤,3~9 g;绞汁或研末。外用:研末敷或磨汁涂。

选方

(1)治咯血:薯莨、藕节各9 g,茅草根6 g。共炒焦后,煎水服。

(2)治内痔出血:薯茛、旱莲草、海蚌含珠各15 g。水煎服。

(3)治红崩:薯茛、红鸡冠花各9 g,百草霜3 g。共研末,煮米酒服。

(4)治月经不调:薯茛10 g,月月红10 g。水煎服。

(5)治妇女血气痛:薯茛根磨1.2~1.5 g。开水冲服。

(6)治瘀血停滞:薯茛、凤叉蕨、大血藤、松节各等份。共研末,每服6 g,温酒冲服。

(7)治心胃气痛:薯茛6 g,万年荞9 g,木姜子9 g,刺梨根15 g。水煎服。

(8)治跌打损伤:薯茛块茎9 g,茜草15 g,朱砂根9 g,丹参9 g,紫金牛6 g。水煎服。

(9)治痈疮红肿:薯茛、木鳖瓜各适量。共捣烂,敷患处。

(10)治水火烫伤:薯茛晒干研末,调蜂蜜外搽患处。

937. 日本薯蓣

【药材名称】 山药。

【学名及分类】 *Dioscorea japonica* Thunb.,为薯蓣科薯蓣属植物。

【俗　　　名】 野山药、千担苕、土淮山、风车子、野白菇、千斤拔、山蝴蝶。

【习性及生境】 生于海拔400~1 500 m的山地疏林中或灌木丛、草丛中。

【识别特征】 缠绕草质藤本。块茎长圆柱形,垂直生长,直径达3 cm左右,外皮棕黄色,干时皱缩。茎绿色,有时带淡紫红色,右旋。单叶,在茎下部的互生,中部以上的对生;叶片纸质,变异大,通常为三角状披针形。雌雄异株。雄花序为穗状花序,长2~8 cm,近直立。蒴果不反折,三棱状扁圆形或三棱状圆形。花期5—10月,果期7—11月。

【药用部位】 块茎。

【采收加工】 5—8月采挖,捣碎鲜用或切片晒干。

【产地及分布】 国内分布于华中、华东、华南及四川、贵州。湖南省内产桑植、慈利、永顺、新晃、芷江、会同、武冈、新宁、资兴、宜章、浏阳、南岳。

【性味归经】 味甘,性平,归脾、肺、肾经。

【功用主治】 健胃补肾、补脾、养肺、益精;主治脾虚久泻、久痢、食少浮肿、肺虚咳喘、消渴、遗精、带下、肾虚尿频、慢性肾炎。外用治痈疮、瘰疬。

【用法用量】 内服:煎汤,15~30 g,大剂量60~250 g;或入丸、散。外用:捣敷。补阴,宜生用;健脾止泻,宜炒黄用。

鸢尾科

938. 射干

【药材名称】 射干。

【学名及分类】 *Belamcanda chinensis* (L.) Redouté.,为鸢尾科射干属植物。

【俗　　　名】 乌扇、乌蒲、黄远、乌蓮、夜干、乌翣、乌吹、草姜、鬼扇、凤翼、扁竹根、仙人掌、紫金牛、野萱花、扁竹、地蒳竹、较剪草、黄花蒳蓄、开喉箭、黄知母、冷水丹、冷水花、扁竹兰、金蝴蝶、金绞剪、紫良姜、铁扁担、六甲花、扇把草、鱼翅草、山蒲扇、剪刀草、老君扇、高搜山、凤凰草。

【习性及生境】生于海拔1 000 m以下的山坡、草原、田野旷地、山地林缘,常见栽培。

【识别特征】多年生草本。根状茎为不规则的块状,斜伸,黄色或黄褐色;须根多数,带黄色。茎高1.0~1.5 m,实心。叶互生,嵌迭状排列,剑形。花序顶生,叉状分枝;花梗细,长约1.5 cm;苞片披针形或卵圆形;花橙红色,散生紫褐色的斑点,直径4~5 cm;花被裂片6,2轮排列;花柱上部稍扁,顶端3裂;子房下位,倒卵形,3室,中轴胎座,胚珠多数。蒴果倒卵形或长椭圆形;种子圆球形,黑紫色,有光泽,直径约5 mm,着生在果轴上。花期6—8月,果期7—9月。

【药用部位】根茎。

【采收加工】10月上旬地上部分枯萎时,挖掘根茎,洗净泥土,晒至半干,搓去须根,再晒干。

【产地及分布】国内分布于北京、天津、河北、山西、湖南等地。湖南省内广布。

【性味归经】味苦、辛,性寒,有毒,归肺、肝经。

【功用主治】清热解毒、祛痰利咽、消瘀散结;主治咽喉肿痛、痰壅咳喘、瘰疬结核、疟母症瘕、痈肿疮毒。

【用法用量】内服:煎汤,5~10 g;或入丸、散;或鲜品捣汁;或浸酒。外用:煎水洗,或研末吹喉;或捣烂敷。

选方

(1)治喉痹:射干,锉细,每服五钱七,水一盏半,煎至八分,去滓。入蜜少许,旋旋服。

(2)治白喉:射干3 g,山豆根3 g,金银花15 g,甘草6 g。水煎服。

(3)治咳而上气,喉中有水鸣声:射干十三枚(一法三两),麻黄四两,生姜四两,细辛、紫菀、款冬花各三两,五味子半升,大枣七枚,半夏(大者,洗)八枚(一法半升)。上九味,以水一斗二升,先煮麻黄两沸,去上沫,纳诸药,煮取三升,分温三服。

(4)治腮腺炎:射干鲜根10~15 g,水煎,饭后服,日服2次。

(5)治小儿疝,发时肿痛如刺:用生射干汁,取下,亦可丸服之。

(6)治瘰疬结核,因热气结聚:射干、连翘、夏枯草各等份,为丸。每服二钱,饭后白汤下。

(7)治乳痈初起:射干根(如僵蚕者),同萱草根为末,蜜调服。

(8)治胃热停痰,有血积上吐者:射干、川贝母、怀生地、牡丹皮各等份。为末,每服一钱五分,食后白汤下。

(9)治水蛊腹大,动摇水声,皮肤黑:射干细捣绞汁,服如鸡子,即下水。

(10)治关节炎,跌打损伤:射干90 g,入白酒500 g,浸泡1星期。每次饮15 g,每日2次。

(11)治二便不通,诸药不效:射干捣汁,服一盏立通。

939. 唐菖蒲

【药材名称】搜山黄。

【学名及分类】*Gladiolus gandavensis* Van Houtte,为鸢尾科唐菖蒲属植物。

【俗　　名】菖兰、剑兰、菖蒲花、标杆花、谷穗花、荸荠莲。

【习性及生境】栽培植物。

【识别特征】多年生草本。根须状;球茎扁鱼形,被薄膜。茎直立,多单生,高60~90 cm。叶2列,剑形,长达60 cm,渐上则渐短,宽2~4 cm,平行脉。花序长穗状,具革质的佛焰苞。每苞内有花1朵;花大形,红色或黄色、白色、橙黄色、粉红色等;花筒宽漏斗状,裂片6,长圆形,上面3枚较大,先端钝而短尖,有条纹;雄蕊3,着生于花筒喉部;花柱细长,柱头3裂。苞果长圆形,胞背开裂。种子扁平,有翅。花期7—9月,果期8—10月。

【药用部位】球茎。

【采收加工】9—11月采挖,鲜用或晒干。

【产地及分布】 国内分布于山西、辽宁、新疆、香港等地。湖南省内分布于长沙、雁峰、衡阳、绥宁、临澧、武陵源、南县、中方、辰溪、新晃、洪江、龙山、石门、慈利、桑植、沅陵、保靖。

【性味归经】 味苦、辛,性凉,有毒。

【功用主治】 清热解毒、散瘀消肿;主治痈肿疮毒、咽喉肿痛、痄腮、痧症、跌打损伤。

【用法用量】 内服:煎汤,3~9 g。外用:酒磨或水磨汁涂,或捣敷。

(1)治疮毒:搜山黄捣烂,拌蜂蜜等份,敷患处。

(2)治咽喉红痛:搜山黄研末,加冰片少许,取0.3 g吹入喉中。

(3)治腮腺炎:搜山黄球茎在酒或水中磨成浓汁,外搽患处,每日2次。

(4)治跌打损伤:搜山黄15 g,泡酒500 g,早晚各服9~15 g。

(5)治虚热:搜山黄15 g。煎水服。

940. 蝴蝶花

【药材名称】 蝴蝶花。

【学名及分类】 *Iris japonica* Thunb.,为鸢尾科鸢尾属植物。

【俗　　名】 凫翳、铁扁担、燕子花、蓝花铰剪、紫燕、豆豉草、开喉箭、过山虎、搜山虎、六角草、知母、告剪草、剑刀草、兰花草、扁竹、金扁担、豆豉叶、扁竹叶。

【习性及生境】 生于海拔1 500 m以下的山坡较荫蔽而湿润的草地、疏林下或林缘草地。

【识别特征】 多年生草本。根状茎可分为较粗的直立根状茎和纤细的横走根状茎。直立的根状茎扁圆形,具多数较短的节间,棕褐色;须根生于根状茎的节上,分枝多。叶基生,暗绿色,有光泽。花茎直立,高于叶片,顶生稀疏总状聚伞花序,分枝5~12个;苞片叶状,3~5枚,宽披针形或卵圆形,其中包含有2~4朵花,花淡蓝色或蓝紫色,直径4.5~5.0 cm;外花被裂片倒卵形或椭圆形,内花被裂片椭圆形或狭倒卵形。蒴果椭圆状柱形,无喙,6条纵肋明显;种子黑褐色,为不规则的多面体,无附属物。花期3—4月,果期5—6月。

【药用部位】 全草。

【采收加工】 春、夏季采收,切段晒干。

【产地及分布】 国内分布于陕西南部、甘肃南部、江苏、安徽、浙江、福建、湖北、广东、广西、四川、贵州、云南等地。湖南省内产龙山、桑植、慈利、石门、永顺、沅陵、芷江、洪江、洞口、江华、南岳。

【性味归经】 味苦,性寒,小毒。

【功用主治】 清热解毒、消肿止痛;主治肝炎、肝肿大、肝区痛、胃痛、咽喉肿痛、便血。

【用法用量】 内服:煎汤,6~15 g。

941. 鸢尾

【药材名称】 鸢尾。

【学名及分类】 *Iris tectorum* Maxim.,为鸢尾科鸢尾属植物。

【俗　　名】 乌园、乌鸢、紫蝴蝶、蓝蝴蝶、老鸦扇、扁竹叶、九把刀、燕子花、扁竹兰、扁竹、蒲扇风、老君扇、扁柄草、铁扁担、交剪七、鲤鱼尾。

【习性及生境】 生于海拔 1 400 m 以下的林缘、水边湿地及向阳坡地。

【识别特征】 多年生草本，植株基部围有老叶残留的膜质叶鞘及纤维。根状茎粗壮，二歧分枝，直径约 1 cm，斜伸；须根较细而短。叶基生，黄绿色，稍弯曲，中部略宽，宽剑形，长 15~50 cm，宽 1.5~3.5 cm，顶端渐尖或短渐尖，基部鞘状，有数条不明显的纵脉。花茎光滑，顶部常有 1~2 个短侧枝，中、下部有 1~2 枚茎生叶；苞片 2~3 枚，绿色，草质，边缘膜质，色淡，披针形或长卵圆形，顶端渐尖或长渐尖，内包含有 1~2 朵花；花蓝紫色，直径约 10 cm；花梗甚短；花被管细长，长约 3 cm，上端膨大成喇叭形，外花被裂片圆形或宽卵形，顶端微凹，爪部狭楔形，中脉上有不规则的鸡冠状附属物，成不整齐状裂，内花被裂片椭圆形，花盛开时向外平展，爪部突然变细；雄蕊长约 2.5 cm，花药鲜黄色，花丝细长，白色；花柱分枝扁平，淡蓝色，长约 3.5 cm，顶端裂片近四方形，有疏齿，子房纺锤状圆柱形，长 1.8~2.0 cm。蒴果长椭圆形或倒卵形，有 6 条明显的肋，成熟时自上而下 3 瓣裂；种子黑褐色，梨形，无附属物。花期 4—5 月，果期 6—8 月。

【药用部位】 叶、全草。

【采收加工】 6—10 月采收，切碎鲜用。

【产地及分布】 国内分布于香港、新疆、湖南、贵州、四川等地。湖南全省广布。

【性味归经】 味辛、苦，性凉，有毒。

【功用主治】 清热解毒、祛风利湿、消肿止痛；主治咽喉肿痛、肝炎、肝肿大、膀胱炎、风湿痛、跌打肿痛、疮疖、皮肤瘙痒。

【用法用量】 内服：煎汤，6~15 g；或绞汁，或研末。外用：捣敷；或煎汤洗。

（1）治镇喉风（类似白喉）：鲜鸢尾全草若干，洗净，捣烂，加 1 倍量冷开水调匀，挤滤液服用，每 3~5 min，含服 1~2 匙（约 15 ml）。

（2）治膀胱炎：鸢尾叶 3 g，红糖为引。水煎服。

（3）治风湿：鸢尾叶舂烂，兑酒焙热敷。并泡酒服。

（4）治跌打肿痛：鲜鸢尾 30 g，鲜香蓼、鲜红鸭脚菜各 60 g。共捣烂，酒炒热敷。

（5）治骨折：鸢尾鲜全草适量，捣烂，胡椒为引，调匀敷患处。

灯芯草科

942. 灯芯草

【药材名称】 灯心草。

【学名及分类】 *Juncus effusus* L.，为灯芯草科灯芯草属植物。

【俗　　　名】 虎须草、赤须、灯心、灯草、碧玉草、水灯心、铁灯心、虎酒草、曲屎草、秧草。

【习性及生境】 生于海拔 1 500 m 以下的水旁、田边等潮湿处。

【识别特征】 多年生草本，高 35~100 cm。根茎横走，具多数须根。茎圆筒状，直径 1~2 mm，外具明显条纹，淡绿色。无茎生叶，基部具鞘状叶，长者呈淡赤褐色，短者呈褐色或黑褐色，有光泽。复聚伞花序，假侧生，由多数小花密聚成簇；花淡绿色，具短柄；花被 6，2 轮，裂片披针形，长 2.0~2.5 mm，背面被柔毛，边缘膜质，纵脉 2 条；雄蕊 3，较花被短；子房 3 室，花柱不明显，柱头 3 枚。蒴果卵状三棱形或椭圆形，长约 2 mm，先端钝，淡黄褐色。种子多数，斜卵形。花期 4—7 月，果期 6—9 月。

【药用部位】　茎髓、全草。

【采收加工】　9—10月采割下茎秆,顺茎划开皮部,剥出髓心,捆把晒干。8—10月采割全草,晒干。

【产地及分布】　国内产黑龙江、吉林、辽宁、河北、陕西、甘肃、山东、江苏、安徽、浙江、江西、福建、台湾、河南、湖北、湖南、广东、广西、四川、贵州、云南、西藏。湖南全省广布。

【性味归经】　味甘、淡,性微寒,归心、肺、小肠、膀胱经。

【功用主治】　利水通淋、清心降火;主治淋病、水肿、小便不利、湿热黄疸、心烦不寐、小儿夜啼、喉痹、口疮、创伤。

【用法用量】　内服:煎汤,1~3 g,鲜品15~30 g;或入丸、散。治心烦不眠,朱砂拌用。外用:适量,煅存性研末撒;或用鲜品捣烂敷,扎把外擦。

选方

(1)治五淋癃闭:灯心草一两,麦门冬、甘草各五钱。浓煎饮。

(2)治热淋:鲜灯心草、车前草、凤尾草各一两。淘米水煎服。

(3)治黄疸:灯心草、天胡荽各一两。水煎,加甜酒少许调服。

(4)治失眠,心烦:灯心草18 g。煎汤代茶常服。

(5)治小儿夜啼:用灯心草烧灰涂乳上与吃。

(6)治小孩热病抽搐:灯心草120 g,鲜苦桃树二重皮120 g。同杵烂敷头额部、手足心。

(7)治吐血:以灯心净碗内烧灰,以物盖之,研为末。每服半钱或一钱,麝香汤调下。

(8)治破伤出血:用灯心草烂嚼和唾贴之,以帛裹,血立止。

(9)治蜈蚣咬:用灯草蘸油点灯,以灯烟熏之。

(10)治虫蚁入耳挑不出者:以灯心浸油钓出虫。

(11)治偷针眼:用灯心二寸,蘸香油点之。

943. 翅茎灯芯草

【药材名称】　翅茎灯心草。

【学名及分类】　*Juncus alatus* Franch. & Sav.,为灯芯草科灯芯草属植物。

【俗　　名】　翅茎灯心草。

【习性及生境】　生于海拔400~2 300 m的水边、田边、湿草地和山坡林下阴湿处。

【识别特征】　多年生草本,高11~48 cm;根状茎短而横走,具淡褐色细弱的须根。叶基生和茎生,叶片扁平或圆柱形,顶端尖或钝,边缘常膜质,外轮常有明显背脊,花柱圆柱状或线形,胚珠多数。种子椭圆形,长约0.5 mm,黄褐色,具纵条纹。花期4—7月,果期5—10月。

【药用部位】　全草。

【采收加工】　9—10月采割下茎秆,顺茎划开皮部,剥出髓心,捆把晒干。8—10月采割全草,晒干。

【产地及分布】　国内分布于华中、华东、华南、西南及陕西、河北、甘肃。湖南省内产桑植、石门、永顺、龙山、城步、新宁。

【性味归经】　味淡、微苦,性寒,归心、肝、肺经。

【功用主治】　清热泻火、熄风镇痉、利尿通淋、泄热安神;主治心烦口渴、口舌生疮、尿路感染、小便不利、淋证、白带、感冒、惊风。

【用法用量】　内服:煎汤,1~3 g,鲜品15~30 g;或入丸、散。治心烦不眠,朱砂拌用。外用:适量,煅存性研末撒;或用鲜品捣烂敷,扎把外擦。

944. 野灯芯草

【药材名称】 龙须草。

【学名及分类】 *Juncus setchuensis* Buchenau ex Diels，为灯芯草科灯芯草属植物。

【俗　　名】 秧草、疏花灯心草、野灯心草。

【习性及生境】 生于海拔 1 800 m 以下的山沟、道旁的浅水处。

【识别特征】 多年生草本，高 25~65 cm；根状茎短而横走，须根黄褐色。茎丛生，直立，圆柱形，茎内充满白色髓心。叶呈鞘状或鳞片状，长 1.0~9.5 cm，基部红褐色至棕褐色；叶片退化为刺芒状。聚伞花序假侧生；花多朵排列紧密或疏散；总苞片生于顶端，圆柱形，似茎的延伸，长 5~15 cm，顶端尖锐。蒴果通常卵形，比花被片长，顶端钝，成熟时黄褐色至棕褐色。种子斜倒卵形，长 0.5~0.7 mm，棕褐色。花期 5—7 月，果期 6—9 月。

【药用部位】 全草。

【采收加工】 全年均可采，去根、杂质，洗净，切段，鲜用或晒干。

【产地及分布】 国内分布于山西、辽宁、吉林、云南、青海、福建等地。湖南省内广布。

【性味归经】 味苦，性凉，归心、小肠经。

【功用主治】 利水通淋、泄热、安神、凉血止血；主治热淋、肾炎水肿、心热烦躁、心悸失眠、口舌生疮、咽痛、齿痛、目赤肿痛、衄血、咯血、尿血。

【用法用量】 内服：煎汤，0.3~1.0 两。

选方

（1）治尿路感染：龙须草、水前草各一两，土茯苓三钱；或龙须草、小蓟草、乌蔹莓各一两，白茅根二两。水煎服。

（2）治失眠，神经衰弱：鲜龙须草二两，夜交藤一两，丹参五钱。水煎服。

（3）治糖尿病：龙须草二两，鹿茸草一两。水煎服。

鸭跖草科

945. 杜若

【药材名称】 杜若。

【学名及分类】 *Pollia japonica* Thunb.，为鸭跖草科杜若属植物。

【习性及生境】 生于海拔 1 000 m 以下的山沟林边阴湿处及溪边。

【识别特征】 多年生草本。根状茎长而横走。茎粗壮，不分枝，高可达 80 cm，叶鞘无毛；叶片长椭圆形，基部楔形，顶端长渐尖，近无毛，上面粗糙。蝎尾状聚伞花序，常多个成轮排列，一般地集成圆锥花序，花序远远地伸出叶子，各级花序轴和花梗被相当密的钩状毛；总苞片披针形，萼片无毛，宿存；花瓣白色，倒卵状匙形，果球状，果皮黑色，每室有种子数颗。种子灰色带紫色。7—9 月开花。9—10 月结果。

【药用部位】 根茎、全草。

【产地及分布】 国内分布于江苏、安徽、浙江、江西、福建、台湾、湖北、广东、广西、四川、贵州等地。湖南省内产桑植、永顺、凤凰、芷江、洪江、会同、洞口、江华、宜章、浏阳、南岳、靖州。

【性味归经】 味微苦，性凉。

【功用主治】 清热利尿、解毒消肿；主治小便黄赤、热淋、疔痈疮肿、蛇虫咬伤。

【用法用量】 内服：煎汤，每次 1~3 钱。

946. 水竹叶

【药材名称】 水竹叶。

【学名及分类】 *Murdannia triquetra*（Wall.）Bruckn.，为鸭跖草科水竹叶属植物。

【俗　　名】 鸡舌草、鸡舌癀、小叶挂蓝青、小叶鸦雀草、鸭脚草、水金钗、断节草、分节草、水叶草、水竹叶菜。

【习性及生境】 生于山谷湿地、溪旁。

【识别特征】 多年生草本。横走根状茎，具叶鞘。茎肉质，下部匍匐，节上生根，叶无柄，叶片竹叶形，平展或稍折叠，顶端渐尖而头钝。花序通常仅有单朵花，顶生并兼腋生，花序梗顶生者梗长，腋生者短，花序梗中部有苞片，萼片绿色，狭长圆形，浅舟状，无毛，果期宿存；花瓣粉红色，紫红色或蓝紫色，倒卵圆形，花丝密生长须毛。蒴果卵圆状三棱形，种子短柱状，不扁，红灰色。花期 9—10 月，果期 10—11 月。

【药用部位】 全草。

【采收加工】 7—9 月采收，鲜用或晒干。

【产地及分布】 国内分布于台湾、陕西、四川、北京、辽宁等地。湖南省内分布于祁东、耒阳、邵东、新宁、岳阳、华容、汨罗、安乡、桃源、津市、武陵源、资阳、赫山、北湖、桂阳、永兴、临武、汝城、双牌、江永、鹤城、新晃、吉首、泸溪、花垣、株洲、衡东、常宁、保靖、浏阳。

【性味归经】 味甘，性平，归肝、脾经。

【功用主治】 清热凉血、利尿、解毒；主治肺炎、咯血、热淋、无名肿毒。

【用法用量】 内服：煎汤，9~15 g，鲜品 30~60 g。外用：捣敷。

 选方

（1）治肺炎高热喘咳：鲜水竹叶 15~24 g。酌加水煎，蜜调服，每日 2 次。

（2）治咯血：鲜水竹叶全草 45 g。同豆腐炖服。

（3）治小便不利：鲜水竹叶 30~60 g。酌加水煎，调冰糖内服，每日 2 次。

（4）治肠热下痢赤白：鲜水竹叶 30 g。洗净，煎汤，调乌糖少许内服。

（5）治白带：鲜水竹叶全草 60~125 g，淡菜 30 g。水煎服。

（6）治口疮舌烂：鲜水竹叶 60 g。捣汁，开水 1 杯，漱口，5~6 min，每日数次。

（7）治疮疖：鲜水竹叶 90 g，冰糖 15 g。炖服，并将药渣敷患处。

（8）治指头炎未成脓者：鲜水竹叶茎叶一握。醋糟少许，共捣水煎，烂外敷。

（9）治鸡眼：鲜水竹叶和冬蜜捣烂敷患处，每日换 2~3 次。

947. 饭包草

【药材名称】 竹叶菜。

【学名及分类】 *Commelina benghalensis* L.，为鸭跖草科鸭跖草属植物。

【俗　　名】 竹菜、竹仔菜、竹竹菜、竹叶菜、火柴头、千日晒、大号日头舅、大叶兰花竹仔草、粉节草、大叶兰花草。

【习性及生境】	生于海拔1 000 m以下的田边、沟内或林下阴湿处。
【识别特征】	多年生草本。茎大部分匍匐,节上生根,上部及分枝上部上升,长可达70 cm,被疏柔毛。叶有明显的叶柄;叶片卵形,近无毛。总苞片漏斗状,与叶对生,常数个集于枝顶,下部边缘合生,长8~12 mm,被疏毛;花序下面一枝具细长梗,具1~3朵不孕的花,伸出佛焰苞,上面一枝有花数朵,结实,不伸出佛焰苞;花瓣蓝色,圆形,长3~5 mm;内面2枚具长爪。蒴果椭圆状,3室,腹面2室每室具两颗种子。种子长近2 mm,多皱并有不规则网纹,黑色。花期夏秋。花期6—7月,果期11—12月。
【药用部位】	全草。
【采收加工】	6—9月采收,鲜用或晒干。
【产地及分布】	国内分布于陕西、江苏、广西、贵州、山东等地。湖南省内分布于衡阳、衡南、衡山、祁东、洞口、绥宁、华容、安乡、澧县、资阳、南县、苏仙、宜章、永兴、嘉禾、临武、汝城、零陵、双牌、道县、新田、会同、麻阳、芷江、靖州、吉首、花垣、古丈、永顺。
【性味归经】	味苦,性寒。
【功用主治】	清热解毒、利水消肿;主治热病发热、烦渴、咽喉肿痛、热痢、热淋、痔疮、疔疮痈肿、蛇虫咬伤。
【用法用量】	内服:煎汤,15~30 g,鲜品30~60 g。外用:鲜品捣敷;或煎水洗。

(1)治小便不通,淋沥作痛:竹叶菜一至二两,酌加水煎,可代茶常饮。

(2)治赤痢:鲜竹叶菜二至三两,水煎服。

(3)治疔疮肿毒,红肿疼痛:竹叶菜一握,以冷开水洗净,和冬蜜捣匀敷贴,口换二次。

(4)治蛇伤:鲜竹叶菜,以冷开水洗净,捣烂绞汁冷服,渣敷伤部。

948. 鸭跖草

【药材名称】	鸭跖草。
【学名及分类】	*Commelina communis* L.,为鸭跖草科鸭跖草属植物。
【俗　　名】	鸡舌草、碧竹子、青耳环花、竹叶草、鸭脚草、耳环草、碧蝉儿花、蓝姑草、竹鸡草、竹叶菜、碧蝉花、水竹子、竹叶兰、竹根菜、兰花草、野靛青、竹叶活血丹、鸡冠菜、蓝花姑娘、鸭仔草。
【习性及生境】	生于海拔1 000 m以下的林缘、草地。
【识别特征】	一年生披散草本。茎匍匐生根,多分枝,长可达1 m,下部无毛,上部被短毛。叶披针形至卵状披针形。总苞片佛焰苞状,顶端短急尖,基部心形,长1.2~2.5 cm,边缘常有硬毛;聚伞花序;上面一枝具花3~4朵,具短梗。花梗花期长仅3 mm,果期弯曲,长不过6 mm;萼片膜质,长约5 mm,内面2枚常靠近或合生;花瓣深蓝色;内面2枚具爪,长近1 cm。蒴果椭圆形,长5~7 mm,有种子4颗。种子长2~3 mm,棕黄色,有不规则窝孔。
【药用部位】	全草。
【采收加工】	6—7月开花期采收全草,鲜用或阴干。
【产地及分布】	国内分布于重庆、湖南、湖北、广东、广西等地。湖南省内广布。
【性味归经】	味甘、淡,性寒,归肺、胃、膀胱经。
【功用主治】	清热解毒、利水消肿;主治风热感冒、热病发热、咽喉肿痛、痈肿疔毒、水肿、小便热淋涩痛。
【用法用量】	内服:煎汤,15~30 g;鲜品60~90 g,或捣汁。外用:捣敷。

(1)治高热惊厥:鸭跖草15 g,钩藤6 g。水煎服。

(2)治流行性腮腺炎:鲜鸭跖草60 g,板蓝根15 g,紫金牛6 g,水煎服;另用鲜草适量,捣烂外敷肿处。

(3)治黄疸型肝炎:鸭跖草120 g,猪瘦肉60 g。水炖,服汤食,每日1剂。

(4)治赤白痢疾:鸭跖草15 g,竹叶9 g。水煎服。

(5)治小便不通:鸭跖草一两,车前草一两。捣汁入蜜少许,空心服之。

(6)治咯血、吐血:鸭跖草、地星宿各60 g。捣茸,冲淘米水服。

(7)治高血压病:鸭跖草30 g,蚕豆花9 g。水煎当茶饮。

949. 紫竹梅

【药 材 名 称】 紫鸭跖草。

【学名及分类】 *Tradescantia pallida*(Rose)D. R. Hunt,为鸭跖草科紫露草属植物。

【俗　　　　名】 紫鸭跖草、紫竹兰、紫锦草。

【习性及生境】 喜温暖、湿润及阳光充足的环境,耐半阴,不耐寒,较耐旱;不择土壤;生长适温20~30 ℃;花期5—11月。

【识 别 特 征】 多年生披散草本,高20~50 cm。茎多分枝,紫红色,节上常生须根,叶片互生,长圆形,先端渐尖,上面暗绿色,边缘绿紫色,下面紫红色。花密生在二叉状的花序柄上,下具线状披针形苞片,萼片绿色,卵圆形,宿存;子房卵形,花柱丝状而长,蒴果椭圆形,种子三棱状半圆形,夏秋开花。

【药 用 部 位】 全草。

【采 收 加 工】 7—9月采收,鲜用或晒干。

【产地及分布】 全国广布。湖南全省广布。

【性味归经】 味淡、甘,性凉,有毒,归心、肝、膀胱经。

【功用主治】 解毒、散结、利尿、活血;主治痈疮肿毒、瘰疬结核、毒蛇咬伤、淋证、跌打损伤。

【用法用量】 内服:煎汤,9~15 g,鲜品30~60 g。外用:捣敷;或煎水洗。

(1)治蛇泡疮:紫竹梅叶适量,煎汤外洗。

(2)治痈疽肿毒:紫竹梅、仙巴掌捣敷。

(3)治腹股沟或腋窝结核:鲜紫竹梅60 g。清水煎服,或加仙巴掌合煎。

(4)治诸淋:鲜紫竹梅30~60 g。合冰糖煎服。

950. 紫露草

【药 材 名 称】 紫鸭跖草。

【学名及分类】 *Tradescantia ohiensis* Raf.,为鸭跖草科紫露草属植物。

【俗　　　　名】 鸭舌草、毛萼紫露草。

【习性及生境】 栽培植物。

【识 别 特 征】 茎直立分节、壮硕、簇生;株丛高大,高度可达25~50 cm;叶互生,每株5~7片线形或披针形茎叶。花序顶生、伞形,花紫色,花瓣、萼片均3片,卵圆形萼片为绿色,广卵形花瓣为蓝紫色;雄蕊6枚,3枚退化、2枚可育、1枚短而纤细、无花药;雌蕊1枚,子房卵圆形,具3室,花杜细长,柱头锤状;蒴果近圆形,长5~7 mm,无毛;种子橄榄形,长3 mm。花期为6月至10月下旬。

【药用部位】 全草。

【采收加工】 7—9月采收,鲜用或晒干。

【产地及分布】 国内分布于华北、华南、华中等地。湖南省内分布于长沙、攸县、茶陵、醴陵、雨湖、衡南、大祥、洞口、湘阴、临湘、赫山、嘉禾、汝城、祁阳、中方、辰溪、新晃、靖州、临澧。

【性味归经】 味淡、甘,性凉,有毒,归心、肝、膀胱经。

【功用主治】 解毒、散结、利尿、活血;主治痈疮肿毒、瘰疬结核、毒蛇咬伤、淋证、跌打损伤。

【用法用量】 内服:煎汤,9~15 g,鲜品30~60 g。外用:捣敷;或煎水洗。

选方

(1)治蛇泡疮:紫鸭跖草叶适量,煎汤外洗。

(2)治痈疽肿毒:鲜紫鸭跖草、仙巴掌捣敷。

(3)治腹股沟或腋窝结核:鲜紫鸭跖草60 g。清水煎服,或加仙巴掌合煎。

(4)治诸淋:鲜紫鸭跖草30~60 g。合冰糖煎服。

谷精草科

951. 谷精草

【药材名称】 谷精草。

【学名及分类】 *Eriocaulon buergerianum* Körn.,为谷精草科谷精草属植物。

【俗　　名】 戴星草、文星草、流星草、移星草、珍珠草、鱼眼草、天星草、佛顶珠、灌耳草、翳子草、满天星、羊壳珠、金箍棒、鼓锤草、谷星草、谷精子、耳朵刷子、挖耳朵草、衣钮草、癞痢头草。

【习性及生境】 生于沼泽、溪沟和田边阴湿处。

【识别特征】 草本。叶线形,丛生,半透明,具横格,长4~10(~20)cm,中部宽2~5 mm,脉7~12(~18)条。花葶多数,长达25(~30)cm,粗0.5 mm,扭转,具4~5棱;鞘状苞片长3~5 cm,口部斜裂;花序熟时近球形,禾秆色;总苞片倒卵形至近圆形,禾秆色,下半部较硬,上半部纸质,不反折,无毛或边缘有少数毛,下部的毛较长;总(花)托常有密柔毛;苞片倒卵形至长倒卵形,背面上部及顶端有白短毛;雄花:花萼佛焰苞状,外侧裂开,3浅裂,背面及顶端多少有毛;花冠裂片3,近锥形,几等大,近顶处各有1黑色腺体,端部常有2细胞的白短毛;雄蕊6枚,花药黑色;雌花:萼合生,外侧开裂,顶端3浅裂,长1.8~2.5 mm,背面及顶端有短毛,外侧裂口边缘有毛,下长上短;花瓣3枚,离生,扁棒形,肉质,顶端各具1黑色腺体及若干白短毛,果成熟时毛易落,内面常有长柔毛;子房3室,花柱分枝3,短于花柱。种子矩圆状,表面具横格及T字形突起。花果期7—12月。

【药用部位】 带花茎的头状花序。

【采收加工】 9—10月采收,将花茎拔出,晒干。

【产地及分布】 国内分布于台湾、云南、贵州、湖南、湖北等地。湖南省内分布于茶陵、衡山、隆回、云溪、北湖、宜章、临武、双牌、蓝山、溆浦、会同、新晃、通道、永顺、衡东、石门、桑植、安化、桂东、安仁、沅陵、龙山。

【性味归经】 味辛、甘,性平,归肝、胃经。

【功用主治】 祛风散热、明目退翳;主治目赤翳障、羞明流泪、雀目、头痛、鼻渊、喉痹、牙痛及风疹瘙痒。

【用法用量】 内服:煎汤,9~12 g;或入丸、散。外用:煎汤外洗;或烧存性,研末外撒;或为末吹鼻、烧烟熏鼻。

（1）治风毒赤眼，无问久新：谷精草去根，一两，井泉石净洗，研，半两，豉焙干，一合，井中苔焙干，半两。上四味，捣罗为细散。每服二钱匕，空心，以井花水调服。

（2）治目中翳膜：谷精草、防风等份。为末，米饮服之。

（3）治小儿雀目，至夜不见物：谷精草半两，甘草半两，炙微赤，锉，干姜一分，锉。上捣为末，用面一两，作烧饼子样。用药三钱入在中间，安慢火内，煨，令熟，用好茶下之。每日早晨一服，至三日后见物。

（4）治偏正头痛：谷精草一两。为末，白面调摊纸花上，贴痛处，干又换。

（5）治脑痛眉痛：谷精草二钱，地龙三钱，乳香一钱。为末，每服半钱，烧烟筒中随左右熏鼻。

（6）治鼻衄：用谷精草捣罗为末，以热面汤调下二钱。

（7）治小儿中暑吐泻：谷精草全草30~60 g，鱼首石9~15 g。水煎内服，每日服2次，连服数次可愈。

（8）治一切遗症、白浊白淋难愈者：谷精草、猪骨髓各一两。酒煎服，以好为度。

禾本科

952. 牛筋草

【药材名称】牛筋草。

【学名及分类】 *Eleusine indica* (L.) Gaertn.，为禾本科䅟属植物。

【俗　　　名】 千金草、千千踏、忝仔草、千人拔、穆子草、牛顿草、鸭脚草、粟仔越、野鸡爪、粟牛茄草、蟋蟀草、扁草、水牯草、油葫芦草、千斤草、尺盆草、稷子草。

【习性及生境】 生于田间荒地。

【识别特征】 一年生草本。根系极发达。秆丛生，基部倾斜。叶鞘两侧压扁而具脊，松弛，无毛或疏生疣毛；叶舌长约1 mm；叶片平展，线形，无毛或上面被疣基柔毛。穗状花序2~7个指状着生于秆顶，很少单生；小穗长4~7 mm，宽2~3 mm，含3~6小花；颖披针形，具脊，脊粗糙。囊果卵形，基部下凹，具明显的波状皱纹。鳞被2，折叠，具5脉。花果期6—10月。

【药用部位】 全草。

【采收加工】 8—9月采挖，去或不去茎，鲜用或晒干。

【产地及分布】 国内广布。湖南省内广布。

【性味归经】 味甘、淡，性平。

【功用主治】 清热利湿、凉血解毒；主治伤暑发热、小儿惊风、乙脑、流脑、黄疸、淋证、小便不利、痢疾、便血、疮疡肿毒、跌打损伤。

【用法用量】 内服：煎汤，9~15 g，鲜品30~90 g。

（1）治高热，抽筋神昏：鲜牛筋草120 g。水3碗，炖1碗，食盐少许，12 h内服尽。

（2）治乙型脑炎：牛筋草30 g，大青叶9 g，鲜芦根15 g。煎水取汁，日服1次，连服3~5 d为1个疗程。

（3）治瘵：牛筋草连根洗去泥，乌骨雌鸡腹内蒸热，去草食鸡。

（4）治湿热黄疸：鲜牛筋草60 g，山芝麻30 g。水煎服。

（5）治淋浊：牛筋草、金丝草、狗尾草各15 g。水煎服。

(6)治痢疾：鲜牛筋草60~90 g，三叶鬼针草45 g。水煎服。

(7)治风湿性关节炎：牛筋草30 g，当归9 g，威灵仙9 g。水煎服。

(8)治乳痈：牛筋草30 g，青皮9 g。水煎服。

(9)治睾丸炎：鲜牛筋草根、茎120 g，荔枝核10个。水煎服。

953. 稗

【药材名称】 稗。

【学名及分类】 *Echinochloa crus-galli*（L.）P. Beauv.，为禾本科稗属植物。

【习性及生境】 生于海拔700 m以下的路旁、草地。

【识别特征】 一年生草本。秆高40~90 cm。叶鞘平滑无毛；叶舌缺；叶片扁平，线形，长10~30 cm，宽6~12 mm。圆锥花序狭窄，长5~15 cm，宽1.0~1.5 cm，分枝上不具小枝，有时中部轮生；小穗卵形，长3~4 mm；第一颖三角形，长为小穗的1/2~2/3，基部包卷小穗；第二颖与小穗等长，具小尖头，有5脉，脉上具刚毛或有时具疣基毛，芒长0.5~1.5 cm；第一小花通常中性，外稃草质，具7脉，内稃薄膜质，第二外稃革质，坚硬，边缘包卷同质的内稃。花果期7—10月。

【药用部位】 根、茎。

【采收加工】 夏季采收，鲜用或晒干。

【产地及分布】 国内分布于东北、华北、华中、华南及新疆。湖南全省广布。

【性味归经】 味苦，性微寒，归肺、肝经。

【功用主治】 止血生肌；主治呕吐、感冒发烧、金疮、外伤出血。

【用法用量】 内服：煎汤，9~15 g。外用：适量，捣敷或研末撒。

954. 淡竹叶

【药材名称】 淡竹叶。

【学名及分类】 *Lophatherum gracile* Brongn.，为禾本科淡竹叶属植物。

【俗　　　名】 竹叶门冬青、迷身草、山鸡米、金竹叶、长竹叶、山冬、地竹、谈竹米、林下竹。

【习性及生境】 生于海拔1 200 m以下的山坡林下或沟边阴湿处。

【识别特征】 多年生草本。具木质根头。须根中部膨大呈纺锤形小块根。秆直立，疏丛生，高40~80 cm，具5~6节。叶鞘平滑或外侧边缘具纤毛；叶片披针形，长6~20 cm，宽1.5~2.5 cm。圆锥花序长12~25 cm，分枝斜升或开展，长5~10 cm；小穗线状披针形；颖顶端钝，具5脉，边缘膜质；不育外稃向上渐狭小，互相密集包卷，顶端具长约1.5 mm的短芒；雄蕊2枚。颖果长椭圆形。花果期6—10月。

【药用部位】 全草。

【采收加工】 在6—7月将开花时，割起地上部分，晒干，理顺扎成小把即成。但在晒时，不能间断，以免脱节；夜间不能露天堆放，以免黄叶。

【产地及分布】 国内产江苏、安徽、浙江、江西、福建、台湾、湖南、广东、广西、四川、云南。湖南省内广布。

【性味归经】 味甘、淡，性寒，归心、胃、小肠经。

【功用主治】 清热、除烦、利尿；主治烦热口渴、口舌生疮、牙龈肿痛、小儿惊啼、小便赤涩、淋浊。

【用法用量】 内服：煎汤，9~15 g。

（1）治热病烦渴：淡竹叶30 g，白茅根30 g，干银花12 g。水煎。分3~4次服。

（2）治口舌糜烂：鲜淡竹叶30 g，木通9 g。生地9 g。水煎服。

（3）治口腔炎，牙周炎，扁桃体炎：淡竹叶30~60 g，犁头草、夏枯草各15 g，薄荷9 g。水煎服。

（4）治咽喉肿痛：淡竹叶30 g，山栀子根15 g。煎服。

（5）治小便不利，淋闭不通，因气壮火胜者：淡竹叶一两，甘草一钱，木通、滑石各二钱。水煎服。

（6）治血淋，小便涩痛：淡竹叶全草30 g，生地15 g，生藕节30 g。煎汤服，日2次。

（7）治衄血：干淡竹叶15 g，生栀子9 g，一枝黄花9 g。水煎服。

（8）治小儿胎热，母孕时多食炙煿之物，生下面赤眼闭，口中气热，焦啼，燥热：淡竹叶、甘草、黑豆各三钱，灯芯二十根，水一碗，浓煎三四分，频频少进。令乳母亦服。

（9）治肺炎：鲜淡竹叶30 g，三桠苦9 g，麦冬15 g。水煎服。

（10）治肺结核潮热：淡竹叶、青蒿各15 g，地骨皮30 g。水煎服。连服1~2星期。

（11）预防麻疹：淡竹叶、桑叶各3 kg，地丁4 kg。共煎汁，每日服3~4次，每次一小菜碗，连服5~7 d。

（12）预防流行性乙型脑炎：淡竹叶9 g，荷叶9 g，冬瓜皮9 g，茅根9 g。水煎服。每星期1~2次。

955. 稻

【药材名称】 稻米。

【学名及分类】 *Oryza sativa* L.，为禾本科稻属植物。

【俗　　　名】 白米、粳粟米、稻米、大米、硬米。

【习性及生境】 栽培植物。

【识别特征】 一年生水生草本，秆直立，高0.5~1.5 m，随品种而异。叶鞘无毛、松弛；叶舌披针形；叶片线状披针形，宽约1 cm，无毛，粗糙。圆锥花序大型，棱粗糙；小穗含1成熟花；颖极小，仅在小穗柄先端留下半月形的痕迹，锥刺状；两侧孕性花外稃质厚，具5脉，中脉成脊，表面有方格状小乳状突起，厚纸质，遍布细毛端毛较密，有芒或无芒；内稃与外稃同质，具3脉，先端尖而无喙；雄蕊花药长2~3 mm。颖果长约5 mm，宽约2 mm；胚小约为颖果长的1/4。

【药用部位】 去壳的种仁。

【采收加工】 秋季颖果成熟时，采收，脱下果实，晒干，除去稻壳即可。

【产地及分布】 我国南方为主要产稻区，北方各省均有栽种。湖南全省广布。

【性味归经】 味甘，性平，归脾、胃、肺经。

【功用主治】 补气健脾、除烦渴、止泻痢；主治脾胃气虚、食少纳呆、倦怠乏力、心烦口渴、泻痢。

【用法用量】 内服：煎汤，9~30 g；或水研取汁。

（1）治脾虚泄泻，不寐：粳米二合，茯苓末一两。（粳米）煮好，再下苓末一两，再煮烂食。

（2）治霍乱狂闷、烦渴、吐泻无度，气欲绝者：淡竹沥一合，粳米一合（炒，以水二盏同研，去滓取汁）。上二味，和匀顿服之。

（3）治上气咳嗽，胸膈伤痛，气喘：粳米二合，桃仁一两（汤浸去皮尖、双仁，研）。以上桃仁和米煮粥，空腹食之。

（4）治妊娠忽然下黄汁如胶，或如豆汁，胎动腹痛：粳米五升，黄芪六两。以水七升，煎取二升，分为四服。

（5）下乳汁：粳米、糯米各半合，莴苣子一合（淘净），生甘草半两。上研细，用水二升，煎取一升，去滓，分三服。

（6）治食水芹中毒：用饧粳米、杏仁、乳饼煮粥，食一二碗，日三服。

956. 狗尾草

【药 材 名 称】 狗尾草。

【学名及分类】 *Setaria viridis* (L.) P. Beauv.，为禾本科狗尾草属植物。

【俗　　　名】 莠、莥、莠草子、莠草、光明草、阿罗汉草、狗尾半支、大尾草、大尾曲、毛娃娃、毛嘟嘟、毛毛草。

【习性及生境】 生于海拔 1 200 m 以下的山地荒坡草丛中、田间、路旁。

【识 别 特 征】 一年生草本。根为须状，高大植株具支持根。秆直立或基部膝曲。叶鞘松弛，无毛或疏具柔毛或疣毛；叶舌极短；叶片扁平，长三角状狭披针形或线状披针形。圆锥花序紧密呈圆柱状或基部稍疏离；小穗 2~5 个簇生于主轴上或更多的小穗着生在短小枝上，椭圆形，先端钝；第二颖几与小穗等长，椭圆形；第一外稃与小穗等长，先端钝，其内稃短小狭窄；第二外稃椭圆形，顶端钝，具细点状皱纹，边缘内卷，狭窄；鳞被楔形，顶端微凹；花柱基分离；叶上下表皮脉间均为微波纹或无波纹的、壁较薄的长细胞。颖果灰白色。花果期5—10月。

【药 用 部 位】 根、种子、花穗、全草。

【采 收 加 工】 6—9月采收，晒干或鲜用。

【产地及分布】 国内广布。湖南全省广布。

【性 味 归 经】 味甘、淡，性凉，归肺、肝、胃、大肠经。

【功 用 主 治】 清热利湿、祛风明目、解毒、杀虫；主治风热感冒、黄疸、小儿疳积、痢疾、小便涩痛、目赤肿痛、痈肿、寻常疣、疮癣。

【用 法 用 量】 内服：煎汤，6~12 g，鲜品可用至30~60 g。外用：煎水洗或捣敷。

选方

(1)治小儿肝热：鲜狗尾草15~30 g，绿萼梅6 g，冰糖15 g。水煎服。

(2)治小儿疳积：狗尾草全草9~21 g，猪肝100 g。水炖，服汤食用。

(3)治百日咳：狗尾草30 g，黄独9 g，连钱草15 g。水煎服。

(4)治热淋：狗尾草全草30 g。米泔水煎服。

(5)治目赤肿痛，畏光：狗尾草31 g，天胡荽31 g。水煎服。

(6)治牙痛：狗尾草根30 g。水煎去渣，加入鸡蛋2个煮熟，食蛋服汤。

(7)治疣：取狗尾草花序轴，先端剪成斜尖，乙醇消毒后，以"十"字形刺透疣基底，剪去暴露疣外面的花序轴，以胶布固定，7 d后即可脱落。

957. 棕叶狗尾草

【药 材 名 称】 竹头草。

【学名及分类】 *Setaria palmifolia* (J. Konig) Stapf，为禾本科狗尾草属植物。

【俗　　　名】 雏茅、箬叶莩、棕叶草。

【习性及生境】 生于海拔 500~1 000 m 的山坡或林下阴湿处。

【识 别 特 征】 多年生草本。具根茎，须根较坚韧。秆直立或基部稍膝曲，高 0.75~2.00 m，直径约3~7 mm。叶鞘松弛，具密或疏疣毛，少数无毛；叶舌长约1 mm，具长约2~3 mm的纤毛；叶片纺锤状宽披针形。圆锥花序主轴延伸甚长，呈开展或稍狭窄的塔形；小穗卵状披针形，长 2.5~4.0 mm。鳞被楔形微凹，基部沿脉色深；花柱基部联合。颖果卵状披针形、成熟时往往不带着颖片脱落，长 2~3 mm，具不甚明显的横皱纹。花果期8—12月。

【药 用 部 位】 全草。

【采 收 加 工】 秋季采挖，洗净，晒干。

【产地及分布】 国内分布于浙江、安徽、湖南、广西、陕西。湖南全省广布。

【性味归经】 味甘,性平,归脾经。

【功用主治】 益气固脱;主治脱肛、阴挺、子宫下垂。

【用法用量】 内服:煎汤,15~30 g。外用:适量,煎水洗。

958. 金色狗尾草

【药材名称】 金色狗尾草。

【学名及分类】 *Setaria pumila* (Poir.) Roem. & Schult.,为禾本科狗尾草属植物。

【俗　　　名】 恍莠莠、硬秆狗尾草。

【习性及生境】 生于林边、山坡和荒芜的园地及荒野。

【识别特征】 一年生;单生或丛生。秆高可达90 cm,光滑无毛,叶鞘下部扁压具脊,上部圆形,光滑无毛,叶片线状披针形或狭披针形,上面粗糙,下面光滑,圆锥花序紧密呈圆柱状或狭圆锥状,直立,主轴具短细柔毛,刚毛金黄色或稍带褐色,粗糙,第一颖宽卵形或卵形,第二颖宽卵形,第一外稃与小穗等长或微短,第二小花两性,外稃革质,6—10月开花结果。

【药用部位】 全草。

【采收加工】 夏、秋季采收,晒干。

【产地及分布】 国内分布于江西、福建、河南、甘肃、云南等地。湖南全省广布。

【性味归经】 味甘、淡,性凉。

【功用主治】 清热、明目、止痢;主治目赤肿痛、眼睑炎、赤白痢疾。

【用法用量】 内服:煎汤,15~25 g。

同狗尾草。

959. 狗牙根

【药材名称】 铁线草。

【学名及分类】 *Cynodon dactylon* (L.) Persoon,为禾本科狗牙根属植物。

【俗　　　名】 铁线草、绊根草、堑头草、马挽手、行仪芝、牛马根、马根子草、铺地草、铜丝金、铁丝草。

【习性及生境】 生于旷野、路边及草地。

【识别特征】 低矮草本。具根茎。秆细而坚韧,下部匍匐地面蔓延生长,节上常生不定根,高可达30 cm,秆壁厚,光滑无毛,有时略两侧压扁。叶鞘微具脊,叶舌仅为一轮纤毛;叶片线形,通常两面无毛。穗状花序,小穗灰绿色或带紫色,小花;花药淡紫色;柱头紫红色。颖果长圆柱形。花果期5—10月。

【药用部位】 全草。

【采收加工】 7—9月采收晒干。

【产地及分布】 国内分布于河南、海南、重庆、四川、云南、新疆等地。湖南省内分布于岳麓、天元、茶陵、醴陵、湘潭、珠晖、雁峰、石鼓、蒸湘、衡阳、衡南、衡山、邵阳、武冈、岳阳、安乡、澧县、津市、南县、嘉禾、冷水滩、辰溪、麻阳、娄星、新化、泸溪、花垣、永顺、株洲、衡东。

【性味归经】 味苦、微甘,性凉,归肝经。

【功用主治】 祛风活络、凉血止血、解毒;主治风湿痹痛、半身不遂、劳伤吐血、鼻衄、便血、跌打损伤、疮疡肿毒。

【用法用量】 内服:煎汤,30~60 g;或浸酒。外用:捣敷。

(1)治水肿:鲜全草(铁丝草)250 g。水煎,去渣,加猪肉炖熟,食肉服汤。

(2)治臁疮长期不愈:铁线草、茅草嫩尖捣茸敷。

(3)治跌打损伤、疮痛:铁丝草、苎麻根各适量。捣烂外敷。

(4)治糖尿病:铁丝草30 g。水煎加冰糖服。

(5)治月经不调:铁线草、益母草、小茴香根各30 g。水煎服。

(6)治牙痛:铁线草、南竹根、沙参各9 g。炖猪精肉服。

960. 知风草

【药材名称】 知风草。

【学名及分类】 *Eragrostis ferruginea* (Thunb.) P. Beauv.,为禾本科画眉草属植物。

【俗　　名】 梅氏画眉草。

【习性及生境】 生于海拔1 300 m以下的路旁、山坡草地。

【识别特征】 多年生草本。秆丛生或单生,直立或基部膝曲,高30~110 cm,粗壮,径约4 mm。叶鞘两侧极压扁,鞘口有毛,脉上有腺体;叶舌退化成1圈短毛;叶片扁平或内卷,较坚韧,背面光滑,表面粗糙,或近基部疏具长柔毛,长20~40 cm,宽3~6 mm。圆锥花序,开展,长20~30 cm,分枝单生,或2~3个聚生,枝腋间无毛;小穗柄有原体;小穗长圆形,长5~10 mm,有7~12朵小花,紫色和紫黑色;颖披针形,有1脉,先端锐尖至渐尖;外稃卵状披针形,先端稍钝,侧脉明显而突出,第1外稃长约3 mm,内稃短于外稃,脊上具有小纤毛,宿存;花药长约1 mm。颖果棕红色,长约1.5 mm。花果期8—12月。

【药用部位】 根。

【采收加工】 八月采挖,除去地上部分,洗净晒干。

【产地及分布】 国内分布于南北各省区。湖南全省广布。

【性味归经】 味甘,性平。

【功用主治】 舒筋散瘀;主治跌打内伤、筋骨疼痛。

【用法用量】 内服:煎汤,6~9 g。外用:适量,捣敷。

治跌打损伤:知风草6 g,大血藤15 g,骚羊古9 g。煎酒兑水服。

961. 看麦娘

【药材名称】 看麦娘。

【学名及分类】 *Alopecurus aequalis* Sobol.,为禾本科看麦娘属植物。

【俗　　名】 路边谷、道旁谷、油草、棒槌草。

【习性及生境】 生于海拔1 450 m以下的田边、屋旁、路边和草丛中。

【识别特征】 一年生草本。秆少数丛生,细瘦,光滑,高可达40 cm。叶鞘光滑,短于节间;叶舌膜质,叶片扁平,圆锥花序圆柱状,灰绿色,小穗椭圆形或卵状长圆形,颖膜质,基部互相连合,具脉,脊上有细纤毛,侧脉下部有短毛;外稃膜质,先端钝,花药橙黄色,4—8月开花结果。

【药用部位】 全草。

【采收加工】 5—7月采收,晒干或鲜用。

【产地及分布】 全国广布。湖南省内广布。

【性味归经】 味淡,性凉。

【功用主治】 清热利湿、止泻、解毒;主治水肿、水痘、泄泻、黄疸型肝炎、赤眼、毒蛇咬伤。

【用法用量】 内服:煎汤,30~60 g。外用:捣敷;或煎水洗。

(1)治水痘:看麦娘全草30 g,野紫苏、芫荽菜各9 g。煎水服。

(2)治黄疸肝炎:看麦娘20 g,虎杖20 g。煎水服。

(3)治小儿腹泻,消化不良:看麦娘适量,煎水洗脚。

962. 日本看麦娘

【药材名称】 日本看麦娘。

【学名及分类】 *Alopecurus japonicus* Steud.,为禾本科看麦娘属植物。

【习性及生境】 生于海拔较低之田边及湿地。

【识别特征】 一年生草本。秆少数丛生,直立或基部膝曲,具3~4节,高20~50 cm。叶鞘松弛;叶舌膜质;叶片上面粗糙,下面光滑,长3~12 mm,宽3~7 mm。圆锥花序圆柱状,小穗长圆状卵形;颖仅基部互相连合,具3脉,脊上具纤毛;外稃略长于颖,厚膜质,下部边缘互相连合,芒长8~12 mm,近稃体基部伸出,上部粗糙,中部稍膝曲;花药色淡或白色。颖果半椭圆形。花果期2—5月。

【药用部位】 全草。

【采收加工】 5—7月采收,晒干或鲜用。

【产地及分布】 全国广布。湖南省内分布于珠晖、武冈、双牌、古丈、洪江、会同等地。

【性味归经】 味淡,性凉。

【功用主治】 清热利湿、止泻、解毒;主治水肿、水痘、泄泻、黄疸型肝炎、赤眼、毒蛇咬伤。

【用法用量】 内服:煎汤,30~60 g。外用:捣敷;或煎水洗。

同看麦娘。

963. 芦苇

【药材名称】 芦根。

【学名及分类】 *Phragmites australis* (Cav.) Trin. ex Steud.,为禾本科芦苇属植物。

【俗　　　名】 芦茅根、苇根、芦菰根、顺江龙、水蓢蕻、芦柴根、芦通、苇子根、芦芽根、甜梗子、芦头。

【习性及生境】 生于河流、池沼岸边浅水处。

【识别特征】 多年生高大草本。根状茎十分发达。秆直立,高1~3 m,具20多节。叶鞘下部者短于其上部者,长于其节间;叶舌边缘密生一圈长约1 mm的短纤毛,易脱落;叶片披针状线形,无毛,顶端长渐尖成丝形。圆锥花序大型,分枝多数;小穗无毛;内稃两脊粗糙;花药黄色;颖果长约1.5 mm。

【药用部位】 根茎、嫩茎、嫩苗、叶、箬叶、花。

【采收加工】 一般在7—10月挖起地下茎,除掉泥土,剪去须根,切段,晒干或鲜用。

【产地及分布】 全国广布。湖南省内广布。

【性味归经】 味甘,性寒,归肺、胃、膀胱经。

【功用主治】 清热除烦、透疹解毒;主治热病烦渴、胃热呕秽、肺热咳嗽、肺痈吐脓、热淋、麻疹;解河豚毒。

【用法用量】 内服:煎汤,15~30 g,鲜品捣汁。外用:煎汤洗。

选方

(1)治肺痈吐血:鲜芦根1 000 g,炖猪心肺服。

(2)治五噎,心膈气滞,烦闷吐逆,不下食:芦根五两,锉,以水三大盏,煮取二盏,去滓,不计时,温服。

(3)治小儿呕吐,心烦热:生芦根一两。净洗,以水一升,煎取七合,去滓,红米一合,于汁中煮粥食之。

(4)治产后吐利,霍乱,心腹痛:芦根、人参、枇杷叶各一两。上捣筛,每服五钱,水一盏半,煎八分,去滓,温服,不拘时。

(5)治胃气痛,吐酸水:芦根15 g,香樟根9 g。煨水服,一日2次。

(6)治麻疹不透:芦根30 g,柽柳9 g。水煎服。

(7)治猩红热:鲜芦根、鲜白茅根各30 g,白糖适量。水煎,当茶喝。

(8)治咽喉肿痛:鲜芦苇根,捣绞汁,调蜜服。

(9)治目暴肿:芦根五两,甘草(炙)一两,粟米三合,甜竹茹鸡子大。上四味,锉如麻豆。每用五钱匕,水二盏,煎取一盏,去滓,食后温服,日三。

964. 马唐

【药材名称】 马唐。

【学名及分类】 *Digitaria sanguinalis* (L.) Scop.,为禾本科马唐属植物。

【俗　　名】 羊麻、羊栗、马饭、抗。

【习性及生境】 生于海拔1 000 m以下的山坡草地和荒野路旁。

【识别特征】 一年生草本。秆膝曲上升,高可达80 cm,无毛或节生柔毛。叶鞘短于节间,叶片线状披针形,基部圆形,边缘较厚,微粗糙,总状花序;穗轴直伸或开展,两侧具宽翼,边缘粗糙;小穗椭圆状披针形,第一颖小,短三角形,无脉;第二颖披针形,第一外稃等长于小穗,中脉平滑,两侧的脉间距离较宽,第二外稃近革质,灰绿色,顶端渐尖,等长于第一外稃。花果期6—9月。

【药用部位】 全草。

【采收加工】 夏秋季采割全草,晒干。

【产地及分布】 国内分布于台湾、贵州、四川、重庆、内蒙古等地。湖南省内广布。

【性味归经】 味甘,性寒,归肝、胃经。

【功用主治】 消食调中、清肝明目;主治腹胀、消化不良。

【用法用量】 内服:煎汤,9~15 g。

965. 紫马唐

【药材名称】 紫马唐。

【学名及分类】 *Digitaria violascens* Link,为禾本科马唐属植物。

【俗　　名】 五指草。

【习性及生境】 生于海拔1 000 m左右的山坡草地、路边、荒野。

【识别特征】　一年生直立草本。秆疏丛生,基部倾斜,具分枝,无毛。叶鞘短于节间,无毛或生柔毛;叶片线状披针形,质地较软,扁平,粗糙,基部圆形,无毛或上面基部及鞘口生柔毛。边缘微粗糙;小穗椭圆形,小穗柄稍粗糙;第一颖不存在;第二颖稍短于小穗,脉间及边缘生柔毛;毛壁有小疣突,中脉两侧无毛或毛较少,顶端尖,有纵行颗粒状粗糙,紫褐色,革质,有光泽。

【药用部位】　全草。

【采收加工】　夏秋季采割全草,晒干。

【产地及分布】　国内产山西、河北、河南、山东、江苏、安徽、浙江、台湾、福建、江西、湖北、湖南、四川、贵州、云南、广西、广东以及陕西、新疆等地。湖南省内广布。

【性味归经】　味甘,性寒,归肝、胃经。

【功用主治】　消食调中、清肝明目;主治腹胀、目暗不明、肺热咳嗽。

【用法用量】　内服:煎汤,9~15 g。

966. 十字马唐

【药材名称】　马唐。

【学名及分类】　*Digitaria cruciata* (Nees ex Steud.) A. Camus in Lecomte,为禾本科马唐属植物。

【俗　　名】　羊麻、羊栗、马饭、莸。

【习性及生境】　多生于山坡草地,海拔900~2 700 m。

【识别特征】　一年生。秆高30~100 cm,基部倾斜,具多数节,节生髭毛。叶鞘常短于其节间,疏生柔毛或无毛,鞘节生硬毛。总状花序长3~15 cm,5~8枚着生于长1~4 cm的主轴上。颖果成熟后呈深灰绿色,顶端有小尖头外露。花果期6—10月。

【药用部位】　全草。

【采收加工】　夏秋季采割全草,晒干。

【产地及分布】　国内分布于台湾、贵州、四川、重庆、内蒙古等地。湖南省内广布。

【性味归经】　味甘,性寒,归肝、胃经。

【功用主治】　消食调中、清肝明目;主治腹胀、消化不良、视物昏花。

【用法用量】　内服:煎汤,6~15 g。

967. 五节芒

【药材名称】　五节芒。

【学名及分类】　*Miscanthus floridulus* (Labill.) Warburg ex K. Schumann,为禾本科芒属植物。

【俗　　名】　芭茅。

【习性及生境】　生于山坡、草地及河边。

【识别特征】　多年生草本,具发达根状茎。秆高大,叶片披针状线形,扁平,基部渐窄或呈圆形,顶端长渐尖,中脉粗壮隆起,两面无毛,或上面基部有柔毛,边缘粗糙。圆锥花序大型,稠密,小穗卵状披针形,黄色,芒长7~10 mm,微粗糙,伸直或下部稍扭曲;内稃微小;雄蕊3枚,花药长1.2~1.5 mm,橘黄色;花柱极短,柱头紫黑色,自小穗中部之两侧伸出。花果期5—10月。

【药用部位】　茎。

【采收加工】　夏秋季采收,切段,晒干。

【产地及分布】　国内产于江苏、浙江、福建、台湾、广东、海南、广西等省区。湖南省内广布。

【性味归经】 味甘、淡,性平。

【功用主治】 清热通淋、祛风利湿;主治热淋、石淋、白浊、带下、风湿痹痛。

【用法用量】 内服:煎汤15~30 g。

(1)治热淋、白浊、白带:五节芒茎30 g,少花龙葵20 g,水煎服。

(2)治急性肾盂肾炎、泌尿道结石:五节芒茎、菜豆壳、连钱草各15 g,水煎服。

968. 芒

【药材名称】 芒。

【学名及分类】 *Miscanthus sinensis* Andersson,为禾本科芒属植物。

【俗　　名】 芭茅花、芭茅根、芒茎、杜荣、笆芒、笆茅、芒花草。

【习性及生境】 生于海拔1 800 m以下的山坡草地或河边湿地。

【识别特征】 多年生苇状草本。秆高1~2 m,叶片线形,长20~50 cm,宽6~10 mm,下面疏生柔毛及被白粉,边缘粗糙,圆锥花序直立,长15~40 cm,小穗披针形,长4.5~5.0 mm,黄色有光泽,基盘具等长于小穗的白色或淡黄色的丝状毛,颖果长圆形,暗紫色。花果期7—12月。

【药用部位】 茎、花、根。

【采收加工】 芒花:9—11月采收。芒茎:7—10月采收,切段,鲜用或晒干。芒根:8—11月采收,晒干。

【产地及分布】 国内广布。湖南全省广布。

【性味归经】 味甘,性平。

【功用主治】 清热利尿、解毒、散血;主治小便不利、虫兽咬伤。

【用法用量】 芒花:内服,煎汤,30~60 g。芒茎:内服,煎汤,3~6 g。芒根:内服,煎汤,60~90 g。

治半身不遂:芒花序60~90 g,瘿桃干30 g。水煎,冲烧酒服,早晚各1次。

969. 鹅观草

【药材名称】 鹅观草。

【学名及分类】 *Elymus kamoji* (Ohwi) S. L. Chen,为禾本科披碱草属植物。

【俗　　名】 弯穗鹅观草、柯孟披碱草。

【习性及生境】 生于海拔1 500 m以下的山地丘陵荒坡草丛中或田间杂草中。

【识别特征】 多年生草本。秆直立或基部倾斜,高可达100 cm。叶鞘外侧边缘常具纤毛;叶片扁平,穗状花序,弯曲或下垂;小穗绿色或带紫色,含小花;颖卵状披针形至长圆状披针形,外稃披针形,内稃约与外稃等长,先端钝头,脊显著具翼,翼缘具有细小纤毛。

【药用部位】 全草或根。

【采收加工】 夏秋季采收全草或根,晒干。

【产地及分布】 全国广布。湖南全省广布。

【性味归经】 味甘、性凉。

【功用主治】 清热、凉血、通络止痛;主治咳嗽中带血、风丹、劳伤疼痛。

【用法用量】 内服:1两,泡酒服。

970. 千金子

【药 材 名 称】 千金子。

【学名及分类】 *Leptochloa chinensis*（L.）Nees，为禾本科千金子属植物。

【俗 名】 千两金、菩萨豆、续随子、拒冬实、联步、拒冬子、滩板救、看园老、百药解、千金药解、小巴豆。

【习性及生境】 生于海拔200~1 000 m的潮湿地。

【识 别 特 征】 一年生草本。秆直立，基部膝曲或倾斜，高可达90 cm，平滑无毛。叶鞘无毛，大多短于节间；叶舌膜质，叶片扁平或多少卷折，先端渐尖，圆锥花序，分枝及主轴均微粗糙；小穗多带紫色，第一颖较短而狭窄，外稃顶端钝，无毛或下部被微毛，颖果长圆球形，花果期8—11月。

【药 用 部 位】 种子。

【采 收 加 工】 待果实变黑褐色时采收，晒干，脱粒，扬净，再晒至全干。

【产地及分布】 国内产陕西、山东、江苏、安徽、浙江、台湾、福建、江西、湖北、湖南、四川、云南、广西、广东等地。湖南省内广布。

【性 味 归 经】 性温、味辛、有毒。

【功 用 主 治】 化痰散结；主治水肿、痰饮、积滞胀满、二便不通、血瘀经闭、顽癣疣赘等症状。

【用 法 用 量】 内服：煎汤，6~15 g。

971. 双穗雀稗

【药 材 名 称】 铜线草。

【学名及分类】 *Paspalum distichum* L.，为禾本科雀稗属植物。

【习性及生境】 生于田边、路旁、水边。

【识 别 特 征】 多年生草本。匍匐茎横走、粗壮，长达1 m，向上直立部分高20~40 cm，节生柔毛。叶鞘短于节间，叶舌无毛；叶片披针形，总状花序，穗倒卵状长圆形，疏生微柔毛；第一颖退化或微小；第二颖贴生柔毛，5—9月开花结果。

【药 用 部 位】 全草。

【采 收 加 工】 夏季采收，晒干或鲜用。

【产地及分布】 国内分布于江苏、台湾、湖北、广东、广西、云南。湖南省内分布于岳麓、望城、天元、茶陵、珠晖、蒸湘、衡阳、衡南、衡山、武冈、安乡、零陵、芷江、靖州、吉首、花垣、古丈、永顺。

【性 味 归 经】 味甘，性平，归肝经。

【功 用 主 治】 活血解毒、祛风除湿；主治跌打肿痛、骨折筋伤、风湿痹痛、痰火、疮毒。

【用 法 用 量】 内服：水酒煎，10~15 g；或入散剂。外用：适量，捣敷；或研末调敷。

972. 圆果雀稗

【药 材 名 称】 圆果雀稗。

【学名及分类】 *Paspalum scrobiculatum* var. *orbiculare*（G. Forst.）Hack.，为禾本科雀稗属植物。

【习性及生境】 生于山丘荒坡草丛中、田间、路旁。

【识 别 特 征】 多年生草本。秆直立，丛生，高30~90 cm。叶鞘长于其节间；叶舌长约1.5 mm；叶片长披针形至线形,长10~20 cm,宽5~10 mm,大多无毛。总状花序长3~8 cm,2~10枚相互间距排列于长1~3 cm之主轴上,分枝腋间有长柔毛。花果期6—11月。

【药用部位】 全草。

【产地及分布】 国内分布于华中、华东、华南、西南。湖南全省广布。

【功用主治】 清热解毒。

【用法用量】 内服:水酒煎,10~15 g;或入散剂。

973. 箬竹

【药材名称】 箬叶。

【学名及分类】 *Indocalamus tessellatus*(Munro)P. C. Keng,为禾本科箬竹属植物。

【俗 名】 辽叶。

【习性及生境】 生于海拔1 400 m以下的山坡路旁。

【识别特征】 灌木状竹。竿高0.75~2.00 m,直径4.0~7.5 mm;节间长约25 cm,最长者可达32 cm,一般为绿色,竿下部者较窄,竿上部者稍宽,小枝2~4叶;叶鞘紧密抱竿,无叶耳;叶截形;叶片在成长植株上稍下弯,宽披针形或长圆状披针形,先端长尖,基部楔形,下表面灰绿色,密被贴伏的短柔毛或无毛,叶缘生有细锯齿。未成熟者圆锥花序,小穗绿色带紫,花药黄色;子房和鳞被未见。4—5月笋期,6—7月开花。

【药用部位】 叶。

【采收加工】 5—11月采收,晒干。

【产地及分布】 国内分布于福建、江西、河南、重庆、贵州等地。湖南省内产攸县、宁县、鼎城、桂阳、冷水滩、江华、新化、桂东、沅陵等地。

【性味归经】 味甘,性寒,归肺、肝经。

【功用主治】 清热止血、解毒消肿;主治吐血、衄血、便血、崩漏、小便不利、喉痹、痈肿。

【用法用量】 内服:煎汤,9~15 g;或炒存性入散剂。外用:炒炭存性,研末吹喉。

选方

(1)治肺痈鼻衄:白面、箬叶灰各三钱。上二味,研令匀,分为二服,食后井华水调下。

(2)治虚劳吐血不止:箬叶(烧灰研)一两,麝香一钱(研)。上二味研匀,每服一钱匕,煎阿胶、人参汤调下,食后临卧服。

(3)治经血不止:蚕纸不计多少烧灰,箬叶茶笼内者烧灰。上二味,等份研匀,每服二钱匕,温酒调下。

(4)治咽喉闭痛:箬叶、灯心草烧灰等份,吹之。

(5)治小便先涩后不通:干箬叶(烧灰)、滑石半两。上为细末,每服三钱许,米饮调下,空服。

(6)治烫火伤:箬叶烧存性,灰敷之。

974. 阔叶箬竹

【药材名称】 箬叶。

【学名及分类】 *Indocalamus latifolius*(Keng)McClure,为禾本科箬竹属植物。

【俗 名】 辽叶。

【习性及生境】 生于海拔1 000 m以下的林下或山坡。

【识别特征】 灌木状竹。竿高可达2 m,最大直径7.5 mm;一般为绿色,竿下部者较窄,竿上部者稍宽,小枝2~4叶;叶鞘紧密抱竿,无叶耳;叶截形;叶片在成长植株上稍下弯,宽披针形或长圆状披针形,先端长尖,基部楔形,下表面灰绿色,密被贴伏的短柔毛或无毛,叶缘生有细锯齿。未成熟者圆锥花序,小穗绿色带紫,花药黄色;子房和鳞被未见。4—5月笋期,6—7月开花。

【药用部位】 叶。

【采收加工】 5—11月采收,晒干。

【产地及分布】 国内分布于上海、云南、贵州、四川、广州等地。湖南省内分布于隆回、平江、宁远等地。

【性味归经】 味甘,性寒,归肺、肝经。

【功用主治】 清热止血、解毒消肿;主治吐血、衄血、便血、崩漏、小便不利、喉痹、痈肿。

【用法用量】 内服:煎汤,9~15 g;或炒存性入散剂。外用:炒炭存性,研末吹喉。

同箬竹。

975. 菵草

【药材名称】 菵草。

【学名及分类】 *Beckmannia syzigachne* (Steud.) Fernald,为禾本科菵草属植物。

【俗　　名】 罔草。

【习性及生境】 生于海拔3 700 m以下之湿地,水沟边及浅的流水中。

【识别特征】 一年生直立草本。秆丛生,高可达90 cm,具节。叶鞘无毛,叶舌透明膜质,叶片扁平,粗糙或下面平滑。圆锥花序,分枝稀疏,直立或斜升;小穗扁平,圆形,灰绿色,颖草质;边缘质薄,白色,背部灰绿色,具淡色的横纹;外稃披针形,花药黄色,颖果黄褐色,长圆形,先端具丛生短毛。花果期4—10月。

【药用部位】 种子。

【采收加工】 秋季果实成熟时,舂去壳,晒干。

【产地及分布】 全国广布。湖南全省广布。

【性味归经】 味甘,性寒。

【功用主治】 清热、利肠胃、益气;治感冒发热、食滞胃肠、身体乏力等。

【用法用量】 内服煎汤5~15 g,或入丸、散。

976. 显子草

【药材名称】 岩高粱。

【学名及分类】 *Phaenosperma globosum* Munro ex Benth.,为禾本科显子草属植物。

【俗　　名】 岩高粱、乌珠茅。

【习性及生境】 生于海拔1 250 m以下的山坡林下、山谷溪旁及路边草丛中。

【识别特征】 多年生草本,高1.0~1.5 m。秆单生或少数丛生,直立,具4~5节。叶片长披针形,长10~40 cm,宽1~3 cm,先端渐尖,基部窄狭,常翻转而使上面向下呈灰绿色,下面向上呈深绿色;叶鞘短于节间,光滑无毛;叶舌质硬,长达2.5 cm。圆锥花序长达40 cm,分枝在下部者多轮生,长达10 cm;小穗含1花,侧生于分枝上;颖膜质,第一、二颖均有3脉;内稃略短于外稃。颖果倒卵形,黑褐色,表面具皱纹,成熟时露出于稃外。花果期5—9月。

【药用部位】 全草。

【采收加工】 夏秋季采收,洗净晒干。

【产地及分布】 国内分布于江西、湖南、湖北、重庆、贵州。湖南省内分布于石门、新晃、永顺、沅陵等地。

【性味归经】 味甘、微涩,性平。

【功用主治】 补虚健脾、活血调经;主治病后体虚、经闭。

【用法用量】 内服:煎汤:15~30 g;或泡酒。

选方

(1)治病后休虚:岩高粱一两。煨水或炖肉吃。

(2)治经闭:岩高粱一两,月月红、公鸡尾毛各二钱;猴骨五钱。泡酒服。

977. 野燕麦

【药材名称】 燕麦草。

【学名及分类】 *Avena fatua* L.,为禾本科燕麦属植物。

【俗　　名】 乌麦、野麦草。

【习性及生境】 生于海拔1 500 m以下的田野、旱地。

【识别特征】 一年生草本。须根较坚韧。秆直立,高可达120 cm,叶鞘松弛,叶舌透明膜质,叶片扁平,微粗糙,圆锥花序开展,金字塔形,含小花,第一节颖草质,外稃质地坚硬,第一外稃背面中部以下具淡棕色或白色硬毛,芒自稃体中部稍下处伸出,花果期4—9月。

【药用部位】 全草。

【采收加工】 在未结实前采割全草,晒干。

【产地及分布】 全国广布。湖南省内广布。

【性味归经】 味甘,归肝、胃经。

【功用主治】 收敛止血、固表止汗;主治吐血、便血、血崩、自汗、盗汗、白带。

【用法用量】 内服:煎汤,15~30 g。

选方

(1)治虚汗不止及吐血后体弱:燕麦草炖杀口肉服。

(2)治妇女红崩:燕麦草配鸡鲜血和酒炖服。

978. 薏苡

【药材名称】 薏苡仁。

【学名及分类】 *Coix lacryma-jobi* L.,为禾本科薏苡属植物。

【俗　　名】 解蠡、起实、赣米、感米、薏珠子、回回米、草珠儿、菩提子、赣珠、必提珠、芑实、薏米、米仁、薏仁、苡仁、苡米、草珠子、六谷米、珠珠米、胶念珠、尿塘珠、老鸦珠、菩提珠、药玉米、水玉米、沟子米。

【习性及生境】 生于屋旁、荒野、河边、溪涧或阴湿山谷中。

【识别特征】 一年或多年生草本。须根黄白色,海绵质,直径约3 mm。秆直立丛生,高1~2 m,具10多节,节多分枝。叶鞘短于其节间,无毛;叶舌干膜质,长约1 mm;叶片扁平宽大,开展,长10~40 cm,宽1.5~3.0 cm,基部圆形或近心形。总状花序腋生成束,长4~10 cm,直立或下垂,具长梗。雌小穗位于花序之下部,外面包以骨质念珠状之总苞,总苞卵圆形;第一颖卵圆形,顶端渐尖呈喙状,具10余脉,包围着第二颖及第一外稃;第二外稃短于颖,具3脉,第二内稃较小。花果期6—12月。

【药用部位】 种仁。

【采收加工】 9—10月茎叶枯黄,果实呈褐色,大部分成熟(约85%成熟时),割下植株,集中立放3~4 d后脱粒,筛去茎叶杂物,晒干或烤干,用脱壳机械脱去总苞和种皮,即得薏苡仁。

【产地及分布】 国内广布。湖南省内散布。

【性味归经】 味甘、淡,性微寒,归脾、胃、肺经。

【功用主治】 利湿健脾、舒筋除痹、清热排脓;主治水肿、脚气、小便淋沥、湿温病、泄泻带下、风湿痹痛、筋脉拘挛、肺痈、肠痈、扁平疣。

【用法用量】 内服:煎汤,10~30 g;或入丸、散、浸酒、煮粥、作羹。健脾益胃,宜炒用;利水渗湿,清热排脓,舒筋除痹,均宜生用。本品力缓,宜多服久服。

选方

(1)治水肿喘急:郁李仁二两。研,以水滤汁,煮薏苡仁饭。日二食之。

(2)治病者一身尽疼,发热,日晡所剧者,名风湿:麻黄(去节)半两(汤泡),甘草一两(炙),薏苡仁半两,杏仁十个(去皮、尖,炒)。上锉麻豆大。每服四钱,水一盏半,煮八分,去滓温服,有微汗避风。

(3)治筋脉拘挛,久风湿痹,下气,除肾中邪气,利肠胃,消水肿,久服轻身益气力:薏苡仁一升。捣为散。每服以水二升,煮两匙末作粥,空腹食之。

(4)治中风言语塞涩,手足不遂,大肠壅滞,筋脉拘急:薏苡仁三合,冬麻子半升。上件药,以水三大盏,研滤麻子取汁,用煮薏苡仁作粥。空腹食之。

(5)治风肿在脾,唇口蠕动,或生结核,或为浮肿:薏苡仁(炒)、防己、赤小豆(炒)、甘草(炙)各等份。上㕮咀。每服四钱,水一盏半,生姜三片,煎至八分,去滓,温服,不拘时候。

(6)治胸痹缓急:薏苡仁十五两,大附子(炮)十枚。上二味,杵为散。服方寸匕,日三服。

(7)治肺痈唾吐脓血:薏苡仁二合,黑豆百粒,乌梅一个。上,水二盏,入透明阿胶、生蒲黄各一钱,再煎沸。食后服。

(8)治肠痈,其身甲错,腹皮急,按之濡如肿状,腹无积聚,身无热,脉数,此为肠内有痈脓:薏苡仁十分,附子二分,败酱五分。上三味,杵为末,取方寸匕,以水二升,煎减半,顿服,小便当下。

(9)治肠痈:薏苡仁一升,牡丹皮、桃仁各三两,瓜瓣人(仁)二升。上四味㕮咀,以水六升,煮取二升,分再服。

(10)治咽喉卒生痈肿,饮食不通:薏苡仁一两。以水一大盏,煎至五分。去滓顿服。

(11)治鼻中生疮:用薏米、冬瓜煎汤当茶饮。

(12)治黄病:薏苡仁捣汁,和酒服。

(13)治乳岩:玄胡索、薏苡仁各五钱。黄酒二钟,煎一钟,空心服,出汗即验。

(14)治丘疹性荨麻疹:薏苡仁50 g,赤小豆50 g,大枣15个,红糖30 g。每日1剂,水煎服,连服3剂为1个疗程。

979.虉草

【药材名称】 虉草。

【学名及分类】 *Phalaris arundinacea* L.,为禾本科鹣虉草属植物。

【俗　　名】 草芦、马羊草。

【习性及生境】 生于湖滩、沼泽地。

【识别特征】 多年生草本。有根茎。秆通常单生或少数丛生,高60~140 cm,有6~8节。叶鞘无毛,下部者长于而上部者短于节间;叶舌薄膜质,长2~3 mm;叶片扁平,幼嫩时微粗糙,长6~30 cm,宽1.0~1.8 cm。圆锥花序紧密狭窄,长8~15 cm,分枝直向上举,密生小穗;小穗长4~5 mm,无毛或有微毛;颖沿脊上粗糙,上部有极狭的翼;孕花外稃宽披针形,长3~4 mm,上部有柔毛;内稃舟形,背具1脊,脊的两侧疏生柔毛;花药长2.0~2.5 mm;不孕外稃2枚,退化为线形,具柔毛。花果期6—8月。

【药用部位】 全草。

【采收加工】 春夏季采收,晒干。

【产地及分布】 国内分布于东北、西北、华中、华东及四川。湖南省内产新宁、湘阴、津市、资阳、赫山、南县、蓝山、麻阳、新晃、芷江、洪江、桑植等地。

【性味归经】 味苦、微辛,性平。

【功用主治】 调经、止带;主治月经不调、赤白带下。

【用法用量】 内服:煎汤,9~15 g。

980. 玉蜀黍

【药材名称】 玉蜀黍。

【学名及分类】 *Zea mays* L.,为禾本科玉蜀黍属植物。

【俗　　名】 玉高粱、番麦、御麦、西番麦、玉米、玉麦、玉蜀秫、戎菽、红须麦、薏米苞、珍珠芦粟、苞芦、鹿角黍、御米、苞谷、陆谷、玉黍、西天麦、玉露秫秫、纤粟、珍珠米、粟米、苞粟、苞麦米、苞米。

【习性及生境】 热带和温带地区广泛种植。

【识别特征】 一年生草本。秆粗壮,直立,高1~4 m,通常不分枝,基部节处常有气生根。叶片宽大,线状披针形,边缘呈波状皱折,具强壮之中脉。在秆顶着生雄性开展的圆锥花序;雄序的分枝三棱状,每节有2雄小穗,1无柄,1有短柄;每1雄小穗含2小花,颖片膜质,先端尖;外稃及内稃均透明膜质;在叶腋内抽出圆柱状的雌花序,雌花序外包有多数鞘状苞片,雌小穗密集成纵行排列于粗壮的穗轴上,颖片宽阔,先端圆形或微凹,外稃膜质透明。花、果期7~9月。

【药用部位】 花柱和柱头、种子。

【采收加工】 于成熟时采收玉米棒,脱下种子,晒干。

【产地及分布】 国内分布于河北、山西、辽宁、吉林、江苏等地。湖南全省广布。

【性味归经】 味甘、淡,性平,归肾、胃、肝、胆经。

【功用主治】 花柱和柱头:利尿消肿、清肝利胆;主治水肿、小便淋沥、黄疸、胆囊炎、胆结石、高血压、糖尿病、乳汁不通。种子:调中开胃、利尿消肿;主治食欲缺乏、小便不利、水肿、尿路结石。

【用法用量】 内服:煎汤,30~60 g;煮食或磨成细粉作饼。

选方

(1)治小便不利,水肿:玉蜀黍90 g,山药60 g。加水煮粥。

(2)治糖尿病:玉蜀黍500 g。分4次煎服。

981. 早熟禾

【药材名称】 早熟禾。

【学名及分类】 *Poa annua* L.,为禾本科早熟禾属植物。

【俗　　名】 爬地早熟禾。

【习性及生境】 生于海拔 1 200 m 以下的田间荒草地、路边。
【识别特征】 一年生或冬性禾草。秆直立或倾斜,质软,高可达 30 cm,平滑无毛。叶鞘稍压扁,叶片扁平或对折,质地柔软,常有横脉纹,顶端急尖呈船形,边缘微粗糙。圆锥花序宽卵形,小穗卵形,含小花,绿色;颖质薄,外稃卵圆形,顶端与边缘宽膜质,花药黄色,颖果纺锤形,花期 4—5 月,果期 6—7 月。
【药用部位】 全草。
【采收加工】 割取地上部分,洗净,晒干,切段。
【产地及分布】 分布于我国南北各省。湖南省内分布于长沙、祁东、邵阳、洞口、新宁、平江、张家界、桑植、郴州、宜章、洪江、保靖、永顺。
【性味归经】 味甘、淡,性平。
【功用主治】 主治劳伤、腰痛、关节炎、跌打损伤、湿疹。
【用法用量】 内服:煎汤,6~9 g。

棕榈科

982. 棕榈

【药材名称】 棕榈皮。
【学名及分类】 *Trachycarpus fortunei* (Hook.) H. Wendl.,为棕榈科棕榈属植物。
【俗　　名】 拼榈木皮、棕毛、棕树皮毛、棕皮。
【习性及生境】 生于海拔 800 m 以下的村边、庭园、田地、丘陵或山地。
【识别特征】 乔木状,高 3~10 m 或更高;干圆柱形,叶片近圆形,叶柄两侧具细圆齿,花序粗壮,雌雄异株。花黄绿色,卵球形;果实阔肾形,有脐,成熟时由黄色变为淡蓝色,有白粉,种子胚乳角质。花期 4 月,果期 12 月。
【药用部位】 叶柄及叶鞘纤维、根。
【采收加工】 9—10 月间采收其剥下的纤维状鞘片,除去残皮,晒干。
【产地及分布】 国内分布于长江以南各省区。湖南全省广布。
【性味归经】 叶柄及叶鞘纤维:味苦、涩,性平,归肝、脾、大肠经。根:味苦、涩,性凉。
【功用主治】 收敛止血;主治吐血、衄血、便血、尿血、血崩、外伤出血。
【用法用量】 内服:煎汤,10~15 g。外用:研末,外敷。

选方

(1)治诸窍出血:隔年莲蓬、败棕榈、头发(并烧存性),等份。上为末。每服二钱,煎南木香汤调下。或只用棕榈烧灰,米汤调下,亦可。

(2)治肠风泻血:棕榈灰二两,熟艾(捣罗成者)一两。上二味用熟鸡子两个,同研得所;别炮附子去皮脐,为末。每服用水一盏,附子末一钱,煎数沸放温,调前药二钱匕,空心食前服。

(3)治妇人经血不止:棕榈皮(烧灰)、柏叶(焙)各一两。上二味捣罗为散,酒调下二钱。

(4)治妊娠胎动,下血不止,脐腹疼痛:棕榈皮(烧灰)、原蚕沙(炒)各一两,阿胶(炙燥)三分。上三味捣罗为散,每服二钱匕,温酒调下。

(5)治带下:茅花一握(炒),棕榈炭三寸,嫩莲叶三张,甘草节一钱。上为细末,空心酒调方寸匕。

(6)治水谷痢下:棕榈皮,烧研,水服方寸匕。

(7)治高血压:鲜棕榈皮18 g,鲜向日葵花盘60 g。水煎服,每日1剂。

天南星科

983. 滴水珠

【药材名称】滴水珠。

【学名及分类】*Pinellia cordata* N. E. Br.,为天南星科半夏属植物。

【俗　　名】水半夏、深山半夏、石半夏、独叶一枝花、一粒珠、石里开、一滴珠、水滴珠、岩芋、天灵芋、岩珠、蛇珠、独龙珠、单叶半夏、制蛇子、心叶半夏、石蜘蛛、地金莲、夏无影、岩隙子。

【习性及生境】生于海拔300~1 500 m的林下溪旁、潮湿草地岩石边、岩隙中或岩壁上。

【识别特征】多年生草本。块茎球形、卵球形至长圆形,长2~4 cm,粗1.0~1.8 cm,表面密生多数须根。叶1,叶柄长12~25 cm,常紫色或绿色具紫斑,几无鞘,下部及顶头各有珠芽1枚。幼株叶片心状长圆形,长4 cm,宽2 cm;多年生植株叶片心形、心状三角形、心状长圆形或心状戟形,表面绿色、暗绿色,背面淡绿色或红紫色,两面沿脉颜色均较淡,先端长渐尖,有时成尾状,基部心形;后裂片圆形或锐尖,稍外展。花序柄短于叶柄,佛焰苞绿色,淡黄带紫色或青紫色,不明显过渡为檐部;檐部椭圆形,钝或锐尖,直立或稍下弯。肉穗花序:雌花序1.0~1.2 cm,雄花序长5~7 mm;附属器青绿色,长6.5~20.0 cm,渐狭为线形,略成之字形上升。花期3—6月,果8—9月成熟。

【药用部位】块茎。

【采收加工】春、夏季采挖,洗净,鲜用或晒干。

【产地及分布】国内分布于安徽、浙江、江西、福建、湖北、广东、广西、贵州。湖南省内产江华、安化、桑植、平江、绥宁、汝城、会同、慈利、桃源、临湘、石门、沅陵、永顺、洪江、洞口、新宁。

【性味归经】味辛,性温,小毒。

【功用主治】解毒消肿、散瘀止痛;主治毒蛇咬伤、乳痈、肿毒、深部脓肿、瘰疬、头痛、胃痛、腰痛、跌打损伤。

【用法用量】内服:研末装胶囊,每次0.3~0.6 g,或1~3粒吞服(不可嚼服)。外用:捣敷。

选方

(1)治毒蛇咬伤:鲜滴水珠块茎1 g,切碎,装胶囊内。用温开水吞服(不可嚼碎),另取鲜品捣烂外敷伤口周围。

(2)治乳痈,肿毒:滴水珠根与蓖麻子等量。捣烂和凡士林或猪油调匀,外敷患部。

(3)治颈淋巴结结核,乳腺炎:滴水珠、紫背天葵各等份。共研细末,以猪油调匀。外敷患处。

(4)治深部脓肿:滴水珠1.5 g,草乌0.3 g,鲜天南星半个。共捣烂外敷。

(5)治挫伤:滴水珠鲜根2个,石胡荽(鲜)适量,甜酒少许。捣烂外敷。

(6)治腰痛:滴水珠(完整不破损的)鲜根3 g。整粒用温开水吞服(不可嚼碎)。另以滴水珠鲜根加食盐或白糖捣烂,敷患处。

984. 半夏

【药材名称】半夏。

【学名及分类】*Pinellia ternata*（Thunb.）Ten. ex Breitenb.，为天南星科半夏属植物。

【俗　　名】水玉、地文、和姑、守田、示姑、羊眼半夏、地珠半夏、麻芋果、三步跳、泛石子、老和尚头、老鸹头、地巴豆、无心菜根、老鸹眼、地雷公、狗芋头。

【习性及生境】生于海拔300~2 000 m的山地、农田、溪边或林下。

【识别特征】多年生草本。块茎圆球形，直径1~2 cm，具须根。叶2~5枚，有时1枚。叶柄长15~20 cm；幼苗叶片卵状心形至戟形，为全缘单叶；老株叶片3全裂，裂片绿色，背淡，长圆状椭圆形或披针形，两头锐尖。花序柄长25~30(~35)cm，长于叶柄。佛焰苞绿色或绿白色，管部狭圆柱形；檐部长圆形，绿色，有时边缘青紫色。肉穗花序；附属器绿色变青紫色，长6~10 cm，直立，有时"S"形弯曲。浆果卵圆形，黄绿色，先端渐狭为明显的花柱。花期5—7月，果8月成熟。

【药用部位】块茎。

【采收加工】9月下旬挖取块茎，去皮，晒干或烘干。

【产地及分布】国内分布于甘肃、山西、贵州、江西、北京。湖南省内产桑植、石门、慈利、沅陵、永顺、龙山、怀化、洪江、双牌、江华、长沙等地。

【性味归经】味辛，性温，有毒，归脾、胃、肺经。

【功用主治】燥湿化痰、降逆止呕、消痞散结；主治咳喘痰多、呕吐反胃、胸脘痞满、头痛眩晕、夜卧不安、瘰疬痰核、痈疽肿毒。

【用法用量】内服：煎汤，3~9 g；或入丸、散。外用：生品研末，水调敷，或用酒、醋调敷。

选方

(1)治湿痰，咳嗽，脉缓，面黄，肢体沉重，嗜卧不收，腹胀而食不消化：南星、半夏(俱汤洗)各一两，白术一两半。上为细末，糊为丸，如桐子大。每服五七十丸，生姜汤下。

(2)治湿痰喘急，止心痛：半夏不拘多少，香油炒，为末，粥丸梧子大。每服三五十丸，姜汤下。

(3)治诸呕吐，谷不得下者：半夏一升，生姜半斤。上二味，以水七升，煮取一升半，分温再服。

(4)治卒呕吐，心下痞，膈间有水，眩悸者：半夏一升，生姜半斤，茯苓三两。上三味，以水七升，煮取一升五合，分温再服。

(5)治胃反呕吐者：半夏二升(洗完用)，人参三两，白蜜一升。上三味，以水一斗二升，和蜜扬之二百四十遍，煮药，取二升半，温服一升，余分再服。

(6)治胃口有热，呕吐，咳逆，虚烦不安：用人参一钱，半夏二钱，竹茹一团，姜七片。煎温服。一方，加橘皮二钱。

(7)治妊娠呕吐不止：干姜、人参各一两，半夏二两。上三味，末之，以生姜汁糊为丸，如梧子大。饮服十丸，日三服。

(8)治喜怒悲忧恐惊之气，结成痰涎，状如破絮，或如梅核，在咽喉之间，咯不出，咽不下，此七气所为也；或中脘痞满，气不舒快；或痰涎壅盛，上气喘急；或因痰饮中结，呕逆恶心，并宜服之：半夏五两，茯苓四两，厚朴三两，紫苏叶二两。上咬咀，每服四钱。水一盏半，姜七片，枣一个，煎至六分，去滓热服，不以时候。

(9)除积冷，暖元藏，温脾胃，进饮食，治心腹一切痃癖冷气及年高风秘、冷秘或泄泻等：半夏(汤洗七次，焙干，为细末)、硫黄(明净好者，研令极细)。上等份，以生姜自然汁同熬，入干蒸饼末搅和匀，入白内杵数百下，丸如梧桐子大。每服空心温酒或生姜汤下十五丸至二十丸，妇人醋汤下。

(10)治痰厥：半夏八两，防风四两，甘草二两。同为细末，分作四十服，每服用水一大盏半，姜二十片，煎至七分，去滓温服，不计时候。

(11)治头痛:半夏(汤洗七遍)、白僵蚕各半两,全蝎一个。上同为细末,以绿豆粉调贴于太阳(穴)上,干即易之。

(12)主少阴病,咽中生疮,不能语言,声不出者:半夏(洗,破如枣核)十四枚,鸡子一枚(去黄,内上苦酒,着鸡子壳中)。上二味,内半夏,着苦酒中,以鸡子壳置刀环中,安火上,令三沸,去滓,少少含咽之。不差,更作三剂。

(13)治目不瞑,不卧:以流水千里已外者八升,扬之万遍,取其清五升煮之,炊以苇薪火,沸,置秫米一升,半夏五合,徐炊令竭,为一升半,去其滓,饮汁一小杯,日三,稍益,以知为度。

(14)治阴黄,小便色不变,欲自利,腹满而喘者必哕:半夏(汤洗七遍,去滑,焙)一两,人参二两,葛根二两。上三味,锉如麻豆,每服四钱匕,以水一盏,入生姜(切)半分,煎取七分。去滓,不计时候,温服。

(15)治蝎螫毒:用生半夏、白矾等份为末,以醋和,敷伤处。

(16)治不拘金石木器,及骡马咬伤见血:生半夏、松香(或煮,或压去油)等份。为末,敷上即封口止痛。

985. 海芋

【药材名称】海芋。

【学名及分类】 *Alocasia odora* (Roxb.) K. Koch,为天南星科海芋属植物。

【俗　　名】 天荷、羞天草、隔河仙、观音莲、尖尾野芋头、狼毒头、独脚莲、野芋、木芋头、老虎芋、大虫芋、毒芋头、天蒙、老虎蒙、痕芋头、大叶野芋头、野芋头、奚芋头、土塘、天河芋、广东狼毒、朴薯头、大狼毒、本狼毒、姑婆芋、大麻芋、大附子、猪不拱、猪管豆、化骨丹、蛇芋、狗神芋。

【习性及生境】 生于海拔500 m以下的山野间。

【识别特征】 多年生草本。大型常绿草本植物,茎粗壮,高可达3 m,叶聚生茎顶,叶片卵状戟形,肉穗花序稍短于佛焰苞,雌花在下部,雄花在上部。浆果红色,卵状,长8~10 mm,粗5~8 mm,种子1~2。花期四季,但在密荫的林下常不开花。

【药用部位】 根茎或茎、果实。

【采收加工】 7—10月采收,用刀削去外皮,切片,清水浸漂5~7 d,并多次换水,取出鲜用或晒干。加工时以布或纸垫手,以免中毒。

【产地及分布】 国内分布于上海、福建、湖南、海南、重庆等地。湖南省内主要分布于芦淞、醴陵、雁峰、衡阳、衡山、武冈、桃江、新晃、通道、株洲、沅陵。

【性味归经】 根茎或茎:味辛,性寒,有毒。果实:味辛,性温,小毒。

【功用主治】 根茎或茎:清热解毒、行气止痛、散结消肿;主治流感、感冒、腹痛、肺结核、风湿骨痛、疔疮、痈疽肿毒、瘰疬、附骨疽、斑秃、疥癣、虫蛇咬伤。果实:行气止痛;主治小肠疝气。

【用法用量】 内服:煎汤,3~9 g,鲜品15~30 g(须切片与大米同炒至米焦后加水煮至米烂,去渣用。或久煎2 h后用)。外用:捣敷(不可敷健康皮肤);或焙贴;或煨热擦。

选方

(1)防治流行性感冒:鲜海芋根状茎5 000 g,去皮洗净,切成薄片,大米120 g,食盐15 g。混合入锅,急火炒至大米呈棕黑色,加水10 000 ml,煮沸2 h,过滤。预防:每日1次,每次服150 ml,连服3 d。治疗:每日2次,每次150 ml。

(2)治感暑头痛身倦:(野)芋根用湿纸封好,煨热之,以擦头额及腰脊、前后心、手弯脚弯。可令人遍身顺适。

(3)治绞肠痧腹痛:野芋头120 g(炒黄),扫管叶(岗松)60 g(炒黄)。先将野芋煎好,再将扫管叶趁沸放下煎片刻,去渣温服。忌饮米汤。

(4)治肠伤寒:野芋头(切片)120 g,加米30 g及生锈铁钉2枚炒黄,加水适量煎服。

(5)治风湿骨痛:野芋头切厚片。先将樟脑少许置于芋片中央,用火烤樟脑,趁火未熄,速敷患处。

(6)治痈肿,疮疖:(野芋头)鲜根茎适量。加酒30g捣烂,用(野芋头)叶包,煨热外敷。

(7)治附骨疽:海芋、芭蕉树根(各适量)。捣烂敷患处。

(8)治对口疮:鲜海芋茎适量,明矾少许。同捣烂敷患处。

(9)治斑秃:海芋根30g,蒜头、生姜、白胡椒各15g。共研末,高粱酒250g,浸48h,取药酒擦患处。

(10)治脂溢性秃发:海芋茎250g,茶油500g。用文火煎熬至海芋深黄色,取出去渣,先用油茶饼加开水浸泡片刻,取液洗头,然后将海芋油由外向内涂擦。

(11)治毒蛇、蜈蚣咬伤:野芋头60g,生油柑木皮30g。用盐水和药捣烂,以湿纸或树叶包裹热敷患处。

986. 魔芋

【药材名称】 魔芋。

【学名及分类】 *Amorphophallus konjac* K. Koch,为天南星科魔芋属植物。

【俗　　名】 蒟蒻、蒻头、白蒟蒻、鬼芋、鬼头、花杆莲、茉芋、黑芋头、花梗莲、虎掌、蒟蒻、花伞把、蛇头草根、麻芋子、蛇六谷、雷星、鬼蜡烛、蛇头子、天六谷、星芋。

【习性及生境】 生于海拔400~1 000 m的疏林下、林缘或溪谷两旁湿润地,或栽培。

【识别特征】 多年生草本。块茎扁球形,直径7.5~25.0 cm,顶部中央多少下凹,暗红褐色;颈部周围生多数肉质根及纤维状须根。叶柄长45~150 cm,基部粗3~5 cm,黄绿色,光滑,有绿褐色或白色斑块;基部膜质鳞叶2~3,披针形,内面的渐长大,长7.5~20.0 cm。叶片绿色,3裂,I次裂片具长50 cm的柄,二歧分裂,II次裂片二回羽状分裂或二回二歧分裂,小裂片互生,大小不等,基部的较小,向上渐大,长2~8 cm,长圆状椭圆形,骤狭渐尖,基部宽楔形,外侧下延成翅状;侧脉多数,纤细,平行,近边缘联结为集合脉。花序柄长50~70 cm,粗1.5~2.0 cm,色泽同叶柄。佛焰苞漏斗形,长20~30 cm,基部席卷,苍绿色,杂以暗绿色斑块,边缘紫红色;檐部长15~20 cm,宽约15 cm,心状圆形,锐尖,边缘折波状,外面变绿色,内面深紫色。肉穗花序比佛焰苞长1倍,雌花序圆柱形,紫色;雄花序紧接(有时杂以少数两性花);附属器伸长的圆锥形,长20~25 cm,中空,明显具小薄片或具棱状长圆形的不育花遗垫,深紫色。子房长约2 mm,苍绿色或紫红色,2室,胚珠极短,无柄,花柱与子房近等长,柱头边缘3裂。浆果球形或扁球形,成熟时黄绿色。花期4—6月,果8—9月成熟。

【药用部位】 块茎。

【采收加工】 10—11月采收,挖起块茎,鲜用或洗净,切片晒干。

【产地及分布】 国内分布于华中、华东、华南、西南及陕西、宁夏、甘肃。湖南省内产宁乡、攸县、茶陵、醴陵、珠晖、耒阳、洞口、绥宁、武冈、湘阴、澧县、桃源、南县、嘉禾、汝城、辰溪、会同、新晃、芷江、通道、洪江、新化、永顺、平江、石门、桂东、安仁、溆浦。

【性味归经】 味辛、苦,性寒,有毒。

【功用主治】 化痰消积、解毒散结、行瘀止痛;主治痰嗽、积滞、疟疾、瘰疬、症瘕、跌打损伤、痈肿、疔疮、丹毒、烫火伤、蛇咬伤。

【用法用量】 内服:煎汤,9~15 g(须久煎2 h以上)。外用:捣敷;或磨醋涂。

选方

(1)治间日疟:魔芋球茎切取7粒(如梧桐子大)。发疟前2 h,用冷水吞服。

(2)治流行性腮腺炎:魔芋1块。用醋磨浓汁涂患处,日涂4~5次。

(3)治腹中痞块:魔芋球茎60 g,放入猪肚子炖吃。

(4)治颈淋巴结核:魔芋9~15 g,加水煮3 h以上,去渣取汁服(切勿吃渣,以免中毒)。

(5)治跌打扭伤肿痛:鲜魔芋适量,韭菜、葱白、甜酒酿各少许。同捣烂敷患处,干则更换。

(6)治脚转筋:魔芋球茎适量,捣茸,加酒炒热,揉患处;再将药渣包上。

(7)治痈疖初起:魔芋、生甘草各等量。研细末,菜油(或麻油)调敷。

(8)治丹毒:魔芋适量,捣烂,拌入嫩豆腐外敷。

(9)治烫火伤:魔芋根适量。晒干研末,麻油调搽。

(10)治毒蛇咬伤:(蒟蒻)鲜块茎加食盐捣烂外敷伤处。或取(蒟蒻)球茎加浓茶磨汁,用鸡毛蘸敷肿胀处。

(11)治脚癣:(蒟蒻)块茎切片摩擦患处。

987. 天南星

【药材名称】天南星。
【学名及分类】*Arisaema heterophyllum* Blume,为天南星科天南星属植物。
【俗　　名】南星、多裂南星。
【习性及生境】生于海拔2 700 m以下林下、灌丛或草地。
【识别特征】块茎扁球形,径2~4 cm。叶鸟足状分裂,倒披针形、长圆形或线状长圆形,先端骤窄渐尖,全缘,暗绿色,下面淡绿色,中裂片无柄或具长1.5 cm的柄,长3~15 cm,侧裂片向外渐小,排成蝎尾状。花序梗长30~55 cm;佛焰苞管部圆柱形,长3.2~8.0 cm,粉绿色,喉部平截,外缘稍外卷,檐部卵形或卵状披针形,长4~9 cm,下弯近盔状,背面深绿、淡绿或淡黄色,先端骤窄渐尖;肉穗花序两性和雄花序单性。雌花球形,花柱明显,柱头小,胚珠3~4;雄花具梗,花药顶孔横裂。浆果。花期4—5月,果期7—9月。
【药用部位】块茎。
【采收加工】秋、冬二季茎叶枯萎时采挖,除去须根及皮,干燥。
【产地及分布】国内分布于黑龙江、吉林、辽宁、河北、山东、河南、陕西、江苏、安徽、浙江、台湾、福建、江西、湖北、湖南、广东、香港、广西、贵州、四川及云南等地。湖南全省广布。
【性味归经】味苦、辛,性温,有毒,归肺、脾、肝经。
【功用主治】祛风止痉、化痰散结;主治中风、癫痫、惊风、破伤风。
【用法用量】内服:煎汤,3~9 g,一般制后用;或入丸、散。外用:研末调敷。

(1)治卒中,昏不知人,口眼㖞斜,半身不遂,咽喉作声,痰气上壅。无问外感风寒,内伤喜怒,或六脉沉浮,或指下浮盛,并宜服之。兼治痰厥及气虚眩晕,大有神效:天南星(生用)一两,木香半两,川乌头(生,去皮),附子(生,去皮)各半两。上㕮咀,每服半两,若一两,水二大盏,姜卜五片,煎至八分,去滓,温服,不拘时候。

(2)治风痫:天南星(九蒸九晒)为末,姜汁糊丸,梧子大。煎人参、菖蒲汤或麦冬汤下二十丸。

(3)治痰湿臂痛,右边者:天南星、苍术等份,生姜三片。水煎服之。

(4)治诸风及痰厥:天南星一两(生用),木香二钱。上㕮咀,分作二服,水二盏,生姜十片,煎至七分,去滓温服,不拘时候。

(5)治破伤风:南星、防风、白芷、天麻、羌活、白附子各等份。上为末,每服二钱,热酒一钟调服,更敷伤处。若牙关紧急,腰背反张者,每服三钱,用热童便调服,虽内有瘀血亦愈。至于昏死心腹尚温者,连进二服,亦可保全。若治疯犬咬伤,更用漱口水洗净,搽伤处,亦效。

(6)治寒痰咳嗽,脉沉,面色黧黑,小便急痛,足寒而逆,心多恐怖:南星(洗)、半夏(洗)各一两,官桂一两(去粗皮)。上为细末,蒸饼为丸桐子大,每服三五十丸,生姜汤下,食后。

(7)治热痰咳嗽,其脉洪而面赤,烦热,心痛,唇口干燥,多喜笑:南星(汤洗)一两,半夏(汤洗)一两,黄芩一两。上为细末,姜汁浸,蒸饼为丸桐子大,每服五七十丸,生姜汤下,食后。

(8)治头痛,偏正头风,痛攻眼目额角:天南星、川乌各等份。共研极细末,同连须葱白捣烂作饼。贴太阳穴。

(9)治乳赤肿、欲作痈者:天南星为细末,生姜自然汁调涂,自散。才作便用之。

(10)治瘰疬:南星、半夏等份为末,米醋或鸡子清调敷。

(11)治瘿瘤:用生南星末,醋调,或玉簪花根汁调敷之。

988. 灯台莲

【药材名称】 水灯草。

【学名及分类】 *Arisaema bockii* Engl.,为天南星科天南星属植物。

【俗　　　名】 欢喜草、山苞米、绿南星、南星、蜗壳南星、蛇蘑芋、蛇芋头、狗爪南星、半边莲、天南星、大叶天南星、路边黄、全缘灯台莲、七叶灯台莲。

【习性及生境】 生于海拔500~1 500 m的山坡林下或谷沟岩石上。

【识别特征】 多年生草本。块茎扁球形。叶2,叶柄长20~30 cm;叶片鸟足状5裂;侧裂片与中裂片相距1~4 cm;外侧裂片无柄,较小;I级侧脉8~10对。花序柄略短于叶柄或几与叶柄等长。佛焰苞淡绿色至暗紫色,具淡紫色条纹,管部漏斗状;檐部卵状披针形至长圆披针形。肉穗花序单性,雄花序圆柱形。雌花序近圆锥形,子房卵圆形,胚珠3~4;各附属器明显具细柄,直立,粗壮。浆果黄色,长圆锥状,种子1~2或3,卵圆形,光滑,具柄。花期5月,果8—9月成熟。

【药用部位】 块茎。

【采收加工】 秋冬采挖,除去残茎、须根及外皮晒干。

【产地及分布】 国内广布于江苏、安徽、浙江、江西、福建、河南、湖北、湖南、广东、广西、陕西、四川、贵州。湖南省内分布于隆回、澧县、桃源、永定、武陵源、宜章、双牌、道县、中方、麻阳、新晃、新化、冷水江、吉首、花垣、古丈、永顺、湘乡、常宁、石门、慈利、桑植、沅陵、龙山、浏阳。

【性味归经】 味苦、辛,性温,有毒。

【功用主治】 燥湿化痰、熄风止痉、消肿止痛;主治痰湿咳嗽、风痰、眩晕、癫痫、中风、口眼㖞斜、破伤风、痈肿、毒蛇咬伤。

【用法用量】 内服:煎汤,3~6 g。外用:适量,捣敷;或研粉醋调敷。

(1)治小儿惊热、夜啼:水灯草15 g,车前草9 g,朱砂根3 g。水煎服。

(2)治小儿烦热、口渴、尿短赤:水灯草3 g,车前草15 g,芦根15 g,青蒿6 g。水煎服。

989. 一把伞南星

【药材名称】 天南星。

【学名及分类】 *Arisaema erubescens*(Wall.)Schott,为天南星科天南星属植物。

【俗　　　名】 洱海南星、溪南山南星、台南星、基隆南星、短柄南星。

【习性及生境】 生于海拔500~1 800 m的山地林下阴处。

【识别特征】 多年生草本。块茎扁球形,直径可达6 cm,表皮黄色,有时淡红紫色。鳞叶绿白色、粉红色,有紫褐色斑纹。叶1,极稀2,叶柄长40~80 cm。花序柄比叶柄短,直立,果时下弯或否。佛焰苞绿色,背面有清晰的白色条纹;雌花序长约2 cm,粗6~7 mm。雌花:子房卵圆形,柱头无柄。果序柄下弯或直立,浆果红色,种子1~2,球形,淡褐色。花期5—7月,果9月成熟。

【药用部位】 块茎。

【采收加工】 10月挖出块茎,除去须根及皮,干燥。

【产地及分布】 国内分布于除东北及内蒙古、新疆、江苏以外的大部分地区。湖南省内产宁乡、醴陵、衡山、祁东、邵阳、隆回、洞口、绥宁、岳阳、临湘、桃源、武陵源、桃江、北湖、苏仙、桂阳、宜章、临武、汝城、冷水滩、双牌、道县、蓝山、中方、辰溪、会同、麻阳、新晃、芷江、洪江、新化、吉首、古丈、永顺、沅陵、通道、保靖。

【性味归经】 味苦、辛,性温,有毒,归肺、肝、脾经。

【功用主治】 祛风止痉、化痰散结;主治中风痰壅、口眼㖞斜、半身不遂、手足麻痹、风痰眩晕、癫痫、破伤风、咳嗽多痰、痈肿瘰疬、跌打损伤、毒蛇咬伤。

【用法用量】 内服:煎汤,3~9 g,一般制后用:或入丸散。外用:生品适量,研末以醋或酒调敷。

990. 野芋

【药材名称】 野芋。

【学名及分类】 *Colocasia antiquorum* Schott in Schott & Endlisher,为天南星科芋属植物。

【俗 名】 老芋、野芋芳、野芋头、红芋荷、野芋荷、麻芋子、石芋。

【习性及生境】 生于林下阴湿处。

【识别特征】 湿生草本。块茎球形;匍匐茎常从块茎基部外伸。叶柄肥厚,直立,长可达1.2 m;叶片薄革;前裂片宽卵形;后裂片卵形。花序柄比叶柄短许多。佛焰苞苍黄色,长15~25 cm:管部淡绿色,长圆形;檐部狭长的线状披针形,先端渐尖。肉穗花序短于佛焰苞:雌花序与不育雄花序等长,各长2~4 cm;能育雄花序和附属器各长4~8 cm。子房具极短的花柱。

【药用部位】 块茎、叶。

【采收加工】 7—10月采挖,鲜用或切片晒干。

【产地及分布】 国内分布于浙江、福建、江西、甘肃、云南等地。湖南省内分布于攸县、茶陵、醴陵、岳塘、湘潭、衡阳、衡南、衡山、祁东、耒阳、洞口、绥宁、武冈、湘阴、赫山、南县、桃江、北湖、东安、双牌、新田、会同、新晃、芷江、靖州、新化、湘乡、衡东、常宁、平江、石门、桑植、安化、桂东、安仁、沅陵。

【性味归经】 味辛,性寒,有毒。

【功用主治】 块茎:清热解毒、散瘀消肿;主治痈疮肿毒、乳痈、颈淋巴结炎、痔疮、疔癣、跌打损伤、虫蛇咬伤。叶:清热解毒、消肿止痛;主治疔疮肿毒、蛇虫咬伤。

【用法用量】 外用:捣敷或磨汁涂。

 选 方

(1)治乳痈:野芋头和香糟捣敷。

(2)治急性颈淋巴结炎:野芋根(鲜)1个,逢中切开,取其中一块贴患处(切面向内),包扎固定。敷后局部可能发生红疹、灼热、作痒等症,此时可将药取下,涂龙胆紫可消失。

(3)治毒蛇咬伤:鲜野芋根捣烂如泥,或同井水磨糊状药汁,敷或涂搽于伤口周围及肿处。

991. 浮萍

【药材名称】 浮萍。

【学名及分类】 *Lemna minor* L.,为天南星科浮萍属植物。

【俗 名】 水萍草、水浮萍、浮萍草、田萍、青萍。

【习性及生境】　生于海拔1 000 m以下的水田、池沼、静水中。

【识别特征】　一年生浮水草本。叶状体对称,表面绿色,背面浅黄色或绿白色或常为紫色,近圆形、倒卵形或倒卵状椭圆形,全缘,长1.5~5.0 mm,宽2~3 mm,上面稍凸起或沿中线隆起,脉3,不明显,背面垂生丝状根1条,根白色,长3~4 cm,根冠钝头,根鞘无翅。叶状体背面一侧具囊,新叶状体于囊内形成浮出,以极短的细柄与母体相连,随后脱落。雌花具弯生胚珠1枚,果实无翅,近陀螺状,种子具凸出的胚乳并具12~15条纵肋。

【药用部位】　全草。

【采收加工】　5—7月采收,晒干。

【产地及分布】　国内分布于山西、内蒙古、河南、云南、陕西。湖南省内分布于醴陵、珠晖、雁峰、石鼓、蒸湘、衡阳、衡南、衡山、武冈、岳阳、澧县、南县、汝城、冷水滩、双牌、芷江、靖州、通道、洪江、株洲、隆回、石门。

【性味归经】　味辛,性寒,归肺、膀胱经。

【功用主治】　发汗解表、透疹止痒、利水消肿、清热解毒;主治风热表证、麻疹不透、隐疹瘙痒、水肿、癃闭、疮癣、丹毒、烫伤。

【用法用量】　内服:煎汤,3~9 g,鲜品15~30 g;或捣汁;或入丸、散。外用:煎水熏洗;研末撒或调敷。

选方

(1)治时行热病:浮萍草一两,麻黄(去节、根)、桂心、附子(炮裂,去脐、皮)各半两。四物捣细筛。每服二钱,以水一中盏,入生姜半分,煎至六分,不计时候,和滓热服。

(2)治夹惊伤寒:紫背浮萍一钱,犀角屑半钱,钩藤钩三七个。为末,每服半钱,蜜水调下,连进三服,出汗为度。

(3)治一切风疾及瘾疹,紫白癜风,痛痒顽麻:采紫背浮萍草摊于竹筛内,下着水,晒干为细末,炼蜜丸如弹子大,每服一丸,用黑豆淋酒化下。

(4)治风热瘾疹:浮萍(蒸过焙干)、牛蒡子(酒煮晒干,炒)各一两。为末,每薄荷汤服一二钱,日二次。

(5)治身上虚痒:浮萍末一钱,以黄芩一钱同四物汤煎汤调下。

(6)治急性肾炎:浮萍60 g,黑豆30 g。水煎服。

(7)治吐血不止:紫背浮萍(焙)半两,黄芪(炙)二钱半。为末,每服一钱,姜、蜜水调下。

(8)治消渴饮水日至一石者:浮萍捣汁服之。又方用干浮萍、栝楼根等份,为末,入乳汁和丸梧子大。空腹饮服三十丸。三年者,数日愈。

(9)治胬肉攀睛:青萍少许,研烂,入片脑少许,贴眼上。

(10)治疮疹入眼,痛楚不忍,恐伤其目:浮萍草阴干为末,每服一二钱,用羊子肝半斤,入盆子内,以竹杖子刺碎烂,投水半合,绞取肝汁,食后调药服之。

992. 紫萍

【药材名称】　*浮萍*。

【学名及分类】　*Spirodela polyrhiza*（L.）Schleid.,为天南星科紫萍属植物。

【俗　　　名】　紫背浮萍、浮萍、水萍草、田萍、萍、浮飘草、众头温草、浮瓜叶、水萍。

【习性及生境】　生于海拔300 m以下的池沼、水田、湖湾或静水中。

【识别特征】　多年生浮水草本。叶状体扁平,阔倒卵形,长5~8 mm,宽4~6 mm,先端钝圆,表面绿色,背面紫色,具掌状脉5~11条,背面中央生5~11条根,根长3~5 cm,白绿色,根冠尖,脱落;根基附近的一侧囊内形成圆形新芽,萌发后,幼小叶状体渐从囊内浮出,由一细弱的柄与母体相连。花未见,据记载,肉穗花序有2个雄花和1个雌花。

【药用部位】 全草。

【采收加工】 5—7月采收,晒干。

【产地及分布】 国内分布于河北、哈尔滨、浙江、湖南、云南等地。湖南省内产宜章、永顺、洪江、株洲、沅陵等地。

【性味归经】 味辛,性寒,归肺、膀胱经。

【功用主治】 发汗解表、透疹止痒、利水消肿、清热解毒;主治风热表证、麻疹不透、隐疹瘙痒、水肿、癃闭、疮癣、丹毒、烫伤。

【用法用量】 内服:熬汤,3~9 g,鲜品15~30 g;或捣汁;或入丸、散。外用:煎水熏洗;研末撒或调敷。

 选方

同浮萍。

<hr />

菖蒲科

993. 菖蒲

【药材名称】 水菖蒲。

【学名及分类】 *Acorus calamus* L.,为菖蒲科菖蒲属植物。

【俗 名】 泥昌、水昌、水宿、茎蒲、白昌、溪荪、兰荪、昌蒲、泥菖蒲、蒲剑、水八角草、家菖蒲、臭蒲、大叶菖蒲、土菖蒲。

【习性及生境】 生于海拔2 600 m以下的水边、沼泽地或湖泊浮岛上,也有栽培。

【识别特征】 多年草本。根茎横走,稍扁,分枝。叶基生,基部两侧膜质叶鞘宽4~5 mm。叶片剑状线形,中部以上渐狭,草质,绿色,光亮。花序柄三棱形,长(15~)40~50 cm;叶状佛焰苞剑状线形,长30~40 cm;肉穗花序斜向上或近直立,狭锥状圆柱形。花黄绿色,花被片长约2.5 mm,宽约1 mm;花丝长2.5 mm,宽约1 mm;子房长圆柱形,长3 mm,粗1.25 mm。浆果长圆形,红色。花期(2~)6—9月。

【药用部位】 根茎。

【采收加工】 全年均可采收,但以8—9月采挖者良。挖取根茎后,洗净泥沙,去除须根,晒干。

【产地及分布】 国内广布。湖南省内分布于芦淞、石鼓、隆回、慈利、洪江、会同、通道、芷江、怀化、湘西、桑植、张家界等地。

【性味归经】 味辛、苦,性温,归心、肝、胃经。

【功用主治】 化痰开窍、除湿健胃、杀虫止痒;主治痰厥、昏迷、中风、癫痫、惊悸健忘、耳鸣耳聋、食积腹痛、痢疾泄泻、风湿疼痛、湿疹、疥疮。

【用法用量】 内服:煎汤3~6 g;或入丸、散。外用:适量,煎水洗或研末调敷。

 选方

(1)治癫痫:菖蒲30~60 g。捣烂取汁内服。

(2)治中风不语,口眼㖞斜:鲜菖蒲根茎15 g,冰糖15 g。开水炖服。

(3)治痰阻心窍,神志不清:菖蒲、远志、天竺黄各9 g。水煎服。

(4)治中风,痰涎壅盛:菖蒲、韭菜、生萝卜共捣烂取汁,加白矾少许水调灌入。

(5)治暴聋:鲜白菖蒲9~15 g,路路通12 g。煎水,服时冲白糖适量。

(6)治胃痛:鲜菖蒲根茎6~9 g。煎水冲白糖服。

（7）治慢性气管炎：菖蒲根茎粉装入胶囊，每粒0.3 g。每次2粒，温开水送服，每日2~3次，连服10 d为一疗程。

（8）治痢疾：①水菖蒲根3 g。切细，冷开水吞服，1次服用，连用2剂。②水菖蒲粉，每次1 g，每日3次。

（9）治风寒湿痹：水菖蒲9 g，桂枝6 g，防风9 g。水煎服。

（10）治风疹瘙痒，阴部湿疹：水菖蒲适量。煎汤熏洗。

（11）治水肿：鲜菖蒲根茎6~9 g，黄豆60 g。水煮服。

（12）治乳痈：菖蒲适量和葱白少许共捣烂敷患处。

（13）治过敏性皮炎：白菖蒲粉，醋调外搽。

（14）治疥癞：水菖蒲根，研末，调菜油，搽患处。

994. 金钱蒲

【药材名称】 金钱蒲。

【学名及分类】 *Acorus gramineus* Soland.，为菖蒲科菖蒲属植物。

【俗　　名】 昌本、菖蒲、昌阳、荪、荪蓣、昌草、尧时薤、尧韭、卬、九节菖蒲、木蜡、阳春雪、望见消、水剑草、苦菖蒲、粉菖等。

【习性及生境】 生于密林下湿地或溪涧旁石上。

【识别特征】 多年生草本。高20~30 cm。根茎较短，长5~10 cm，横走或斜伸，芳香，外皮淡黄色，节间长1~5 mm；根肉质，多数，长可达15 cm；须根密集。叶全缘，排成二列，肉穗花序（佛焰花序），花梗绿色，佛焰苞叶状。花期5—6月，果7—8月成熟。

【药用部位】 根茎、叶、花。

【采收加工】 早春或冬末挖出根茎，剪去叶片和须根，洗净晒干，撞去毛须即成。

【产地及分布】 国内分布于黄河流域以南各地。湖南省内产龙山、桑植、沅陵、永顺、芷江、绥宁、新宁、道县、江华、宜章、南岳。

【性味归经】 味辛、苦，性微温，归心、肝脾经。

【功用主治】 根茎：化痰开窍、化湿行气、祛风利痹、消肿止痛；主治热病神昏、痰厥、健忘、耳鸣、耳聋、脘腹胀痛、噤口痢、风湿痹痛、跌打损伤、痈疽疥癣。叶：解毒杀虫；主治疥癣。花：调经行血；主治月经不调、经闭。

【用法用量】 内服：煎汤，3~6 g，鲜品加倍；或入丸、散。外用：煎水洗；或研末调敷。

选方

（1）治中热暍不省：取生菖蒲不拘多少，捣绞取汁，微温一盏，灌之。

（2）治痰迷心窍：石菖蒲、生姜。共捣汁灌下。

（3）治卒死尸蹷：捣干菖蒲。以一枣核大，着其舌下。

（4）治哑惊风：细叶菖蒲捣汁，和雪梨汁同饮。

（5）治水谷痢及冷气，腹肚虚鸣：菖蒲三两，干姜一两半（炮裂，锉）。上药捣罗为末，用粳米饭和丸，如梧桐子大，每于食前以粥饮下三十丸。

（6）治耳聋：菖蒲根一寸，巴豆一粒（去皮心）。二物合捣，筛，分作七丸，绵裹，卧即塞，夜易之。

（7）治喉痹肿痛：菖蒲根捣汁，烧铁秤锤淬酒一杯饮之。

（8）治小便一日一夜数十行：菖蒲、黄连，二物等份。治筛，酒服方寸匕。

（9）治赤白带下：石菖蒲、破故纸等份。炒为末，每服二钱，更以菖蒲浸酒调服，日一服。

(10)治痈肿发背:生菖蒲捣贴,若疮干,捣末,以水调涂之。

(11)治阴汗湿痒:石菖蒲、蛇床子等份。为末。日搽二三次。

(12)解大戟毒:菖蒲一两。上一味,捣罗为散。每服二钱匕,温汤调下。

(13)治诸般赤眼,攀睛云翳:菖蒲自然汁,文武火熬作膏。日点之。

(14)治凡手足不得伸屈,乃寒湿瘀滞所致:用九节菖蒲根、煎水熏洗,并作汤浴。

(15)治风虫牙痛:以菖蒲抵牙痛处咬定,或塞缝亦可。

(16)治产后下血不止:菖蒲五两(锉)。上一味,以清酒五升,煮取二升,分二服。

香蒲科

995. 香蒲

【药材名称】香蒲。

【学名及分类】 *Typha orientalis* C. Presl,为香蒲科香蒲属植物。

【俗　　名】蒲、睢、睢蒲、醮、醮石、甘蒲、蒲黄草、鬼蜡烛、水蜡烛、蒲草、汪连仕、蒲包草、随手香、毛蜡烛、芦烛、芦油烛。

【习性及生境】生于海拔900 m以下的水旁或沼泽中。

【识别特征】多年生水生或沼生草本。根状茎乳白色。地上茎粗壮,向上渐细,高1.3~2.0 m。叶片条形,长40~70 cm,宽0.4~0.9 cm,光滑无毛,上部扁平,下部腹面微凹,背面逐渐隆起呈凸形,横切面呈半圆形,细胞间隙大,海绵状;叶鞘抱茎。雌雄花序紧密连接;雄花序长2.7~9.2 cm,花序轴具白色弯曲柔毛,自基部向上具1~3枚叶状苞片,花后脱落;雌花序长4.5~15.2 cm,基部具1枚叶状苞片,花后脱落;雄花通常由3枚雄蕊组成,有时2枚,或4枚雄蕊合生,花药长约3 mm,2室,条形,花粉粒单体,花丝很短,基部合生成短柄;雌花无小苞片;孕性雌花柱头匙形,外弯,子房纺锤形至披针形,子房柄细弱,长约2.5 mm;不孕雌花子房长约1.2 mm,近于圆锥形,先端呈圆形,不发育柱头宿存;白色丝状毛通常单生,有时几枚基部合生,稍长于花柱,短于柱头。小坚果椭圆形至长椭圆形;果皮具长形褐色斑点。种子褐色,微弯。花果期5—8月。

【药用部位】花粉。

【采收加工】夏季采收蒲棒上部的黄色雄花序,晒干后碾轧,筛取花粉。剪取雄花后,晒干,收集带有雄花的花粉,即为草蒲黄。

【产地及分布】国内分布于东北、华北、华东、陕西、广东、贵州、云南等地。湖南省内产桑植、张家界、永顺、宜章、洞庭湖、汝城、蓝山、双牌。

【性味归经】味甘、微辛,性平,归肝、心、脾经。

【功用主治】止血、祛瘀、利尿;主治吐血、咯血、衄血、血痢、便血、崩漏、外伤出血、心腹疼痛、经闭腹痛、产后瘀痛、痛经、跌打肿痛、血淋涩痛、带下、重舌、口疮、聤耳、阴下湿痒。

【用法用量】蒲黄煎汁内服时,常用量为5~10 g,入汤剂时须包煎。外用时,取适量蒲黄,敷于患处。

(1)治小便不利:蒲灰七分,滑石三分。上二味杵为散。饮服方寸匕,日三服。

(2)治产后妒乳并痈实者:蒲黄草,熟捣,敷肿上,日三度易之,并叶煎汁饮之。

莎草科

996. 荸荠

【药材名称】荸荠。

【学名及分类】 *Eleocharis dulcis* (Burm. f.) Trin. ex Hensch.，为莎草科荸荠属植物。

【俗　　名】 芍、凫茈、凫茨、麻慈、野茨米、野卜荠、荠米。

【习性及生境】 栽培或野生于水田、沼泽地。

【识别特征】 多年生水生草本。有细长的匍匐根状茎，在匍匐根状茎的顶端生块茎，俗称荸荠。秆多数，丛生，直立，圆柱状，高15~60 cm，直径1.5~3.0 cm，有多数横隔膜，干后秆表面现有节，但不明显，灰绿色，光滑无毛。叶缺如，只在秆的基部有2~3个叶鞘；鞘近膜质，绿黄色，紫红色或褐色，高2~20 cm，鞘口斜，顶端急尖。小穗顶生，圆柱状，很淡的绿色，顶端钝或近急尖，有多数花，在小穗基部有两片鳞片中空无花，抱小穗基部一周；其余鳞片全有花，松散地复瓦状排列，宽长圆形或卵状长圆形，顶端钝圆，背部灰绿色，近革质，边缘为微黄色干膜质，全面有淡棕色细点，具一条中脉；下位刚毛7条；较小坚果长一倍半，有倒刺；柱头3。小坚果宽倒卵形，双凸状，顶端不缢缩，成熟时棕色，光滑，稍黄微绿色，表面细胞呈四至六角形；花柱基从宽的基部急骤变狭变扁而呈三角形，不为海绵质，基部具领状的环，环与小坚果质地相同，宽约为小坚果的1/2。花果期5—10月。

【药用部位】 球茎、地上部分。

【采收加工】 10—12月挖取，洗净，风干或鲜用。

【产地及分布】 国内分布于陕西、浙江、安徽、福建、河南、湖北等地。湖南省内分布于茶陵、蒸湘、衡阳、衡南、衡山、武冈、安乡、北湖、汝城、道县、新田、新化、古丈、株洲、石门、安化、安仁、沅陵、溆浦、通道。

【性味归经】 味甘，性寒，归肺、胃经。

【功用主治】 球茎：清热生津、化痰、消积；主治温病口渴、咽喉肿痛、痰热咳嗽、目赤、消渴、痢疾、黄疸、热淋、食积、赘疣。地上部分：清热解毒、利尿、降逆；主治热淋、小便不利、水肿、疔疮、呃逆。

【用法用量】 内服：煎汤，60~120 g；或嚼食；或捣汁；或浸酒；或澄粉。外用：适量，煅存性研末撒；或澄粉点目；或生用涂擦。

选方

(1)治太阴温病，口渴甚，吐白沫黏滞不快者：荸荠汁、梨汁、鲜苇根汁、麦冬汁、藕汁（或用蔗浆）。临时斟酌多少，和匀凉服，不甚喜凉者，重汤炖温服。

(2)治黄疸湿热，小便不利：荸荠打碎，煎汤代茶，每次四两。

(3)治下痢赤白：取完好荸荠，洗净拭干，勿令损破，于瓶内入好烧酒浸之，黄泥密封收贮。遇有患者，取二枚细嚼，空心用原酒送下。

(4)治痞积：荸荠于三伏时以火酒浸晒，每日空腹细嚼七枚，痞积渐消。

(5)治腹满胀大：荸荠去皮，填入公猪肚内，线缝，砂器煮糜食之，勿入盐。

(6)治大便下血：荸荠捣汁大半钟，好酒半钟，空心温服。

(7)治妇人血崩：荸荠一岁一个，烧存性，研末，酒服之。

(8)治咽喉肿痛：荸荠绞汁冷服，每次四两。

(9)治小儿口疮：荸荠烧存性，研末掺之。

(10)治寻常疣：将荸荠瓣开，用其白色果肉摩擦疣体，每日3~4次，每次摩至疣体角质层软化，脱掉，微有痛感并露出针尖大小的点状出血为止。连用7~10 d。

997. 扁穗莎草

【药材名称】 扁穗莎草。
【学名及分类】 *Cyperus compressus* L.,为莎草科莎草属植物。
【习性及生境】 多生长于空旷的田野里。
【识别特征】 丛生草本。根为须根。秆稍纤细,高5~25 cm,锐三棱形,基部具较多叶。叶短于秆,宽1.5~3.0 mm;叶鞘紫褐色。苞片3~5枚,叶状;长侧枝聚伞花序简单;穗状花序近于头状;花序轴很短,具3~10个小穗;小穗排列紧密,斜展,线状披针形;鳞片紧贴地复瓦状排列,稍厚,卵形,顶端具稍长的芒,长约3 mm;雄蕊3,花药线形,药隔突出于花药顶端;花柱长,柱头3,较短。小坚果倒卵形,深棕色,表面具密的细点。花果期7—12月。
【药用部位】 茎叶、根茎。
【采收加工】 5—7月采收,鲜用或晒干。
【产地及分布】 国内分布于华东、华南、西南及辽宁、河北、山西、陕西、甘肃等地。湖南省内产保靖、永顺、花垣、辰溪、洪江、武冈、新宁、宜章、长沙、株洲。
【性味归经】 味辛、甘,微苦,性平,归肝、三焦经。
【功用主治】 茎叶:行气开郁、祛风止痒、宽胸利痰;主治胸闷不舒、风疹瘙痒、痈疮肿毒。根茎:理气解郁、调经止痛、安胎;主治胁肋胀痛、乳房胀痛、疝气疼痛、月经不调、脘腹痞满疼痛、嗳气吞酸、呕恶、经行腹痛、崩漏、带下、胎动不安。
【用法用量】 内服:煎汤,10~30 g。外用:鲜品捣敷;或煎汤洗浴。

998. 碎米莎草

【药材名称】 三楞草。
【学名及分类】 *Cyperus iria* L.,为莎草科莎草属植物。
【俗　　　名】 三轮草、四方草、细三棱、三棱草。
【习性及生境】 生于海拔1 000 m以下的山坡、田间、路旁阴湿处。
【识别特征】 一年生草本。无根状茎,具须根。秆丛生,细弱或稍粗壮,高8~85 cm,扁三棱形,基部具少数叶,叶短于秆,宽2~5 mm,平张或折合,叶鞘红棕色或棕紫色。小坚果倒卵形或椭圆形,三棱形,与鳞片等长,褐色,具密的微突起细点。花果期6—10月。
【药用部位】 全草。
【采收加工】 8—9月抽穗时采收,晒干。
【产地及分布】 国内分布于上海、浙江、安徽、江苏、湖南等地。湖南省内产保靖、永顺、凤凰、溆浦、芷江、洪江、洞口、武冈、新宁、宜章、长沙。
【性味归经】 味辛,性微温,归肝经。
【功用主治】 祛风除湿、活血调经;主治风湿筋骨疼痛、瘫痪、月经不调、闭经、痛经、跌打损伤。
【用法用量】 内服:煎汤,10~30 g;或浸酒。

选方

治痛经:三棱草12 g,牛膝、台乌各9 g。水煎服。

999. 香附子

【药材名称】 莎草。

【学名及分类】 *Cyperus rotundus* L.，为莎草科莎草属植物。

【俗　　名】 莎随、蒿、侯莎、地毛、回头青、野韭菜、隔夜抽、小三棱、米珠子、缩缩草、地贯草、猪鬃草、地糕草、吊马棕、土香草。

【习性及生境】 生于海拔700 m以下的山坡草地、耕地、路旁水边潮湿处。

【识别特征】 多年生草本。葡匐根状茎长，具椭圆形块茎。秆稍细弱，高15~95 cm，锐三棱形，平滑，基部呈块茎状。叶较多，短于秆，宽2~5 mm。叶状苞片2~3(~5)枚，常长于花序，或有时短于花序；小穗斜展开，线形。小坚果长圆状倒卵形，具细点。花果期5—11月。

【药用部位】 茎叶、根茎。

【采收加工】 5—7月采收茎叶，鲜用或晒干。秋季采挖根茎，燎去毛须，置沸水中略煮或蒸透后晒干，或燎后直接晒干制成。

【产地及分布】 国内分布于华东、华南、西南及辽宁、河北、山西、陕西、甘肃等地。湖南省内产保靖、永顺、花垣、辰溪、洪江、武冈、新宁、宜章、长沙、株洲。

【性味归经】 味辛、甘微苦，性平，归肝、三焦经。

【功用主治】 茎叶：行气开郁、祛风止痒、宽胸利痰；主治胸闷不舒、风疹瘙痒、痈疮肿毒。根茎：理气解郁、调经止痛、安胎；主治胁肋胀痛、乳房胀痛、疝气疼痛、月经不调、脘腹痞满疼痛、嗳气吞酸、呕恶、经行腹痛、崩漏、带下、胎动不安。

【用法用量】 内服：煎汤，10~30 g。外用：鲜品捣敷；或煎汤洗浴。

(1)治皮肤瘙痒，遍体生风：取(莎草)苗一握。煎汤浴之，立效。

(2)治水肿，小便短少：鲜莎草捣烂，贴涌泉、关元穴。

1000. 砖子苗

【药材名称】 砖子苗。

【学名及分类】 *Cyperus cyperoides* (L.) Kuntze，为莎草科莎草属植物。

【俗　　名】 复出穗砖子苗、小穗砖子苗、展穗砖子苗。

【习性及生境】 生于山坡阳处路旁、草地、溪边及松林下。

【识别特征】 一年生草本。根茎短，高15~50 cm。秆疏丛生，锐三棱形，平滑，基部略膨大。叶与秆近等长，宽3~6 mm，叶鞘红棕色。叶状苞片5~8，长于花序，斜展。长侧枝聚伞花简单，有6~12个辐射枝，辐射枝最长达8 cm，或有时短缩；小穗平展或稍下垂，长3~5 mm，宽约0.7 mm，常有1花，少有2花；鳞片膜质，长圆形，先端钝，长约3 mm，边缘常内卷，淡黄绿色，背面有数脉仅3条明显；雄蕊3；花柱短，柱头3，细长。小坚果三棱状狭长圆形，长约2 mm，黄褐色，表面有细点。花、果期4—10月。

【药用部位】 全草、根茎及根。

【采收加工】 夏、秋季采收，洗净，切段，晒干。

【产地及分布】 国内分布于华中、华东、华南、西南及陕西等地。湖南省内产慈利、永顺、张家界、沅陵、芷江、洪江、邵阳、武冈、江华、宜章、南岳。

【性味归经】 味辛、微苦,性平。

【功用主治】 全草:祛风解表、止咳化痰、解郁调经;主治风寒感冒、咳嗽痰多、皮肤瘙痒、月经不调。根茎及根:行气活血、调经止痛、祛风除湿;主治月经不调、崩漏、产后腹痛、跌打损伤、风湿痹痛、感冒。

【用法用量】 内服:煎汤,15~30 g。

1001. 短叶水蜈蚣

【药材名称】 水蜈蚣。

【学名及分类】 *Kyllinga brevifolia* Rottb.,为莎草科水蜈蚣属植物。

【俗　　名】 金钮草、三荚草、散寒草、球子草、疟疾草、金牛草。

【习性及生境】 生于山坡、溪旁、荒地、路边草丛中及海边沙滩上。

【识别特征】 多年生草本。根状茎长而匍匐,外被膜质、褐色的鳞片,具多数节间,节间长约1.5 cm,每一节上长一秆。秆成列地散生,细弱,高7~20 cm,扁三棱形,平滑。花果期5—9月。

【药用部位】 全草。

【采收加工】 7—9月采收,鲜用或晒干。

【产地及分布】 国内分布于华中、华南、西南、安徽、江苏、浙江、福建。湖南省内产桑植、沅陵、慈利、龙山、永顺、芷江、洞口、武冈、新宁、宜章、长沙、南岳。

【性味归经】 味辛、微苦、甘,性平,归肺、肝经。

【功用主治】 疏风解表、清热利湿、活血解毒;主治感冒、发热头痛、急性支气管炎、百日咳、疟疾、黄疸、痢疾、乳糜尿、疮疡肿毒、皮肤瘙痒、毒蛇咬伤、风湿性关节炎、跌打损伤。

【用法用量】 内服:煎汤,15~30 g,鲜品30~60 g;或捣汁;或浸酒。外用:捣敷。

选方

(1)治感冒发热,咽喉肿痛:水蜈蚣30 g。水煎温服取汗。

(2)治疟疾:①鲜水蜈蚣1把,生姜3片。水煎。②水蜈蚣30 g,马鞭草30 g。水煎,于发作前2 h服。

(3)治黄疸(传染性肝炎):水蜈蚣全草30 g,茅莓根30 g,臭牡丹根30 g。水煎,糖调服。

(4)治乳糜尿:水蜈蚣(干根茎)、桂圆或黑枣各60 g。水煎服,每日1剂,连服15 d。

(5)治疮疡肿毒:水蜈蚣全草、芭蕉根各适量。捣烂敷患处。

(6)治颈部多发性疖肿:鲜水蜈蚣适量,大蒜3瓣。共捣烂,敷脐中央,外用绷带包扎,1 h后去药。

(7)治小儿口腔炎:水蜈蚣根茎30 g。水煎,冲蜂蜜服。

(8)治蛇咬伤:水蜈蚣全草、雄黄、大蒜子各适量。共捣烂,敷患处。

(9)治跌打损伤:①鲜水蜈蚣30 g,酒90~150 g,将药泡入酒中。早晚各服1次,每次15 g。②水蜈蚣全草30 g。酒、水各半煎服,药渣捣烂外敷。

(10)治创伤出血:水蜈蚣鲜全草适量。捣烂敷伤处。

(11)治牙痛:水蜈蚣30 g。水煎服。

1002. 套鞘薹草

【药材名称】 套鞘薹草。

【学名及分类】 *Carex maubertiana* Boott,为莎草科薹草属植物。

【习性及生境】 生于海拔400~1 000 m的林下、水边。

【识别特征】多年生草本。根状茎粗短,无地下匍匐茎。秆丛生,高60~80 cm。叶较密生,宽4~6 mm,边缘稍外卷,叶鞘较长,鞘口具明显的紫红色叶舌。苞片叶状,长于花序,具鞘。小穗6~9个,顶生小穗为雄小穗,狭圆柱形,长2~3 cm,具短柄;其余小穗为雌小穗,圆柱形,长2~3 cm,密生多数花,具短柄。雌花鳞片宽卵形。果囊近直立,膜质,黄绿色,密被白色短硬毛,背面具2条明显的侧脉。小坚果紧包于果囊内,宽椭圆形,三棱形,长约2 mm,基部急狭成短柄,顶端急尖;花柱短,柱头3个。花果期6—9月。

【药用部位】全草。

【产地及分布】国内分布于浙江、福建、湖北、广东、海南、广西、四川、云南等地。湖南省内产沅陵、永顺、保靖、武冈、新宁、浏阳。

【性味归经】味苦,性凉。

【功用主治】清热利尿;主治淋证、烧烫伤。

【用法用量】内服:煎汤,9~15 g。

1003. 十字薹草

【药材名称】十字薹草。

【学名及分类】*Carex cruciata* Wahlenb.,为莎草科薹草属植物。

【俗　　　名】烟火薹。

【习性及生境】生于山坡草地林下。

【识别特征】多年生草本。根状茎粗壮,具匍匐枝。秆丛生,高40~90 cm,粗3~5 mm。叶基生和秆生,长于秆,扁平,宽4~13 mm,下面粗糙,上面光滑,边缘具短刺毛。苞片叶状。圆锥花序复出,长20~40 cm。小穗极多数,全部从枝先出叶中生出,横展,长5~12 mm,两性;雄花部分与雌花部分近等长。小坚果卵状椭圆形,三棱形,长约1.5 mm,成熟时暗褐色;花柱基部增粗,柱头3个。花果期5—11月。

【药用部位】全草。

【产地及分布】国内分布于华中、西南、华南及浙江、福建等地。湖南省内产桑植、保靖、洪江、芷江、洞口、新宁、江华、宜章、平江、凤凰。

【性味归经】味辛、甘,性平。

【功用主治】解表、透疹、理气健脾;主治风热感冒、麻疹透发不畅、消化不良。

【用法用量】内服:煎汤,6~15 g。

1004. 萤蔺

【药材名称】野马蹄草。

【学名及分类】*Schoenoplectiella juncoides* (Roxb.) Lye,为莎草科萤蔺属植物。

【俗　　　名】关草、土灯草、水箭草、千子草。

【习性及生境】生于路旁、田边、塘边、溪旁、沼泽地或荒地潮湿处。

【识别特征】多年生草本。丛生,根状茎短,具许多须根。秆稍坚挺,圆柱状,少数近于有棱角,平滑,基部具2~3个鞘。苞片1枚,为秆的延长,直立,长3~15 cm;小穗卵形或长圆状卵形,长8~17 mm,宽3.5~4.0 mm,棕色或淡棕色,具多数花;鳞片宽卵形或卵形,顶端骤缩成短尖,近于纸质,长

3.5~4.0 mm,背面绿色,具1条中肋;下位刚毛5~6条;雄蕊3,花药长圆形,药隔突出;花柱中等长,柱头2,极少3个。小坚果宽倒卵形,或倒卵形,平凸状,成熟时黑褐色,具光泽。花果期8—11月。

【药用部位】 全草。

【采收加工】 7—10月采收,晒干。

【产地及分布】 国内分布于华北、华中、华东、华南、西南及甘肃、陕西。湖南省内产沅陵、永顺、新晃、洪江、宜章、南岳。

【性味归经】 味甘、淡,性凉。

【功用主治】 清热凉血、解毒利湿、消积开胃;主治麻疹热毒、肺痨咯血、牙痛、目赤、热淋、白浊、食积停滞。

【用法用量】 内服:煎汤,60~120 g。

选方

(1)治麻疹热毒:野马蹄草120 g,冰糖60 g,煎汤当茶饮。

(2)治肺痨咯血:野马蹄草60 g,冰糖30 g,煎汤服。

(3)治火盛牙痛:野马蹄草60 g,拦路蛇30 g,煎汤饮并含漱。

姜科

1005. 姜

【药材名称】 生姜。

【学名及分类】 *Zingiber officinale* Roscoe,为姜科姜属植物。

【俗　　名】 生姜、白姜、川姜。

【习性及生境】 栽培植物。

【识别特征】 多年生草本。株高0.5~1.0 m;根茎肥厚,多分枝,有芳香及辛辣味。叶片披针形或线状披针形,长15~30 cm,宽2.0~2.5 cm,无毛,无柄;叶舌膜质。总花梗长达25 cm;穗状花序球果状,长4~5 cm;苞片卵形,长约2.5 cm;花萼管长约1 cm;花冠黄绿色,管长2.0~2.5 cm,裂片披针形;唇瓣中央裂片长圆状倒卵形,短于花冠裂片,有紫色条纹及淡黄色斑点,侧裂片卵形,长约6 mm;雄蕊暗紫色,花药长约9 mm;药隔附属体钻状,长约7 mm。花期:秋季。

【药用部位】 新鲜根茎、生姜皮、茎叶。

【采收加工】 10—12月茎叶枯黄时采挖根茎,晒干。

【产地及分布】 国内分布于华中、华东、华南、浙江、福建、山西、重庆等地。湖南省内广布。

【性味归经】 辛,温,归肺、胃、脾经。

【功用主治】 散寒解表、降逆止呕、化痰止咳、解诸毒;主治风寒感冒、恶寒发热、头痛鼻塞、呕吐、痰饮喘咳、胀满、泄泻,鱼蟹、菌蕈等食物中毒。

【用法用量】 内服:煎汤,3~10 g;或捣汁冲。外用:捣敷;或炒热熨;或绞汁调搽。

选方

(1)治感冒风寒:生姜五片,紫苏叶一两。水煎服。

(2)治胃反,朝食暮吐,暮食朝吐,旋旋吐者:甘蔗汁七升,生姜汁一升。二味相合,分为三服。

(3)治老人上气,咳嗽喘急,烦热,不下食,食即吐逆,腹胀满:生姜汁五合,砂糖四两。上相和,微火温之,一二十沸即止。每度含半匙,渐渐下汁。

(4)治腰痛:生姜一斤,捣汁四两,水胶一两,同煎成膏。厚纸摊贴腰眼,甚效。

(5)治头痛:生姜一片,破开,入雄黄于内,湿纸包煨。趁热贴太阳穴。

1006. 蘘荷

【药材名称】蘘荷。

【学名及分类】*Zingiber mioga*（Thunb.）Roscoe,为姜科姜属植物。

【俗　　名】苴蓴、嘉草、菖蒩、芋渠、白蘘荷、覆葅、蒪苴、覆葅、阳藿、羊藿姜、山姜、观音花、莲花姜、高良姜、野生姜、土里开发、野老姜、良姜、野山姜、野姜。

【习性及生境】生于海拔500~1 200 m的山谷中阴湿处,也有栽培。

【识别特征】多年生草本。株高0.5~1.0 m;根茎淡黄色。叶片披针形或椭圆状披针形,叶背被极疏柔毛至无毛;叶舌,膜质,总花梗长,花序近卵形,苞片红色,宽卵形或椭圆形,花萼膜质;花冠管白色,裂片长圆状披针形,白色或稍带黄色,唇瓣倒卵形,浅紫色,花丝极短,花药室披针形,蒴果内果皮红色;种子黑色。花期8—10月。

【药用部位】根茎、花、果实。

【采收加工】夏、秋季采收根茎,鲜用或切片晒干。

【产地及分布】国内分布于江苏、安徽、浙江、江西、湖北、广东、广西、四川、贵州等地。湖南省内产桑植、永顺、洪江、武冈、新宁、通道、宜章、芷江。

【性味归经】味辛,性温。

【功用主治】根茎:活血调经、祛痰止咳、解毒消肿;主治月经不调、痛经、跌打损伤、咳嗽、气喘、痈疽肿毒、瘰疬。花:温肺化痰;主治肺寒咳嗽。果实:温胃止痛;主治胃痛。

【用法用量】内服:煎汤,6~15 g;或研末;或鲜品绞汁。外用:捣敷;捣汁含漱或点眼。

选方

(1)治口疮:蘘荷根二两。细锉,分为三分,以水二盏,煎三五沸,去滓。热含,冷吐。

(2)治杂物眯目不出:白蘘荷根,取心,捣绞汁,滴入眼中,立出。

(3)治暴赤眼,涩痛难开:蘘荷根,绞取汁,点目眦中。

(4)治小儿赤白痢:白蘘荷根汁、生地黄汁各五合。上二味,微火上煎一沸,服之。

(5)治伤寒及时气、温病,头痛、壮热、脉大,始得一日:生蘘荷根、叶合捣,绞取汁。服三四升。

(6)治蛇及蛤蟆等蛊:蘘荷根汁三升。顿服,蛊立出。

(7)治大叶性肺炎:蘘荷根茎9 g,鱼腥草30 g。水煎服。

1007. 山姜

【药材名称】山姜。

【学名及分类】*Alpinia japonica*（Thunb.）Miq.,为姜科山姜属植物。

【俗　　名】和山姜、九姜连、姜叶淫羊藿、九龙盘、姜七、高良姜、鸡爪莲。

【习性及生境】生于海拔300~1 200 m的林下阴湿处。

【识别特征】 多年生草本。根茎横生,分枝。叶片近无柄,叶舌2裂,总状花序顶生,花序轴密生绒毛;总苞片披针形,花通常2朵聚生,花萼棒状,花冠裂片长圆形,白色而具红色脉纹,果球形或椭圆形,种子多角形,有樟脑味。花期4—8月;果期7—12月。

【药用部位】 根茎、果实。

【采收加工】 3—4月采挖,洗净,晒干。

【产地及分布】 国内分布于浙江、江西、福建、台湾、湖北、广东、广西、四川、贵州、云南。湖南省内产桑植、石门、永顺、沅陵、武冈、城步、新宁、双牌、江华、宜章。

【性味归经】 味辛,性温。

【功用主治】 根茎:温中、散寒、祛风、活血;主治脘腹冷痛、肺寒咳喘、风湿痹痛、跌打损伤、月经不调、劳伤吐血。果实:温中散寒、行气调中;主治脘腹胀痛、呕吐泄泻、食欲不振。

【用法用量】 内服:煎汤,3~6 g;或浸酒。外用:捣敷;或捣烂调酒搽;或煎水洗。

(1)治胃痛:山姜根3~6 g,乌药3~6 g。研末。温开水送服。

(2)治风湿筋骨痛:和山姜根500 g,花椒子30 g,五加皮150 g。煎水洗。

(3)治跌打损伤:山姜根15 g,大血藤根30 g,茜草根15 g,牛膝根9 g,泽兰9 g。白酒500 g,浸3~7 d。每服15~30 g。

(4)治外感咳嗽:和山姜根9 g,桑白皮9 g,茅草根9 g,紫苏叶6 g。水煎服。

(5)治虚弱咳嗽:①九姜连9 g,大鹅儿肠9 g。炖肉吃。②九姜连粉末30 g,核桃仁30 g。加蜂糖60 g,混匀蒸熟,制成龙眼大的丸子。含化吞服。

1008. 舞花姜

【药材名称】 云南小草蔻。

【学名及分类】 *Globba racemosa* Sm.,为姜科舞花姜属植物。

【俗 名】 麦氏舞花姜。

【习性及生境】 生于海拔300~1 200 m的林下阴湿处。

【识别特征】 多年生草本。株高0.6~1.0 m;茎基膨大。叶片长圆形或卵状披针形,顶端尾尖,基部急尖,叶片两面的疏毛或无毛,叶舌及叶鞘口具缘毛。圆锥花序顶生,苞片早落,花黄色,各部均具橙色腺点;花萼管漏斗形,裂片反折,侧生退化雄蕊披针形,与花冠裂片等长;唇瓣倒楔形,花药两侧无翅状附属体。蒴果椭圆形,6—9月开化。

【药用部位】 果实。

【采收加工】 秋冬季果实成熟时采收,晒干。

【产地及分布】 国内分布于南部至西南部各地。湖南省内产湘西北、湘西南、湘南、桑植、石门、永顺、芷江、洪江、洞口、武冈、新宁、宜章、凤凰、双牌、绥宁、蓝山、炎陵、常宁。

【性味归经】 味辛,性温。

【功用主治】 健胃消食;主治胃脘胀痛、食欲不振、消化不良。

【用法用量】 内服:煎汤,3~6 g;或入丸、散。

美人蕉科

1009. 美人蕉

【药 材 名 称】 美人蕉花、美人蕉根。

【学名及分类】 *Canna indica* L.，为美人蕉科美人蕉属植物。

【俗　　　名】 观音姜、小芭蕉头、状元红、白姜。

【习性及生境】 生于湿润草地。栽培植物。

【识 别 特 征】 植株全部绿色，高可达1.5 m。叶片卵状长圆形，长10~30 cm，宽达10 cm。总状花序疏花；略超出于叶片之上；花红色，单生；苞片卵形，绿色，长约1.2 cm；萼片3，披针形，长约1 cm，绿色而有时染红；花冠管长不及1 cm，花冠裂片披针形，长3.0~3.5 cm，绿色或红色；外轮退化雄蕊2~3枚，鲜红色，其中2枚倒披针形，长3.5~4.0 cm，宽5~7 mm，另一枚如存在则特别小，长1.5 cm，宽仅1 mm；唇瓣披针形，长3 cm，弯曲；发育雄蕊长2.5 cm，花药室长6 mm；花柱扁平，长3 cm，一半和发育雄蕊的花丝连合。蒴果绿色，长卵形，有软刺，长1.2~1.8 cm。花果期：3—12月。

【药 用 部 位】 根、花。

【采 收 加 工】 美人蕉花：开花时采收，阴干。美人蕉根：全年可采挖，切片，晒干或鲜用。

【产 地 及 分 布】 国内分布于天津、上海、广东、广西、贵州、云南等地。湖南全省广布。

【性 味 归 经】 甘、微苦、涩，凉。

【功 用 主 治】 清热解毒、调经、利水；主治黄疸、痢疾、跌打损伤、疮疡肿毒、月经不调、带下。

【用 法 用 量】 美人蕉花：内服：煎汤，6~15 g。美人蕉根：内服：煎汤，6~15 g，鲜品30~120 g。外用：捣敷。

(1)治湿热白带：美人蕉根15 g，炒贯众9 g。煎服。

(2)治脾虚所致的崩漏：小芭蕉头根60 g，金樱子根60 g。炖鸡服。

(3)治疮疖初起，红肿疼痛：小芭蕉根适量。配醪糟或乙醇，捣茸外敷患处。

(4)治遗精，红崩白带，神经症：美人蕉根30~60 g。炖鸡及糯米服。

(5)治遗尿：美人蕉根30 g。炖猪膀胱服。

(6)治吐血，鼻衄：美人蕉花6 g，白茅根30 g。煎服。

(7)治外伤出血：美人蕉花10~15 g。水煎服。

1010. 紫叶美人蕉

【药 材 名 称】 紫叶美人蕉。

【学名及分类】 *Canna warscewiezii* A. Dietr.，为美人蕉科美人蕉属植物。

【习性及生境】 栽培植物。

【识 别 特 征】 株高1.5 m；茎粗壮，紫红色，被蜡质白粉，有很密集的叶。叶片卵形或卵状长圆形，暗绿色，边绿、叶脉多少染紫或古铜色。总状花序超出于叶之上；苞片紫色，卵形，萼片披针形，紫色；唇瓣舌状或线状长圆形，顶端微凹或2裂，弯曲，红色；花期：秋。

【药 用 部 位】 根、花。

【采收加工】 美人蕉花:开花时采收,阴干。美人蕉根:全年可采挖,切片,晒干或鲜用。

【产地及分布】 国内分布于天津、上海、广东、广西、贵州、云南等地。湖南省内分布于长沙、邵阳、武冈、保靖、衡南、衡山、靖州、娄星等地。

【性味归经】 甘、微苦、涩,凉。

【功用主治】 清热解毒、调经、利水;主治黄疸、痢疾、跌打损伤、疮疡肿毒、月经不调、带下。

【用法用量】 美人蕉花内服:煎汤,6~15 g。美人蕉根内服:煎汤,6~15 g,鲜品30~120 g。美人蕉根外用:捣敷。

同美人蕉。

兰 科

1011. 独蒜兰

【药材名称】 山慈姑。

【学名及分类】 *Pleione bulbocodioides* (Franch.) Rolfe,为兰科独蒜兰属植物。

【俗　　名】 金灯花、鹿蹄草、山茨菇、慈姑、山慈姑、毛慈姑、泥冰子、算盘七、人头七、太白及、水球子、泥宾子、采配兰。

【习性及生境】 生于海拔1 000~1 600 m的密林下或沟谷旁有泥土的石壁上。

【识别特征】 半附生草本。假鳞茎卵形至卵状圆锥形,上端有明显的颈,全长1.0~2.5 cm,直径1~2 cm,顶端具1枚叶。叶在花期尚幼嫩,长成后狭椭圆状披针形或近倒披针形,纸质。花葶从无叶的老假鳞茎基部发出,直立,顶端具1花;花粉红色至淡紫色,唇瓣上有深色斑;花瓣倒披针形,稍斜歪,长3.5~5.0 cm,宽4~7 mm;唇瓣轮廓为倒卵形或宽倒卵形,长3.5~4.5 cm,宽3~4 cm,不明显3裂。蒴果近长圆形,长2.7~3.5 cm。花期4—6月。

【药用部位】 叶、花、假鳞茎。

【采收加工】 7—9月采挖,蒸后,晾至半干,再晒干。

【产地及分布】 国内分布于华中、华东、华南北部、西南及甘肃、陕西等地。湖南省内产桑植、石门、慈利、洞口、新宁、通道、双牌、新化、浏阳。

【性味归经】 味甘、微辛,性寒,小毒,归肝、胃、肺经。

【功用主治】 清热解毒、消肿散结;主治痈疽恶疮、瘰疬结核、咽痛喉痹、蛇虫咬伤。

【用法用量】 内服:煎汤,3~6 g;或磨汁;或入丸、散。外用:磨汁涂;或研末调敷。

（1）治肺痨咳嗽:山慈姑鲜假球茎21~24 g。切成薄片,水煎加白糖服。

（2）治淋巴结结核,毒蛇咬伤:山慈姑假鳞茎9~15 g。水煎服。外用以适量捣烂敷。

（3）治背痈:山慈姑鲜假球茎、细叶石仙桃鲜假球茎各3~4个,嚼服,每日1次;另取上药适量,捣烂外敷患处,外贴菜叶或其他鲜叶,再用纱布包扎,每日换药1次。

（4）治指头炎疔肿:山慈姑假球茎9~15 g。水煎,连渣服;另取假球茎适量,加烧酒或醋捣烂,外敷局部。

（5）治毒蛇咬伤:鲜山慈姑适量捣烂,从伤口周围结肿的远端开始涂敷,逐渐近于伤处。

(6)治皮肤皲裂:鲜山慈姑假鳞茎捣烂敷,或切开成两半擦患处。

(7)治瘿瘤:山慈姑、海石、昆布、贝母各等份。为末。每服五钱,白滚水调服,旬日可消。

(8)治食管癌:山慈姑、公丁香各9g,柿蒂5个。水煎服。

1012. 金兰

【药 材 名 称】 金兰。

【学名及分类】 *Cephalanthera falcata*(Thunb. ex A. Murray)Blume,为兰科头蕊兰属植物。

【俗　　　　名】 碧江头蕊兰。

【习性及生境】 生于海拔500~1 800 m的山地林下阴湿处。

【识 别 特 征】 地生草本,高20~50 cm。茎直立,下部具3~5枚长1~5 cm的鞘。叶4-7枚;叶片椭圆形、椭圆状披针形或卵状披针形。总状花序长3~8 cm,通常有5~10朵花;花黄色,直立,稍微张开;花瓣与萼片相似,但较短,一般长1.0~1.2 cm;唇瓣长8~9 mm,3裂,基部有距。蒴果狭椭圆状,长2.0~2.5 cm,宽5~6 mm。花期4—5月,果期8—9月。

【药 用 部 位】 全草。

【采 收 加 工】 夏秋季采收,洗净,鲜用或晒干。

【产 地 及 分 布】 国内分布于华南北部及甘肃南部、江苏、安徽浙江、湖北、河南等地。湖南省内产石门、桑植、花垣、永顺、芷江、洪江、城步、通道、宜章、平江、南岳、新化。

【性 味 归 经】 味甘,性寒。

【功 用 主 治】 清热泻火、解毒;主治咽喉肿痛、牙痛、毒蛇咬伤。

【用 法 用 量】 内服:煎汤,9~15 g;鲜品加倍。外用:适量。

1013. 见血青

【药 材 名 称】 见血青。

【学名及分类】 *Liparis nervosa*(Thunb. ex A. Murray)Lindl.,为兰科羊耳蒜属植物。

【俗　　　　名】 显脉羊耳蒜、插天山羊耳蒜。

【习性及生境】 生于海拔500~1 200 m的山坡阔叶林下。

【识 别 特 征】 地生草本。茎(或假鳞茎)圆柱状,肥厚,肉质,有数节,通常包藏于叶鞘之内,上部有时裸露。叶卵形至卵状椭圆形,膜质或草质,长5~11(~16)cm,宽3~5(~8)cm,先端近渐尖,全缘,基部收狭并下延成鞘状柄,无关节;大部分抱茎。花葶发自茎顶端;总状花序通常具数朵至10余朵花,罕有花更多;花序轴有时具很狭的翅;花苞片很小,三角形;花梗和子房长8~16 mm;花紫色;中萼片线形或宽线形,先端钝,边缘外卷,具不明显的3脉;侧萼片狭卵状长圆形,稍斜歪,先端钝,亦具3脉;花瓣丝状,亦具3脉;唇瓣长圆状倒卵形,先端截形并微凹,基部收狭并具2个近长圆形的胼胝体;蕊柱较粗壮,长4~5 mm,上部两侧有狭翅。蒴果倒卵状长圆形或狭椭圆形。花期2—7月,果期10月。

【药 用 部 位】 全草。

【产 地 及 分 布】 国内分布于华中、西南及江西、浙江、福建、广东、广西等地。湖南省内产桑植、沅陵、凤凰、芷江、洪江、会同、新宁、通道、江华、江永、炎陵、资兴。

【性 味 归 经】 味苦,性凉,归肺、肾经。

【功用主治】凉血止血、清热解毒;主治吐血、咯血、肠风下血、血崩、手术出血、小儿惊风、热毒疮疡、蛇咬伤。

【用法用量】内服:煎汤,9~15 g,鲜品30~60 g;或研末,每次9 g。外用:适量,鲜品捣敷;或研末调敷。

1014. 白及

【药材名称】白及。

【学名及分类】*Bletilla striata*(Thunb. ex A. Murray)Rchb. f.,为兰科白及属植物。

【俗　　　名】甘根、白根、白给、地螺丝、羊角七。

【习性及生境】生于海拔30~1 500 m的山野、山谷较潮湿处。

【识别特征】陆生多年生草本。植株高可达60 cm。假鳞茎扁球形,富黏性。茎粗壮,劲直。叶片狭长圆形或披针形,基部收狭成鞘并抱茎。花序具花,花苞片长圆状披针形,开花时常凋落;花大,紫红色或粉红色;萼片和花瓣近等长,狭长圆形,花瓣较萼片稍宽;唇瓣较萼片和花瓣稍短,倒卵状椭圆形,白色带紫红色,具紫色脉;唇盘上面具5条纵褶片,从基部伸至中裂片近顶部,蕊柱柱状,具狭翅,稍弓曲。花期4—5月。

【药用部位】根茎。

【采收加工】初冬采挖。除去地上茎叶及须根,洗净,放开水内煮至透心(约10 min)撞去外皮,晒干或烘干;或趁鲜切片,干燥。

【产地及分布】国内分布于华中、华东、华南、西南及河北、山西、陕西、甘肃。湖南省内产桑植、慈利、石门、张家界、龙山、保靖、洪江、城步、新宁、通道、邵东。

【性味归经】味苦、甘、涩,性微寒,归肺、胃经。

【功用主治】收敛止血、消肿生肌;主治咯血、吐血、衄血、便血、外伤出血、痈疮肿毒、烫灼伤、手足皲裂、肛裂。

【用法用量】内服:煎汤,3~10 g;研末,每次1.5~3 g。外用:适量,研末外撒或调涂。

(1)治咯血:白及一两,枇杷叶(去毛,蜜炙)、藕节各五钱。上为细末,另以阿胶五钱,锉如豆大,蛤粉炒成珠,生地黄自然汁调之,火上炖化,入前药为丸,如龙眼大。每服一丸,嚼化。

(2)治肺叶痿败,喘咳夹红者:嫩白及四钱研末,陈阿胶二钱。冲汤调服。

(3)治肠胃出血:白及、地榆各等量。炒焦,研末。每服3 g,温开水送服,每日2~3次。

(4)治一切疮疖痈疽:白及、芙蓉叶、大黄、黄柏、五倍子。上为末,用水调搽四周。

(5)治跌打骨折:酒调白及末二钱服。

(6)治鼻渊:白及,末,酒糊丸。每服三钱,黄酒下,半月愈。

1015. 斑叶兰

【药材名称】斑叶兰。

【学名及分类】*Goodyera schlechtendaliana* Rchb. F.,为兰科斑叶兰属植物。

【俗　　　名】金边莲、银耳环。

【习性及生境】生于海拔300~1 500 m的山谷林下阴湿处。

【识别特征】多年生陆生草本。植株高15~35 cm。根状茎伸长,茎状,匍匐,具节。茎直立,绿色,具4~6枚叶。叶片卵形或卵状披针形,上面绿色,具白色不规则的点状斑纹,背面淡绿色,具柄。花茎直立,总状花序具几朵至20余朵疏生近偏向一侧的花;长8~20 cm;花较小,白色或带粉红色,半张开;萼片背面被柔毛,具1脉;花瓣菱状倒披针形,无毛,长7~10 mm,宽2.5~3.0 mm,先端钝或稍尖,具1脉;唇瓣卵形。花期8—10月。

【药用部位】 全草。

【采收加工】 7—9月采收,鲜用或晒干。

【产地及分布】 国内分布于华中、华东、华南、西南及甘肃、陕西、山西等地。湖南省内产桑植、慈利、石门、张家界、沅陵、保靖、永顺、芷江、洪江、洞口、新宁、浏阳。

【性味归经】 味甘、辛,性平,归心、肝、肺、肾经。

【功用主治】 润肺止咳、补肾益气、行气活血、消肿解毒;主治肺痨咳嗽、气管炎、头晕乏力、神经柔弱、阳痿、跌打损伤、骨节疼痛、咽喉肿痛、乳痈、疮疖、瘰疬、毒蛇咬伤。

【用法用量】 内服:煎汤,9~15 g;或捣汁;或浸酒。外用:适量,捣敷。

(1)治肺结核,咳嗽发烧:斑叶兰、青蒿、党参各15 g,银柴胡、鳖甲各9 g。水煎服。

(2)治骨气虚弱,头目眩晕,四肢乏力:斑叶兰(干的)30 g。蒸鸡或炖肉吃;或煎水服,早晚空腹时各服1次,每次半碗。

(3)治骨节疼痛,不红不肿:斑叶兰捣烂,用酒炒热,外包痛处(小儿用淘米水代酒),每日1换。

(4)治痈肿疮毒,毒蛇咬伤:斑叶兰12 g,金银花15 g,一支蒿6 g。水煎服。另取鲜斑叶兰捣烂外敷。

(5)治肺病咳嗽:斑叶兰15 g,炖肉吃。

(6)治气管炎:鲜斑叶兰3~6 g,水煎服。

1016. 独花兰

【药材名称】 长年兰。

【学名及分类】 *Changnienia amoena* S. S. Chien,为兰科独兰花属植物。

【俗　　名】 长年兰、带血独叶一支枪。

【习性及生境】 生于海拔700~1 500 m的林下或林缘阴湿处。

【识别特征】 多年生陆生草本。假鳞茎近椭圆形或宽卵球形,长1.5~2.5 cm,宽1~2 cm,肉质,近淡黄白色,有2节,被膜质鞘。叶1枚,宽卵状椭圆形至宽椭圆形,背面紫红色。花葶长10~17 cm,紫色,具2枚鞘;鞘膜质,下部抱茎;花大,白色而带肉红色或淡紫色晕,唇瓣有紫红色斑点;萼片长圆状披针形;花瓣狭倒卵状披针形,略斜歪,长2.5~3.0 cm,宽1.2~1.4 cm,先端钝,具7脉;唇瓣略短于花瓣,3裂。花期4月。

【药用部位】 假鳞茎、全草。

【采收加工】 夏、秋季采收,晒干或鲜用。

【产地及分布】 国内分布于甘肃(文县)、陕西南部、江苏、浙江、江西、湖北、四川等地。湖南省内产沅陵、桃源、洪江、城步、绥宁、通道、桃江、湘潭、南岳、浏阳。

【性味归经】 味苦,性寒。

【功用主治】 清热、凉血、解毒;主治咳嗽、痰中带血、热疖疔疮。

【用法用量】 内服:煎汤,15~30 g。外用:鲜品捣敷。

(1)治咳嗽痰中带血:(长年兰)鲜全草60~90 g(或鲜假球茎15~30 g)。水煎后加白糖,早、晚饭前各服1次。

(2)治热疖疔疮:鲜(长年兰)假球茎适量。加盐卤捣烂敷患处,干后即换。

1017. 杜鹃兰

【药材名称】 山慈姑。

【学名及分类】 *Cremastra appendiculata*（D. Don）Makino，为兰科杜鹃兰属植物。

【俗　　名】 金灯花、鹿蹄草、山茨菇、慈姑、山慈姑、毛慈姑、泥冰子、算盘七、人头七、太白及、水球子、泥宾子、采配兰。

【习性及生境】 生于海拔500~500 m的山坡及林下阴湿处。

【识别特征】 陆生草本。假鳞茎卵球形或近球形，密接，有关节，外被撕裂成纤维状的残存鞘。叶通常1枚，生于假鳞茎顶端，狭椭圆形、近椭圆形或倒披针状狭椭圆形。花葶从假鳞茎上部节上发出，近直立；总状花序长10~25 cm，具5~22朵花；花常偏花序一侧，多少下垂，不完全开放，有香气，狭钟形，淡紫褐色；花瓣倒披针形或狭披针形，向基部收狭成狭线形，长1.8~2.6 cm，上部宽3.0~3.5 mm，先端渐尖；唇瓣与花瓣近等长，线形，上部1/4处3裂。蒴果近椭圆形，下垂。花期5—6月，果期9—12月。

【药用部位】 假鳞茎、叶。

【采收加工】 7—9月采挖，蒸后，晾至半干，再晒干。

【产地及分布】 国内分布于华中、华东、华南、西南及山西、甘肃、陕西等地。湖南省内产桑植、石门、张家界、沅陵、桃源、永顺、凤凰、洪江、城步、绥宁、桃江、湘潭。

【性味归经】 甘、微苦，寒，小毒，归肝、胃、肺经。

【功用主治】 清热解毒、消肿散结；主治痈疽恶疮、瘰疬结核、咽痛喉痹、肺热咳嗽、蛇虫咬伤。

【用法用量】 内服：煎汤，3~6 g；或磨汁；或入丸、散。外用：磨汁涂；或研末调敷。

选方

（1）治痈疽疔肿、恶疮及黄疸：山慈姑（连根）、苍耳草等份。捣烂，以好酒一盏，滤汁温服。或干之为末，每酒服三钱。

（2）治淋巴结结核，毒蛇咬伤：山慈姑假鳞茎9~15 g。水煎服。外用以适量捣烂敷。

（3）治背痈：山慈姑鲜假球茎、细叶石仙桃鲜假球茎各3~4个，嚼服，每日1次；另取上药适量，捣烂外敷患处，外贴菜叶或其他鲜叶，再用纱布包扎，每日换药1次。

（4）治指头炎疖肿：山慈姑假球茎9~15 g。水煎，连渣服；另取假球茎适量，加烧酒或醋捣烂，外敷局部。

（5）治毒蛇咬伤：鲜山慈姑适量捣烂，从伤口周围结肿的远端开始涂敷，逐渐近于伤处。

（6）治皮肤皲裂：鲜山慈姑假鳞茎捣烂敷，或切开成两半擦患处。

（7）治瘿瘤：山慈姑、海石、昆布、贝母各等份。为末。每服五钱，白滚水调服，旬日可消。

（8）治食管癌：山慈姑、公丁香各9 g，柿蒂5个。水煎服。

（9）治肺痨咳嗽：山慈姑鲜假球蒸21~24 g。切成薄片，水煎加白糖服。

1018. 罗河石斛

【药材名称】 石斛。

【学名及分类】 *Dendrobium lohohense* Tang & F. T. Wang，为兰科石斛属植物。

【俗　　名】 细黄草。

【习性及生境】 附生于海拔900~1 500 m的山谷树上、岩石上。

【识别特征】 多年生附生草本。茎直立，圆柱形，细皮，高25~27 cm，节间长1.3~2.3 cm。叶鞘膜质，管状，抱茎；叶长圆形，长3.5~6.0 cm，宽1.0~1.5 cm，两端均尖。花黄色，数朵单生于无叶的茎的上部；中央萼片椭圆形,两侧萼片斜椭圆形;花瓣椭圆形,唇瓣倒卵形,铺平时长2 cm,宽1.7 cm,有肉质乳突状突起,前缘有不规则锯齿;合蕊柱高3.5 mm,蕊柱足长7 mm,花期6月,果期7—8月。

【药用部位】 茎。

【采收加工】 一年四季均可采收。鲜用者,除去须根及杂质即可。干用者,去根洗净,搓去薄膜状叶鞘,晒干或烘干;也可先将其置开水中略烫,再晒干或烘干,即为干石斛。

【产地及分布】 国内分布于湖北、广东、广西、四川、贵州、云南。湖南省内产石门、花垣、沅陵、洪江、桑植、会同。

【性味归经】 味甘,性微寒,归胃、肺、肾经。

【功用主治】 生津养胃、滋阴清热、润肺益肾、明目强腰;主治热病伤津、口干烦渴、胃阴不足、胃痛干呕、肺燥干咳、虚热不退、阴伤目暗、腰膝软弱。

【用法用量】 内服:煎汤,6~12 g,鲜品15~30 g。

(1)治温热有汗,风热化火,热病伤津,温疟舌苔变黑:鲜石斛三钱,连翘(去心)三钱,天花粉二钱,鲜生地四钱,麦冬(去心)四钱,参叶八分。水煎服。

(2)治中消:鲜石斛五钱,熟石膏四钱,天花粉三钱,南沙参四钱,麦冬二钱,玉竹四钱,山药三钱,茯苓三钱,广皮一钱,半夏一钱五分。甘蔗三两,煎汤代水。

(3)治眼目昼视精明,暮夜昏暗,视不见物,名曰雀目:石斛(去根)、仙灵脾(锉)各一两,苍术(米泔浸,切,焙)半两。上三味,捣罗为散,每服三钱匕,空心米饮调服,日再。

1019. 天麻

【药材名称】 天麻。

【学名及分类】 *Gastrodia elata* Bl.,为兰科天麻属植物。

【俗　　名】 赤箭、自动草、无风动。

【习性及生境】 生于疏林下、林中空地、林缘、灌丛边缘,海拔400~3 200 m,亦有栽培。

【识别特征】 多年生腐生草本。植株高30~100 cm,有时可达2 m;根状茎肥厚,块茎状,椭圆形至近哑铃形,肉质,长8~12 cm,直径3~5(~7)cm,有时更大,具较密的节,节上被许多三角状宽卵形的鞘。茎直立,橙黄色、黄色、灰棕色或蓝绿色,无绿叶,下部被数枚膜质鞘。总状花序,通常具30~50朵花;花苞片长圆状披针形,长1.0~1.5 cm,膜质;花梗和子房长7~12 mm,略短于花苞片;花扭转,橙黄、淡黄、蓝绿或黄白色,近直立;萼片和花瓣合生成的花被筒长约1 cm,近斜卵状圆筒形,顶端具5枚裂片,但前方亦即两枚侧萼片合生处的裂口深达5 mm,筒的基部向前方凸出;外轮裂片(萼片离生部分)卵状三角形,先端钝;内轮裂片(花瓣离生部分)近长圆形,较小;唇瓣长圆状卵圆形,3裂,基部贴生于蕊柱足末端与花被筒内壁上并有一对肉质胼胝体,上部离生,上面具乳突,边缘有不规则短流苏;蕊柱长5~7 mm,有短的蕊柱足。蒴果倒卵状椭圆形。花果期5—7月。

【药用部位】 块茎、果实。

【采收加工】 冬、春两季采挖块茎。除去地上苗茎,洗净,除去粗皮,用清水漂洗,蒸透心,切薄片,敞开,低温(60 ℃以下)干燥。

【产地及分布】 国内产吉林、辽宁、内蒙古、河北、山西、陕西、甘肃、江苏、安徽、浙江、江西、台湾、河南、湖北、湖南、四川、贵州、云南和西藏。湖南省内产桑植、张家界、洪江、怀化、绥宁、会同、靖州、芷江、麻阳、沅陵、永顺、安化、石门、城步、新宁、浏阳、新化。

【性味归经】 味甘、辛,性平,归肝经。

【功用主治】 块茎:熄风止疼、平肝阳、祛风通络;主治急慢性惊风、抽搐拘挛、破伤风、眩晕、头痛、半身不遂、肢麻、风湿痹痛。果实:补虚定风;主治眩晕、眼黑、头风头痛、少气失精、须发早白。

【用法用量】 内服:煎汤,3~10 g;或入丸、散,研末吞服,每次1.0~1.5 g。

(1)治小儿诸惊:天麻半两,全蝎(去毒,炒)一两,天南星(炮,去皮)半两,白僵蚕(炒,去丝)二钱。上为细末,酒煮面糊为丸,如天麻子大。一岁每服十九至十五丸。荆芥汤下。

(2)治腰脚疼痛:天麻、细辛、半夏各二两。上用绢袋二个,各盛药三两,煮热。交互熨痛处,汗出即愈。

(3)治肺脏风毒,外攻皮肤,瘙痒生疮:天麻一两,蝉壳一两。皂荚(去皮,酥炙令黄焦,去子)三两。上为末,用精羊肉研烂和捣为丸,如梧桐子大。每服二十丸,荆芥汤下。

1020. 钩距虾脊兰

【药材名称】 四里麻。

【学名及分类】 *Calanthe graciliflora* Hayata,为兰科虾脊兰属植物。

【俗 名】 纤花根节兰、细花根节兰。

【习性及生境】 生于海拔600~1 500 m的山谷溪边、林下等阴湿处。

【识别特征】 多年生陆生草本。根状茎不明显。假鳞茎短,近卵球形,粗约2 cm,具3~4枚鞘和3~4枚叶。叶在花期尚未完全展开,椭圆形或椭圆状披针形,两面无毛。花葶出自假茎上端的叶丛间,长达70 cm,高出叶层之外,密被短毛;总状花序长达32 cm,疏生多数花,无毛;花张开;萼片和花瓣在背面褐色,内面淡黄色;中萼片近椭圆形;花瓣倒卵状披针形,长9~13 mm,宽3~4 mm,先端锐尖,基部具短爪,具3~4条脉,无毛;唇瓣浅白色,3裂。花期3—5月。

【药用部位】 根及全草。

【采收加工】 夏秋季采收,洗净,鲜用或晒干。

【产地及分布】 国内分布于江苏、安徽、浙江、江西、福建、台湾、湖北、广东、广西、四川、贵州等地。湖南省内产桑植、慈利、石门、张家界、沅陵、桃源、永顺、龙山、凤凰、新宁、通道、宜章。

【性味归经】 味辛,微苦,性寒。

【功用主治】 清热解毒、活血止痛;主治咽喉肿痛、痔疮、脱肛、风湿痹痛、跌打损伤。

【用法用量】 内服:煎汤,6~15 g;或磨酒,每次1.5 g,每日2~3次。外用:适量,捣敷。

治风湿筋骨痛:根15 g,煎水兑酒服;或以1.5~3.0 g,磨酒服。每日2~3次。

参考文献

[1] 吴征镒.论中国植物区系的分区问题[J].云南植物研究,1979,1(1):1-20.

[2] 钟理,杨春燕,左相兵,等.中国植物区系研究进展[J].草业与畜牧,2010(9):6-9.

[3] 谢梦洁.江苏省野生种子植物区系特征研究[M].南京:南京农业大学出版社,2009.

[4] 邹东廷,王庆刚,罗奥,等.中国蔷薇科植物多样性格局及其资源植物保护现状[J].植物生态学报,2019,43(1):1-15.

[5] 楼炉焕,方云亿.浙江豆科植物区系特点及地理分布研究[J].浙江林学院学报,1992(3):50-56.

[6] 林有润.中国菊科植物的系统分类与区系的初步研究[J].植物研究,1997(1):6-27.

[7] 索南措,王一峰,李梅.西藏菊科植物区系地理研究[J].中国园艺文摘,2012,28(7):30,132.

[8] 刘玉壶,夏念和,杨惠秋.木兰科(Magnoliaceae)的起源、进化和地理分布[J].热带亚热带植物学报,1995(4):1-12.

[9] 吴征镒,周浙昆,李德铢,等.世界种子植物科的分布区类型系统[J].云南植物研究,2003(3):245-257.

[10] 吴征镒.《世界种子植物科的分布区类型系统》的修订[J].云南植物研究,2003(5):535-538.

[11] 吴征镒.中国种子植物属的分布区类型[J].云南植物研究,1991(S4):1-137.

[12] 王晓鹏,高林,高夕全,等.安徽皇甫山自然保护区种子植物区系初步研究[J].植物研究,2003(4):507-512.

[13] 张慧冲.安徽齐云山种子植物区系初步分析[J].皖西学院学报,2003(2):52-57.

[14] 仲铭锦,叶向斌,廖文波.广东新会维管植物区系的研究[J].西北植物学报,2003(7):1246-1257.

[15] 谷中村,刘世彪,张丽.湖南吉首维管植物区系性质的分析[J].生命科学研究,2002,6(4):32-37.

[16] 彭重华.湖南长沙、株洲、湘潭三市园林绿化植物区系分析[J].福建林业科技,2004(1):10-13.

[17] 邓贤兰.井冈山自然保护区栲属群落植物区系分析[J].武汉植物学研究,2003(1):61-65.

[18] 林勇明,吴承祯,洪伟,等.珍稀濒危植物长苞铁杉群落植物区系分析[J].热带亚热带植物学报,2004(6):552-556.

[19] 金明龙.新昌县种子植物区系的研究[J].浙江大学学报(理学版),2004(1):98-102.

[20] 宋昭彬,邹方东,郭聪,等.美姑大风顶自然保护区种子植物区系分析[J].广西植物,2004(3):207-213.

[21] 刘守江,苏智先,吴勇.四川九顶山东坡植物群落的区系研究[J].生态学杂志,2004(2):41-44.

[22] 张炎周,杨洪国,刘兴生.四川省金汤孔玉自然保护区种子植物区系分析[J].西部林业科学,2005(2):24-30.

[23] 张仁波,邓洪平,何平.九寨沟自然保护区菊科植物区系特征分析[J].西南农业大学学报(自然科学版),2006(1):134-138.

[24] 梁玉,范小莉,马良,等.山东河流湿地植被构成及区系研究[J].山东大学学报(理学版):2019,54(7):21-25.

[25] 张伟,张宏.四川师范大学校园植物区系分析[J].安徽农业科学,2019,47(7):90-93.

[26] 杨主泉.广西越城岭地区药用植物资源及其可持续利用的建议[J].安徽农业科学,2010,38(34):19321-19324.

［27］邢莎莎.海南省西南部三市县重点药用植物的垂直分布规律及其种间关联性研究［D］.海口:海南大学,2015.

［28］史静.甘肃省草地植物区系及植物资源调查研究［D］.兰州:甘肃农业大学,2014.

［29］郝苏玉.河南关山主要野生药用植物资源调查研究［D］.新乡:河南师范大学,2013.

［30］张平.湖南常德太阳山地区野生药用植物资源及其多样性研究［D］.长沙:湖南农业大学,2014.

［31］彭友林,李庆辉,刘光明,等.南岳衡山药用植物资源与分类［J］.贵州农业科学,2011(5):37-41.

［32］王会宁.南京栖霞山植物区系地理及野生植物资源研究［D］.南京:南京林业大学,2006.

［33］朱大兴,肖际亮,朱静,等.湖南省通道县植物资源调查［J］.绿色科技,2015(1):106-108.

［34］叶晓霞.广西重楼属植物分类学研究及资源现状［D］.桂林:广西师范大学,2010.

［35］张燕杰,崔玲玲,庞有智,等.拉萨河谷植物群落分类与排序及物种丰富度与环境的关系［J］.生态学杂志,2015(12):3289-3299.

［36］雷蕾,洪健,黎斌,等.星斗山国家重点保护野生植物资源分析及利用研究［J］.湖北民族学院学报(自然科学版),2015(4):440-444.

［37］何玉亭.武陵山区农业科技推广模式研究［D］.长沙:湖南农业大学,2014.

［38］甘炳春.药用植物栽培技术的发展［J］.热带林业,2004(4):10-12.

［39］李玉媛,司马永康,方波,等.云南省国家重点保护野生植物资源的现状与评价［J］.云南植物研究,2003(2):181-191.

［40］哈斯巴根.内蒙古野生植物资源分类及开发途径的研究［J］.内蒙古师范大学学报(自然科学汉文版),2002(3):262-268.

［41］成克武,崔国发,李新彬,等.北京喇叭沟门林区植物资源分类及评价［J］.北京林业大学学报,2000(4):59-65.

［42］李晓霞.山西中药材产业发展现状及提升措施［J］.山西农业科学,2012(12):1311-1314.

［43］林微微.野生植物资源经济价值研究［D］.北京:北京林业大学,2005.

［44］文明,曹铁如,林亲众.湖南野生经济植物资源分类及开发利用评价［J］.中南林学院学报,1997(4):79-85.

［45］中国科学院中国植物志编辑委员会.中国植物志［M］.北京:科学出版社,2016.

［46］国家药典委员会.中华人民共和国药典:2020版.一部［M］.北京:中国医药科技出版社,2020.

［47］国家中医药管理局《中华本草》编委会.中华本草［M］.上海:上海科技大学出版社,1999.

［48］南京中医药大学.中药大辞典［M］.上海:上海科学技术出版社,2006.

［49］赵运林,喻勋林,傅晓华,等.湖南药用植物资源［M］.长沙:湖南科学技术出版社,2009.

［50］李时珍.本草纲目:金陵初刻本校注［M］.高志钧,任何,校注.合肥:安徽科学技术出版社,2001.

［51］孟诜.食疗本草［M］.高志钧,辑校.合肥:安徽科学技术出版社,2003.

［52］兰茂.滇南本草［M］.《滇南本草》整理组,整理.昆明:云南人民出版社,1977.

［53］吴瑭.温病条辨［M］.张志斌,点校.福州:福建科学技术出版社,2010.

［54］顾观光.神农本草经［M］.3版.杨鹏举,校注.北京:学苑出版社,2007.

［55］陶弘景.名医别录(辑校本)［M］.尚志钧,辑校.北京:人民卫生出版社,1986.

［56］吴普.吴普本草［M］.尚志钧,尤荣辑,郝学君,等辑校.北京:人民卫生出版社,1986.

［57］陈藏器.《本草拾遗》辑释［M］.尚志钧,辑释.合肥:安徽科学技术出版社,2002.

［58］刘道清.中药别名大辞典［M］.郑州:中原农民出版社,1994.

［59］陶弘景.本草经集注(辑校本)［M］.尚志钧,尚元腾,辑校.北京:人民卫生出版社,1994.

［60］苏敬.唐·新修本草［M］.辑复本.尚志钧,辑校.合肥:安徽科学技术出版社,1981.

［61］苏颂.本草图经［M］.尚志钧,辑校.合肥:安徽科学技术出版社,1994.

［62］《全国中草药汇编》编写组.全国中草药汇编［M］.北京:人民卫生出版社,1978.

［63］陈嘉谟.本草蒙筌［M］.周超凡,陈湘萍,王淑民,点校.北京:人民卫生出版社,1988.

［64］汪昂.本草备要［M］.王效菊,点校.天津:天津科学技术出版社,1993.

［65］黄宫绣.本草求真［M］.王淑民,校注.北京:中国中医药出版社,2008.

［66］吴其浚.植物名实图考［M］.北京:中华书局,1963.

［67］中国医学科学院药物研究所,中国科学院南京中山植物园,北京医学院药学系,等.中药志［M］.北京:人民卫生出版社,1959.

［68］裴鉴,周太炎.中国药用植物志(第8册)［M］.北京:科学出版社,1965.

［69］陕西省革命委员会卫生局,陕西省革命委员会商业局.陕西中草药.［M］.北京:科学出版社,1971.

［70］屠道和.本草汇纂［M］.苗彦霞,赵宏岩,校注.北京:中国中医药出版社,2016.

［71］李中梓.本草通玄［M］.上海:上海古籍出版社,1996.

［72］朱橚.救荒本草［M］.王锦秀,汤彦承,译注.上海:上海古籍出版社,2015.

［73］中国医学科学院药物研究所,北京医学院药学系,南京药学院,等.中药志［M］.北京:人民卫生出版社,1982.

［74］肖培根.新编中药志(第二卷)［M］.北京:化学工业出版社,2002.

［75］卫生部药政管理局.中药材手册［M］.北京:人民卫生出版社,1959.

［76］张仲景.伤寒杂病论［M］.冯学功,整理.北京:中国中医药出版社,2016.

［77］张敬杰,邹娟.苗族药物彩色图谱［M］.贵阳:贵州科技出版社,2017.

［78］朱国豪,杜江,张景梅,等.土家族医药［M］.北京:中医古籍出版社,2018.

［79］汪毅.黔本草(第1卷)［M］.贵阳:贵州科技出版社,2015.

［80］龙运光,萧成纹,吴国勇,等.中国侗族医药［M］.北京:中医古籍出版社,2011.

［81］黄汉儒.中国壮医学［M］.南宁:广西民族出版社,2001.

［82］广西壮族自治区卫生厅.广西中药志(第一集)［M］.南宁:广西壮族自治区人民出版社,1959.

［83］韦松基,刘华钢,陈宇龄,等.广西本草新编［M］.北京:中国医药科技出版社,2021.

［84］福建省地方志篇纂委员会.福建省志·医药志［M］.北京:方志出版社,1997.

［85］福建省中医药研究院.福建药物志(第三册)［M］.福州:福建科学技术出版社,1992.

［86］贵州省中药资源普查办公室,贵州省中药研究所.贵州中药资源［M］.北京:中国医药科技出版社,1992.

药用植物中文名索引

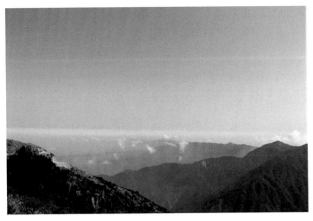

苏宝顶远眺

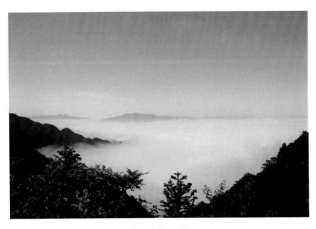

雪峰山云海

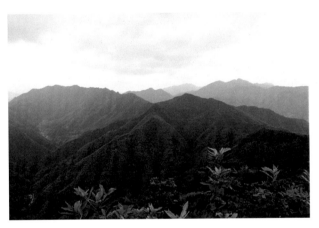

雪峰山山脉

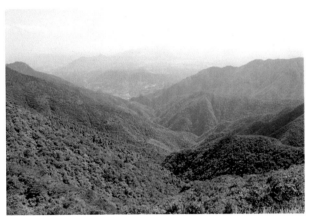

雪峰山植被

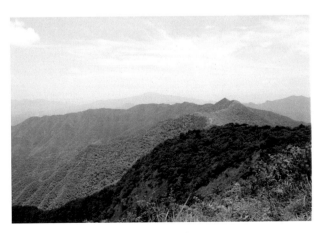

雪峰山植被

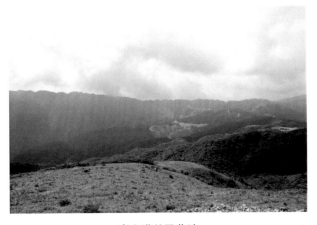

高山灌丛及草地

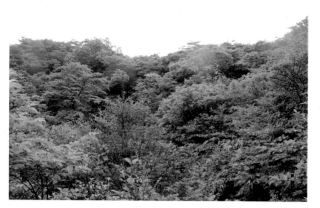

雪峰山常绿阔叶林

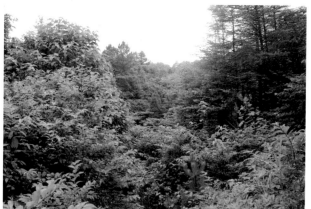

雪峰山针阔混交林

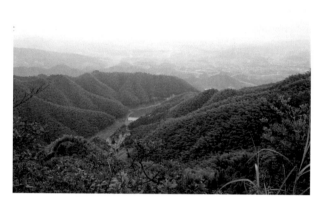

雪峰山竹林

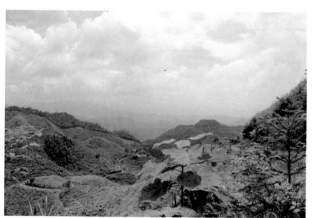

雪峰山群峰药材种植基地

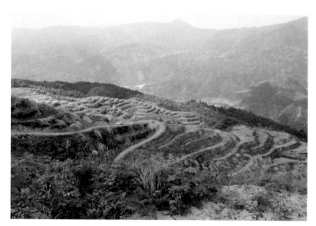

雪峰山塘湾药材种植基地

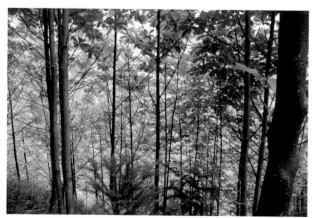

厚朴种植基地

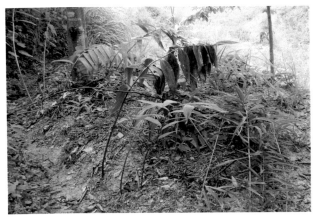

多花黄精栽培基地

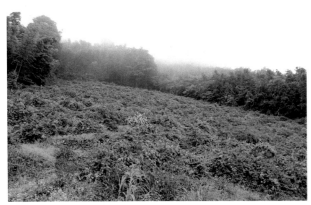

灰毡毛忍冬栽培基地

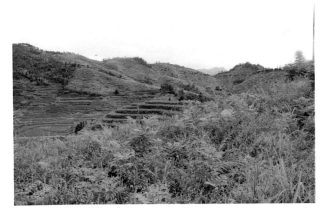

桔梗种植基地

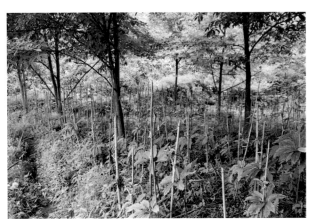

七叶一枝花种植基地

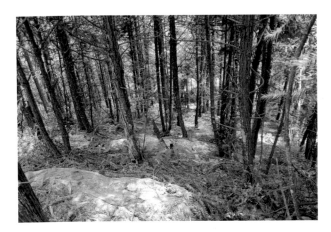

天麻种植基地

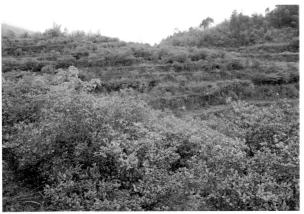

栀子种植基地

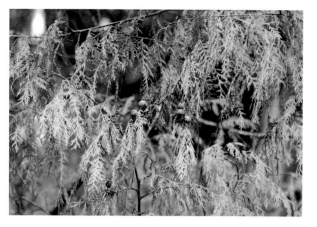

柏科柏木 *Cupressus funebris* Endl.

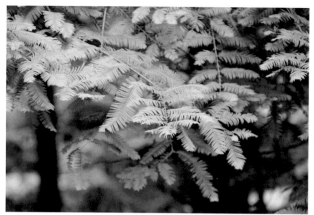

柏科水杉 *Metasequoia glyptostroboides* Hu & W. C. Cheng

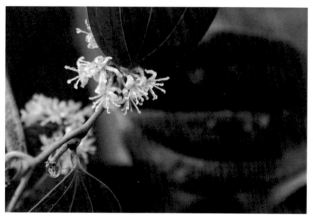

菝葜科菝葜 *Smilax china* L.

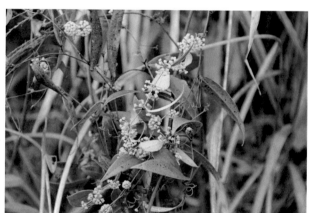

菝葜科土茯苓 *Smilax glabra* Roxb.

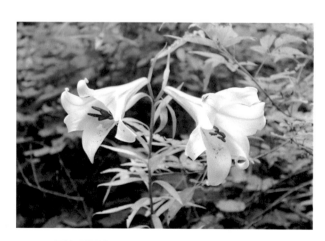

百合科百合 *Lilium brownii* var. *viridulum* Baker

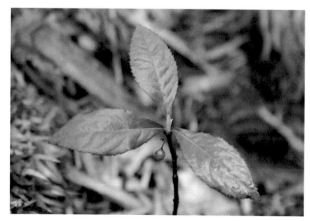

报春花科紫金牛 *Ardisia japonica*（Thunb.）Blume

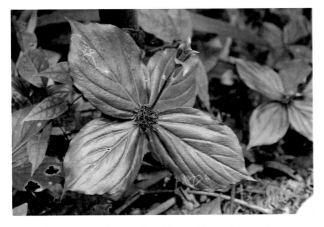

报春花科落地梅 *Lysimachia paridiformis* Franch.

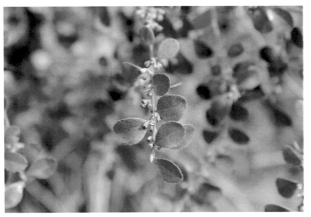

报春花科铁仔 *Myrsine africana* L.

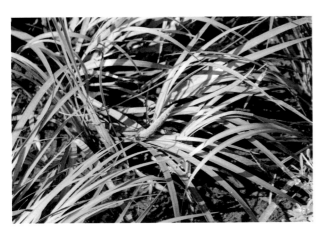

菖蒲科金钱蒲 *Acorus gramineus* Soland.

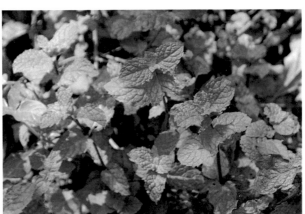

唇形科薄荷 *Mentha canadensis* L.

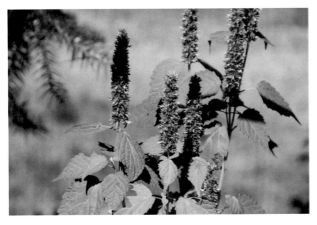

唇形科藿香 *Agastache rugosa*（Fisch. & C. A. Mey.）Kuntze

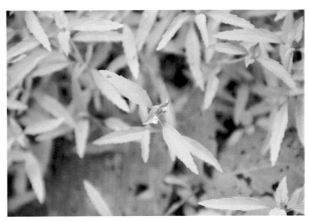

唇形科石香薷 *Mosla chinensis* Maxim.

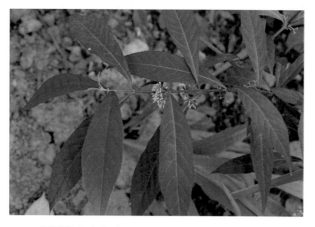

唇形科广东紫珠 *Callicarpa kwangtungensis* Chun

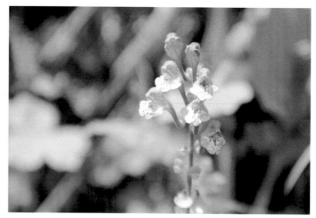

唇形科韩信草 *Scutellaria indica* L.

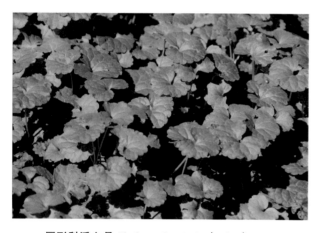

唇形科活血丹 *Glechoma longituba*（Nakai）Kupr.

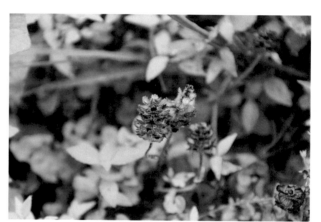

唇形科夏枯草 *Prunella vulgaris* L.

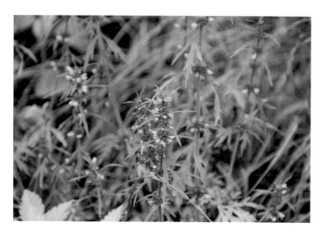

唇形科细叶益母草 *Leonurus sibiricus* L.

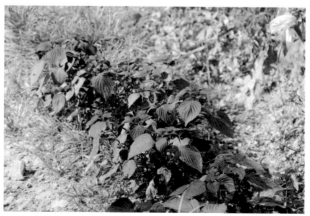

唇形科紫苏 *Perilla frutescens*（L.）Britton

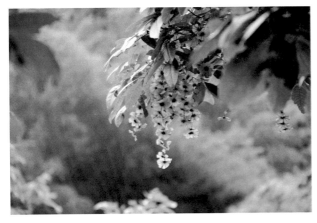

胡桃科青钱柳 *Cyclocarya paliurus*（Batalin）Iljinsk.

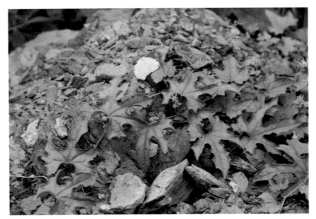

葫芦科栝楼 *Trichosanthes kirilowii* Maxim.

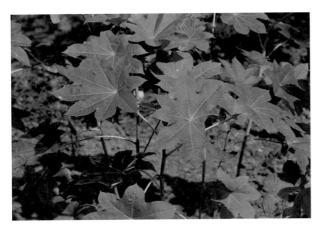

大戟科蓖麻 *Ricinus communis* L.

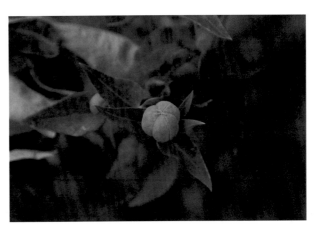

大戟科续随子 *Euphorbia lathyris* L.

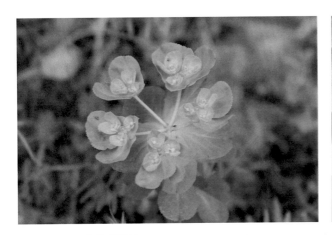

大戟科泽漆 *Euphorbia helioscopia* L.

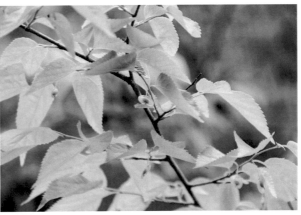

大麻科青檀 *Pteroceltis tatarinowii* Maxim.

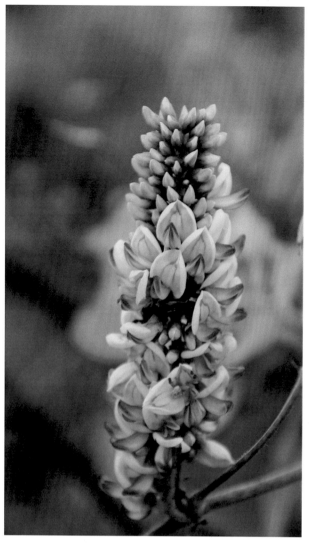

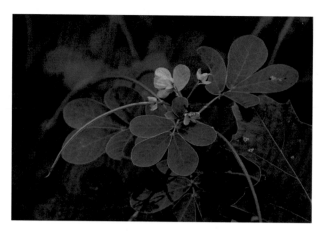

豆科决明 *Senna tora*（L.）Roxb.

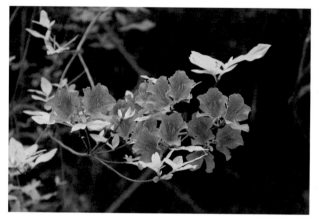

豆科葛 *Pueraria montana* var. *lobata*
（Ohwi）Maesen & S. M. Almeida

杜鹃花科杜鹃 *Rhododendron simsii* Planch.

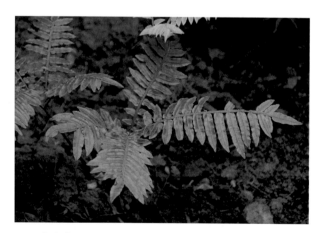

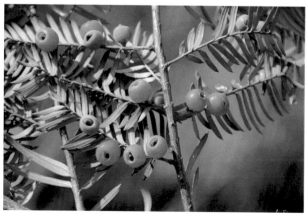

合囊蕨科福建观音座莲 *Angiopteris fokiensis* Hieron.

红豆杉科红豆杉 *Taxus wallichiana* var. *chinensis*（Pilg.）Florin

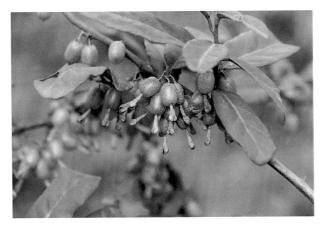

胡颓子科胡颓子 *Elaeagnus pungens* Thunb.

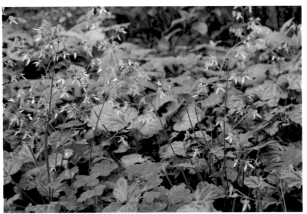

虎耳草科虎耳草 *Saxifraga stolonifera* Meerb.

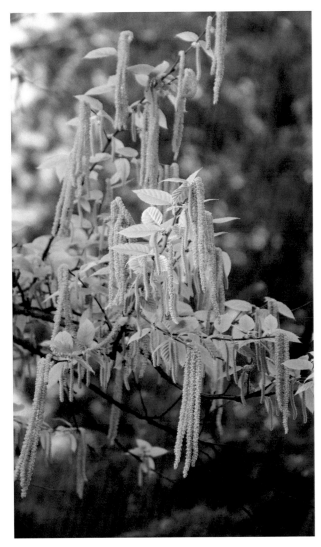

桦木科亮叶桦 *Betula luminifera* H. J. P. Winkl.

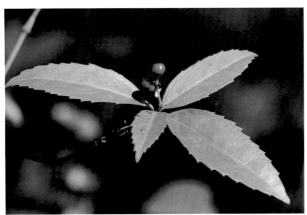

金粟兰科草珊瑚 *Sarcandra glabra*（Thunb.）Nakai

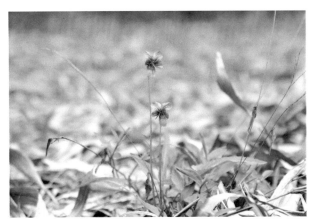

堇菜科戟叶堇菜 *Viola betonicifolia* Sm. in Rees

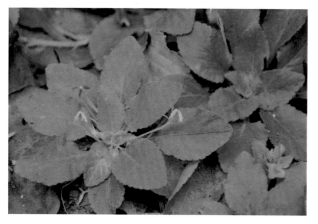

堇菜科七星莲 *Viola diffusa* Ging. in DC.

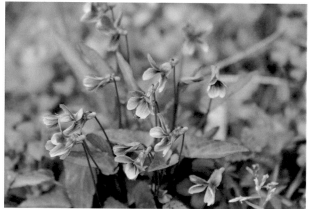

堇菜科紫花地丁 *Viola philippica* Cav.

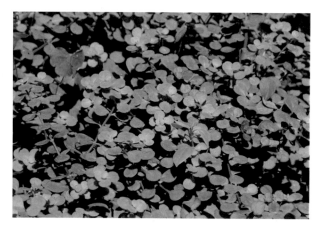

景天科凹叶景天 *Sedum emarginatum* Migo

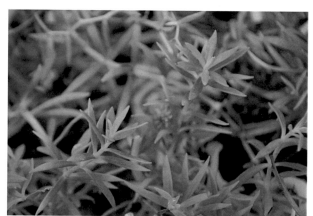

景天科佛甲草 *Sedum lineare* Thunb.

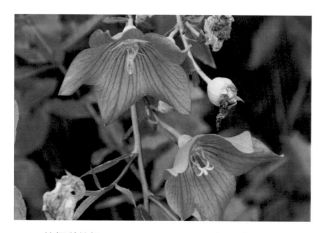

桔梗科桔梗 *Platycodon grandiflorus* (Jacq.) A. DC.

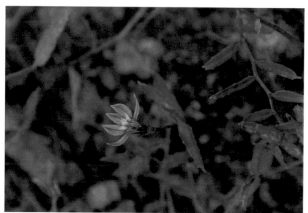

桔梗科半边莲 *Lobelia chinensis* Lour.

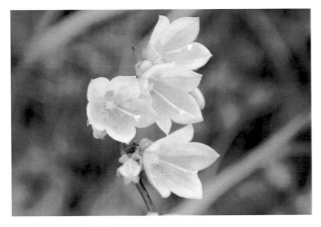

桔梗科杏叶沙参 *Adenophora petiolata* subsp. *hunanensis* （Nannf.）D. Y. Hong & S. Ge

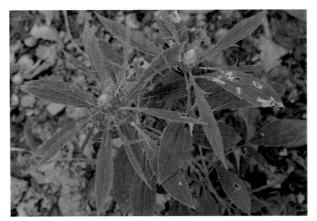

菊科白术 *Atractylodes macrocephala* Koidz.

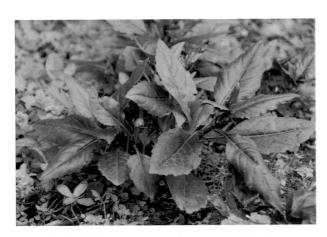

菊科红凤菜 *Gynura bicolor* （Roxb. ex Willd.）DC.

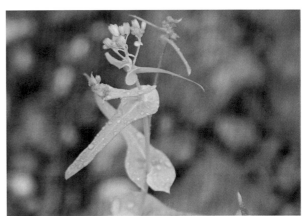

菊科黄瓜菜 *Crepidiastrum denticulatum* （Houtt.）Pak & Kawano

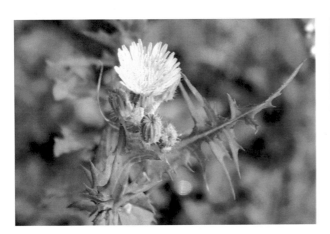

菊科苦苣菜 *Sonchus oleraceus* L.

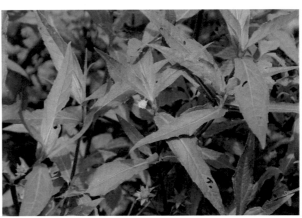

菊科鳢肠 *Eclipta prostrata* （L.）L.

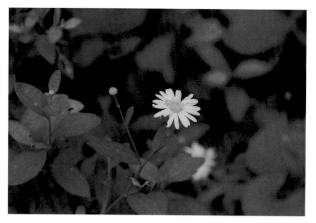

菊科马兰 *Aster indicus* L.

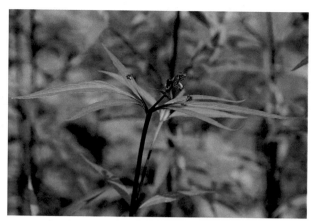

菊科佩兰 *Eupatorium fortunei* Turcz.

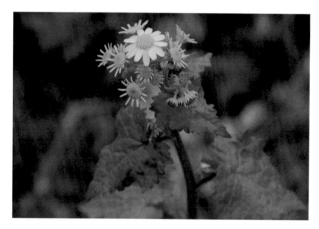

菊科蒲儿根 *Sinosenecio oldhamianus* (Maxim.) B. Nord.

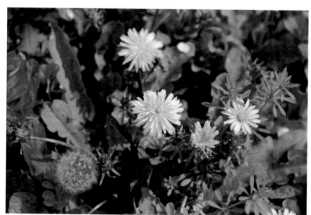

菊科蒲公英 *Taraxacum mongolicum* Hand.–Mazz.

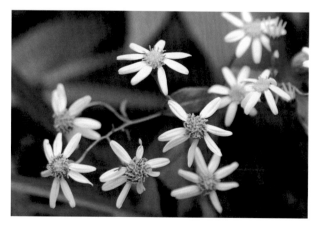

菊科千里光 *Senecio scandens* Buch.–Ham. ex D. Don

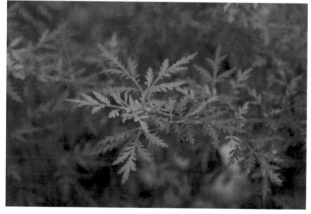

菊科青蒿 *Artemisia caruifolia* Buch.–Ham. ex Roxb.

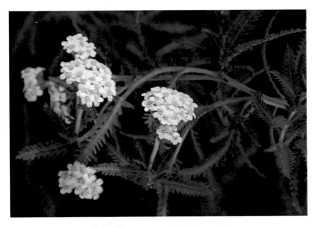

菊科蓍 *Achillea millefolium* L.

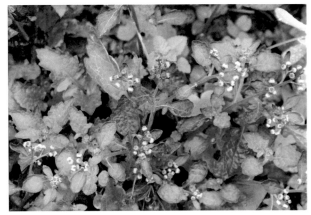

菊科小鱼眼草 *Dichrocephala benthamii* C. B. Clarke

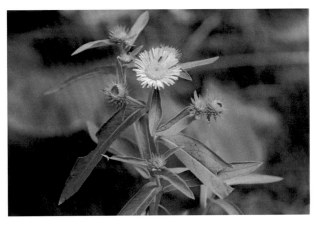

菊科旋覆花 *Inula japonica* Thunb.

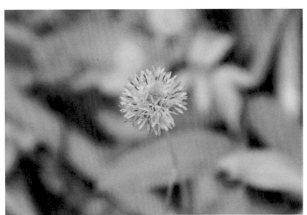

菊科一点红 *Emilia sonchifolia* (L.) DC. in Wight

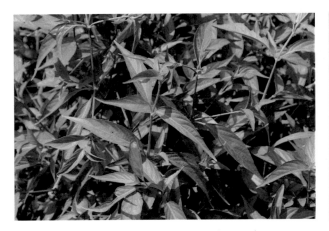

爵床科九头狮子草 *Peristrophe japonica* (Thunb.) Bremek.

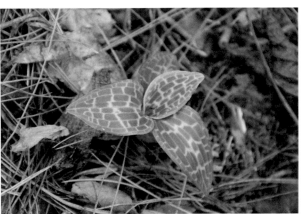

兰科斑叶兰 *Goodyera schlechtendaliana* Rchb. F.

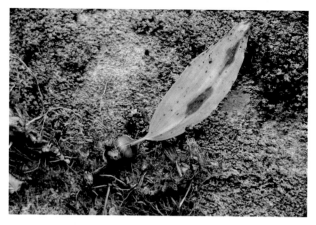

兰科独蒜兰 *Pleione bulbocodioides*（Franch.）Rolfe

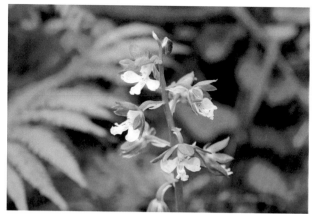

兰科钩距虾脊兰 *Calanthe graciliflora* Hayata

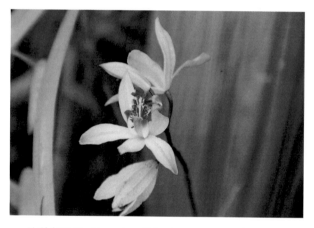

兰科白及 *Bletilla striata*（Thunb. ex A. Murray）Rchb. f.

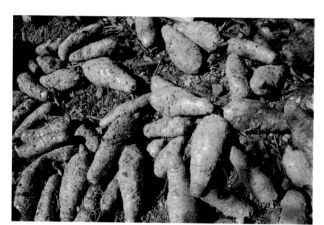

兰科天麻 *Gastrodia elata* Bl.

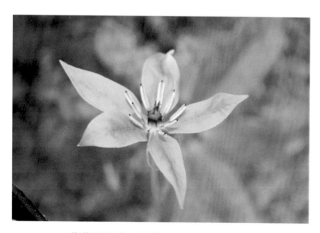

藜芦科七叶一枝花 *Paris polyphylla* Sm.

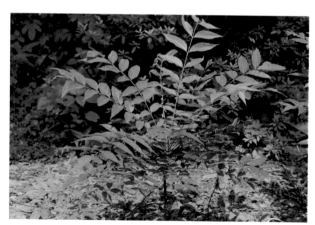

楝科香椿 *Toona sinensis*（Juss.）Roem.

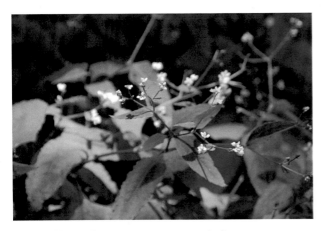

蓼科火炭母 *Persicaria chinensis*（L.）H. Gross

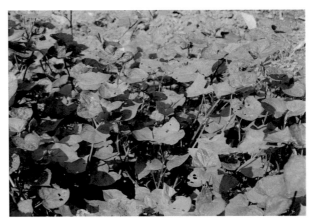

蓼科金荞麦 *Fagopyrum dibotrys*（D. Don）Hara

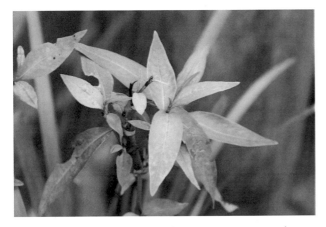

蓼科香蓼 *Persicaria viscosa*（Buch.–Ham. ex D. Don）
H. Gross ex Nakai

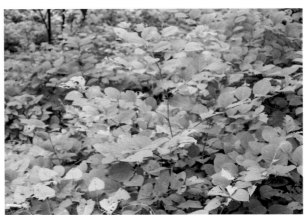

蓼科虎杖 *Reynoutria japonica* Houtt.

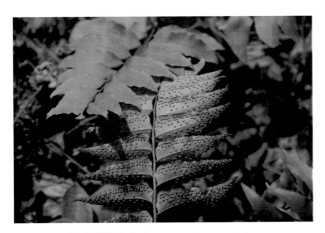

鳞毛蕨科贯众 *Cyrtomium fortunei* J. Sm.

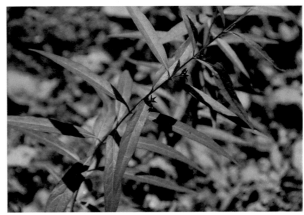

夹竹桃科柳叶白前 *Vincetoxicum stauntonii*（Decne.）C. Y. Wu
& D. Z. Li

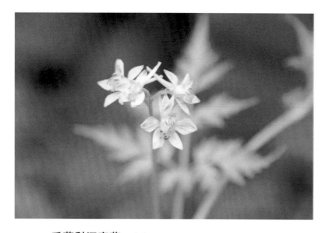

毛茛科还亮草 *Delphinium anthriscifolium* Hance

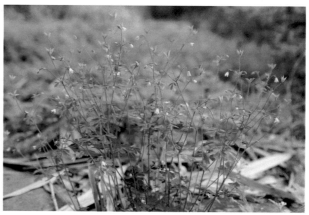

毛茛科天葵 *Semiaquilegia adoxoides*（DC.）Makino

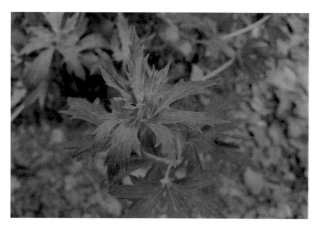

毛茛科乌头 *Aconitum carmichaelii* Debeaux

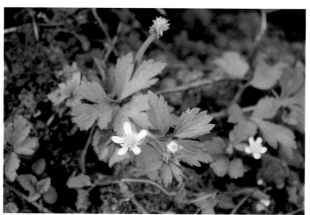

毛茛科扬子毛茛 *Ranunculus sieboldii* Miq.

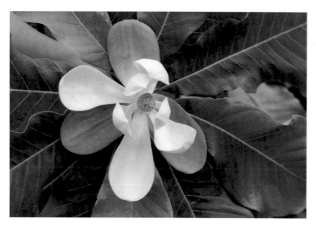

木兰科厚朴 *Houpoea officinalis*（Rehder &
E. H. Wilson）N. H. Xia & C. Y. Wu

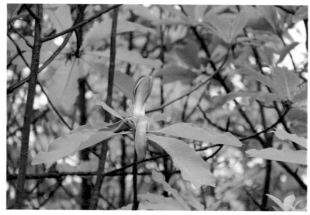

木兰科凹叶厚朴 *Magnolia officinalis* subsp. *biloba*
（Rehd.et Wils.）Law

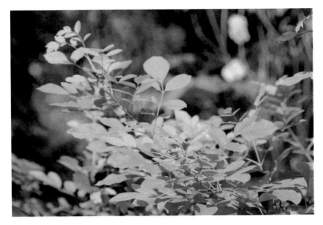

木樨科白蜡树 *Fraxinus chinensis* Roxb.

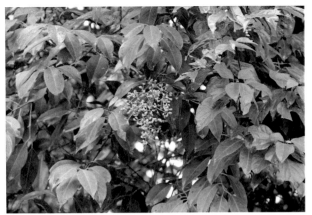

木樨科女贞 *Ligustrum lucidum* W. T. Aiton

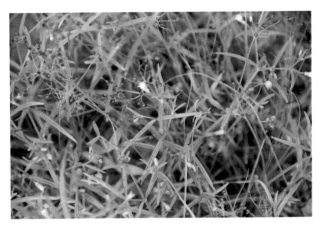

茜草科白花蛇舌草 *Scleromitrion diffusum*（Willd.）R. J. Wang

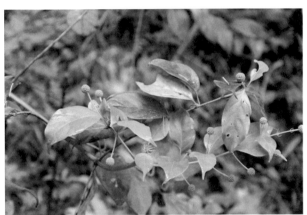

茜草科钩藤 *Uncaria rhynchophylla*（Miq.）Miq. ex Havil.

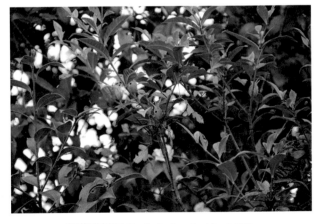

茜草科栀子 *Gardenia jasminoides* J. Ellis

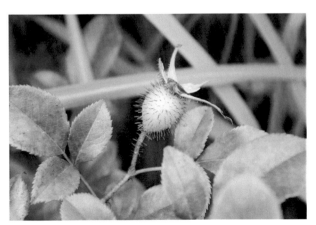

蔷薇科金樱子 *Rosa laevigata* Michx.

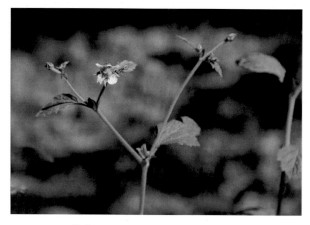

蔷薇科龙芽草 *Agrimonia pilosa* Ledeb.

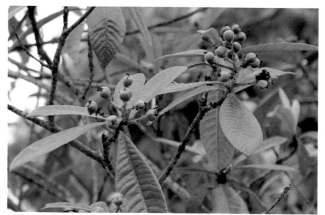

蔷薇科枇杷 *Eriobotrya japonica*（Thunb.）Lindl.

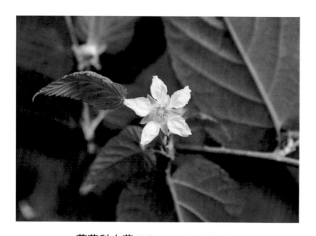

蔷薇科山莓 *Rubus corchorifolius* L. f.

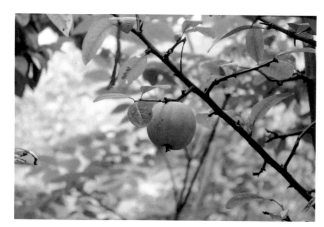

蔷薇科皱皮木瓜 *Chaenomeles speciosa*（Sweet）Nakai

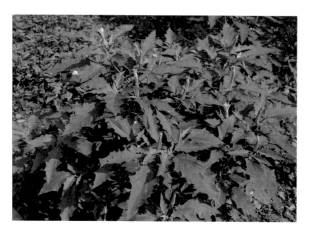

茄科曼陀罗 *Datura stramonium* L.

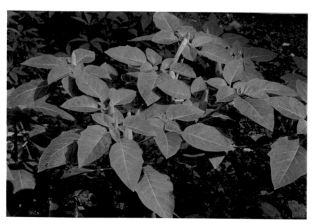

茄科毛曼陀罗 *Datura innoxia* Mill.

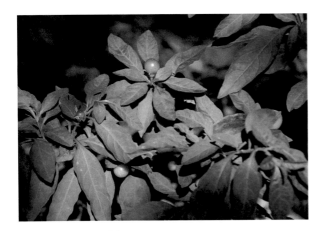

茄科珊瑚樱 *Solanum pseudocapsicum* L.

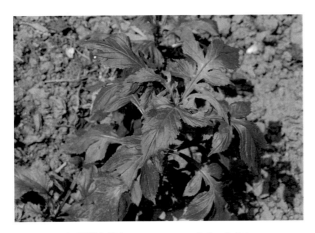

忍冬科攀倒甑 *Patrinia villosa*（Thunb.）Juss.

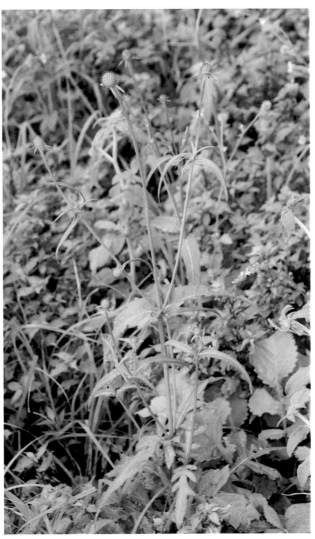

忍冬科川续断 *Dipsacus asper* Wall.

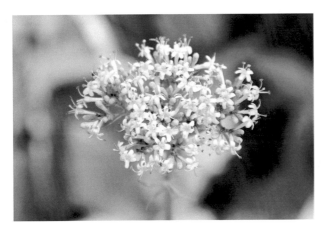

忍冬科缬草 *Valeriana officinalis* L.

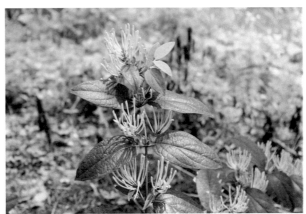

忍冬科大花忍冬 *Lonicera macrantha*（D. Don）Spreng.

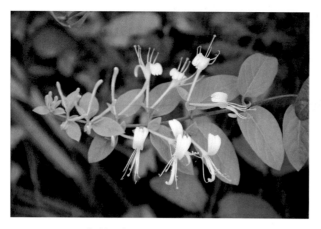

忍冬科忍冬 *Lonicera japonica* Thunb.

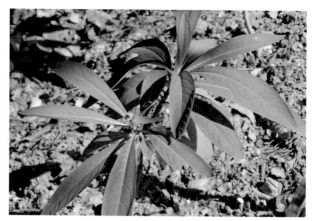

瑞香科结香 *Edgeworthia chrysantha* Lindl.

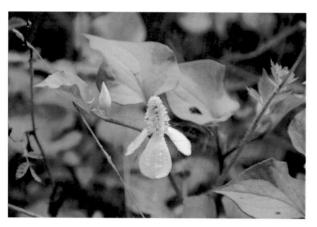

三白草科蕺菜 *Houttuynia cordata* Thunb.

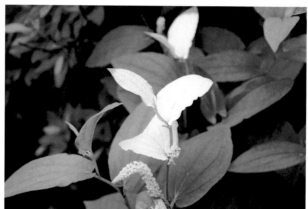

三白草科三白草 *Saururus chinensis*（Lour.）Baill.

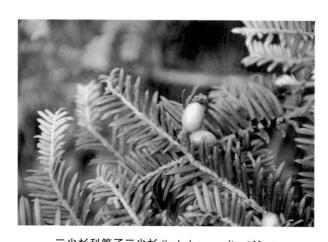

三尖杉科篦子三尖杉 *Cephalotaxus oliveri* Mast.

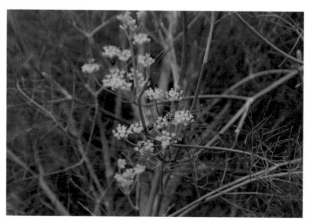

伞形科茴香 *Foeniculum vulgare* Mill.

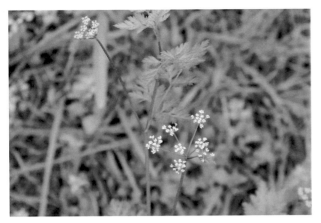

伞形科窃衣 *Torilis scabra*（Thunb.）DC.

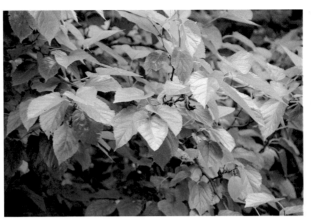

桑科桑 *Morus alba* L.

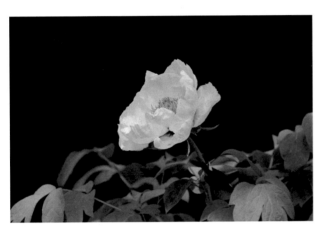

芍药科牡丹 *Paeonia × suffruticosa* Andrews

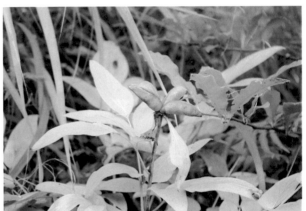

芍药科芍药 *Paeonia lactiflora* Pall.

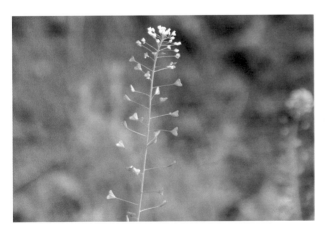

十字花科荠 *Capsella bursa-pastoris*（L.）Medik.

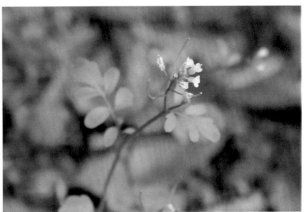

十字花科弯曲碎米荠 *Cardamine flexuosa* With.

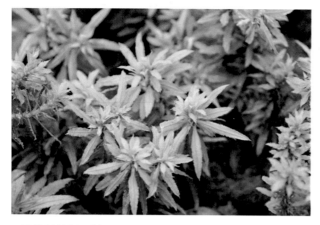

石松科蛇足石杉 *Huperzia serrata*（Thunb. ex Murray）Trevis.

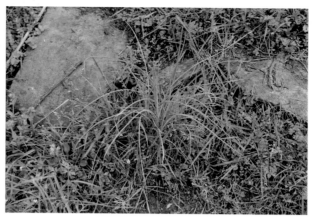

石蒜科薤白 *Allium macrostemon* Bunge

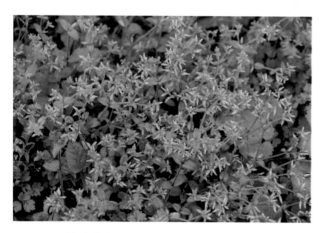

石竹科球序卷耳 *Cerastium glomeratum* Thuill.

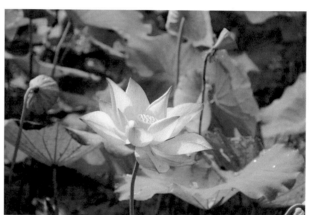

莲科莲 *Nelumbo nucifera* Gaertn.

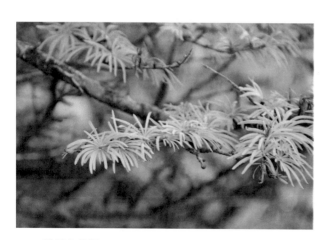

松科金钱松 *Pseudolarix amabilis*（J. Nelson）Rehder

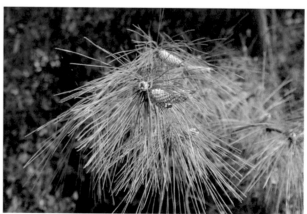

松科马尾松 *Pinus massoniana* Lamb.

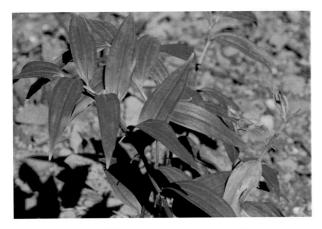

天门冬科竹根七 *Disporopsis fuscopicta* Hance

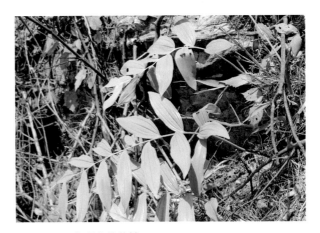

天门冬科多花黄精 *Polygonatum cyrtonema* Hua

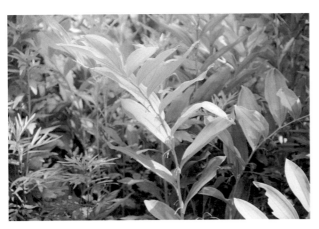

天门冬科玉竹 *Polygonatum odoratum*（Mill.）Druce

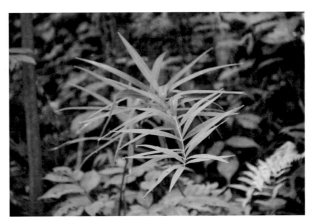

天门冬科滇黄精 *Polygonatum kingianum* Collett & Hemsl

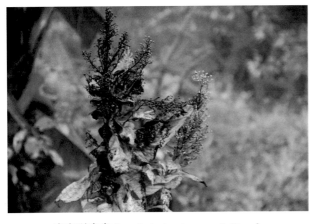

玄参科玄参 *Scrophularia ningpoensis* Hemsl.

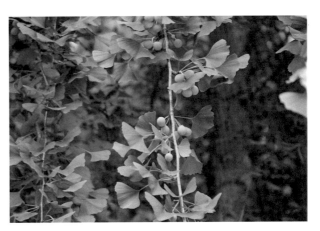

银杏科银杏 *Ginkgo biloba* L.

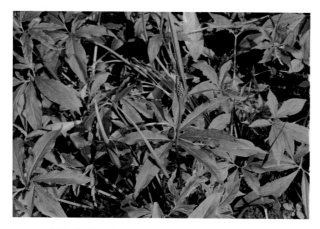

天南星科天南星 *Arisaema heterophyllum* Blume

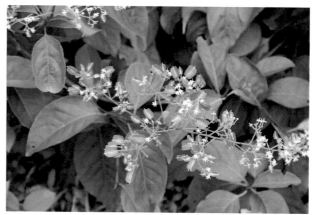

卫矛科雷公藤 *Tripterygium wilfordii* Hook. f.

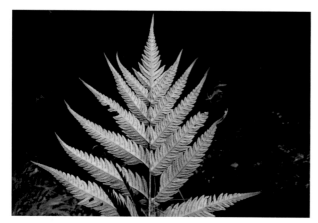

乌毛蕨科狗脊 *Woodwardia japonica* (L. f.) Sm.

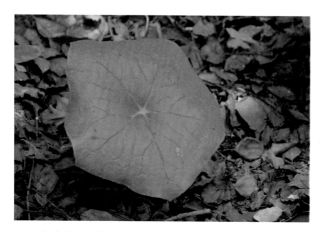

小檗科八角莲 *Dysosma versipellis* (Hance) M. Cheng

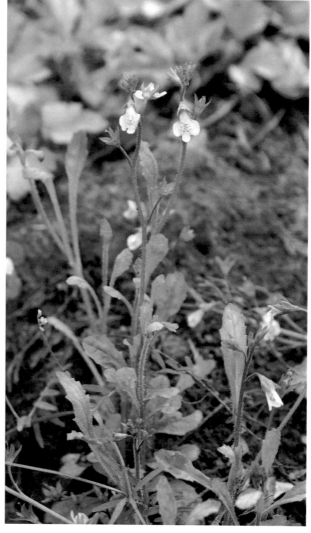

通泉草科通泉草 *Mazus pumilus* (Burm. f.) Steenis

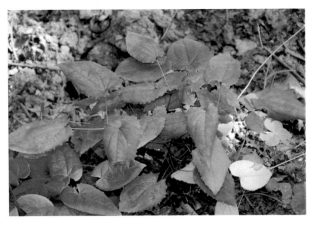

小檗科三枝九叶草 *Epimedium sagittatum*（Siebold & Zucc.）Maxim.

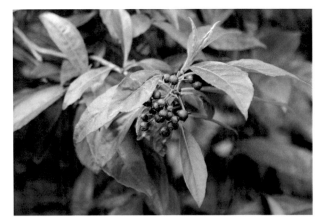

绣球花科常山 *Dichroa febrifuga* Lour.

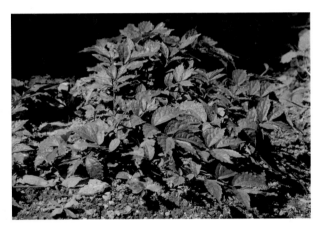

荨麻科赤车 *Pellionia radicans*（Siebold & Zucc.）Wedd.

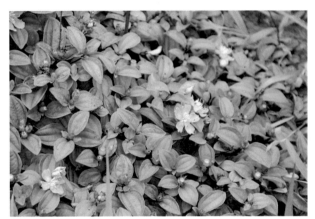

野牡丹科地稔 *Melastoma dodecandrum* Lour.

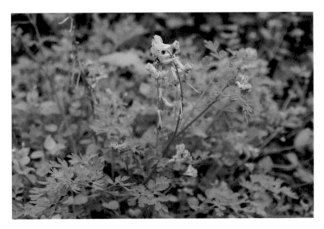

罂粟科紫堇 *Corydalis edulis* Maxim.

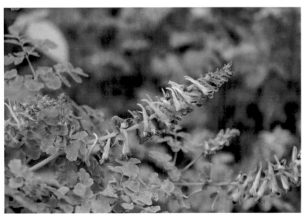

罂粟科地锦苗 *Corydalis sheareri* S. Moore

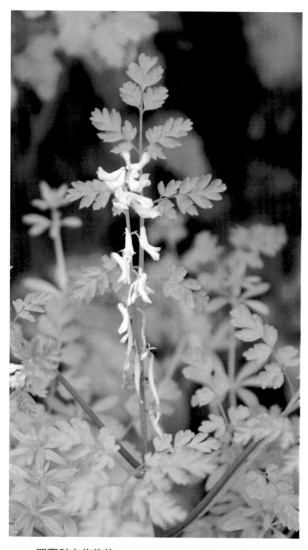

罂粟科小花黄堇 *Corydalis racemosa* (Thunb.) Pers.

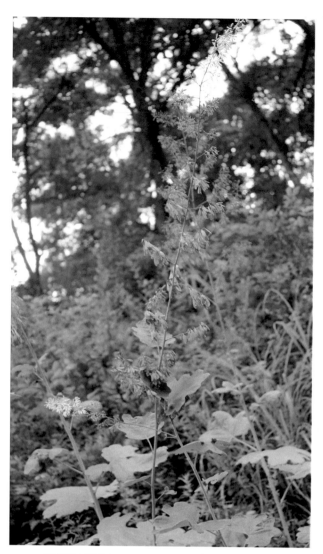

罂粟科博落回 *Macleaya cordata*（Willd.）R. Br.

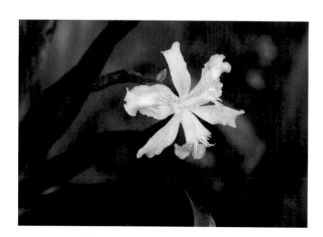

鸢尾科蝴蝶花 *Iris japonica* Thunb.

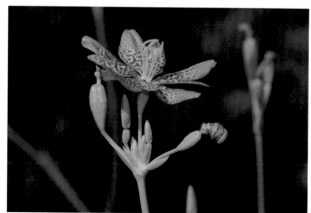

鸢尾科射干 *Belamcanda chinensis*（L.）Redouté

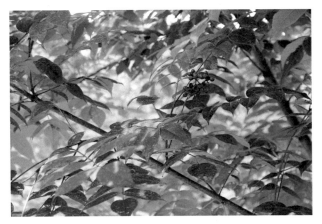

芸香科黄檗 *Phellodendron amurense* Rupr.

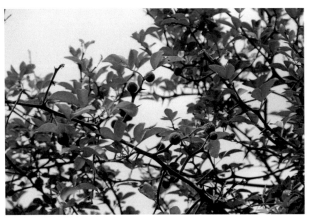

芸香科枳 *Citrus trifoliata* L.

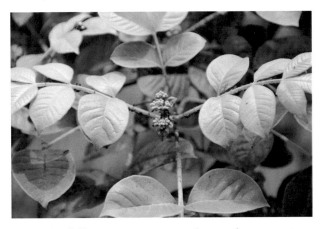

芸香科吴茱萸 *Tetradium ruticarpum*（A. Juss.）T. G. Hartley

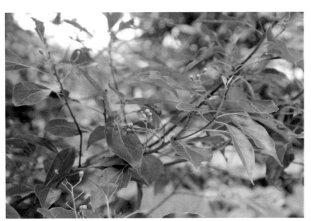

樟科樟 *Camphora officinarum* Nees

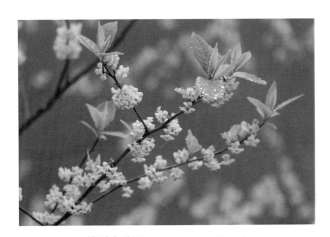

樟科木姜子 *Litsea pungens* Hemsl.

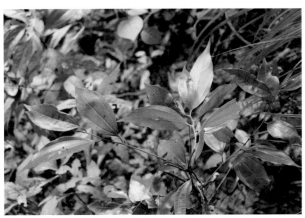

樟科乌药 *Lindera aggregata*（Sims）Kosterm.

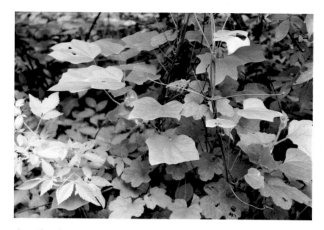

防己科风龙 *Sinomenium acutum* (Thunb.) Rehder & E. H. Wilson

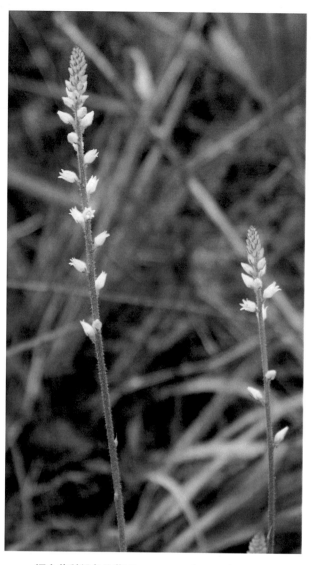

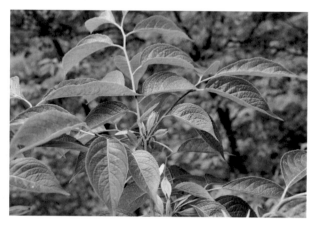

杜仲科杜仲 *Eucommia ulmoides* Oliv.

沼金花科粉条儿菜 *Aletris spicata* (Thunb.) Franch.

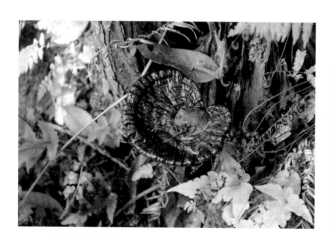

多孔菌科紫芝 *Ganoderma sinense* Zhao，Xu et Zhang

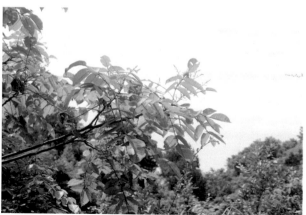

漆树科盐麸木 *Rhus chinensis* Mill.